# 整骨技术图谱
## （第三版）

# Atlas of Osteopathic Techniques

［美］亚历山大·S.尼古拉斯　［美］伊万·A.尼古拉斯　著
Alexander S. Nicholas　　　　Evan A. Nicholas

张　宏　主译

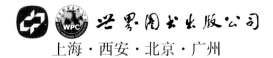

世界图书出版公司

上海·西安·北京·广州

**图书在版编目(CIP)数据**

整骨技术图谱:原书第三版/(美)亚历山大·S.
尼古拉斯,(美)伊万·A.尼古拉斯著;张宏译.—上
海:上海世界图书出版公司,2019.7(2022.7重印)
　ISBN 978-7-5192-5776-7

　Ⅰ.①整… Ⅱ.①亚… ②伊… ③张… Ⅲ.①正骨手
法—图解 Ⅳ.①R274.2-64

中国版本图书馆CIP数据核字(2019)第008875号

| | |
|---|---|
| 书　　名 | 整骨技术图谱（第三版） |
| | Zhenggu Jishu Tupu (Di-San Ban) |
| 著　　者 | [美] 亚历山大·S.尼古拉斯　[美] 伊万·A.尼古拉斯 |
| 主　　译 | 张　宏 |
| 责任编辑 | 陈寅莹 |
| 封面设计 | 袁　力 |
| 出版发行 | 上海世界图书出版公司 |
| 地　　址 | 上海市广中路88号9–10楼 |
| 邮　　编 | 200083 |
| 网　　址 | http://www.wpcsh.com |
| 经　　销 | 新华书店 |
| 印　　刷 | 杭州锦鸿数码印刷有限公司 |
| 开　　本 | 889 mm× 1194 mm　1/16 |
| 印　　张 | 38.25 |
| 字　　数 | 950千字 |
| 印　　数 | 6101-8300 |
| 版　　次 | 2019年7月第1版　2022年7月第5次印刷 |
| 版权登记 | 图字09-2016-685号 |
| 书　　号 | ISBN 978-7-5192-5776-7/R · 486 |
| 定　　价 | 380.00元 |

# 译者简介

## 主译

**张宏,医学博士,主任医师,教授,硕士生导师**

上海中医药大学附属岳阳中西医结合医院康复医学中心副主任,是卫生部"中医康复"国家临床重点专科负责人、国家中医药管理局"中医康复"重点学科带头人;兼任中国康复医学会中西医结合专业委员会常务委员、中国民族医药学会康复分会副会长、上海市康复医学会中西医结合康复专业委员会主任委员等。曾入选上海中医药领军人才、上海市高层次针推伤临床人才。2014—2015年赴美国北得克萨斯州大学健康科学中心访学。师从严隽陶、沈国权教授,长期从事手法治疗工作及中西医结合康复的医疗、教学、科研工作。

## 副主译

**范炳华,教授,主任中医师,博士生导师**

第三临床医学院副院长,首届全国高等中医药学校教学名师,第五批、第六批全国老中医药专家学术经验继承工作导师,兼任中华中医药学会推拿分会学术顾问,浙江省中医药学会推拿分会名誉主委。

**刘明军,教授,医学博士,博士生导师**

长春中医药大学针灸推拿学院院长,吉林省教学名师,吉林省卫计委突出贡献专家。兼任中国针灸学会常务理事、中华中医药学会整脊分会副主任委员、世界中医药学会联合会中医手法专业委员会副会长、中国针灸学会针推结合专业委员会副主任委员、中国民族医药学会推拿分会副会长。

**孙武权,医学博士,主任医师,硕士生导师**

上海中医药大学附属岳阳中西医结合医院推拿科主任。兼任中华中医药学会推拿分会秘书长、世界中医药学会联合会小儿推拿专业委员会副会长、中国民族医药学会推拿分会副会长、上海市中医药学会推拿分会副主任委员。

**薛明新,主任医师,博士生导师**

江苏省人民医院纪委书记。兼任中华中医药学会推拿分会副主任委员、中国民族医药学会推拿分会副会长、江苏省中医药学会推拿专业委员会荣誉主任委员。

**姚啸生,医学博士,教授,主任医师,硕士生导师**

辽宁中医药大学附属医院骨一科主任,国家第三批优秀中医临床人才,辽宁中医药大学教学名师,名医。在中华中医药学会骨伤科分会等20余个学术团体中兼任常委等职务。

# 审阅者简介

## 审阅

**沈国权,教授、主任医师,博士生导师**

上海市中医医疗质量控制中心推拿专业质控组组长,曾任上海中医药大学附属岳阳中西医结合医院推拿科主任,曾兼任全国中医推拿专科医疗中心执行主任、中华中医药学会推拿分会副主任委员兼秘书长、上海市中医药学会推拿分会副主任委员。长期从事中医推拿手法的临床、科研、教学工作。

**房敏,教授、主任医师,博士生导师**

上海中医药大学针灸推拿学院院长,是国家百千万人才、教育部重点学科学术带头人、上海市科技精英、上海市领军人才,兼任中华中医药学会常务理事、中华中医药学会推拿分会、上海市中医药学会推拿分会主任委员。长期从事中医推拿手法的临床、科研、教学工作。

**大卫·C.梅森,博士,副教授;美国家庭医学、神经肌肉骨骼学、整骨手法治疗认证医师**

美国北得克萨斯大学整骨医学院(Texas College of Osteopathic Medicine)副院长,是美国整骨疗法学会教育专委会前主席,兼任美国整骨疗法学会理事、美国北得克萨斯大学临床质量推进委员会主席等。长期从事神经肌肉骨骼疾病的手法治疗,2016年主编的《五分钟整骨手法医学手册》(中文版)在中国发行。

**刘浩,教授,物理治疗学博士,博士生导师,美国注册物理治疗师**

美国北得克萨斯大学健康科学中心(University of North Texas Health Science Center)物理治疗系终身教授,职业健康学院职称评定与晋升委员会主席,兼任美国理疗学会(APTA)研究分会科研奖项评审委员会前主席、美国老年学会(GSA)和美国康复医学联合会(ACRM)会员、美国帕金森病基金会PT学者、十余份SCI杂志审稿人。中国教育部春晖计划2015、2017美籍康复专家西部行团队负责人。长期从事功能解剖学、神经解剖学和循证康复的教学,以及老年康复临床实践和科研工作。

# 译者名单

主　译　张　宏

副主译　范炳华　刘明军　孙武权　薛明新　姚啸生

审　阅　沈国权　房　敏　大卫·C.梅森（David C. Mason）　刘　浩

译　者（以姓名拼音为序）

　　　　鲍　捷　梁贞文　林　清　林万隆　刘洪波　牛　坤

　　　　孙　刚　汪芳俊　王连成　奚小冰　许　纲　许敬人

　　　　曾贵刚　张国辉　张书与　张喜林　张兴来　赵　焰

　　　　周敬杰　邹　忠

# 推 荐 序

在医学领域中,尤其是临床医学,无论是世界不同的地域、不同的民族、不同的社会,其医学理论或许都有较大的差别,而不少物理性质的治疗方法,却有很大的类同。这本由美国N. S. Nicholas博士编写、中国张宏博士主译的第三版中译本《整骨技术图谱》(Atlas of Osteopathic Technique)是一个最好的例证,说明手法治疗,在东半球的中国和西半球的美国十分类似。

中国应用手法防治疾病,在两千余年前就有记载。"按摩""推拿"即是手法治疗的名称,如这种疗法专门应用于骨骼、肌肉损伤的治疗,也称为"正骨"。

当前,中国的"中华中医药学会"下设"推拿专业委员会",每年举办推拿学科的学术交流活动;全国二十余所中医药高等院校中都设置包括推拿学的针灸推拿学专业,培养本科及硕博士研究生;各级中医医疗机构中,普遍开设推拿专科,诊治范围有运动系统的肌肉骨骼疾病,也有内、妇科疾病和儿科疾病;还建立了推拿专科的研究机构,运用生物力学的理论方法研究手法运动学、动力学的规律,及其作用于人体所产生的生物效应。

在全球范围内,这种不同的民族、地域和社会相似的手法治疗方法,在数千年的世界历史中,早已进行了频繁的交流。在科学迅速发展的新时代,各自都融合了解剖结构学、运动生理学、人体生物力学等新兴学科的理论知识和方法,使各地手法治疗的实践经验更为丰满、更具有理论性。

本书中文版的主译张宏先生是中医推拿学的医学博士,担任上海市康复医学会中西医结合康复专业委员会的主任委员、上海中医药大学附属岳阳中西医结合医院康复医学中心主任医师,长期从事中西医手法的教学和研究工作,关注东西方手法技术的发展和比较,2016年主译出版了《五分钟整骨手法医学手册》(The 5-minute Osteopathic Manipulative Medicine Consult),介绍了西方的整骨疗法,深受好评。张宏博士为了进一步在中国全面、准确介绍整骨疗法,结合自己在美国学习交流的心得,选择N. S. Nicholas博士编著的美国整骨医师的工具书、整骨技术核心教材《整骨技术图谱》,组织国内推拿医师、康复治疗师进行认真、严谨的翻译,由世界图书出版社公司发行出版,必将为整骨疗法在中华地区推广、促进中西方手法治疗的进一步交流,起到积极的推动作用。一种科学有效的治疗方法的推广,也必定给患者带来健康福音。

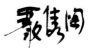

中华中医药学会推拿分会名誉主任委员

上海市康复医学会副会长

2018.10.16

# 译　序

整骨医学是美国的主流医学之一，在美国近200所医学院中有46所整骨医学院，美国执业医师中约有7%～10%为整骨医师（D.O）。整骨医师以手法为治疗手段，非常类似于国内的推拿医师。虽然属于两个不同的医学体系，理论基础与指导思想不同，但美国整骨医师与中国推拿医师治疗病种和治疗手段却极为相似。

译者有幸于2014年赴美国北得克萨斯大学健康医学中心，跟随整骨医学院副院长David C. Mason教授学习，深感美国整骨与中国推拿各有所长，应当相互学习、相互借鉴，遂将美国整骨医学院校的经典教材《整骨技术图谱》（*Atlas of Osteopathic Techniques*）引入国内，翻译成中文，供同道学习参考。

《整骨技术图谱》（*Atlas of Osteopathic Techniques*）由美国骨科学会会员N. S. Nicholas博士撰写，于1974年出版第1版。该书旨在帮助医学生及临床医生理解整骨疗法中每一操作步骤的内在原理及它们在临床应用中的成效，图文并茂，易于理解，逐渐成为美国整骨医学的经典著作，已成为美国整骨医学院学会（AACOM）及整骨原则教育委员会（ECOP）推荐的整骨技术核心教材。同时，此书先后被翻译成多国语言，畅销出版，并于2015年更新至第3版。

《整骨技术图谱》（*Atlas of Osteopathic Techniques*）是美国整骨医师的工具书，与国内的《推拿手法学》内容颇为相近。全书分为两个部分：第一部分为整骨疗法诊断及评估原则，包括肌肉骨骼检查、关节活动范围评估、分层触诊检查及脊柱和骨盆区的节间检查等。此内容能使读者将某种特定的操作手法与其诊断原理相联系；第二部分为整骨操作技术，每种整骨技术所包含的每一操作步骤都附有彩图，总计1 000余幅，并附有文字说明，图片中的箭头和注释能帮助读者理解相应操作手法。清晰的图片、明确的注释、便携的版式，使该书成为一部切合理论研究及临床操作的工具书。

本书的译者多为国内顶级的推拿医师或康复从业人员，具有丰富的临床诊疗经验。在翻译本书时，我们最大限度地忠实于原文，同时也结合译者的理解和国内读者的实际需求，做了必要的修改，希望本书能为推拿医师、康复医师、物理治疗师及相关的从业者提供一定的帮助。

此外，感谢上海中医药大学黄立、徐晟、张詠霓、李文兮、薛夏琰、唐琳、张立超、沈峰涛、马嘉吟、金思丝、赵莉娟、张兴元、管华宗等为本书出版过程中提供的帮助。

由于出版时间和学术水平的限制，所译之处如有错误，还请广大同仁及读者批评指正。

2018年9月20日，于上海

# 作者简介

## 亚历山大·S.尼古拉斯

整骨医生,美国整骨学会会员,美国宾夕法尼亚州费城整骨医学院整骨手法医学系系主任、教授

## 伊万·A.尼古拉斯

整骨医生,美国宾夕法尼亚州费城整骨医学院整骨手法医学系副教授

# 致　辞

## 致尼克（Nick）博士

我们的父亲尼古拉斯·S.尼古拉斯（Nicholas S. Nicholas），是整骨医生、美国整骨学会会员，担任美国费城整骨医学院整骨原理和实践系主任，1974年将当时常用的整骨手法技术整理成册，出版了第一版《整骨技术图谱》。这些技术被医学生广泛参阅，既作为课堂教学内容的参考和补充，又为规范化操作提供参考标准，也使得在口试过程中学生的评估工作可以得到客观的评价。

整骨医生尼古拉斯·S.尼古拉斯1939年毕业于柯克斯维尔整骨医学院，他不仅是一名全科医生，同时也是职业医学和运动医学方面的专家。他在临床实践中熟练运用整骨技术，由于临床效果显著，他非常乐于将这些技术教授给医学生。学生们亲切地称他为"Dr. Nick"。从1946年开始，他在费城整骨医学院教学，并于1974年，成为整骨原理和实践系主任。同年他组织费城整骨医学院的同事整理了一系列整骨技术并编纂了本书的第一版。这些同事包括戴维·赫利格（David Heilig）（整骨医生、美国整骨学会会员）、罗伯特·英格兰（Robert England）（整骨医生、美国整骨学会会员）、马尔温·布隆伯格（Marvin Blumberg）（整骨医生、美国整骨学会会员）、杰尔姆·萨尔曼（Jerome Sulman）（整骨医生）和凯瑟琳·英格兰（Katherine England）（整骨医生）。

由于费城整骨医学院的考试中会考察这些整骨技术，学生们从该书中受益，因此大大提高了他们学习这本教材的兴趣。随着这本教科书的传播，费城整骨医学院的校友和其他整骨医生们认识到把这本教科书作为临床标准技术的回顾性和（或）参考性文献的必要性。但是由于疾病原因，尼克博士只出版了两版。多年来，视频教学的发展以及图书的再版与扩充逐渐冲击了图谱的流通。自本书第一版出版后，整骨医学院校教授的整骨技术教材的数量已由大约3种增至12种，其中许多技术操作方式相似，容易导致混淆，这就是我们决定要在原版基础上进一步扩充内容，使之更新到和目前实践水平相一致的原因。

谨以此书献给我们的父亲，也替父亲献给那些正期待一本内容全面的整骨操作技术图谱问世的学生及整骨医生们。

# 致　谢

正如本书第一版致谢所述，保持整骨操作技术的多样性和历史延续性是我们的目标。在第三版中，我们尽最大努力寻求整骨原理教育委员会同仁、美国整骨学会会员、诸多整骨医学院整骨医学系的同道，以及费城整骨医学院整骨医学系同事的帮助。

我们已经收集了费城整骨医学院乃至全国整骨医学生的反馈。另外，通过对德国—美国整骨学会联系到的德国医生及所授课程的了解，我们获得了修订这本书的全新观点。我们教授多年的许多技术已经被略加修改，以更好地适应广大临床操作者及患者的需求。

衷心感谢以下各位在本书编撰辑过程中指出错误并给予专业建议，使读者更加容易阅读和理解这些技术。首先，感谢我们的老朋友和同事亚伯拉罕·埃利斯（Abraham Zellis）整骨医生在修改和更正方面提出的专业建议；感谢美国整骨医学会会员戴维·富勒（David Fuller）整骨医生在审阅本书过程中给予非常有价值的帮助，他在"Still技术"章节中提供了更好的解释和描述；还要感谢唐纳·穆勒（Donna Muller）整骨医生，她帮助编写了"颅骨整骨操作技术"章节。

正如在第二版中所说的，感谢我们的朋友和同事布鲁斯·费尔菲尔德（Bruce Fairfeld）在图片增加和编辑上提供的专业支持。最后，感谢在读大学生克里斯托弗·穆赫兰（Christopher Mulholland）和菲利普·科勒（Philip Koehler）在编辑及学生反馈方面所做的贡献。再次感谢菲利普·科勒为新增技术充当患者模特。

特别感谢威科·克鲁尔（Wolters Kluwer）出版社的格雷格·尼科尔（Greg Nicholl）对我们完成本书给予的不懈指导。

# 第三版序言

为建立安全和有效的整骨操作治疗的体系,《整骨技术图谱》的第三版增加和修改了一些操作技术,更好地定义了部分章节的操作技术,并将部分技术移到更能体现其原理的章节。我们坚持以最可视有效的方式描述并解释这些技术,使图文相配。其次,作者尽可能使每个技术在同页或相邻页呈现。我们在第三版中继续修改和扩充了摆位放松技术和肌肉能量技术章节,同时为了遵从美国整骨医学院协会整骨原理教育委员会推荐的课程和术语,在"颅骨整骨手法医学"章节中修改了原则和操作说明(原为"颅骨方面的整骨疗法")。

亚历山大·S.尼古拉斯

伊万·A.尼古拉斯

# 第一版序言

从19世纪末开始,美国整骨医学便作为一门学科被正式教授和实践,到21世纪初,它经历了众多的变化。对整骨医学课程发展产生直接影响的是人们对机体生理功能不间断的科学发现和理解。

以前在整骨医学院校的学习中,我们仅仅被教授3种或4种单独的整骨技术。之后许多新的诊断和治疗程序被加到整骨治疗体系中,如今这些操作技术达12种之多。其中一些操作十分相似,在本书中,这些相似的技术都被详细地区分开,并且单独命名。

由于近些年整骨操作技术的增加及变化,医学生和临床医师们都费尽心思地学习和记忆这些技术;针对不同患者如何选择适宜的操作技术,临床医师面临着日益增多的复杂决定过程。因此,为了辅助教学与实践,我们逐步搜集整理了临床整骨医生常用而且有效的操作技术,最终形成了《整骨技术图谱》这本书。

在费城整骨医学院(Philadelphia College of Osteopathic Medicine, PCOM),操作图谱的历史要追溯到1949年出版的《整骨技术》(Osteopathic Techniques)。该书作者Samuel Rubinstein是一名整骨医生,他将这部书献给2位备受尊敬的整骨医师Otterbein Dressler和John Eimerbrink。Rubinstein医生在该书的序言中写道:"此书将随着时间的流逝显得愈发必要",因为大家需要一本能清晰描述医师与患者正确体位及用力方向的图册。然而,在美国整骨学会会员尼古拉斯·S.尼古拉斯医生于1974年出版《整骨技术图谱》(Atlas of Osteopathic Technique)之前,没有其他类似图书出版。

在教学过程中,许多临床整骨医生问我们为何不出新版的《整骨技术图谱》。最初我们的回答是已经有其他类似的书籍出版。然而这些参考书侧重于理论知识的解读,仅有少量有效操作技术的描述。因此,我们认为出版最新、最全面的技术图谱显得越来越有必要。所以随后我们告诉他们,一定会出版一部直观的、条理清晰和易于查阅又不乏理论知识的参考书。此书旨在帮助学生和临床医师们理解各种整骨操作原理和临床应用效果。

新版《整骨技术图谱》主要进步在于每种整骨技术的每个操作步骤都附有彩图,总计超过1 000幅。每种技术的彩图放在同一页或者相邻页,并添加图释以方便临床使用。本书新增彩图是在众多编者的指导下和专业摄影师的共同努力下完成的。图片上的箭头和注释能帮助读者理解相应的技术。清晰的图片、明确的注释及便携的版式共同将本书定位为一本在实训室和临床上都极其有用的工具书。

图谱中还包含了各种整骨医学中常用的诊断步骤,包括肌肉骨骼结构检查、关节活动度评估、逐层触诊以及脊柱和骨盆区节间检查等。诊断内容的加入能够使读者将特定的治疗方法与相应的诊断标准联系起来。这点非常重要,因为医生必须理解功能障碍的本质并选择最佳的治疗技术。

本书分为两部分:第一部分为整骨疗法诊断原理,第二部分为整骨操作技术。第一部分的顺序和整骨医学生所学的课程相似,且包括了我们认为在整骨肌肉骨骼检查中最适宜和安全的方法。第二部分按技术种类的经典版式编排,以便读者查阅,读者可首先确定技术种类,然后选择相应的章节进行详细查阅。

我们希望本书能给读者在整骨学习的各个阶段——本科生阶段、研究生实习阶段和继续医学教学阶段都能带来帮助。期待本书能够提高读者的技术操作及治疗效果。作为医生，我们需要不断磨炼自己的思维和操作技能，而作为整骨医生，我们要常常提醒自己实践出真知，正如费城整骨医学院的宗旨：理论与实践并重。

亚历山大·S.尼古拉斯

伊万·A.尼古拉斯

# 目　录

**第一部分 整骨疗法诊断原则**

第 一 章　整骨疗法检查原则 ·································· 3
第 二 章　整骨疗法肌肉骨骼静态检查 ·············· 6
第 三 章　脊柱节段的活动范围 ························· 14
第 四 章　整骨疗法的逐层触诊 ························· 28
第 五 章　节间运动测试 ···································· 33

**第二部分 整骨治疗技术**

第 六 章　整骨治疗技术原理 ····························· 81
第 七 章　软组织技术 ······································· 85
第 八 章　肌筋膜松解技术 ······························ 130
第 九 章　摆位放松技术 ·································· 151
第 十 章　肌肉能量技术 ·································· 246
第十一章　高速低幅技术 ·································· 358
第十二章　协调位放松技术 ······························ 420
第十三章　Still 技术 ········································ 435
第十四章　韧带张力平衡及韧带关节紧张技术 ······ 455
第十五章　内脏技术 ········································ 484
第十六章　淋巴技术 ········································ 505
第十七章　关节和联合操作技术 ······················· 546
第十八章　颅骨整骨手法医学 ·························· 570

# 第一部分

# 整骨疗法诊断原则

　　整骨疗法的诊断包含所有体格检查的经典方法（如视诊、触诊、听诊）。另外，整骨医学中一些常用的特殊技术在对抗医学中应用较少。这些技术都涉及组织结构评估和脊椎运动轴（x-，y-和z-轴）节间精细评估。用观察及触摸这些轴上特定的体表标志来评估患者的对称性、非对称性等，可参考后面章节中的"三维运动诊断"。

# 第一章

## 整骨疗法检查原则

### 整骨疗法原则（哲学）

隶属于美国整骨医学学院联盟的整骨原则教育委员会（ECOP）的宗旨是评估生物力学、神经科学和整骨原则及实践的最新知识。通过总结最新的整骨医学原理和临床经验，以及基础学科的进展，该委员会为本学科教育总结出一套整骨术语规范词汇表。该词汇表旨在为美国整骨医学院建立一个独立完整的整骨术语体系。美国整骨学会会员尼古拉斯·S.尼古拉斯医生出版了第一版《整骨技术图谱》以支持此项目。他和他的助手美国整骨学会会员戴维·海利希（David Heilig）医生是这个委员会最有代表性的创始人员。随着时间的推进，整骨疗法教育委员会不断根据反馈情况更新整骨术语词汇表（*Glossary of Osteopathic Terminology*），发布在每年的《美国整骨联合会年鉴》（*American Osteopathic Association Yearbook*）及《整骨疗法医生指南》（*Directory of Osteopathic Physicians*）[1]。以前该词汇表被附在《整骨医学基础》（*Foundations for Osteopathic Medicine*）前两版上，现在每版次的书中均附有该词汇表[2]。

整骨原则教育委员会词汇表将整骨疗法定义为"以人体结构（解剖学）和功能（生理学）为整体，运用相关科学知识进行健康照顾的行为"。整骨理念强调以下原则：① 人是动态的功能单元。② 人体具有自愈能力，通过自我调节机制实现。③ 在各个层次上，结构和功能都是相适应的。④ 合理的治疗应基于以上原则[1]。本书涉及的诊

断与治疗方法均基于以上原则。

### 结构组成

#### 结构和功能

肌肉骨骼系统中肌筋膜和关节的结构和功能概念是理解整骨诊断和治疗技术的基础。例如，了解肌肉起止点（功能解剖）是应用肌肉能量技术的重要条件；理解脊柱关节结构有助于脊柱力学评估以及应用高速低幅手法时用力方向的选择，了解颈椎关节突关节面的斜向构造和脊柱的耦合运动是高速低幅手法操作的必要条件。

#### 界限的概念

"界限"在理解和应用整骨技术时也是非常重要的概念。在整骨医学中，各种运动受限都在正常生理运动范围内。

特定部位的最大活动范围即解剖范围，被动活动的极限为解剖界限[1]。理解这个界限是最重要的，因为超出这个限度的运动可能损伤组织并导致关节半脱位甚至完全脱位。整骨技术永远不能超出这个界限。

生理活动范围是由正常解剖结构及关节、肌筋膜和骨性结构产生的主动活动界限。生理活动的终点是"生理界限"。术语"弹性界限"是用来描述生理界限和解剖界限之间的活动，它是肌筋膜和韧带的被动牵拉所致[1]。

当功能障碍导致运动范围或功能下降时，小

于生理界限的"限制障碍"就会发生[1]。这种"限制障碍"是功能障碍的主要模式，可以用整骨治疗来消除或者缓解。

操作技术包含有消除限制障碍的主动用力技术，但是力量大小应尽可能地保持在生理界限内运动。病理性受限一般持续较长时间，可能与软组织挛缩、骨刺生成以及其他退行性变相关（如骨性关节炎）。

为了避免诊断或治疗中对患者造成损伤，操作者必须熟悉组织的正常顺应性和最大活动限度。完全理解不同界限的概念会影响医生手法的选择（如间接技术还是直接技术），或者操作时限制组织和（或）关节的运动幅度。

在整骨原则中，脊柱动力学的描述是以与运动自由度相关的位置和（或）运动非对称性为依据的[1]。之前，这种非对称性有其他的描述方式。早期最常见的描述方法是活动受限的方向，其他描述还包含关节是打开还是关闭。这些也都是基于触诊所发现的信息。现在，最常用的描述系统为生物力学发现，是基于运动受限和（或）非对称性，以及最容易运动的方向来命名。这种容易运动也称为舒适、自由和松弛状态。在肌筋膜诊断结果中，经常会看到容易和受限同时使用（如松弛—紧张；松—紧；自由—受限）。当然，这些描述并没有考虑某些患者运动是对称和（或）广泛受限的问题。

诊断和治疗的一个最重要原则是将组织、关节或者其他结构的运动范围控制在正常运动范围之内。因此，某一治疗技术产生的活动应该控制在正常生理界限内。当然，使用的运动一定要在解剖限制之内。我们的原则是将治疗时的活动范围控制在生理界限内来确保治疗的安全有效；反之，运动范围越接近解剖界限，风险也随之增加，而疗效增加甚微。例如，在高速低幅技术中，如果可以忍受的话，患者应被摆放到限制障碍的位置；虽然运动范围可能有 $5° \sim 6°$ 或更高的影响，但是改善这种限制障碍只需控制在 $1° \sim 2°$（仍然在生理界限内）的被动运动即可。

## 躯体功能障碍

躯体功能障碍是整骨医学的诊断标准，也是整骨手法的适应证。整骨原则教育委员会将躯体功能障碍定义如下。

组织结构（躯体结构）功能的改变或受限，如骨骼、关节、肌筋膜和相关的血管、淋巴及神经组织。躯体功能障碍可采用整骨疗法治疗。躯体功能障碍的位置和运动方向至少使用以下三个参数之一来描述：① 通过触诊和参考相邻结构来确定身体部分的位置；② 运动相对较容易的方向；③ 运动受限的方向[1]。

躯体功能障碍的诊断标准有组织质地异常（tissue texture abnormality）、非对称性（asymmetry）、活动受限（restriction of motion）和压痛点（tenderness），缩写为TART。整骨术语词汇表中规定在诊断中必须出现以上指标之一。诊断躯体功能障碍使用的主要指标是活动受限（如果存在相关运动的非对称性也记录）及组织质地改变。压痛点（或称敏感性）在临床表现上存在着很大的误导性。压痛点可通过触诊加压引出，或因患者期望医生相信其确有疼痛而产生。疼痛可能存在于某一部位，但主要的功能障碍或问题却在远处。因此，压痛点（敏感性或疼痛）在上述标准中信度是最低的，在临床作用有限，大部分是应用在摆位放松技术操作中。

躯体功能障碍的诊断通常分为急性和慢性两种。急性功能障碍通常有局部温度升高、水肿、渗出等症状，慢性功能障碍常有局部温度降低、患处干燥、萎缩、组织粘连等症状。

## 肌筋膜—关节部分

躯体功能障碍的定义包含了肌筋膜与关节部分，所以对它们的触诊检查是重要的评估内容。触诊可确定病变在于肌筋膜还是关节，或两者兼而有之，这是制订治疗计划的关键。治疗技术的特点针对性地治疗特定的功能障碍类型，例如对筋膜病变最好的治疗方法是能使筋膜层发生改变的技术（如肌筋膜放松技术），而其他的手法就有可能无效（如HVLA）。反之，关节功能障碍使用关节技术最有效，例如HVLA，而肌筋膜放松技术却是不恰当的选择。

## 内脏—自主神经部分

一些功能障碍可能直接影响某一区域（小肠粘连），而另一些功能障碍可能是反射亢进（如心律失常-躯体内脏反射）。躯体功能障碍会反作用于自主神经系统，表现出一些临床症状，而内脏病变也会表现出一系列的躯体症状[3]。

## 检查顺序

整骨疗法的体格检查顺序最好根据患者的病史及临床表现而定。通常来说，进行各步检查最好要让患者产生最小的身体反应，而且组织反应和继发反应也最少。

### 整体视诊

医生应先静态姿势，后动态姿势（步态和局部的关节活动度）进行整体视诊。为了安全起见，最好先通过主动运动检查患者功能和关节活动度。之后，医生可通过被动关节活动检查患者运动受限情况。被动活动范围应该稍大于主动运动检查的范围。如明确了非对称性或异常的关节活动后，需要进一步触诊检查。

### 逐层触诊

触诊时应先注意检查相关部位是否有血管痉挛、皮肤病或发育异常，然后进行温度评估。接着逐层触诊以评估患者组织结构的情况。该操作允许检查者由浅入深逐层触诊每一解剖结构，从而更好地确定功能障碍涉及的特定组织和程度。检查过程中检查者通过轻微增加手或手指压力评估组织的层次和深度。医生还应尽量监测组织的质地、是否有流动性液体或组织顺应性的改变。在触诊内脏时，器官活动性需要跟与生理性活动相对比。

另一种常用方法是让患者坐位或俯卧位，叩击脊柱旁肌肉以确定不同节段处肌张力的差别。胸部及腰部叩诊时的高鼓声与脊柱旋转有关。

这些检查步骤是根据病情评估患者的姿势和局部活动情况，并发现一些明显或细微的组织质地改变。最后检查患者症状是否和关节相关，包括在正常活动范围内控制关节，以及让关节产生细微运动（节间运动测试）的检查。医生运用三维运动检查来确定关节在主要运动轴上的运动是否正常和对称、是否存在运动受限。例如，C1节段在正常生理旋转范围内活动受限，表现双侧对称性旋转受限（例如向左侧和右侧旋转都是30°），或者一侧活动度大于另一侧的非双侧对称性旋转受限（例如向右侧旋转30°，向左侧旋转40°）。如前所述，大部分躯体功能障碍和非对称性活动受限相关，但是对称性活动受限在临床中也可见。

逐层触诊检及节间运动评估后，医生即可确定与功能障碍相关的特定组织（例如肌肉、韧带、关节囊）、牵涉的范围（例如单节段，区域性）、处在急性期、亚急性期还是慢性期。这些诊断帮助医生确定最佳的治疗方案。

## 参考文献

[ 1 ] Glossary Review Committee, Educational Council on Osteopathic Principles of the American Association of Colleges of Osteopathic Medicine. Glossary of Osteopathic Terminology. www.aacom.org.

[ 2 ] Chila AG, exec.ed. Foundations of Osteopathic Medicine. 3rd ed. Baltimore, MD: Lippincott Williams & Wilkins, 2011.

[ 3 ] Nicholas AS, DeBias DA, Ehrenfeuchter W, et al. ASomatic Component to Myocardial infarction. Br Med J1985; 291: 13-17.

# 第二章

## 整骨疗法肌肉骨骼静态检查

整骨疗法的体格检查包括静态和动态两部分。医生常规用静态检查辨别由骨骼和肌筋膜引起的明显结构不对称,并由此推断影响功能的病因。医生可以仅凭视诊结果推断需要进一步的针对性动态检查。

观察步态可以作为静态检查的开始,因为患者的步态在进入诊室时可被观察到。许多情况可产生明显的减痛和非对称性姿势,例如髋关节和膝关节骨性关节炎、腰椎退行性椎间盘病和急症,包括扭伤和拉伤。步态观察和相关的静态检查(可在步态观察之前或之后)可帮助医生确定患者的疾病状况和心理状态,也有助于避免可能使患者疼痛或者其他伤害的检查方式。这些仔细检查的方式比接触身体的动态检查对患者的影响更小,引起疼痛或伤害的可能性也就更小。

例如,图2-1所示的患者躯体不对称,很可能会出现胸椎和腰椎活动受限和活动不对称,腰椎左侧侧屈及中部胸椎右侧侧屈受限。这些发现也会使医生关注左右两侧背阔肌、腰大肌和竖脊肌张力的非对称性影响到髋关节、骨盆和肩周的运动范围(**图2-1**)。

因此,医生应该在进行其他检查之前,从患者后面、前面和侧面(矢状面和冠状面)进行观察,更全面地了解患者的身体结构。观察可以从头或脚开始,常规从脚开始观察,因为这里是重力接触点。

肌肉骨骼(结构)静态检查需要使用体表骨性标记来帮助医生寻找蛛丝马迹。细微的不对称非常容易被忽略,但是两个或者三个骨性标记的连线会让不对称变得明显。一些解剖骨性标记是脊柱椎体节段水平的重要标志,如肩胛冈平T3水平,肩胛骨下角平T7棘突水平和T8横突水平(**图2-2**)。有些骨性标记有助于确定其他重要的临床骨性标记,如乳突和下颌角常常用来帮助初学者触诊C1横突(**图2-3**);其他的骨性标记,如喙突、肱骨结节间沟和肱骨大结节和小结节帮助鉴别不同的肌腱,从而鉴别肩袖综合征和其他的躯体问题(**图2-4**)。常用骨性标记来分辨水平方向的对称或非对称(**图2-5~图2-10**),如胫骨粗隆、髂前上棘、髂后上棘、髂嵴、乳头、肩锁关节的肩部、耳垂和眼睛等常做此用途。

非对称性是躯体功能障碍三个可测量部分其中之一(压痛或者敏感性更主观),因此它是诊断躯体功能障碍的基本步骤之一。

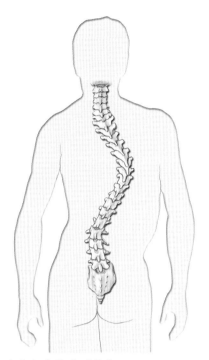

图2-1 脊柱侧弯的非对称（Anatomical Chart Company. Human Spine Disorders Anatomical Chart.2nd ed. Baltimore, MD: Lippincott Williams & Wilkins, 2004）

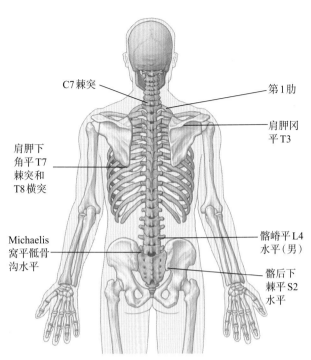

C7棘突

第1肩

肩胛冈平 T3

肩胛下角平 T7棘突和 T8横突

Michaelis 窝平骶骨沟水平

髂嵴平 L4 水平（男）

髂后下棘平 S2 水平

图2-2 骨性标记和脊柱水平的关系（Moore KL, Agur AMR, Dalley AF. Essential Clinical Anatomy. 5th ed. Baltimore, MD: Lippincott Williams & Wilkins, 2015）

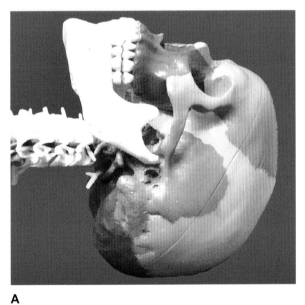

A

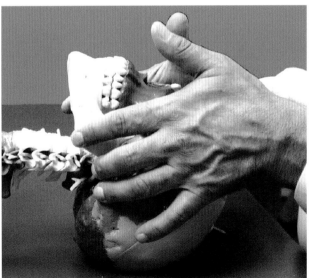

B

图2-3 A和B定位C1横突的骨性标记

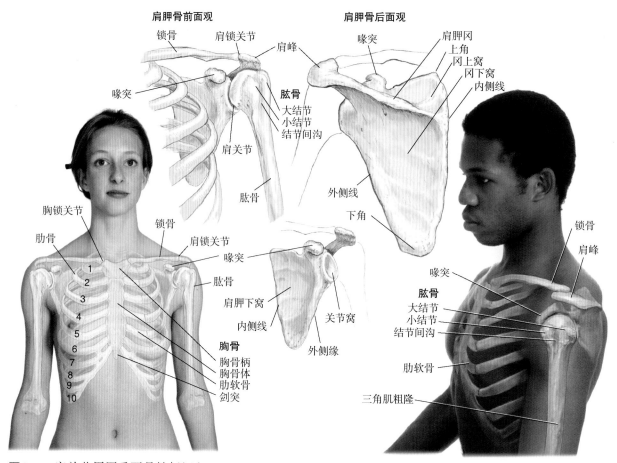

**图2-4** 肩关节周围重要骨性标记（Clay JH, Pounds DM. Basic Clinical Massage Therapy: Integrating Anatomy and Treatment. 2nd ed. Baltimore, MD: Lippincott Williams & Wilkins, 2003）

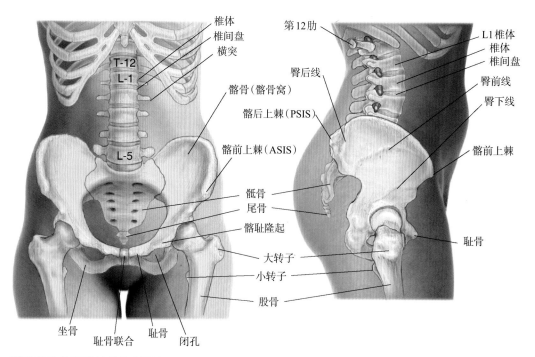

**图2-5** 腰椎和骨盆重要的骨性标记（Clay JH, Pounds DM. Basic Clinical Massage Therapy: Integrating Anatomy and Treatment. 2nd ed. Baltimore, MD: Lippincott Williams & Wilkins, 2008）

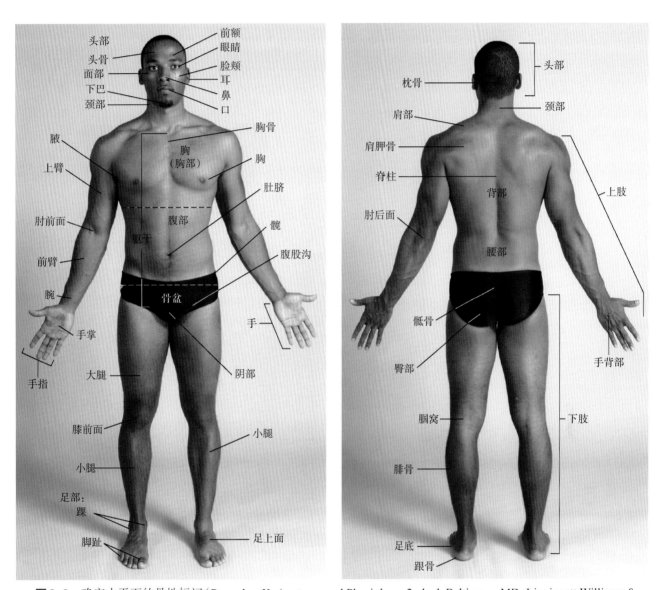

**图2-6** 确定水平面的骨性标记（Premakur K. Anatomy and Physiology. 2nd ed. Baltimore, MD: Lippincott Williams & Wilkins, 2004）

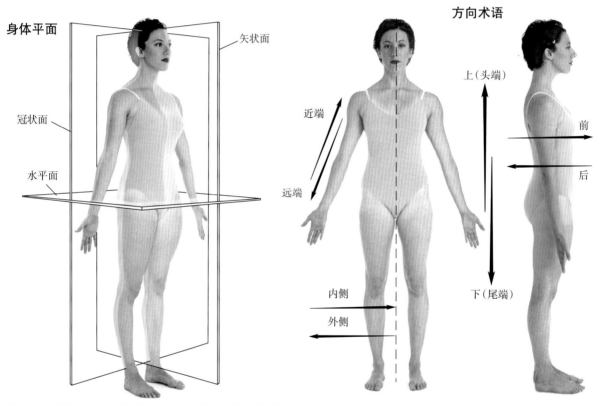

**图2-7** 身体平面和方向术语。冠状面将身体分为腹部（前）和背部（后）（Clay JH, Pounds DM. Basic Clinical Massage Therapy: Integrating Anatomy and Treatment. 2nd ed. Baltimore, MD: Lippincott Williams & Wilkins, 2008）

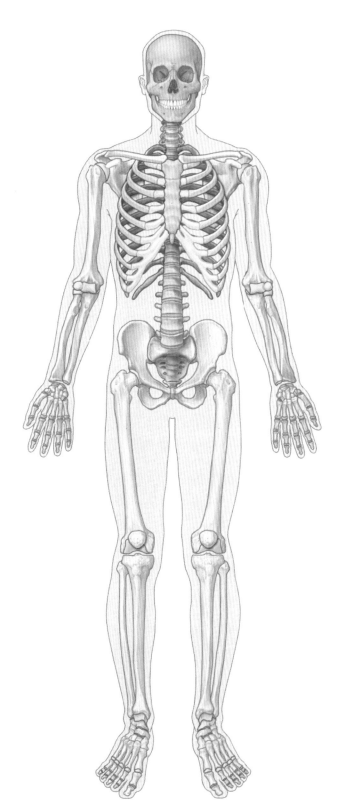

**检查注意事项**

- 正中线
- 身侧线
- 脚的位置
  - 旋前
  - 旋后
  - 胫骨结节水平
- 髌骨水平
- 髂前上棘
  - 水平?
  - 前后：旋转突出
- 髋部
- 髂嵴：水平
- 髂嵴上部饱满度
- 前臂相对髂嵴的关系
  - 一侧前臂长
  - 前后关系
  - 接近身体
- 肋弓突出
- 胸廓对称或不对称
- 胸骨角突出
- 肩的位置
  - 水平或非水平
  - 前后关系
- 锁骨胸骨端突出
- 胸锁乳突肌突出
- 耻骨联合方向
- 脸的对称性（脊柱侧凸者头部）
- 鼻的偏离
- 嘴的角度
- 眼睛的水平
- 眉弓的水平
- 头相对于肩和身体的位置关系

**图2-8** 前面观参考点（Moore KL, Agur AMR, Dalley AF. Essential Clinical Anatomy. 5th ed. Baltimore, MD: Lippincott Williams & Wilkins, 2015）

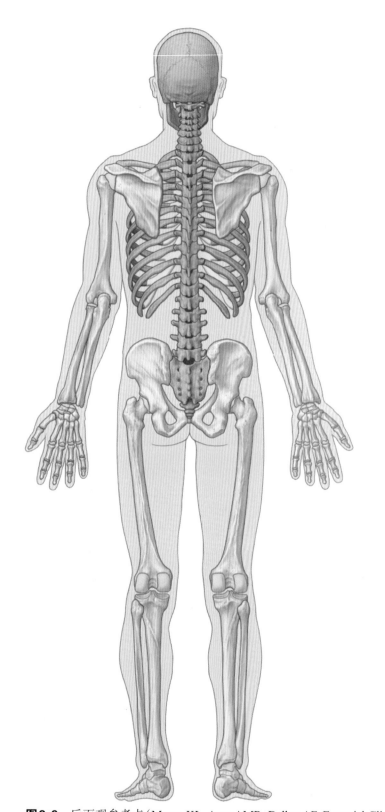

**检查注意事项**

- 正中线
- 跟腱：竖直或弯曲
- 足的位置
- 脊柱和中线的关系（弯曲等）
- 骶棘肌突出
- 小腿的对称性
- 大腿的对称性（包括所有的褶皱）
- 臀部的对称性
- 身体外侧线
- 大转子水平
- 髂后上棘突出
- 髂后上棘水平
- 髂嵴水平（仰卧，俯卧，坐位，站位）
- 髂嵴上部饱满度
- 肩胛骨突出
- 肩胛骨和其组成部分的位置
- 指尖水平和相对身体的关系
- 手臂（关系）
- 肩关节水平
- 颈—肩角度
- 耳垂水平
- 乳突水平
- 身体与经过脊柱中线垂线的位置关系
- 颈后肌肉（更加突出、均等等）
- 头的位置：侧倾

**图2-9** 后面观参考点（Moore KL, Agur AMR, Dalley AF. Essential Clinical Anatomy. 5th ed. Baltimore, MD: Lippincott Williams & Wilkins, 2015）

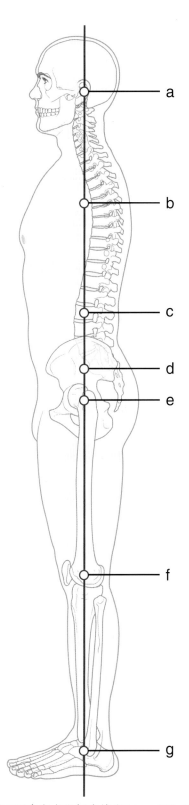

**检查注意事项**

- 侧中线上
  - a 外耳道
  - b 肱骨头外侧
  - c 第3腰椎
  - d 第3骶骨前孔
  - e 股骨大转子
  - f 膝外侧髁
  - g 外踝
- 身体线前面和后面
- 足：足弓或扁平角度
- 膝：屈曲或伸展角度
- 脊椎曲线：增加，减少，或正常
  - 颈曲：后凹
  - 胸曲：后凸
  - 腰曲：后凹
  - 骶骨，腰骶角
- 手臂：相对身体的位置
- 腹部：突出或平坦
- 胸骨角
- 胸部：突出或平坦
- 头部：相对肩和身体的关系

**图2-10** 侧面观参考点和侧中线（Nelson KE, Glonek T. Somatic Dysfunction in Osteopathic Family Medicine. 2nd ed. Baltimore, MD: Wolters Kluwer Health, 2015）

# 第三章

# 脊柱节段的活动范围

节段活动检查可以评估患者围绕运动轴的活动能力，还能反映他们在正常情况下的活动能力，以及在伴有疼痛、退行性关节病、肌肉过度紧张、扭伤或者拉伤等情况下的活动能力。静态结构性或姿势性查体会提供有关运动模式的线索，这些线索将提示接下来的体格检查是否需要进行脊柱节段间活动的检查。正常活动范围取决于患者的体型以及导致患者功能障碍的疾病。所以，每一类患者的活动度都是不一样的，这就是"活动范围"的意义。中胚层型（体力旺盛型）的患者应该有中等范围活动度，外胚层型（高瘦型）患者应该有最大范围活动度，内胚层型（矮胖型）患者应该有最小范围活动度。考虑到不同体型患者的肌肉类型和弹性不同等因素，医生可以对患者呈现出的总体功能障碍状态有一个更好的认识。这对患者功能障碍防治过程中整骨手法的选择是很重要的，例如运动员应该使用的锻炼和训练方法。比如有些人可能从来就不能弯腰去触及自己的脚趾，而有些人则可能因为活动度太大会存在关节不稳的问题。

节段性活动检查是评估构成脊柱特定区域的多个节段（比如颈椎区域，从枕骨到C7）的活动。检查过程中注意只测量评估区域的活动范围，关注被评估区域最低节段与下面相连接的最高节段组成的"过渡区域"（如C7—T1）尤为重要，否则可能会引出活动范围扩大的假象。正如以下的技术演示，医生通过触诊过渡区域两节椎体进行运动检查，在引起下一节段区域活动前的运动范围是这一节段的运动范围。

在检查过程中，医生可以让患者进行活动演示（主动运动），也可以让患者处于不伴肌肉收缩的放松状态，医生围绕各个轴线在解剖区域内活动患者（被动运动）。问诊病史后如果没有发现禁忌证（严重创伤、意识丧失等），最好先从"主动运动"检查开始，因为主动运动检查时，患者在症状加重时会主动停止或拒绝进一步的活动，相对于主动运动，被动运动检查时会明显增大活动范围。通过这两种方法的检查，医生可以清晰地认识关节活动范围的状况（如严重程度、骨折、脱位、躯体化症状、症状夸大等）。

通过评估患者脊柱节段的活动范围，医生就能了解躯体功能障碍患者的运动"不对称性"和"活动受限"。由于可以使用量角器、分度仪或者其他测量工具来测量活动度，所以这也是最客观和可重复的检查方法，可以在复诊中反复使用，使医生更好地了解患者对治疗的反应。节段的活动检查是评估和诊断（如躯体功能障碍）患者病情的最重要方法，尤其重要的是它也是判断整骨疗法疗效和预后恢复的重要指标（表3-1）。

**表3-1** 脊柱主动活动与被动活动的正常范围

| | 永久性损伤的评估指南（美国医学会）* | Angus Cathie, D.O.方法+ | | | 修订版PCOM方法≠ | | |
|---|---|---|---|---|---|---|---|
| **颈椎正常活动度** | | | | | | | |
| 屈曲 | 50 | 90 | | | 45～90 | | |
| 伸展 | 60 | 45 | | | 45～90 | | |
| 侧屈（右/左） | 45 | 30～40 | | | 30～45 | | |
| 旋转（右/左） | 80 | 90 | | | 70～90 | | |
| **胸椎正常活动度** | | | | | | | |
| | | T1—T3 | T4—T8 | T9—L1 | T1—T4 | T5—T8 | T9—T12 |
| 屈曲 | 45 | | | | | | |
| 伸展 | 0 | | | | | | |
| 侧屈（右/左） | 45 | 35 | 45 | | 5～25 | 10～30 | 20～40 |
| 旋转（右/左） | 30 | | | 90 | | | 30～45 |
| **腰椎正常活动度** | | | | | | | |
| 屈曲 | 60+ | | | | 70～90 | | |
| 伸展 | 25 | | | | 30～45 | | |
| 侧屈（右/左） | 25 | 25 | | | 25～30 | | |
| 旋转（右/左） | | | | | | | |

屈曲，指向前弯曲；伸展，指向后弯曲；右/左，右边和左边。

* Rondinelli RD. Guides to the Evaluation of Permanent Impairment. 6th ed. New York, NY: American Medical Association, 2009.
+ Cathie A; Philadelphia College of Osteopathy. From Dr. Cathie's PCOM (OPP) notebook, published in THE D.O., June 1969 and reprinted in the 1974 Yearbook of the American Academy of Osteopathy. Colorado Springs, CO: American Academy of Osteopathy, 1974:72.
≠ Nicholas A.Osteopathic Manipulative Medicine Manual. Philadelphia, PA: Philadelphia College of Osteopathic Medicine, 2014.

# 颈 椎

## 向前弯曲/向后弯曲
## (屈曲/伸展),主动运动

1. 患者端坐。

2. 医生立于患者身旁。

3. 医生触诊患者 C7—T1 棘突间隙(**图 3-1**),或者触诊棘突(**图 3-2**、**图 3-3**)。

4. 嘱患者无痛状态下尽量屈曲头和颈部(**图 3-4**)。

5. 记录屈曲角度(颈椎正常屈曲角度是 45°～90°)。

6. 嘱患者无痛状态下尽量伸展头和颈部(**图 3-5**)。

7. 记录伸展角度(颈椎正常伸展角度是 45°～90°)。

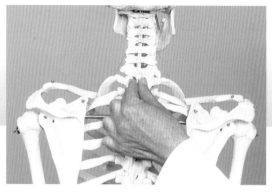

**图 3-1** 步骤 3

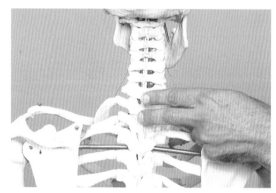

**图 3-2** 步骤 3

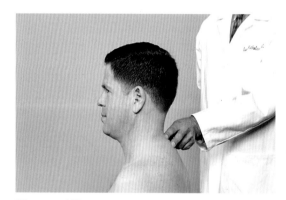

**图 3-3** 步骤 3

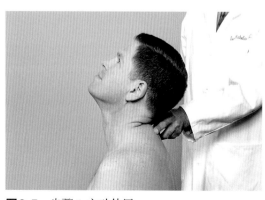

**图 3-5** 步骤 6,主动伸展

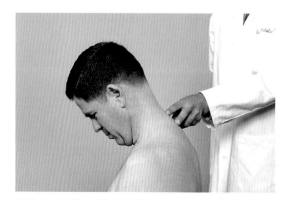

**图 3-4** 步骤 4,主动屈曲

# 颈 椎

## 向前弯曲/向后弯曲（屈曲/伸展），被动运动

1. 患者端坐。

2. 医生立于患者身旁。

3. 医生触诊患者C7—T1棘突间隙（**图3-6**），或棘突（**图3-7**、**图3-8**）。

4. 医生尽量屈曲患者头和颈部的同时检查C7和T1活动，出现T1活动时停止（**图3-9**）。

5. 记录屈曲角度（颈椎正常屈曲角度是45°～90°）。

6. 医生尽量伸展患者头和颈部的同时检查C7和T1活动，出现T1活动时停止（**图3-10**）。

7. 记录伸展角度（颈椎正常伸展角度是45°～90°）。

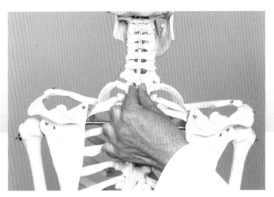

**图3-6** 步骤3

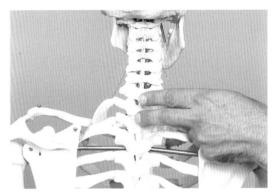

**图3-7** 步骤3

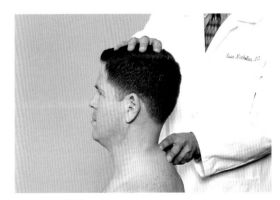

**图3-8** 步骤3

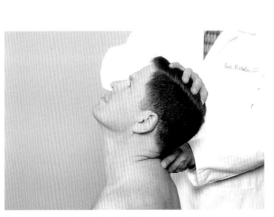

**图3-10** 步骤6，被动伸展

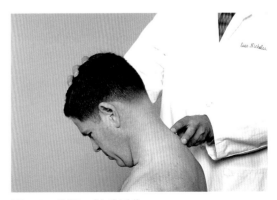

**图3-9** 步骤4，被动屈曲

# 颈 椎

## 侧屈,主动运动/被动运动

1. 患者端坐。

2. 医生立于患者身旁。

3. 医生触诊患者C7和T1横突(**图3-11**)。

4. 嘱患者在无痛状态下尽量向右侧侧屈头和颈部(**图3-12**)。在左侧行同样检查(**图3-13**)。

5. 医生尽量向右侧屈曲患者头和颈部,检查C7和T1活动,出现T1活动时停止(**图3-14**)。在左侧行同样的检查(**图3-15**)。

6. 记录两侧主动和被动侧屈角度(颈椎正常侧屈角度是30°～45°)。

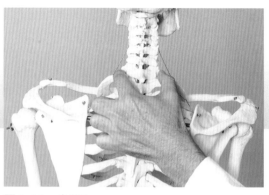

**图3-11** 步骤3

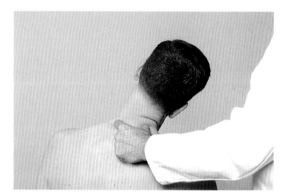

**图3-12** 步骤3,主动右侧屈

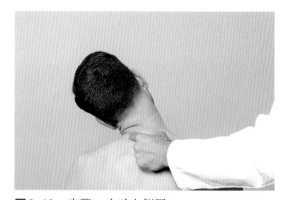

**图3-13** 步骤4,主动左侧屈

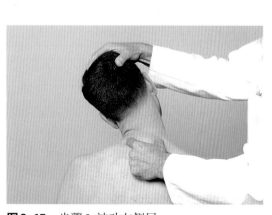

**图3-15** 步骤5,被动左侧屈

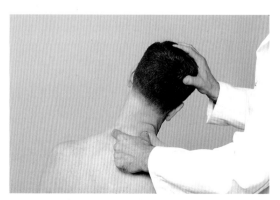

**图3-14** 步骤5,被动右侧屈

# 颈 椎

## 旋转,主动运动/被动运动

1. 患者端坐。

2. 医生立于患者身旁。

3. 医生触诊患者C7和T1横突(**图3-16**)。

4. 嘱患者在无痛状态下尽量向右侧旋转头和颈部(**图3-17**)。在左侧行同样检查(**图3-18**)。

5. 医生尽量向右侧旋转患者头和颈部,同时检查C7和T1活动,出现T1活动时停止(**图3-19**)。在左侧行同样检查(**图3-20**)。

6. 记录两侧主动和被动旋转角度(颈椎正常旋转角度是30°~45°)。

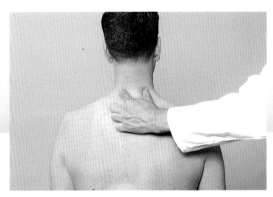

**图3-16** 步骤3

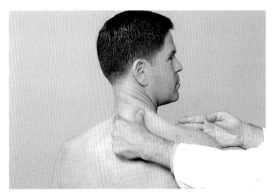

**图3-17** 步骤4,主动右侧旋转

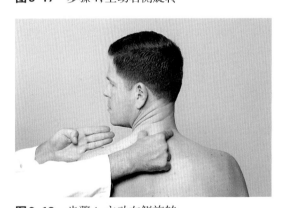

**图3-18** 步骤4,主动左侧旋转

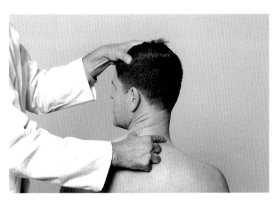

**图3-20** 步骤5,被动左侧旋转

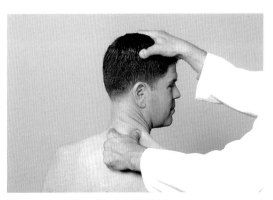

**图3-19** 步骤5,被动右侧旋转

# 胸 椎

## T1—T4,侧屈,被动运动

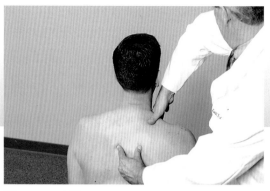

**图3-21** 步骤3

1. 患者端坐。

2. 医生立于患者后侧。

3. 医生左手示指或者拇指触诊患者T4和T5横突或两者之间的间隙来评估运动,医生右手示指和拇指之间的虎口置于患者右肩膀,尽量靠近T1水平的中线(**图3-21**)。

4. 医生右手向T4椎体方向施加柔和的弹力,直至左手感到T4相对于T5的活动,这是通过与T4椎体成直线的前臂产生的向量完成的(**图3-22**)。在对侧行同样的检查(**图3-23**、**图3-24**)。

5. 记录两侧被动活动的侧屈角度(T1—T4椎体正常侧屈角度是5°～25°)。

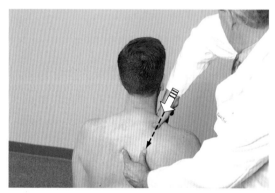

**图3-22** 步骤4,右侧屈

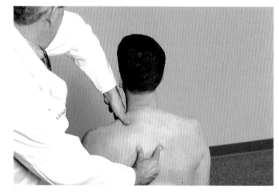

**图3-23** 步骤4

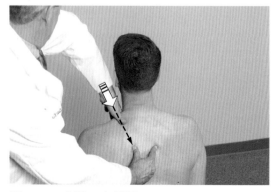

**图3-24** 步骤4,左侧屈

## 胸 椎

### T5—T8,侧屈,被动运动

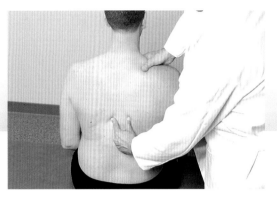

**图3-25** 步骤3

1. 患者端坐。

2. 医生立于患者后侧。

3. 医生左手触诊患者T8和T9横突或两者之间的间隙,感触T8和T9椎体活动,右手示指和拇指之间的虎口置于患者右侧肩峰和颈根部中间的位置(**图3-25**)。

4. 医生右手向T8椎体方向施加柔和的弹力,直至左手感到T8相对于T9的活动,这是通过与T8椎体成直线的前臂产生的向量完成的(**图3-26**)。在对侧行同样的检查(**图3-27**、**图3-28**)。

5. 记录两侧被动活动的侧屈角度(T5—T8椎体正常侧屈角度是10°~30°)。

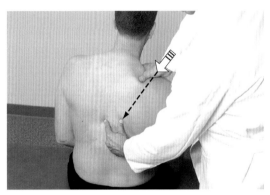

**图3-26** 步骤4,右侧屈

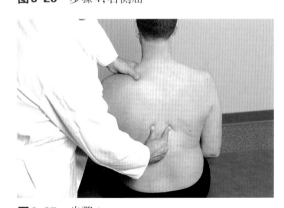

**图3-27** 步骤4

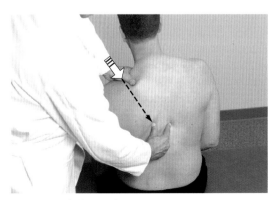

**图3-28** 步骤4,左侧屈

## 胸 椎

### T9—T12,侧屈,被动运动

1. 患者端坐。

2. 医生立于患者后侧。

3. 医生左手触诊T12和L1横突或两者之间的间隙来评估运动,医生右手示指和拇指之间的虎口置于患者右肩锁关节部位(**图3-29**)。

4. 医生右手向T12椎体方向施加柔和的弹力,直至左手感到T12相对于L1的活动,这是通过与T12椎体成直线的前臂产生的向量完成的(**图3-30**)。在对侧行同样的检查(**图3-31**、**图3-32**)。

5. 记录两侧被动侧屈角度(T9—T12椎体正常侧屈角度是20°～40°)。

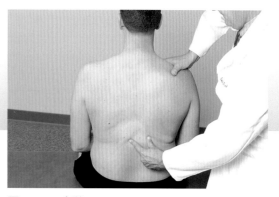

**图3-29** 步骤3

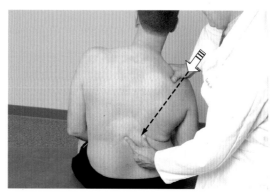

**图3-30** 步骤4,右侧屈

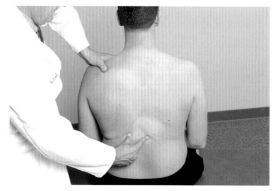

**图3-31** 步骤4

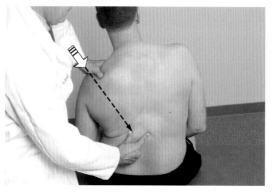

**图3-32** 步骤4,左侧屈

# 胸 椎

## T9—T12,旋转,主动运动

1. 患者端坐,上臂交叉,两肘成V型。

2. 医生立于患者旁边,触诊T12和L1横突,感触旋转运动(**图3-33**)。

3. 嘱患者在无痛状态下尽量向右侧旋转上半身(躯干)(**图3-34**),左侧行同样检查(**图3-35**)。

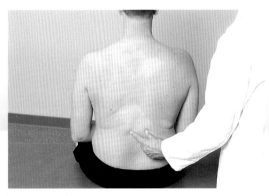

**图3-33** 步骤2

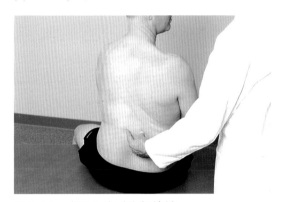

**图3-34** 步骤3,主动右侧旋转

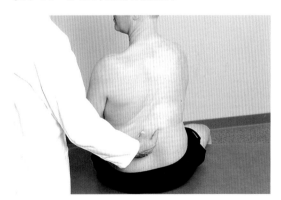

**图3-35** 步骤3,主动左侧旋转

# 胸 椎

## T9—T12,旋转,被动运动

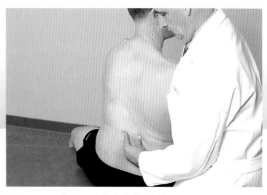

**图3-36** 步骤3,被动右侧旋转

1. 患者端坐,上臂交叉,两肘成V型。

2. 医生立于患者旁边,触诊T12和L1横突,感触旋转运动(**图3-33**)。

3. 为检查被动右侧旋转,医生右手置于患者肘部或对侧肩膀上,向右侧旋转患者的同时感触T12和L1的运动(**图3-36**)。左侧行同样检查(**图3-37**)。

4. 记录两侧主动和被动旋转的角度(正常T9—T12旋转角度是30°～45°)。

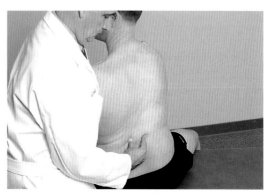

**图3-37** 步骤3,被动左侧旋转

## 腰 椎

### 向屈曲曲/向后屈曲
### (屈曲/伸展),主动

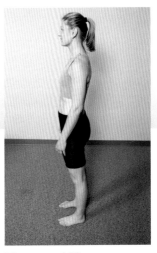

图 3-38 步骤 2

1. 患者中立位站立,两脚分开,与肩同宽。

2. 医生立于患者一侧,在矢状面上观察患者(**图 3-38**)。

3. 嘱患者膝关节伸直,身体屈曲,在无痛状态下双手尽量触及脚趾(**图 3-39**)。

4. 记录腰椎主动屈曲角度(正常腰椎屈曲度数为70°~90°)。

5. 然后检查腰椎主动伸展活动度。嘱患者中立位站立,双脚分开,与肩同宽,无痛状态下尽量伸展,同时医生可扶住患者上半身(**图 3-40**)。

6. 记录腰椎主动伸展角度(正常腰椎伸展角度为30°~45°)。

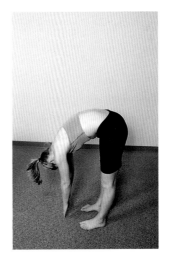

图 3-39 步骤 3,主动屈曲

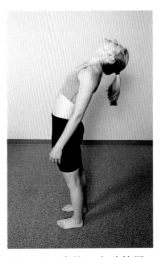

图 3-40 步骤 5,主动伸展

## 腰 椎

### 侧屈，主动运动

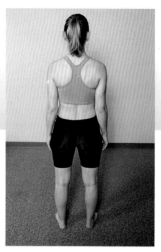

**图3-41** 步骤2

1. 患者中立位站立，两脚分开，与肩同宽。

2. 医生立于患者后方以便在冠状面上观察患者（**图3-41**）。

3. 嘱患者无痛状态下右手尽量向下触及膝盖（**图3-42**）。在对侧行同样的检查（**图3-43**）。

4. 记录腰椎主动侧屈角度（正常腰椎侧屈度数为25°～30°）。

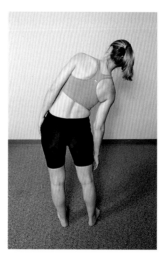

**图3-42** 步骤3，主动右侧屈

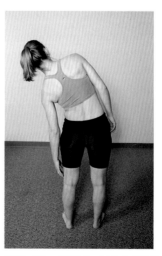

**图3-43** 步骤3，主动左侧屈

## 腰　椎

### 侧屈,被动运动
### (臀部降落试验)

1. 患者中立位站立,两脚分开,与肩同宽。

2. 医生站于患者后面,以便在冠状面上观察患者,医生眼睛与患者腰椎在同一水平面(**图3-44**)。

3. 患者努力将身体重量均匀分布于双腿,然后快速屈曲右侧膝关节,使得右侧骶骨底下降,引起骨盆向左侧代偿性侧移(**图3-45**)。在对侧行同样的检查(**图3-46**)。

4. 记录腰椎左侧侧屈度数(腰椎正常侧屈角度为 $25° \sim 30°$)。

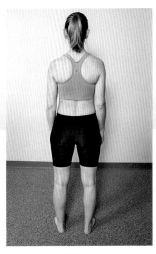

**图3-44** 步骤2

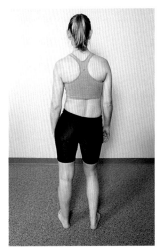

**图3-45** 步骤3,右侧骶骨底下倾引起腰椎被动向左侧弯曲

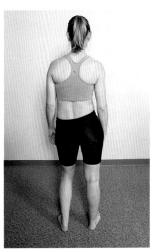

**图3-46** 步骤3,左侧骶骨底下倾引起腰椎被动向右侧弯曲

# 第四章

## 整骨疗法的逐层触诊

### 触诊原则

触诊是整骨疗法最重要的物理诊断。除视诊外，基于各种形式的触诊检查结果是躯体功能障碍的判断标准，包括与急慢性疾病、自主神经和内脏神经紊乱相关的组织结构变化。温度、相对湿度、张力、营养状态、肿胀和弹性等组织状态都可以在触诊过程中得以感知，从而提供关于患者健康状况的诸多线索[1]。

根据检查部位及组织深度，触诊检查最好使用示指、中指和（或）拇指的指腹。有时候也用肘关节部鹰嘴来触诊深部组织，特别是深部肌腱（如梨状肌），医生可以通过感知关节与关节囊部机械感受器所受刺激而引导触诊。触诊方式取决于患者病史和需触诊的部位。触诊过程是患者和医生相互交流和反馈的过程（控制回路，Korr），检查通常从视诊开始，然后评估温度，这些方法对患者造成的反应最小，最后再触诊组织[2]。当接触患者身体并逐步深入检查各层组织时，医生了解自己使用感受器的类型和部位（即机械感受器和温度感受器）很重要，因为在指腹、手掌和大小鱼际突出部感受器的位置、深度、大小并不相同。通过一系列复杂的躯体感觉（触诊）可使医生了解从肌肉过度紧张到组织间隙水肿的组织变化，以下常用触觉感受器收集到的信息能使医生确定组织的深度、大小、抗压力、移动或固定、搏动、温暖、寒冷等[3]：

1. 游离神经末梢。
2. 触觉小体。
3. 梅克尔触盘。
4. 鲁菲尼器官。
5. 帕西尼小体。
6. 克劳斯小体。

因此，整骨疗法的触诊检查时，医生可使用手指指腹触诊组织和躯体深部特性，使用手腕掌面或小鱼际背侧突出部感知温度。医生通过持续地从浅入深逐层触诊、逐个节段触诊（脊柱）或大片区域触诊，就可形成三维触诊"影像"。日积月累，触诊实践技能会逐步提高，不仅可以使肌肉骨骼系统的检查更加精细，而且还能帮助腹部和其他部位的检查。

### 检查顺序

1. 视诊
2. 温度
3. 皮肤结构和纹理
4. 筋膜
5. 肌肉
6. 肌腱
7. 韧带
8. 摩擦红斑

### 视诊

在触诊患者之前，医生应观察检查部位是否出现创伤、感染、畸形、大体不对称、皮损和（或）解剖变异等情况。

让患者选取舒适的体位以便进行全面检查。首要关注患者是否出现与躯体功能障碍和自主神经效应相关的变化。医生应该通过视诊观察躯体功能障碍的相关线索（如充血、毛发异常、痣、疱疹）（**图4-1**）。

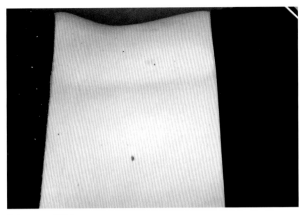

**图 4-1** 视诊

## 温度

温度可用手腕掌侧或小鱼际背侧突出部来评估。测量温度时，医生将手腕或双手置于被测部位上方几英寸（1英寸=2.54厘米）处进行测试，测量脊柱旁温度时，用双手同时在脊柱两侧进行测量（**图 4-2**）。脊柱旁的热量分布变化可能继发于代谢过程、创伤等（急性炎症或慢性纤维化），身体其他部位也可触及热量的辐射（如四肢、腹部）。如果无法确定患处的热量情况，医生可以用手轻触患者身体的相应部位。

## 皮肤结构和纹理

检查皮肤结构和纹理应使用非常轻的力量去触诊，手指末节指腹的轻触诊即可提供必要的力量，力度以指腹轻轻滑过皮肤而无阻力感（摩擦）、医生手指甲床不变色为度。触诊前医生必须告知患者检查内容并取得患者的同意。因此，医生对手法的自信及专业性非常重要。

可以用局部湿润程度、油性、肥厚、粗糙度的增加或下降来评估皮肤的结构和纹理。

## 筋膜

筋膜的评估需要医生施加足够压力以移动皮肤来检查，按压力度以引起医生甲床轻微变红为度。医生轻轻向头侧、尾侧、左侧、右侧、顺时针和逆时针等不同方向移动手以引起皮肤的运动，评估皮肤运动末端的牵拉张力（**图 4-3**）。小幅压力改变有助于评估不同层次的筋膜状况。

## 肌肉

肌肉是相对深部的组织，因此需用更大的触诊力度。医生用较重的力评估肌肉的连贯性，判断是否有粘连、耐压性、肌肉饱满等。这种按压力度以引起医生甲床变白为度（**图 4-4**）。

## 肌腱

肌腱检查应寻找到其在骨骼上的附着点及其与肌肉的连接处。应该注意是否有纤维增厚、弹

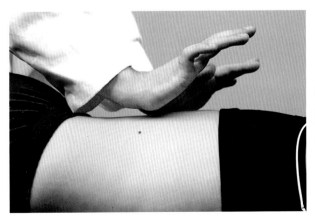

A

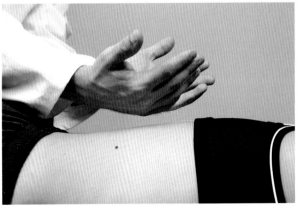

B

**图 4-2** **A+B** 温度对称性评估

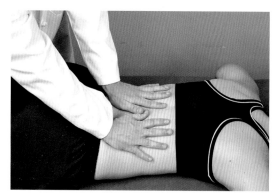

**图4-3** 筋膜的评估

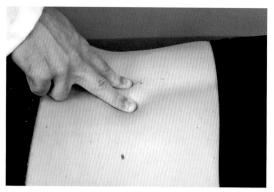

**图4-4** 肌肉深度触诊对甲床的改变

性变化等。

## 韧带

当关节活动受限、活动过度（关节松弛）、疼痛等症状出现时应考虑是否有韧带病变。显然，由于韧带的类型各不相同，可触及多少取决于其解剖位置。

## 摩擦红斑

最后一步是检查摩擦后是否会出现红斑，医生将示指和中指指腹放在脊柱旁，然后从头侧向尾侧快速划动2～3次。以评价每个脊柱节段的皮肤是否发白或变红，这些可能是机体功能障碍导致的血管舒缩改变。这种检查一般不用在四肢，因为检查目的是发现与脊柱节段功能障碍有关的自主神经改变（**图4-5**）。

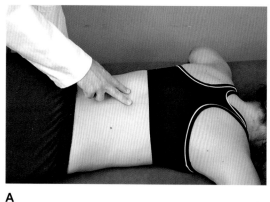

**A**

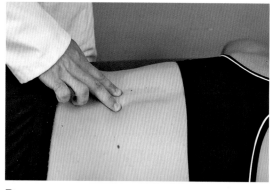

**B**

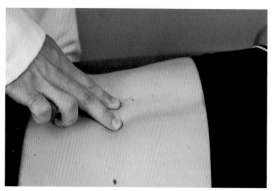

**C**

**图4-5 A～C** 摩擦红斑

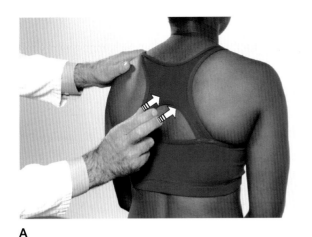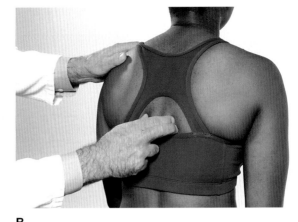

**A**　　　　　　　　　　　　　　　　　　**B**

**图4-6**　**A** 甩动腕或手指的双侧叩诊；**B** 接触感受组织的张力变化

# 叩诊

　　叩诊是快速且容易掌握的触诊技术，不需要专门的技巧。一般在体格检查教科书中描述用于胸廓检查以确定有无心肺疾病，亦用于腹部检查。这种技术可以用于整骨疗法的结构检查，作为逐层触诊的另一方法，检查组织纹理和肌筋膜改变，包括张力过高或松弛。William Johnston，D.O.（在其2000年5月的个人通信中）经常用这种方法来快速识别胸椎后或腰椎旁张力最大的部位。他将其称为"功能定向技术"的诊断技术，当涉及功能障碍组织张力增高时，可以间接监测患者局部变化[4]。患者取站位、坐位或俯卧位接受检查，医生可以像腱反射检查一样，通过手指

和手腕的快速甩动或叩击，用示指和中指叩诊组织。医生可以做单侧检查，也可以将示指和中指放在一侧椎旁肌筋膜区域，拇指放在对侧同节段水平，同时叩击双侧椎旁组织以快速确定病变侧（**图4-6 A 和 B**）。例如，医生从双侧T1开始叩诊，沿着脊柱一节一节向下，最后检查到L5水平。如果叩诊提示一侧组织僵硬或紧张，医生可以移动到该侧，用手指轻叩来确定组织僵硬或紧张的程度（如T2—T7左侧）（**图4-7 A 和 B**）。如果组织的质地难以区分，医生可能更愿意通过聆听叩击引发的音调来区分高张力（像绷紧的鼓——音调高）、正常张力和肌肉松弛（像松弛的鼓——音调低）。这就类似于胸腔叩诊，通过叩诊声调来确定是否存在气体、肿块或液体。

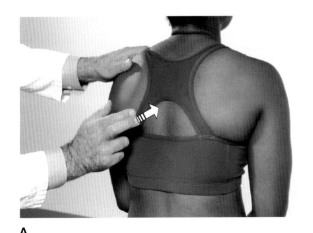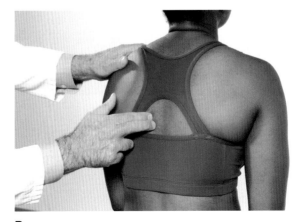

**A**　　　　　　　　　　　　　　　　　　**B**

**图4-7**　**A** 甩动腕或手指的单侧叩诊；**B** 接触感受组织的压力变化

## 胸椎横截面（图4-8）

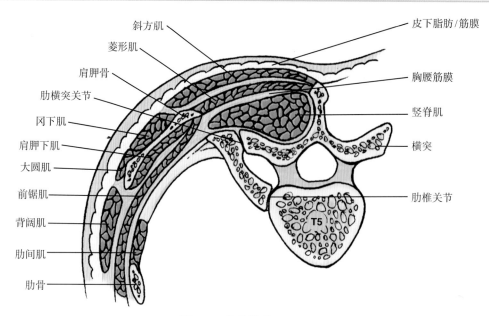

斜方肌
菱形肌
肩胛骨
肋横突关节
冈下肌
肩胛下肌
大圆肌
前锯肌
背阔肌
肋间肌
肋骨

皮下脂肪/筋膜
胸腰筋膜
竖脊肌
横突
肋椎关节

T5

**图4-8** 胸椎横截面

## 腰椎横截面（图4-9）

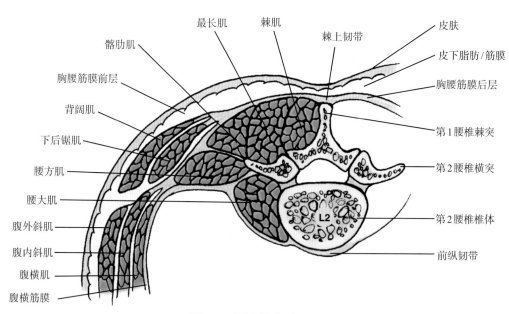

最长肌
棘肌
棘上韧带
髂肋肌
胸腰筋膜前层
背阔肌
下后锯肌
腰方肌
腰大肌
腹外斜肌
腹内斜肌
腹横肌
腹横筋膜

皮肤
皮下脂肪/筋膜
胸腰筋膜后层
第1腰椎棘突
第2腰椎横突
第2腰椎椎体
前纵韧带

L2

**图4-9** 腰椎横截面

## 参考文献

[1] Nicholas A. Palpation in osteopathic medicine. Osteopath Ann 1978; 6(7): 36-42.

[2] Korr IM. Osteopathic research: the needed paradigm shift. J Am Osteopath Assoc 1991; 91(2): 156.

[3] Guyton A, Hall J. Textbook of Medical Physiology. 12th ed. Philadelphia, PA: Saunders, 2011.

[4] Johnston WL, Friedman HD. Functional Methods: A Manual for Palpatory Skill Development in Osteopathic Examination and Manipulation of Motor Function. Indianapolis, IN: American Academy of Osteopathy, 1994.

# 第五章

## 节间运动测试

节间运动测试是指针对脊柱关节（面）运动的评估方法。本章中，是指一种引发脊柱、骨盆、肋骨或者四肢关节运动的操作技术。根据不同的关节，评估的运动大概包括屈伸、旋转、侧屈和旋转耦合运动；向前、向后、两侧的平移运动；关节面的离合运动；以及扭转运动。这类触诊的一个重要方面是不仅可以判定被检测部分所呈现的对称性和该节段的运动质量，而且还可以判定整个范围内的运动质量。接近解剖、生理或限制性障碍末端时的运动质量称为终末端感觉[1~3]。终末端感觉有很多种，如关节囊的、骨性对抗的、韧带的和软组织挤压的、弹性的、空虚的等感觉，以此来区分终末端感觉是正常还是异常[4]。西里亚克斯（Cyriax）最早提出正常的终末端感觉包括骨性对抗（坚硬，不易弯曲）、软组织挤压（柔软易曲），以及组织牵伸（坚硬或稳固/有弹性）。梅内尔（Mennell）认为"关节角色"与这些终末端感觉有关，独立而不受自主肌肉收缩影响。这对判断患者主诉的准确与否时有临床意义。检查时，结合患者的病史，术者可以更准确地诊断关节运动障碍的原因，以便拟定最安全有效的诊疗方案。

在脊柱运动测试中，术者要分辨出三维运动和侧弯与旋转（耦合）之间的关系。术者能判断出耦合状态以及躯体功能障碍的类型是Ⅰ型（对侧）还是Ⅱ型（同侧）（**图5-1**、**图5-2**）。在胸部或腰部，若损伤类型是Ⅰ型，则不需要再做其他检查，因为这部分与耦合运动关系不明显。如果损伤类型是Ⅱ型耦合模式，则术者必须继续检查，直到判断出屈曲运动还是伸展运动与耦合运动障碍有关。在颈椎区域，这些耦合关系遵从来自胸部和腰部的不同生物力学原则。在颈椎、屈曲、伸展和中立的动作成分会与Ⅰ型或Ⅱ型耦合同时出现，或是在C1—C2运动中，完全不存在耦合运动。

有些术者喜欢先检查屈伸度，再检查旋转度和（或）侧弯度，从而判断出耦合的组成，推断出损伤类型是Ⅰ型还是Ⅱ型。因为特定区域有固有的生物力学模式，所以以最易检查的运动形式是可变的。例如，在C2—C7节段，最好先检查侧弯度，然而，最好每次都是一起检查耦合的节段，然后在此之前或者之后检查屈伸度。当三轴都需要治疗时，这种操作顺序也适用于肌肉能量技术等整骨疗法（OMT）。这种耦合应始终保持统一。

测试关节运动效能（质量和数量）的方法很多，我们更偏向于运用快速推冲体表标志（如颈椎关节突）以直接引起关节运动的方法。我们称这种运动方式为阳性运动。举例来说，腰部弹性试验阳性意味着腰部屈伸功能障碍。这种测试可直接通过冲动传导方向确定运动效能，且术者对触诊部位确信度较高。

另外一种常用方法是视觉观察。此方法中，当患者在一定活动度内主动运动时，术者需要找到体表解剖标志的位置改变（对称或不对称），这种运动测试形式称为推测法。骶尾部功能障碍的立位和坐位屈曲（屈曲）试验就是采用这种推测法。但是，采用这种方法时，术者对特定关节的运动减弱或者不对称（功能障碍）的确信度较低。除

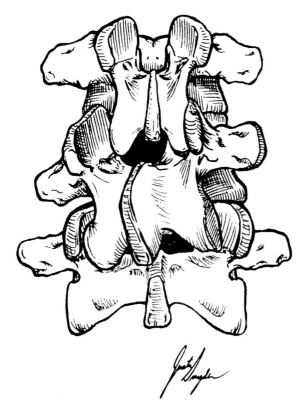

**图5-1** Ⅰ型脊柱耦合模式

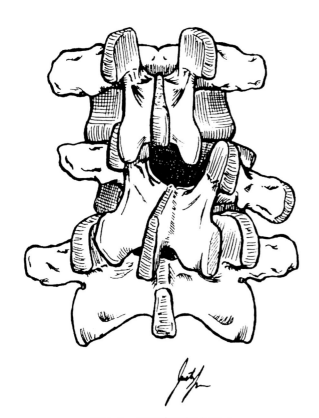

**图5-2** Ⅱ型脊柱耦合模式

了关节运动障碍外的很多体位因素（如骶骨底不平、腘绳肌紧绷），可造成假阳性判断，因此这种方法较少使用。

当记录节间运动测试的运动方向时，以下是整骨专业公认的缩写形式：三维诊法中用x，y，z来代替三个平面，在后面的章节中，也用来描述功能障碍部位的容易运动方向：屈曲=F；伸展=E；中立位=N；向右侧弯曲=SR；向左侧弯曲=SL；向右旋转=RR；向左旋转=RL。

一旦确认哪种运动受到限制和出现松紧不对称，就马上记录下关节功能障碍。当整骨专业决定用躯体功能障碍的术语代替骨性病变的术语来描述骨骼肌肉的问题之时，我们描述功能障碍的方式也随之改变。以前，整骨医生通过那些会引起疼痛的运动限制方向来描述病变（功能障碍）。当采用躯体功能障碍的术语后，基于耦合功能障碍椎体单位中上节段位置的三维（x-，y-，和z-主轴）类型描述成为标准方式。另外，位置诊断与最自由的运动参数有关。这样做时，用最小的功能障碍参数来描述躯体功能障碍。这给初学者或其他趋向于接受原先基于功能丧失和（或）疼痛导致"限制"概念的手法医生们（如欧洲手法医学专家）造成了一些困惑。

现有美国整骨方法记录功能障碍的发展过程中，整骨医生用了很多如前所述的简写，例如，NSRRL。最初，由于不同脊柱水平的运动参数与Ⅰ型（对侧耦合）或者Ⅱ型（同侧耦合）相关，所以通常描述Ⅰ型，中立位功能障碍的时候，先写功能障碍的侧弯部分然后再写功能障碍的旋转部分。如T5，NSLRR（第五节胸椎中立位左侧弯并右旋转）。反之，在Ⅱ型功能障碍中，首先写屈曲或伸展部分，然后写旋转部分，最后是侧弯部分，如T5，FRRSR（T5屈曲右旋并右侧弯），或者ERRSR（伸展右旋并右侧弯）。目前，这种命名方式的追随者仍然沿用这种命名顺序，并且想要学生记录在各种病案中，在屈曲、伸展，或中立部分之后，旋转或侧弯是整骨技术（如肌肉能量技术）解决的第一障碍。

触诊耦合运动,并了解旋转和侧弯在中立位和非中立位的生物力学机制不同,有利于理解支点和轴心点是如何发展的。有些整骨医生喜欢用更简单的缩写变形注释非中立位部分,即用缩写的最后一个字母表示运动方向,比如说ERS$_R$(ESR$_R$)表示伸展、右旋、右侧弯,FRS$_L$(FSR$_L$)表示屈曲、左旋、左侧弯。在中立功能障碍中,可以用NSR$_L$表示中立位、右侧弯、左旋;然而,术者必须完全理解中立位生物力学的耦合关系才能得出正确缩写,在国家考试的时候,没有缩写也很常见,全部的功能障碍都被完整写出来,就像这样:"中立位,向右侧弯,向左旋转"。

## 多节段和单节段功能障碍

当一个患者患有脊柱躯体功能障碍的时候,这个功能性障碍要么是Ⅰ型,要么是Ⅱ型,因此知道两种类型之间的细微区别是非常重要的。一直以来,Ⅰ型功能障碍被称为集体或"群组弯曲"功能障碍(胸椎和腰椎),即不止一个节段存在功能障碍。这些节段的功能障碍可能都有同样的姿势运动,同样的代偿筋膜模式,或有轻度到中度的物理应力。Ⅱ型功能障碍一直以来以单节段功能障碍居多,很少有多节段功能障碍。Ⅱ型功能障碍(胸椎和腰椎)的耦合运动中加入了屈曲和伸展的成分,因此,通过长杠杆产生了比在中立位时更多的力。在Ⅱ型功能障碍中,有时候会导致引起更明显的症状或者更多的疼痛。

## 肋骨功能障碍

在肋骨功能障碍中,相关术语比较难标准化。肋骨功能障碍被称为呼吸/生理性运动模式,和非生理性/位置性运动模式。有些人更喜欢通过用呼吸过程中与吸气与呼气相关的运动自由度(如第1肋,右侧吸气)来描述功能障碍,这跟身体其他部位功能障碍的描述方法比较相似。然而,另外一些人更喜欢根据肋骨被束缚的方式来命名同样的问题(如右侧第1肋,吸气时被束缚/困住)[1]。一些临床医生根据肋骨改变的位置来描述肋骨的功能障碍,如上抬或下降,前移或后缩。

因为肋骨功能障碍通常会跟椎体功能障碍同时出现,所以在这个范围内,单节段或者多节段的功能障碍都有可能出现。另外,当在同一节段同时出现椎体和肋骨的功能障碍,通常我们只要治疗椎体的功能障碍就可以达到疗效,因为肋骨的功能障碍通常是继发于椎体功能障碍发生的。然而,在我们的临床经验中,第1肋骨和第12肋骨(浮肋)的功能障碍与通常椎体功能障碍无关。

## 腰椎节间运动测试

L1—L5,旋转
俯卧位,短杠杆法
举例: L4

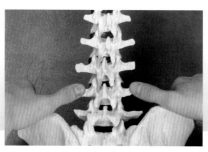

**图5-3** 步骤2,术者手在骨骼模型上的位置

1. 患者俯卧位,头部中立位(如诊疗床有面洞则脸放在面洞),或者转向舒服的一侧。需要记住的是,头部的转侧方向会增加该侧的旋转效应。

2. 术者站于诊疗床旁,拇指指腹触诊L4横突(平髂嵴)(**图5-3**、**图5-4**)。

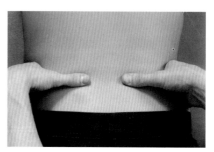

**图5-4** 步骤2,术者手在患者身上的位置

3. 术者两指向前用力,交替按压L4左右横突,以评定左右旋转运动(**图5-5**、**图5-6**)的容易性(自由度)。

4. 如果右侧横突更易向前(内)侧移动(白色箭头),左侧横突有抵抗,此节更易向左转动(左旋)(**图5-7**)。

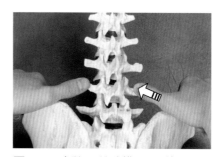

**图5-5** 步骤3,骨骼模型,左旋

5. 如果左侧横突更易向前(内)侧移动(白色箭头),右侧横突有抵抗,此节更易向右转动(右旋)(**图5-8**)。

6. 本例左旋功能障碍时,静态(逐层)触诊可感觉L4左侧横突更明显(靠后)。

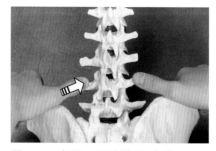

**图5-6** 步骤3,骨骼模型,右旋

7. 术者在各节腰椎依次做上述操作并记录旋转运动的自由度。

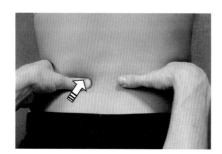

**图5-8** 步骤5,右旋

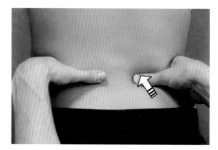

**图5-7** 步骤4,左旋

## 腰椎节间运动测试

L1—L5,侧弯
俯卧位,短杠杆平移法
举例：L4

1. 患者俯卧位,头部中立位(如诊疗床有面洞则脸放在面洞)或转向舒服的一侧。

2. 术者拇指置于横突后外侧(**图5-9**、**图5-10**)。

3. 术者左右交替平推,以评定左右侧弯的自由度。

4. 如果拇指在此节段更容易从左向右移动,那么此节段向左侧弯自由度大,称为左侧弯功能障碍(**图5-11**、**图5-12**)。

5. 如果拇指在此节段更容易从右向左移动,那么此节段向右侧弯自由度大,称为右侧弯功能障碍(**图5-13**、**图5-14**)。

6. 术者在各节腰椎依次做上述操作并记录侧弯运动的自由度。

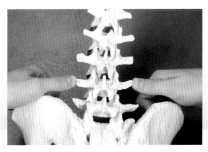

**图5-9** 步骤2,手在骨骼模型上的位置

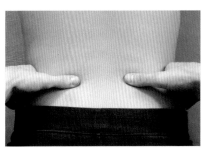

**图5-10** 步骤2,手在患者身上的位置

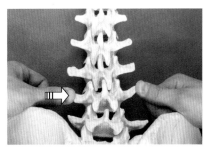

**图5-11** 步骤4,在骨骼模型上左侧弯

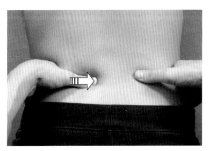

**图5-12** 步骤4,在患者身上左侧弯

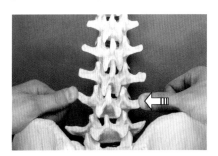

**图5-13** 步骤5,在骨骼模型上右侧弯

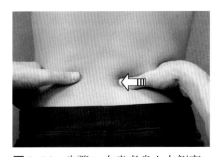

**图5-14** 步骤5,在患者身上右侧弯

## 腰椎节间运动测试

### L1—L5,伸展/屈曲
### 狮身人面俯卧位/坐位屈曲
### 举例:L1,Ⅱ型(非中立功能障碍)

1. 确定患者腰椎旋转及侧弯的耦合运动符合Ⅱ型模式后(旋转及侧弯同侧方向容易),患者俯卧位,术者将两侧拇指分别置于两侧横突的后外侧(**图5-15**)。

2. 指导患者两肘部支起上半身以伸展胸腰部,手托起头部以放松椎旁肌肉(**图5-16**)。

3. 保持该姿势,术者再次检查患者的旋转和(或)侧弯。若该功能障碍的静态和动态结构有所改善,则为伸展型功能障碍(**图5-17**)。若该功能障碍的静态和动态结构更加不对称,则为屈曲型(或中立位性)功能障碍。另外还可以做一种患者主动测试,即嘱患者于坐位时向伸展展(像看着天花板一样),并用类似的方法再次检查功能障碍结构。

4. 为了做屈曲向的评估,让患者坐于诊床上,术者站或坐于患者身后。术者将大拇指或示指置于功能障碍节段的横突部位,嘱患者缓慢向前弯腰,并注意功能障碍结构是改善还是加重。如果功能障碍结构在这种姿势下更加对称,则称为屈曲型功能障碍。如果功能障碍结构在这种姿势下更加不对称,则称为伸展型功能障碍(**图5-18**)。有些术者为了加大屈曲度,嘱咐患者弯曲成胸膝位,再次检查功能障碍结构的旋转和侧弯,但这个测试方法对大多数患者来说较困难。

5. 只要已知是Ⅱ型耦合模式,术者只能使用其中一种使患者最舒适的方法来测定。

6. 术者需根据体位或运动的自由度在病程记录上记录测试结果。

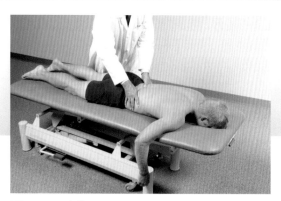

**图5-15** 步骤1

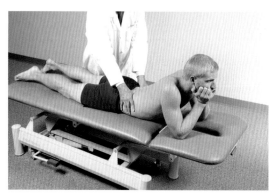

**图5-16** 步骤2,腰部狮身人面位

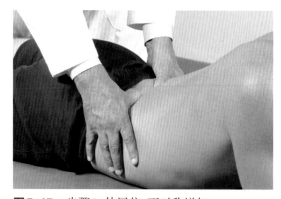

**图5-17** 步骤3,伸展位,不对称增加

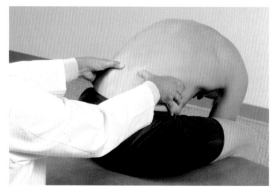

**图5-18** 步骤4,屈曲

# 腰椎节间运动测试

## L1—L5 屈曲/伸展
## 长杠杆,侧卧法
## 举例:L5

1. 患者侧卧(侧躺)位。

2. 术者面朝患者正面立于诊疗床一侧。

3. 术者头侧手指腹触诊L5—S1的棘突(**图5-19**),
   或L5和S1棘突间隙(**图5-20**)。

4. 术者尾侧手控制患者下肢屈曲,术者大腿可
   以抵住患者胫骨粗隆以保持平衡和方便操作
   (**图5-21**)。

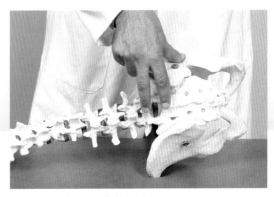

**图5-19** 步骤3,棘突触诊

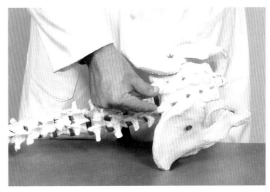

**图5-20** 步骤3,L5—S1的棘突间隙触诊

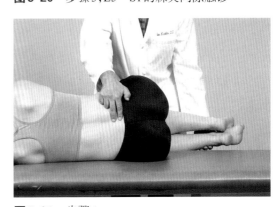

**图5-21** 步骤4

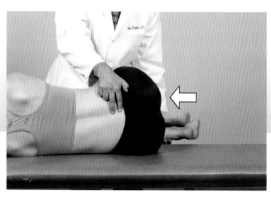

**图5-22** 步骤5,屈曲,棘突分离

5. 术者用尾侧手及大腿缓慢屈曲和伸展患者髋部,同时,头侧手放在患者的棘突位置并持续监测,以判断L5与S1弯曲和伸展的相对自由度(**图5-22、图5-23**)。

6. 术者评估两个椎体节段中上一节在下一节上的屈伸能力。若L5在S1上的屈曲和伸展相等(对称),那么L5被称为中立。若此两节运动不对称,功能障碍类型就以两个椎体节段中上一节最易运动方向命名(如L5更易弯曲,则称L5屈曲;若其更容易伸展,则称为L5伸展)。

7. 术者在腰椎每一个节段依次做上述操作。

8. 术者需根据体位或运动的自由度在病程记录上记录测试结果。

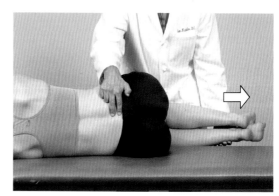

**图5-23** 步骤5,伸展,棘突靠近

# 腰椎节间运动测试

L1—L5,侧弯
侧卧位,长杠杆法
举例:L5

1. 术者将患者髋部屈曲至近90°,并缓慢轻柔地将其下肢移出诊疗床边缘(**图5-24**)。

2. 术者缓慢屈伸患者髋部直到L5和S1处于中立位对齐。

3. 术者头侧手指腹触诊患者L5的左右横突(**图5-25**)或横突间隙。

4. 术者尾侧手缓慢上抬患者的脚及脚踝,同时,头侧手触诊监测脚抬起一侧横突的靠近情况(或患者卧床侧的横突分离情况)(**图5-26**)。

5. 然后术者放低患者的脚和脚踝,同时头侧手监测脚下降侧横突的靠近情况(或患者非卧床侧的横突分离情况)(**图5-27**)。

6. 术者分别评估上节段(L5)的左右侧弯能力。本测试中,侧弯发生在脚及脚踝移动的方向。

7. 术者在腰椎每一节段依次做上述操作。

8. 术者需根据体位或运动的自由度在病程记录上记录测试结果。

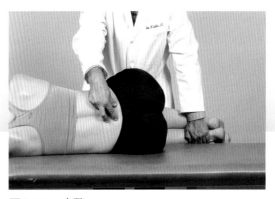

**图5-24** 步骤1

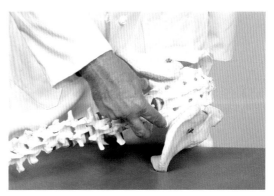

**图5-25** 步骤3,L5横突触诊

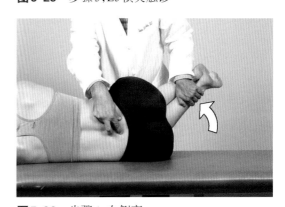

**图5-26** 步骤4,右侧弯

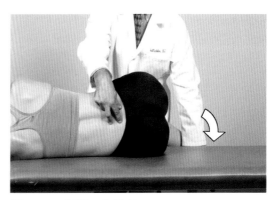

**图5-27** 步骤5,左侧弯

## 腰椎节间运动测试

L1—L5,屈曲/伸展
俯卧位,弹性试验法
举例:L4(也许适用于胸椎)

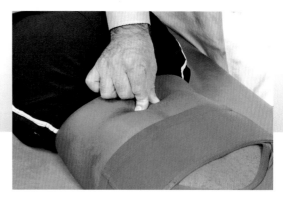

**图 5-28** **A** 步骤1,用大拇指和示指弹压

1. 确定患者腰椎旋转和侧弯的耦合运动属于 Ⅱ
   型模式(旋转和侧弯向同侧容易运动的模式)
   后,患者俯卧位,术者立即将一手的拇指和示指
   置于患者椎旁功能障碍椎体单元(上下节段)
   的棘突间隙,或者术者可以用两个大拇指分别
   置于功能障碍椎体单元(上下节段)两侧的棘
   突间隙(**图 5-28 A、B**)。

2. 术者向患者腹部方向作一个快速弹性冲击(朝
   诊疗床方向)(**图 5-29**)。这个操作类似于腰骶
   部的弹性试验,目的是确定前部(向前)还是后
   部(向后)的腰椎功能障碍。

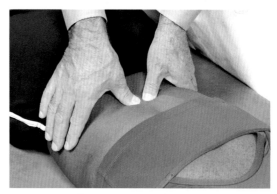

**图 5-28** **B** 步骤1,用两个大拇指在两侧弹压

3. 如果这个节段遇到了增强的阻力,并且不能轻
   易移动以形成腰椎的伸展,那么这个 Ⅱ 型功能
   障碍属于屈曲型。

4. 如果这个节段遇到很少或者没有一点阻力,并
   且能轻易形成腰椎的伸展,那么这个 Ⅱ 型功能
   障碍属于伸展型。

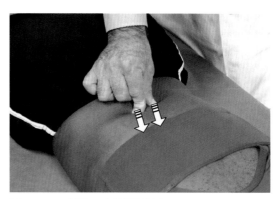

**图 5-29** 步骤2,向腹部弹压

# 胸椎节间运动测试

T1—T4,屈曲/伸展
T1—T4,侧弯/旋转
坐位,长杠杆法

1. 患者坐位,术者站在患者身后。

2. 术者一只手控制患者头部,另一只手示指与中指触诊T1与T2棘突。

3. 术者缓慢前后移动患者头部,同时持续监测上位节段向各个方向运动的能力(**图5-30**、**图5-31**)。

4. 术者触诊患者T1和T2左侧横突的同时,控制其头部朝左肩移动,以评估T1左侧横突向T2左侧横突靠近运动的能力,这个动作可以引起左侧弯(**图5-32**)。在右侧重复此操作并评估右侧弯功能(**图5-33**)。

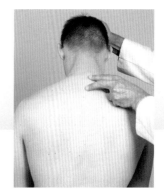

**图5-30** 步骤3,屈曲−棘突分离

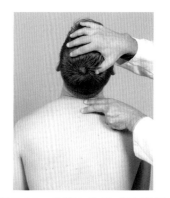

**图5-31** 步骤3,伸展−棘突靠近

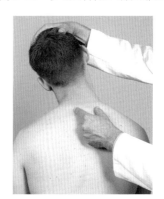

**图5-32** 步骤4,向左侧弯曲

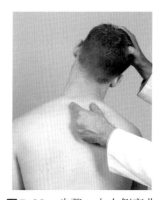

**图5-33** 步骤4,向右侧弯曲

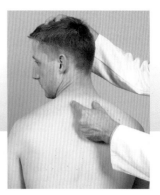

**图 5-34** 步骤 5,向左旋转

5. 术者监测患者左侧横突的同时,将患者头部缓慢向左转动,感觉该侧横突同时向后运动,以评估左转功能(**图 5-34**)。在右侧重复此操作以评估右转功能(**图 5-35**)。

6. 术者分别在患者 T2—T3、T3—T4 和 T4—T5 每一个节段进行上述操作。

7. 术者需根据体位或运动的自由度在病程记录上记录测试结果。

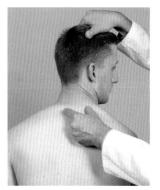

**图 5-35** 步骤 5,向右旋转

# 胸椎节间运动测试

T1—T4,侧弯
侧卧位,长杠杆法
举例: T2

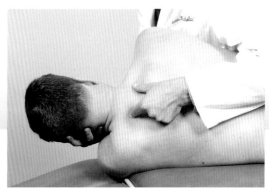

**图5-36** 步骤3

1. 患者侧卧位,后背靠近诊疗床边缘。

2. 术者坐在诊疗床一侧,面向患者头部。

3. 术者尾侧手指指腹置于患者功能障碍节段横突上,或者横突间隙,同时头侧手置于患者头部下方并小心地将其抬离诊疗床(**图5-36**)。

4. 术者轻轻抬起患者头部,同时监测相关横突或横突间隙的运动。侧弯方向与头部移动方向一致,表现为上部横突的靠近运动,及对侧(近诊疗床侧)横突的分离运动(**图5-37**)。

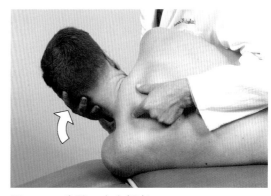

**图5-37** 步骤4,向右侧弯

5. 术者轻轻地将患者头部朝诊疗床侧移动(**图5-38**),同时监测下部(近诊疗床侧)横突的靠近运动,及(或)对侧横突的分离运动。同样的,侧弯方向跟头部移动方向一致。

6. 术者分别在T1—T4区域重复以上操作,确定此节段更倾向于或更容易向哪一侧移动,并在病程记录上记录测试结果。

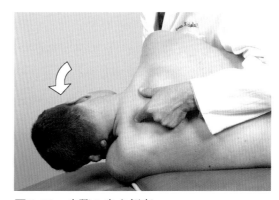

**图5-38** 步骤5,向左侧弯

## 胸椎节间运动测试

T1—T12,屈曲/伸展
坐位,短杠杆/平移法
举例:T6

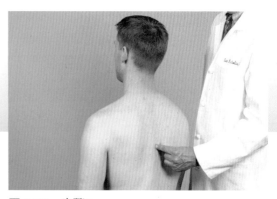

**图5-39** 步骤2

1. 患者坐位,术者立于患者身后一侧。

2. 术者将一手拇指和示指置于T6和T7棘突之间,或者分别用示指和拇指触诊T6和T7棘突(**图5-39**)。

3. 患者双手在胸前交叉呈V字形。术者左手依旧置于T6和T7棘突之间,右手手臂和手掌托住患者交叉的肘关节(**图5-40**)。

4. 嘱患者头部向前完全放松,前额贴在前臂上,同时术者左手监测T6在T7上的屈曲运动(棘突分离)。患者必须完全放松,不能有任何对抗(**图5-41**)。

5. 术者在患者后背的手轻轻推动或滑动棘突或棘突间隙,同时另一只手将患者肘部轻轻抬起,以评估T6在T7上的伸展运动。通过棘突的靠近运动来记录伸展的能力(**图5-42**)。患者必须完全放松,不能有任何对抗。必须注意防止过度伸展。

6. 分别在胸椎每一个节段进行第4、第5步操作。

7. 术者需依据体位或者运动的自由度在病程记录上记录测试结果。

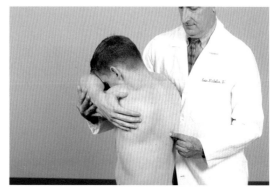

**图5-40** 步骤3

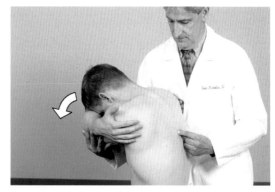

**图5-41** 步骤4,屈曲—棘突分离

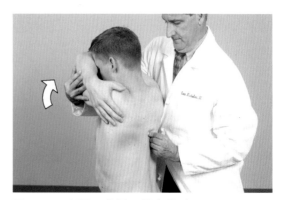

**图5-42** 步骤5,伸展—棘突靠近

# 胸椎节间运动测试

T1—T12,侧弯
坐位,短杠杆/平移法
举例:T6

1. 患者坐位,术者立于患者身后一侧。

2. 术者将左手拇指和示指置于T6和T7棘突之间（**图5-43**）；或用左手拇指和示指触诊T6棘突。

3. 术者以右臂环抱患者前胸,右手掌置于患者左肩,右腋窝抵住患者右肩（**图5-44**）。

4. 术者右腋窝下压患者右肩,同时左手将患者T6和T7棘突间隙向左侧滑动或推动,以产生向左平移的效果,这可以使T6在T7上右侧弯（**图5-45**）。

5. 术者右手下压患者左肩,同时左手将患者T6和T7棘突间隙向右侧滑动或推动,这可以使T6在T7上左侧弯（**图5-46**）。

6. 以上这些步骤可以评估胸椎每一个节段的左右侧弯功能。

7. 术者需根据体位或运动的自由度在病程记录上记录测试结果。

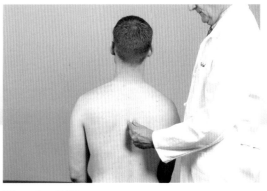

**图5-43**　步骤2

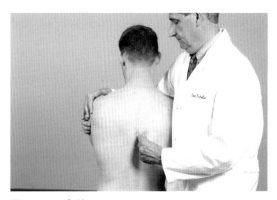

**图5-44**　步骤3

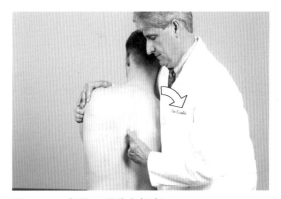

**图5-45**　步骤4,平移右侧弯

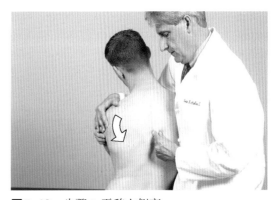

**图5-46**　步骤5,平移左侧弯

## 胸椎节间运动测试

T1—T12,旋转/侧弯
俯卧位,短杠杆法
举例: T7

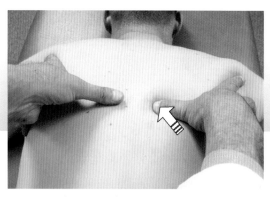

**图5-47** 步骤4,左旋

1. 患者俯卧位,头部中立位,若有困难,可以将头转向舒适的一侧,进行以下操作,并记录任何变化。

2. 术者立于诊疗床一侧,用两侧拇指或示指指腹触诊T7横突。

3. 术者交替按压T7的左右横突,以评估其容易运动的方向。

4. 若右侧横突更易向前(向内)移动,则认为该节段更易左旋;反之亦然(**图5-47**、**图5-48**)。

5. 第4步操作中,左侧横突在逐层触诊中可能更明显(向后)。

6. 接着,拇指触诊横突最外侧部,左右交替平移滑动以引起侧弯运动。

7. 若此节段拇指更易从左向右滑动,则认为此节段为左侧弯功能障碍;反之亦然(**图5-49**、**图5-50**)。

8. 术者在每一个节段(T1—T2,T2—T3,T3—T4等,至T12—L1节段)重复上述步骤,以评估其左右旋转及侧弯功能。

9. 术者需根据体位或运动的自由度在病程记录上记录测试结果。

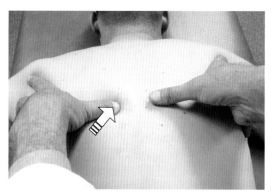

**图5-48** 步骤5,右旋

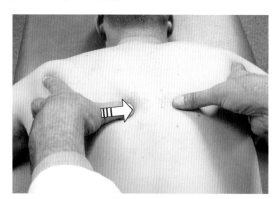

**图5-49** 步骤7,左侧弯

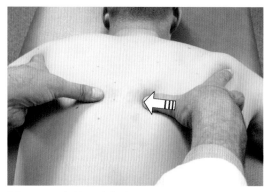

**图5-50** 步骤7,右侧弯

# 胸椎节间运动测试

T8—T12,屈曲/伸展
长杠杆,侧卧法
举例:T12

1. 患者侧卧位,膝关节及髋关节屈曲(似胎位)。

2. 术者面朝患者站立,尾侧手置于患者胫骨粗隆处以控制其膝关节。

3. 术者头侧手的示指和(或)中指触诊患者T12和L1棘突或棘突间隙(**图5-51**)。

4. 术者将患者膝关节向胸部牵拉,以缓慢屈曲髋关节,头侧手监测棘突分离(屈曲)运动(**图5-52**)。

5. 术者将患者膝关节向远离胸部的方向牵拉,以伸展其髋关节,头侧的监测棘突靠近(伸展)运动(**图5-53**)。

6. 通过以上操作评估每一节胸椎的屈曲及伸展情况。

7. 术者需根据体位或运动的自由度在病程记录上记录测试结果。

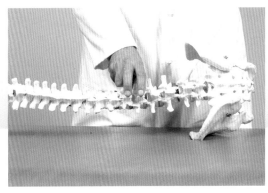

**图5-51** 步骤3,T12—L1棘突

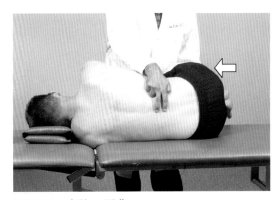

**图5-52** 步骤4,屈曲

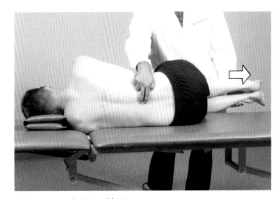

**图5-53** 步骤5,伸展

## 胸椎节间运动测试

### T8—T12,侧弯
### 长杠杆,侧卧法
### 举例: T12

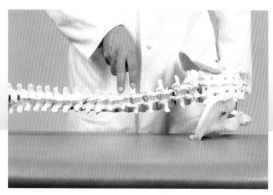

**图 5-54** 步骤 3

1. 患者侧卧位,膝关节及髋关节弯曲(似胎位)。

2. 术者面朝患者站立,尾侧手置于患者胫骨粗隆处以控制膝关节。

3. 术者将患者小腿抬离诊疗床边缘,缓慢将患者双足向天花板方向上抬,然后再向地板方向下拉,同时监测其腰椎横突的运动状况。(**图 5-54**)。

4. 监测双足被移动方向的横突的靠近运动,以评估其侧弯运动(如双足向右,即为右侧弯)(**图 5-55**、**图 5-56**)。

5. 通过上述操作评估每一节段胸椎的左右侧弯情况。

6. 术者需根据体位或运动的自由度在病程记录上记录测试结果。

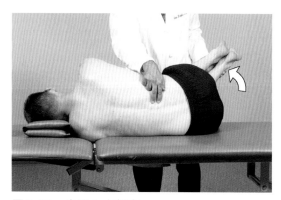

**图 5-55** 步骤 4,右侧弯

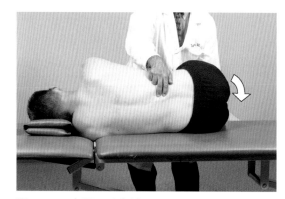

**图 5-56** 步骤 4,左侧弯

# 肋骨运动检查

## 肋骨运动机制

呼吸时,胸骨和肋骨呈协同运动模式,可使胸廓的前后径和左右径在吸气时增加,呼气时减少。胸骨和第1～第10肋在吸气和呼气时分别向头侧上升和向尾侧下降(**图5-57**)。

### 吸气运动中的肋骨活动

正常吸气时,椎体、胸骨和肋骨的连接处共同使胸部扩张,并形成了特定的运动轨迹。这样的扩张运动是通过2个方向的运动路径来实现的,即第1～第6椎胸肋骨纵向的"水泵手柄式"运动和第7～第10椎软骨肋骨横向的"水桶手柄式"运动(**图5-58、图5-59**)。

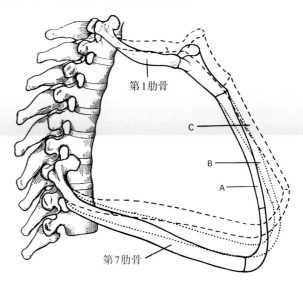

**图5-57** 第1～第7肋骨的侧面观。显示胸骨和肋骨运动状态(A)正常呼气(B)平静吸气(C)深吸气(经同意,引自Clemente CD. Gray's Anatomy. 13th ed. Baltimore, MD: Lippincott Williams & Wilkins, 1985)

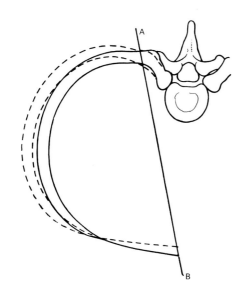

**图5-59** 第7～第10椎软骨肋骨的运动轴(A-B)。虚线表示吸气时肋骨的位置(经AACOM同意引用,1983～2006,版权所有)

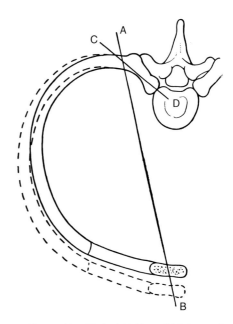

**图5-58** 第1～第6椎胸肋骨的运动轴(A-B和C-D)。虚线表示吸气时肋骨的位置(经AACOM同意引用,1983～2006,版权所有)

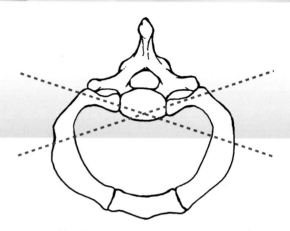

**图5-60** 第1肋骨：大多数为在额状面上的运动，主要做水泵手柄式运动

### 第1肋骨和第6肋骨的轴线倾角

每个节段的肋横突关节与肋椎关节联合产生肋骨的旋转运动。这样，肋骨在这一特定的旋转轴范围内运动，并且角度从上到下依次改变。由于这一角度和前后平面以及侧身线有关，所以它决定了正常呼吸时，是否能在锁骨中线和腋中线上产生最大范围的肋骨运动。第1肋骨到第10肋骨，在每一个旋转轴上都有共同的运动参数。然而，上部肋骨的运动模式主要以前面或额状面的轴为主；而下部肋骨以矢状轴为主，额状轴运动较少。这些差异产生了上段肋骨水泵手柄式运动模式和下段肋骨的水桶手柄式运动模式（**图5-60**、**图5-61**）。

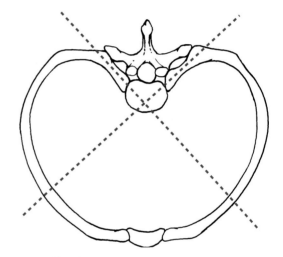

**图5-61** 第6肋骨：第6肋骨较少在额状轴的运动，但比第1肋骨有更多的水桶手柄式运动

### 水泵手柄式肋骨运动

水泵手柄式肋骨运动是指肋骨的运动方式，可与水泵把手动作方式相比。这一运动方式的产生是由于一端被固定，并且绕一轴转动，使得相反的另一端能在一定的空间范围内运动（**图5-62**）。

### 水桶手柄式肋骨运动模式

水桶手柄式肋骨运动是指一根肋骨的运动犹如水桶的环状把手，在水桶的边缘上下活动。这种运动方式的产生是由于桶柄把手的2个末端被

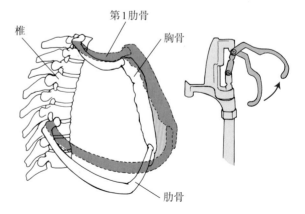

**图5-62** 水泵手柄式肋骨运动（经同意，引自Clay JH, Pounds DM. Basic Clinical Massage Therapy: Integrating Anatomy and Treatment. Baltimore, MD: Lippincott Williams & Wilkins, 2003）

固定在同一个旋转轴上，使桶柄把手只能被允许在这两点之间的空间运动（**图5-63**）。

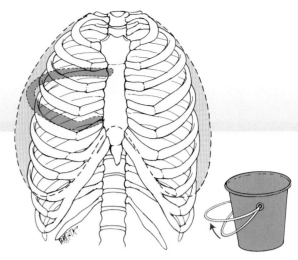

**图5-63** 水桶手柄式肋骨运动模式（经同意，引自 Clay JH, Pounds DM. Basic Clinical Massage Therapy: Integrating Anatomy and Treatment. Baltimore, MD: Lippincott Williams & Wilkins, 2003）

## "关键肋骨"的功能障碍

关键损伤（功能障碍）是指"造成整体功能障碍模式的躯体功能障碍，包括其他继发的功能障碍"[1]。为阐述这一原理，"关键肋骨"这一概念在肌肉能量技术这一章节中已有介绍，当发生一组肋骨功能障碍时，能帮助判断首先需要治疗的是哪一肋骨[5]。这一原理可能正确，也可能不正确，因为躯体功能障碍可能由许多原因导致，包括肌筋膜的牵拉限制相反方向的运动、关节受限导致运动的障碍、软组织出现硬结和水肿等导致同方向的运动受限等。例如，依据肌筋膜病因学原理，向某一方往回牵拉肋骨，并限制它向相反向活动，但这也可以是由关节受限而引起特定方向的运动障碍，就像一堵墙一样阻挡了关节运动。

成为关键肋骨的基本条件的一个范例是基于以下考虑，在使用直接技术（比如肌肉能量技术）治疗一组吸气功能障碍时，正确的用力方向必须朝向活动受限方向，在这一范例中是呼气的方向。因此，如果我们想改善呼气方向上的运动，则必须首先治疗最下面的肋骨，从而上部的肋骨可以相继更容易地运动；然而在吸气功能障碍时，我们需要改善的是吸气方向的运动，则必须首先治疗最上面的肋骨，使得下面的肋骨逐级改善。因此，在呼吸功能障碍中，吸气功能障碍的关键肋骨是最下面的肋骨，而呼气功能障碍的关键肋骨是最上面的肋骨。描述这一情形的另一个方式是：一群人排成一列前进，队列的首领类似于关键肋骨，队列的首领（关键肋骨）带头朝着既定方向前进，其余的人跟随其后。举个不恰当的例子就像一群多米诺骨牌一样，一个接着一个。

# 肋骨运动的检查

## 第1肋骨和第2肋骨,生理模型
## 仰卧位,呼吸偏移法
## 举例: 水泵手柄式运动

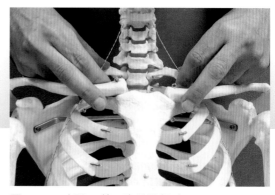

**图5-64** 步骤2,第1肋骨的触诊

1. 患者仰卧位,术者坐于或立于床头(或者患者取坐位)。

2. 术者在患者锁骨下胸锁关节处触诊第1肋骨(也可以触诊锁骨上方位置)(**图5-64**)。

3. 术者检查左右肋骨向上和向下的相对位置关系,判断患侧肋骨是否有突起和前后错位。

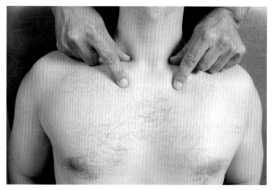

**图5-65** 步骤5,肋骨吸气功能障碍

4. 嘱患者深呼吸,术者检查患者第一对肋骨的上下运动情况。

5. 如果患侧肋骨在静止时向头侧抬高或吸气时有较大幅度的向头侧的运动(或者在呼气时较小幅度的向尾侧运动),可以被认为是吸气肋骨(功能障碍)(**图5-65**)。

6. 如果患侧肋骨静止时向尾侧移动,或者吸气时向头侧移动较少(或者呼气时向尾侧移动较大),就被认为是呼气肋骨(功能障碍)(**图5-66**)。

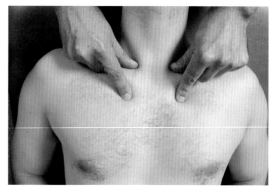

**图5-66** 步骤6,肋骨呼气功能障碍

7. 然后术者在第1肋骨下约一指、旁开一指的位置触诊第2肋骨,并重复步骤3至步骤6(**图5-67**)。

8. 将患侧自由运动幅度最大的肋骨记录在病程记录上(基于生理呼吸模式的吸气或呼气)。

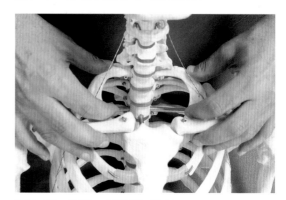

**图5-67** 步骤7,触诊第2肋骨

## 肋骨运动检查

**第1肋骨,非呼吸运动模式
坐位,短杠杆法
举例:第1肋骨,抬高(非生理性)**

1. 患者坐位,术者站在患者身后。

2. 术者触诊两侧紧邻肋横突关节外侧的第1肋骨后外侧轴(肋骨结节)(**图5-68**)。注:检查时要将斜方肌的边缘向后方推动(**图5-69**)。

3. 术者用拇指或手指指腹向下(尾侧)施加压力,交替检查每一肋骨(**图5-70**、**图5-71**)。

4. 术者仔细观察双侧肋骨向头侧或尾侧的相对运动关系,并判断患侧肋骨和对侧相比是否有显著抬高。

5. 如果某一肋骨有显著疼痛、突出,并且在下压时和对侧相比弹性活动较少,那么这一肋骨被认为是肋骨抬高功能障碍。

6. 在病程记录里将上述发现记录为第1肋骨抬高功能障碍。这是一种非呼吸模式的功能障碍。

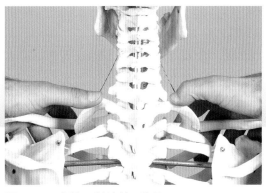

**图5-68** 步骤2,触诊第1肋骨

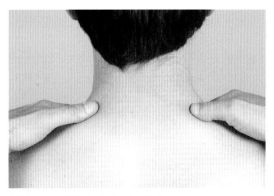

**图5-69** 步骤2,触诊第1肋骨

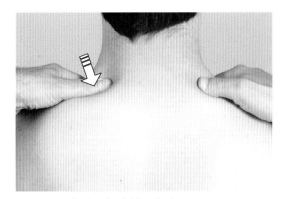

**图5-70** 步骤3,触诊第1肋骨

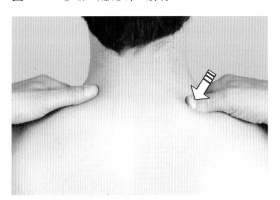

**图5-71** 步骤3

# 肋骨运动检查

## 第3～第6肋骨,生理模型
## 仰卧位,呼吸偏移法
## 举例:水泵/水桶手柄式运动

1. 患者仰卧位,术者立于患者一侧。

2. 术者的拇指在双侧第3肋骨软骨连接处触诊,感受水泵手柄式运动,并在腋中线处用第2或第3指尖触诊水桶手柄式运动(**图5-72**)。

3. 术者检查双侧肋骨上下相对关系,并判断患侧肋骨是否有突出或上下移位。

4. 嘱患者在检查时用口深呼吸,术者用拇指和其余四指的指尖,逐一检查每一肋骨的上下运动(**图5-73**)。

5. 如果在静态时患侧肋骨向头侧较多,并在吸气时向头侧有更多的移动(或者呼气时向尾侧移动较小),就被定义为吸气肋骨(功能障碍)(**图5-74**)。

6. 如果患侧肋骨静止时向尾侧下降,并在吸气时向头侧移动较小(或者呼气时向尾侧移动较大),就被定义为呼气肋骨(功能障碍)(**图5-75**)。

7. 术者接下来用拇指在第4～第6肋软骨末端触诊,并用其余手指指尖在腋中线重复步骤3至步骤6。

8. 在病程记录表上记录患侧移动度最大的肋骨(基于呼吸模型的吸气和呼气)。

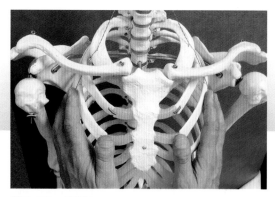

**图5-72** 步骤2

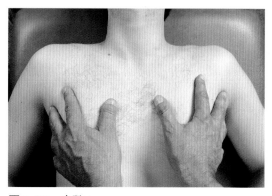

**图5-73** 步骤4

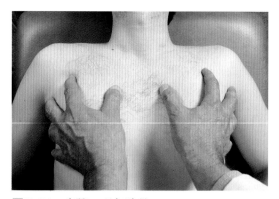

**图5-74** 步骤5,吸气肋骨

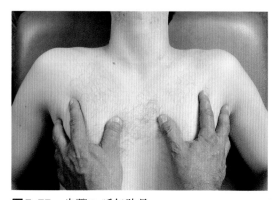

**图5-75** 步骤6,呼气肋骨

## 肋骨运动检查

### 第7～第10肋骨,生理模型
### 仰卧位,呼吸偏移法
### 举例:水泵/水桶手柄式运动

1. 患者仰卧位,术者站在患者的一侧。

2. 术者用拇指在第7肋骨两侧的肋软骨连接处触诊,检查水泵手柄式运动,并用第2或第3手指尖在腋中线检查水桶手柄式运动(**图5-76**、**图5-77**)。

3. 术者检查双侧肋骨上下相对关系,并判断患侧肋骨是否有突出或上下移位。

4. 嘱患者在检查时配合用口深呼吸,术者用拇指和其余四指的指尖,逐一检查每一肋骨在呼吸运动时对应的上下运动关系。

5. 如果在静态时患侧肋骨向头侧较多,并在吸气时向头侧有更多的移动(或者呼气时向尾侧移动较小),就被定义为吸气肋骨(功能障碍)(**图5-78**)。

6. 如果患侧肋骨静止时更偏向尾侧,并在吸气时向头侧移动较小(或者呼气时向尾侧移动较多),就被定义为呼气肋骨(功能障碍)(**图5-79**)。

7. 术者接下来用拇指循序地在第8～第10肋软骨末端触诊,并用其余手指指尖在腋中线重复步骤3至步骤6。

8. 在病程记录表上记录患侧移动度最大的肋骨(基于呼吸模型的吸气和呼气)。

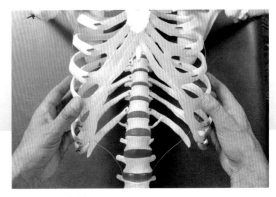

**图5-76** 步骤2

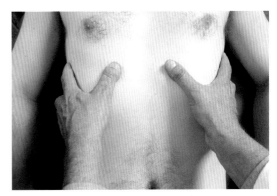

**图5-77** 步骤2

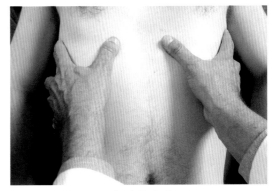

**图5-78** 步骤5,吸气功能障碍

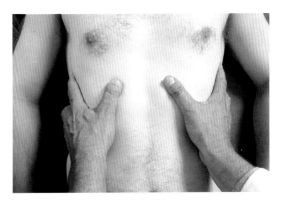

**图5-79** 步骤6,呼气功能障碍

## 肋骨运动检查

### 第11～第12肋骨,生理模型
### 俯卧位,呼吸偏移法
### 举例:卡钳式运动

1. 患者俯卧位,术者站在患者的任意一侧。

2. 术者用拇指和大鱼际触诊双侧第11肋的肋骨
   结节(**图5-80**、**图5-81**)。

3. 嘱患者用口深呼吸。

4. 术者标记每根肋骨出现的不对称运动。

5. 在吸气时,如果患侧肋骨比对侧更多的向后
   下方移动,而呼气时较少地向前上方移动,那
   么这一肋骨就被归类为吸气肋骨(功能障碍)
   (**图5-82**)。

6. 如果患侧的肋骨在呼气时比对侧更多地向前
   上方移动,而呼气时较少地向后下方移动,那
   么这一肋骨就被认为是呼气肋骨(功能障碍)
   (**图5-83**)。

7. 将以上发现记录在病程记录中。

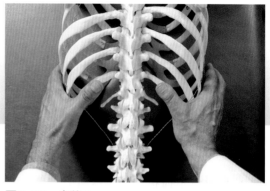

**图5-80**　步骤2

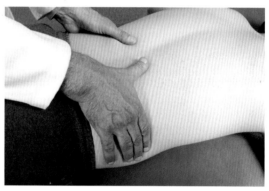

**图5-81**　步骤2

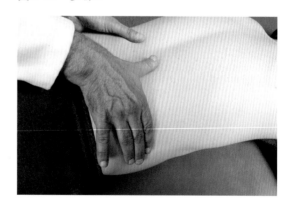

**图5-82**　步骤5,吸气功能障碍

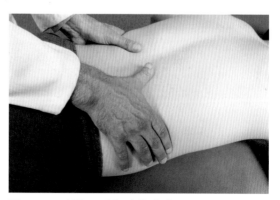

**图5-83**　步骤6,呼气功能障碍

## 肋骨运动检查

### 第3～第6肋骨,非生理性模型
### 仰卧位/俯卧位,短杠杆法
### 前方、后方和侧向的移位

1. 患者仰卧位,术者站在检查床的一侧。

2. 术者用双手拇指和示指分别卡在双侧肋骨表面,以便评估。

3. 最佳接触/加压的位置应在锁骨中线和腋中线(**图5-84**)。

4. 然后术者在从前向后施加温和的推动,以评估肋骨在前方的位移。如对推动有对抗,则提示有前方的位移(**图5-85**)。

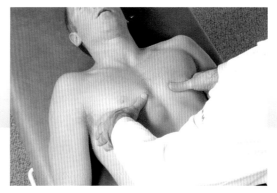

**图5-84** **A** 步骤1至步骤3,手的位置

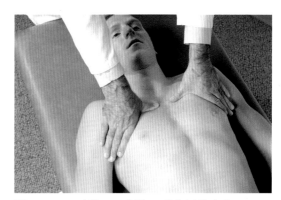

**图5-84** **B** 步骤1至步骤3,手位置的变化

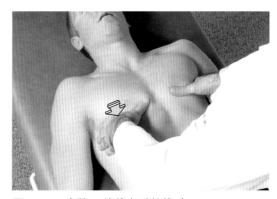

**图5-85** 步骤4,从前向后的推动

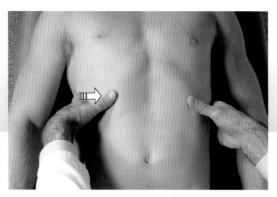

**图5-86** 步骤5,从两侧向中间的推动

5. 然后,术者用柔和的力量从两侧向中间推动,以评估肋骨的侧方移动。如对推动有对抗,则提示有侧方的位移(**图5-86**)。

6. 然后,患者俯卧位,术者站在检查床的一侧。

7. 术者用双手拇指和示指分别卡在双侧肋骨表面,以便评估。

8. 接触的部位应在肋骨角和锁骨中线之间。

9. 术者在上述部位从后向前施以柔和的推动,以评估肋骨向后方的位移。如对推动有抵抗,则提示有后方的位移(**图5-87**)。

10. 以上步骤中,运动的自由度和难易程度决定了功能障碍的类型,但是抵抗感是最容易被触及的。因此,肋骨功能障碍的种类将以呼吸受限的反方向来命名。

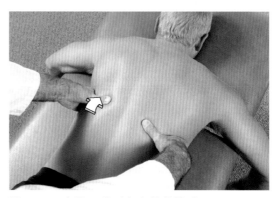

**图5-87** 步骤9,从后方向前的推动

## 颈椎节段运动检查

**寰枕关节（OA，C0—C1）**
**屈曲/伸展、侧弯/旋转**
**侧向位移，I型运动检查重点**

1. 患者仰卧于治疗床上。

2. 术者坐于治疗床头侧。

3. 术者的示指或中指指腹触诊C1横突（**图5-88**）。

4. 术者像"摇椅"般轻柔地屈伸患者的枕部，不带动枕部以下的颈椎节段（**图5-89 A+B**）。

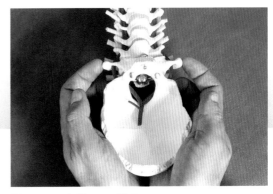

**图5-88** 步骤3，C1横突

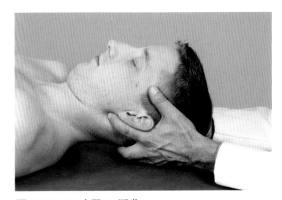

**图5-89** **A** 步骤4，屈曲

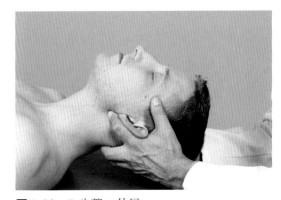

**图5-89** **B** 步骤4，伸展

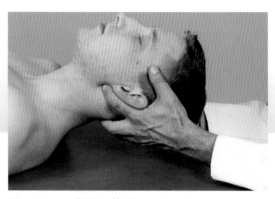

**图5-90** **A** 步骤5,伸展

5. 术者也可以在水平于寰枕关节面方向上轻轻地将枕部向上抬离床面(伸展),和下放至床面(屈曲),不带动枕部以下的节段。这样也可以判定运动的偏向(**图5-90 A+B**)。

6. 为评估侧弯和旋转,术者在C1(寰椎)平面,最小幅度地左右交替移动患者的枕部,但要避免C1—C7节段的任何移动(**图5-91**、**图5-92**)。

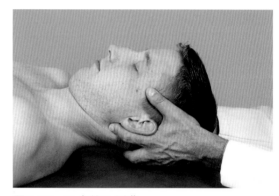

**图5-90** **B** 步骤5,屈曲

7. 以上步骤用以评估非对称的运动模式,来展示某一方向更多的侧弯和另一方向更多的旋转,这些检查应反复在屈曲位、中立位和伸展位进行。这些检查是为了判断哪个部分和耦合运动功能障碍有关(能引出最少的不对称运动的位置就是功能障碍的组成部分)。

8. 术者根据引出运动的位置或运动自由度,在病程记录上记录检查结果。

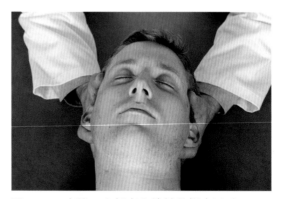

**图5-91** 步骤6,左侧弯和旋转的耦合运动

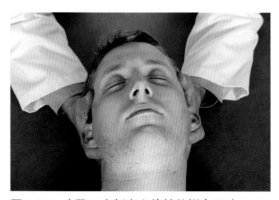

**图5-92** 步骤6,右侧弯和旋转的耦合运动

# 颈椎节段运动检查

## 寰枢关节（AA,C1—C2）
## 轴向旋转检查要点

1. 患者仰卧位,术者坐在检查床的头侧。

2. 术者用示指指腹触诊寰椎(C1)的横突,用第3或第4手指的指腹触诊枢椎(C2)关节突（**图5-93**）。

3. 术者慢慢地向一侧转动患者的头侧,注意不要造成任何侧弯或屈曲（**图5-94**）（这个检查需要消除任何一个低位颈椎节段的活动,保证只有这一节段运动）。

4. 在头旋转过程中,术者监测C2的任何轴向运动,一旦发现马上停止旋转,这时就是该关节的运动幅度（**图5-95**）。

5. 在对侧重复步骤4（**图5-96**）。

6. 术者根据检查所得出的位置或运动自由度,在病程记录中记录。

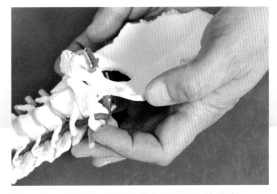

**图5-93** 步骤2,寰椎的横突和C2的关节突

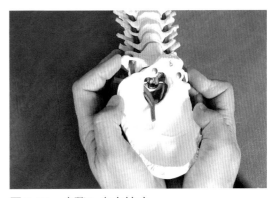

**图5-94** 步骤3,向右转动

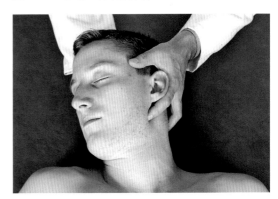

**图5-95** 步骤4,当C2开始移动时停止旋转

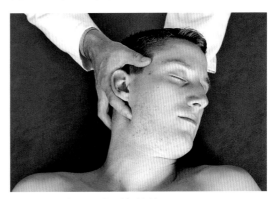

**图5-96** 步骤5,向对侧旋转

# 颈椎节段运动检查

## 寰枢关节(AA,C1—C2)
## 仰卧位,屈曲位替代方法
## 轴向旋转检查要点

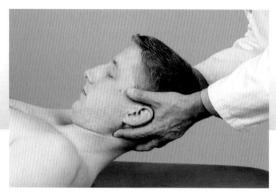

**图5-97** 步骤3,头部屈曲

1. 患者仰卧于检查床上。

2. 术者坐在检查床的头侧。

3. 术者慢慢地屈曲(向前弯曲)患者的头和颈部,至舒适状态下颈椎被动运动的极限,以限制寰枕关节和C2—C7节段的自由耦合运动(**图5-97**)。

4. 术者慢慢地交替转动患者头部,至舒适状态下左侧或右侧被动运动的极限(**图5-98、图5-99**)。

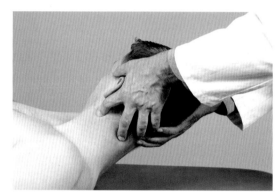

**图5-98** 步骤4,头部屈曲状态下C1向右旋转

5. 术者应及时发现任何活动受限和(或)非对称的旋转。

6. 如存在非对称的运动偏好,(如C1-右侧旋转或C1-左侧旋转),术者应及时记录。

7. 注:不要在头颈部伸展的状态下做这种类型的检查。不推荐这样检查的原因是虽然情况都是假设的,但上述C1旋转检查中,当头部保持在中立位时,即使结果阳性,大部分患者也能耐受。

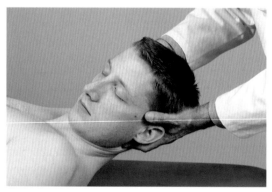

**图5-99** 步骤4,头部屈曲状态下C1向左旋转

# 颈椎节段运动检查

## C2—C7，Ⅱ型运动
## 短杠杆，水平位移方法
## 举例：C4侧弯/旋转的检查重点

1. 患者仰卧位躺在检查床上，术者坐在检查床的头侧。

2. 术者用示指或中指的指腹触诊患者颈椎节段的关节突（**图5-100**、**图5-101**）。

3. 为评估颈椎侧弯的不对称，对关节突进行从左向右（**图5-102 A、B**，向左侧弯）、从右向左的水平移动（**图5-103 A、B**，向右侧弯）。

4. 对每节颈椎节段均在屈曲、伸展和中立位进行评估，并判定哪个位置能改善不对称。

5. 术者根据位置和运动自由度，将检查结果记录在病程记录上。

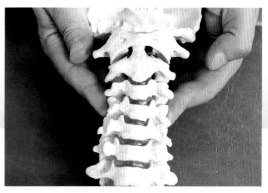

**图5-100** 步骤2，骨骼模型上触诊颈椎关节

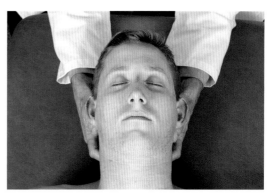

**图5-101** 步骤2，患者身上触诊颈椎关节柱

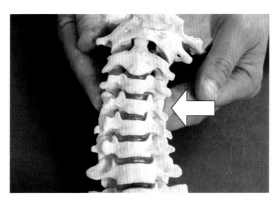

**图5-102 A** 步骤3，左侧弯

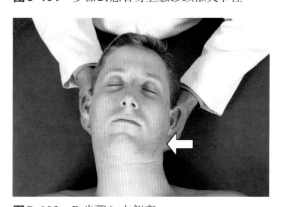

**图5-102 B** 步骤3，左侧弯

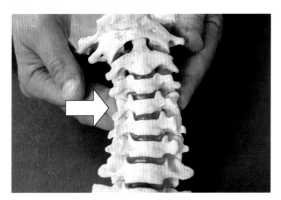

**图5-103 A** 步骤3，右侧弯

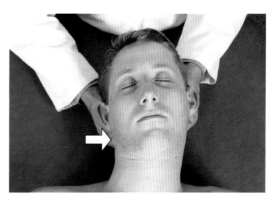

**图5-103 B** 步骤3，右侧弯

# 颈椎节段运动检查

## C2—C7，Ⅱ型运动
## 长杠杆法
## 举例：C3，侧弯/旋转的要点

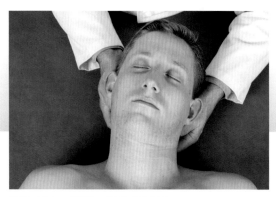

**图5-104** 步骤1，"耳至肩"法

1. 颈椎的节间运动可以用长杠杆法来评估。将头从耳向肩方向做弧形移动，直至功能障碍的节段，并评估其侧弯能力（**图5-104**）。

2. 在侧弯的极限位，轻轻地向侧弯方向增加一点旋转（**图5-105**）。

3. 在头部相对于C2处于中立位状态下，评估部位每下降一个节段，屈曲大约增加5°～7°。向右侧和左侧侧弯/旋转直至关节突受限（**图5-106**、**图5-107**）。

4. 由于C2—C7同侧的侧弯和旋转与矢状面无关，术者必须还要评估屈曲和伸展运动的倾向，或者判断哪一位置（屈曲、伸展或中立位）能改善C2—C7每节椎体的不对称活动。

5. 术者根据所有三个平面上检查出的位置或运动自由度，在病程记录上记录结果（屈曲位F、伸展位E和中立位N——如果没有屈曲或伸展的倾向，则以SRRR或SLRL表示）。

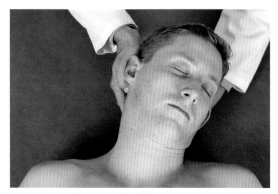

**图5-105** 步骤2，增加旋转

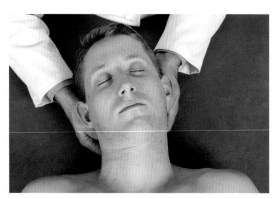

**图5-106** 步骤3，右侧弯/旋转

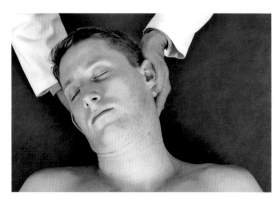

**图5-107** 步骤3，左侧弯/旋转

## 骶髂关节运动检查

**骶髂关节前/后旋转
仰卧位,长杠杆法
运动检查对髂前上棘的影响**

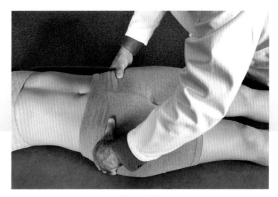

**图 5-108** 步骤 3,髂前上棘触诊

1. 患者仰卧于治疗床上。

2. 术者站在治疗床一侧靠近髋关节处。

3. 术者触诊患者的两侧髂前上棘,记录双侧髂翼的解剖位置关系(是否有向头侧或尾侧偏离,两侧是否对称)(**图 5-108**)。

4. 嘱患者屈曲一侧的膝部和髋部,术者的双手握住患者的膝关节和踝关节(**图 5-109**)。

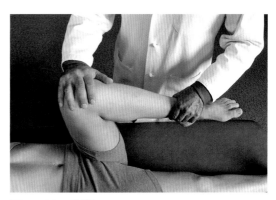

**图 5-109** 步骤 4

5. 术者从屈髋130°左右开始向外旋转直至伸展髋关节,最后到起始位置(**图 5-110**)。

6. 术者记录是否与检查前的起始位置相比,检查侧髂前上棘向头侧移动。这种位置改变是继发于骨盆向后旋转情况下的。

7. 术者使患者的髋关节从屈曲90°开始做内旋运动直至伸展,最后回到起始位置(**图 5-111**)。

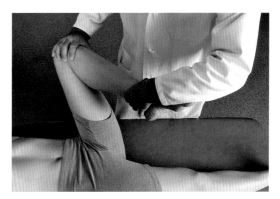

**图 5-110** 步骤 5,屈曲、外旋和伸展

8. 术者记录是否与检查前的起始位置相比,检查侧髂前上棘向尾侧移动。这种位置改变是继发于骨盆向前旋转情况下的。

9. 在对侧重复同样的检查,并判断是否每一侧的关节有旋前或旋后的情况,如果没有,则判断哪一侧关节的活动是正常或受限。

10. 术者根据位置或运动自由度,在病程记录上记录检查结果。

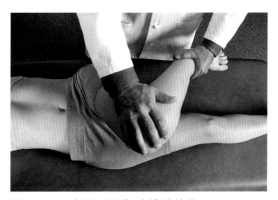

**图 5-111** 步骤 7,屈曲、内旋髋关节

## 骶髂关节运动检查

### 骶髂关节(髋骨)功能障碍
### 站立屈曲检查法
### 举例：右侧，站位屈曲检查阳性

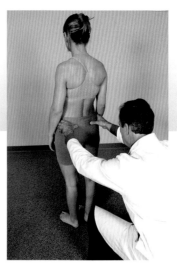

**图5-112** 步骤3

1. 患者双脚分开与肩同宽站立。

2. 术者站或跪在患者身后，视线与患者髂后上棘同一水平。

3. 术者的拇指置于髂后上棘的下方，保持均衡的力量按压在髂后上棘，并随着骨性标志移动，注意不要拉动皮肤或筋膜(**图5-112**)。

4. 嘱患者主动屈曲，在不产生疼痛的情况下尝试用手指触碰脚趾(**图5-113**)。

5. 当患者屈曲到最大角度时发现哪侧拇指(髂后上棘)向上移动，即为该检查阳性(**图5-114**)。站立屈曲试验提示哪侧骶髂关节产生了功能障碍，而不提示某一特定类型的功能障碍。该测试提示骨盆(骶髂的)功能障碍的存在。该结果常常和坐位屈曲试验相对比，来排除骶骨的功能障碍。

6. 这是一个反映非对称性的推测试验，可能和骶髂关节功能障碍有关。它不能代替针对骶髂关节的客观运动检查，因为那些客观检查引出的运动更有效。

7. 术者根据位置或运动自由度的检查发现，在病程记录上记录结果。

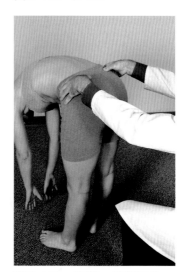

**图5-113** 步骤4，腰部屈曲

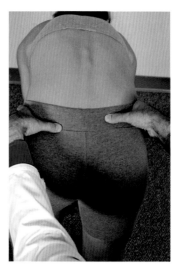

**图5-114** 步骤5，右侧站立屈曲试验阳性

## 骶髂关节运动检查

**髋骨功能障碍**
**坐位屈曲检查法**
**举例：右侧，坐位屈曲检查阳性**

1. 患者坐于凳子或检查床上，双脚平放在地面上。

2. 术者站或跪在患者身后，双眼视线和患者髂后上棘在同一水平上。

3. 术者的拇指置于髂后上棘的下方，保持均衡的力量按压在髂后上棘，并随着骨性标志移动，注意不要拉动皮肤或筋膜（**图5-115**）。

4. 嘱患者在无痛的范围内尽量向前弯腰（**图5-116**）。

5. 检查中如出现拇指随腰部屈曲而上移的情况则为阳性（**图5-117**）。坐位屈曲试验阳性提示该侧有骶髂关节功能障碍（髋骨在骶骨上的活动），不是特定类型的功能障碍。

6. 这是一个反映非对称性的推断试验，可能和骶髂关节的功能障碍有关。它不能代替针对骶髂关节的客观运动检查。

7. 术者根据位置和运动自由度的检查发现，在病程记录上记录结果。

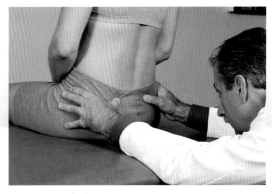

图5-115 步骤3

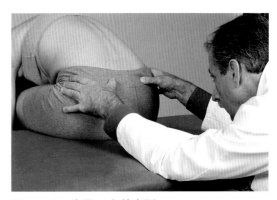

图5-116 步骤4，向前弯腰

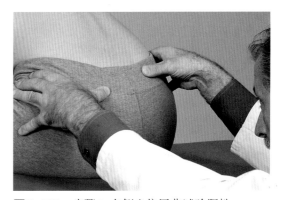

图5-117 步骤5，右侧坐位屈曲试验阳性

# 骶髂关节运动检查

骶髂关节(髋骨)功能障碍
俯卧位,长杠杆法
举例:左侧,骶髂运动检查

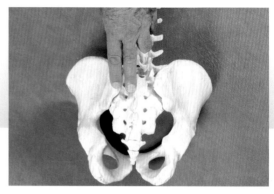

**图5-118** 步骤3

1. 患者俯卧于治疗床上。

2. 术者站在患者一侧的近髋关节处。

3. 术者头侧手放在患者骶髂关节处,用示指和中指的指腹触摸骶骨和髂后上棘;或者用示指触摸髂后上棘,同时用拇指触摸骶骨(**图5-118**)。如果触诊对侧骶髂关节,则用指腹触摸对侧的骨性标志。

4. 术者另一手在胫骨粗隆处握住患者伸直的小腿(**图5-119**)。

5. 术者轻轻地抬起伸直的小腿,然后再缓慢放下,同时触诊髂后上棘与骶骨间的相对运动(**图5-120**)。术者也可以抬起小腿并向对侧交叉越过中线(**图5-121**),然后抬向外侧(**图5-122**)。观察运动的数量和质量,以及活动的难易程度。

6. 术者在对侧重复同样的操作。

7. 这一运动检查可以判断关节运动受限和(或)运动不对称(如骶髂关节活动受限,向后容易运动)。

8. 与站位或坐位屈曲试验相比较,这是一个推断性的阳性检查。

9. 术者根据位置和运动自由度的检查发现,在病程记录上记录检查结果。

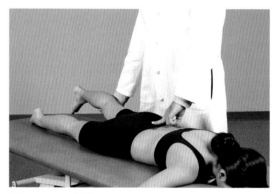

**图5-119** 步骤4

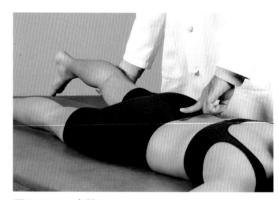

**图5-120** 步骤5

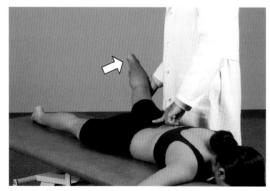

**图5-122** 步骤5

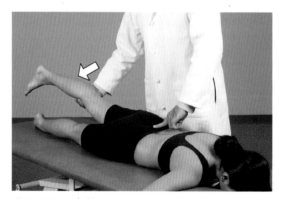

**图5-121** 步骤5

## 骶髂关节运动测试

骶髂关节（髋骨）功能障碍
俯卧位，长杠杆法
内倾/外倾检查要点

1. 患者俯卧于治疗床上。

2. 术者站在患者的一侧近髋关节处。

3. 术者将头侧手放在患者骶髂关节处，示指和中指指腹触摸骶骨和髂后上棘，或用示指触摸髂后上棘，同时用拇指触诊骶骨（**图5-123**）。如果触诊对侧骶髂关节，按照上述方法用指腹触诊对侧的骨性标志。

4. 术者嘱患者屈曲小腿（膝关节）至大约90°，并握住患者踝关节（**图5-124**）。

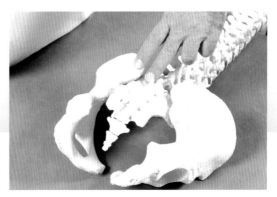

**图5-123** 步骤3

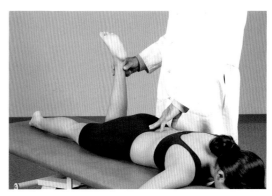

**图5-124** 步骤4

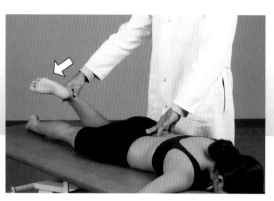

图 5-125 步骤 5

5. 术者握住患者的踝关节, 分别向中间和外侧移动, 使患者的髋关节外旋和内旋(**图 5-125**、**图 5-126**)。这个动作相当于使骶髂关节靠近(外倾)和分离(内倾)。

6. 术者在对侧重复上述检查。

7. 上述运动检查可以用于判定关节运动受限和(或)运动不对称(如骶髂关节活动受限、内倾)。

8. 术者根据位置和运动自由度的检查发现, 在病程记录上记录检查结果。

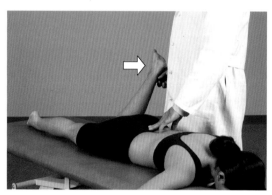

图 5-126 步骤 5

## 骶髂关节运动测试

**骶髂关节（髋骨）功能障碍**
**俯卧位，长杠杆法**
**前/后旋转检查要点**

1. 患者俯卧于治疗床上。

2. 术者站在患者的一侧近髋关节处。

3. 术者将头侧手放在患者骶髂关节处，用示指和中指指腹触摸骶骨和髂后上棘，或者用示指触摸髂后上棘，同时用拇指触摸骶骨（**图5-127**）。如果触诊对侧骶髂关节，用同样方法触摸对侧的骨性标志。

4. 术者嘱患者屈曲小腿（膝关节）至大约90°，并握住患者踝关节（**图5-128**）。

5. 术者快速地上下摆动踝关节（**图5-129**）（使髂后上棘触及手指），以触诊骶髂关节中髋骨前（后）旋转活动的数量和质量。

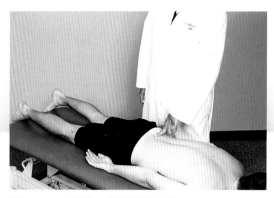

**图5-127**　步骤3，辨别骶髂关节

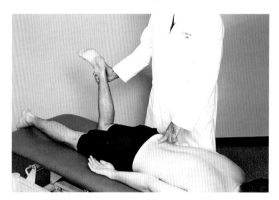

**图5-128**　步骤4

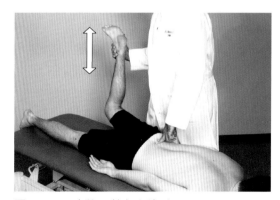

**图5-129**　步骤5，抬起和放下

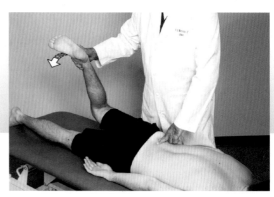

**图5-130**　步骤6,髋关节外旋使骶髂关节靠近

6. 再次检查时,可以快速地向内(髋关节外旋)向外(髋关节内旋)摆动踝关节,使下肢和髋骨在骶髂关节上产生挥鞭样动作(**图5-130**、**图5-131**),并评估骶髂关节活动的数量和质量。

7. 术者重复检查对侧。

8. 如果诊断有骶髂关节运动功能障碍,术者将观察骨盆骨性标志,根据观察到的非对称活动的状况来确定功能障碍的类型(旋转、剪切移位等)。

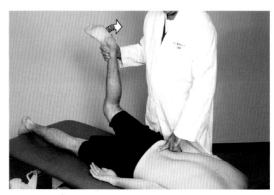

**图5-131**　步骤6,髋关节内旋使骶髂关节分离(间隙)

# 骶髂关节运动测试

## 骶髂关节（髋骨）功能障碍
## 俯卧位，短杠杆法
## 偏侧移位检查重点

1. 患者俯卧于治疗床上。

2. 术者站在患者的一侧近髋关节处。

3. 术者将大鱼际置于患者髂后上棘处（**图5-132**）。

4. 术者用大鱼际交替地向髂后上棘施以由轻到重的推动（**图5-133**）。

5. 术者记录每一侧的运动质量（终末感觉）和数量。

6. 这是一个阳性检查结果，能够用于判断哪一侧的骶髂关节活动最为受限，但并不能决定功能障碍的性质。

7. 术者根据位置和运动自由度的检查发现，在病程记录上记录检查结果。

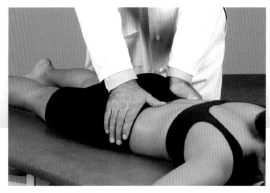

**图5-132** 步骤3

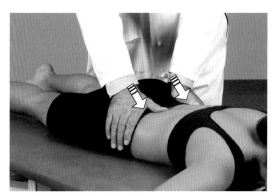

**图5-133** 步骤4，俯卧位短杠杆法，用大鱼际交替推动

## 骶髂关节运动测试

骶髂关节（髋骨）功能障碍
仰卧位，短杠杆法
髂前上棘按压/偏侧移位检查要点

1. 患者仰卧于治疗床上。

2. 术者站在患者一侧近髋关节处。

3. 术者的手掌或大鱼际放在患者髂前上棘下方（**图5-134**）。

4. 术者在患者髂前上棘用从轻度到中度的力交替推动（可以向后方或略向头侧用力）（**图5-135 A、B**）。

5. 术者记录每一侧的运动质量（终末感觉）和数量。

6. 这一检查结果，能够用于判断哪一侧骶髂关节活动最为受限，并判断是否存在运动倾向（前旋或后旋）。

7. 如果存在髋骨向后的功能障碍，则症状侧和受限侧髂前上棘将表现出向头侧的运动倾向（**图5-136**）。

8. 如果存在髋骨向前的功能障碍，则症状侧和受限侧髂前上棘将表现出向尾侧的运动倾向（**图5-137**）。

9. 术者根据位置和运动自由度的检查发现，在病程记录上记录检查结果。

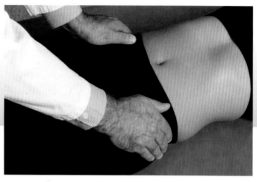

**图5-134** 步骤3

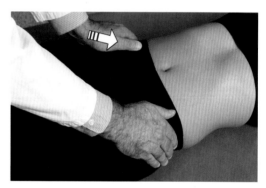

**图5-135** **A** 步骤4，仰卧位的短杠杆法，使用大鱼际推动

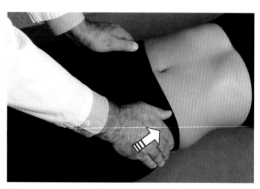

**图5-135** **B** 步骤4，仰卧位的短杠杆法，用大鱼际于左侧推动

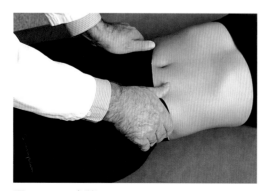

**图5-137** 步骤8

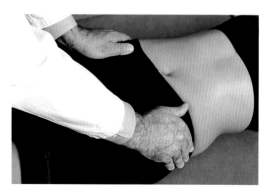

**图5-136** 步骤7

# 参考文献

［1］ Chila AG, exec. ed. Foundations of Osteopathic Medicine. 3rd ed. Baltimore, MD: Lippincott Williams & Wilkins, 2011.

［2］ Glossary of Osteopathic Terminology, Educational Councilon Osteopathic Principles of the American Association of Colleges of Osteopathic Medicine, www.aacom.org.

［3］ Greenman P. Principles of Manual Medicine. 3rd ed.Philadelphia, PA: Lippincott Williams & Wilkins, 2003.

［4］ Magee DJ. Orthopedic Physical Assessment. 5th ed. St. Louis, MO: Saunders, 2008.

［5］ Mitchell F Jr. The Muscle Energy Manual. Vol. 2, Evaluationand Treatment of the Thoracic Spine, Lumbar Spine, & Rib Cage. East Lansing, MI: MET Press, 1998.

# 第二部分

# 整骨治疗技术

从20世纪50年代末期至60年代中期，美国整骨治疗课程只收录了3～4种明确的整骨技术形式。某些技术形式（即间接的，如长杠杆关节法）可能早年就已经被应用，但整骨医学院校却没有将其收录到整骨原理和实际操作课程中。虽然其他一些整骨医生（如萨瑟兰、查普曼、胡佛等）以另一些形式发展了整骨理论和技术，但是大部分整骨院校所提到的整骨形式都属于软组织、关节类、高速低幅技术和以各种淋巴/内脏为导向的技术范畴。随着对新技术的追捧，以及大量的从业者加入整骨医学院校中，这类技术被更广泛地教授。那些以前不接受整骨治疗的患者如今也开始接受更安全和有效的治疗。

# 第六章

# 整骨治疗技术原理

整骨治疗技术（OMTs）有很多种。一些技术有多个名称，并不断发展出很多新的技术，有些曾被忽视的技术也逐渐被重新重视起来。这些手法一直以来没有统一的描述方法，最后，随着整骨原则教育委员会（ECOP）的成立及《整骨疗法术语表》（*Glossary of Osteopathic Terminology*）的出版（www.aacom.org/ome/councils/ecop），在本书中所描述的方法已经成为整骨疗法的标准术语。

## 直接技术和间接技术

根据技术主要作用的功能障碍和解剖区域，一些整骨治疗（OMT）的原则是很容易理解的。第一个原则与限制性障碍的性质和方向有关。根据这一原则，大部分手法可以分为直接技术和间接技术。因此，作用于限制性障碍比较明显（紧张）方向的技术称为直接技术，作用于限制性障碍不明显（放松）方向的技术称为间接技术。

第二个原则与障碍部位的解剖学基础有关（如肌肉与关节）。如确诊肌肉功能障碍是主要原因，术者采用软组织操作或肌肉能量技术比高速低幅技术（HVLA）或者颅骨整形手法的效果更好。

一般来说，直接技术作用于限制性障碍比较严重的部位，间接技术作用于限制性障碍比较少的部位，即通常所说的生理性障碍边缘（**图6-1**）。然而，在某些情况下（如肌筋膜松解技术及混合技术），术者可以将直接障碍点和间接障碍点交替进行治疗。通常来说，功能不良所导致的限制性障碍容易

导致正常休息中立位点向两侧运动受限。参照与休息中立位点的距离，这些障碍的双侧受限通常是不对称的，但也有可能是等距离对称的（**图6-2**、**图6-3**）。关键是注意这些二维图示代表的含义，而且术者必须在患者身上推断出这种三维（主轴）运动。

图6-2和图6-3对障碍的检查显示，限制性障碍既可以通过触诊诊断的过紧方向治疗，也可以从过松的方向治疗。

在临床实践中，我们发现还有与对称和非对称运动相关的其他障碍。这些障碍存在于解剖界限和常规的生理障碍之间，与患者关节运动范围增大有关，通常称为"过度运动"。这些过度运动障碍可以表现为对称的（**图6-4**）或非对称的（**图6-5**）。它们也可以表现为单侧的，比如一侧过度运动，而对侧运动正常（**图6-6**），或者一侧运动

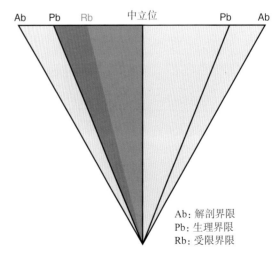

图6-1 一侧正常伴有对侧受限的非对称性活动范围 注意：在非对称性运动模式中，中立位会向容易运动的方向移动

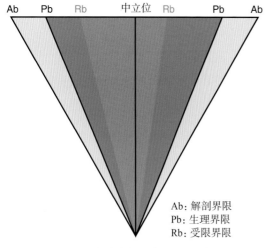

Ab
Pb
Rb
中立位
Rb
Pb
Ab
Ab: 解剖界限
Pb: 生理界限
Rb: 受限界限

**图6-2** 非对称性双侧限制性障碍

Ab
Pb
Rb
中立位
Rb
Pb
Ab
Ab: 解剖界限
Pb: 生理界限
Rb: 受限界限

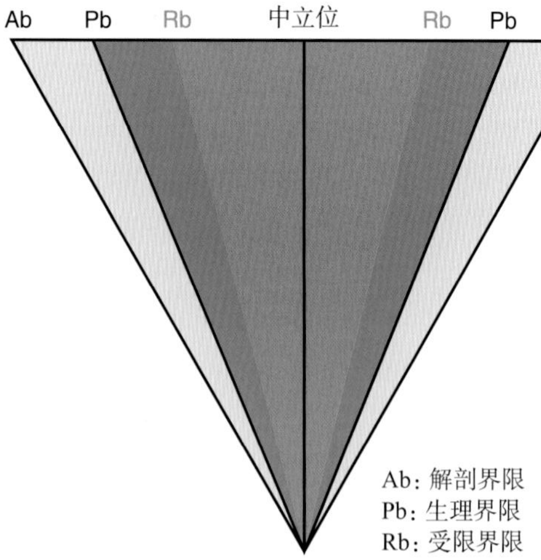

**图6-3** 对称性双侧限制性障碍

受限，而对侧过度运动（**图6-7**）。这些过度运动相关的障碍可能发生于患者正常连接组织上，也可能发生在异常连接组织上，比如Ehlers-Danlos综合征；或者有过外伤史和（或）继发于退行性关节和（或）椎间盘疾病的关节不稳定患者。

在实施整骨治疗技术时，需谨记决定安全和成功的原则（如第十一章高速低幅技术），以及是否直接接近三个运动平面的限制性障碍，直接接近所有三个平面上的障碍被称作“羽翼边缘”，或者以相同的方式间接接近三个平面上的障碍。此外，这项技术可能需要在直接障碍和间接障碍之间达到一个平衡。在这种情况下，当达到一个平衡点的时候，需要确定该软组织和（或）关节的位置，远离平衡点的运动将在各个方向受到相同阻力（和活动限制）。在无功能障碍的情况下，平衡点位于生理性障碍之间的中立点上。在功能障碍的情况下，原始中立点远离限制性障碍，并向容易运动方向和（或）间接障碍方向移动（**图6-8**）。在功能障碍的情况下接近平衡点的技术被称为间接治疗技术。然而，根据功能障碍的解剖部位（比如肌筋膜相对于关节），为了能够确保对功能障碍部位进行有效的治疗，需要在某层受限组织中直接移动来寻找平衡点。一旦控制功能障碍的部位，术者就可以将功能障碍组织或关节向容易运动方向带动，并且能确定平衡点的位置。因此，手法朝向容易运动方向还是

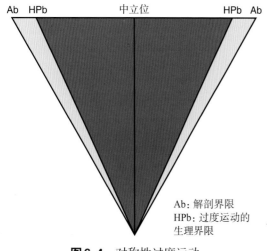

Ab
HPb
中立位
HPb
Ab
Ab: 解剖界限
HPb: 过度运动的
生理界限

**图6-4** 对称性过度运动

Ab
HPb
中立位
HPb
Ab
Ab: 解剖界限
HPb: 过度运动的
生理界限

**图6-5** 非对称性的过度运动

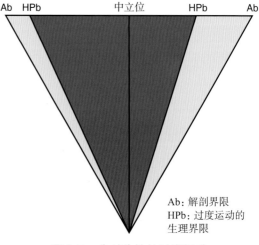

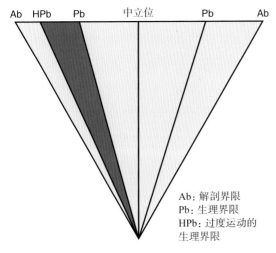

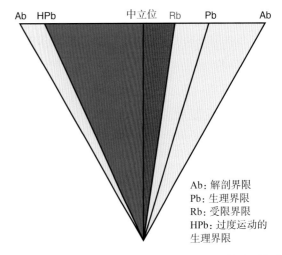

图6-6 单侧过度运动（HPb），看似对侧运动范围受限的非对称性限制性障碍，实际上是一侧生理界限（Pb）的过度运动

图6-7 某运动中的单侧过度运动（HPb），伴有对侧限制性障碍（Rb），位于中立位和生理界限（Pb）之间

朝向受限方向决定了手法性质是直接手法还是间接手法，这在控制功能障碍部位之前是难以确定的。

脊柱的生理运动在许多著作已经被描述，在整骨医学院中最常被教授的是整骨医生哈里森·弗赖伊特提出和推行的原则（脊柱生理运动的第一和第二原则）。这些原则主要适用于胸椎及腰椎区域，但对理解颈椎力学也有一定的关系。我们非美籍的协会成员在同意这些公认原则的基础上，对弗赖伊特的理论增加了附加说明，并已被他人所效仿［如怀特（White）和潘加比（Panjabi）的共轭运动］[1]。

通过对C. R. Nelson理论的阐释（他的理论被认为是生理运动的第三原则），我们可以发现一个平面内脊椎的活动会影响其他所有平面内的活动[2]。许多整骨医学文献描述过这一原则，但大多认为其是单一的限制性障碍，潜在地引起某一关节的非对称性限制。扩展这一论断到我们的临床观察，可以得到符合图6-2和图6-3的结果。这也使得按照间接的方式（即在国际上已经进行教授和使用的方法）阐述经典的直接技术，如高速低幅手法成为可能。无论是操作直接手法还是间接手法，最重要的标准是理解所检查/治疗的特定区域的

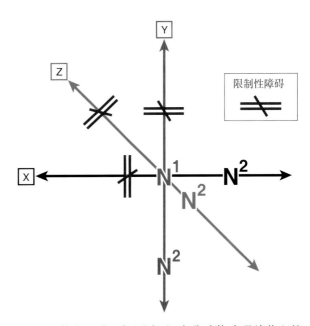

图6-8 简化三维坐标图演示，在非功能障碍关节上的（适度范围内的）中立位（N1），在发生功能障碍时，会远离限制性障碍方向，并向容易运动的方向（N2）移动。在实施间接手法时，术者会在不同的新的（N2）平衡点尝试控制节段

正常生理运动，及组织相关顺应性（如急性功能障碍对比慢性功能障碍）。

## 躯体功能障碍

如前所述，躯体功能障碍是整骨疗法的诊断依据。由体格检查得出的各种特点可以让术者更

好地理解不同区域的功能障碍的性质是不同的。因此,术者可能选择不同的手法技术以治疗不同的功能障碍。如果患者表现为局部活动障碍,但节段间活动正常,那么作用于关节的手法的疗效将不明显。或者患者颈痛,检查发现脊柱旁一侧肌肉紧张并广泛性疼痛,但没有明显的压痛点。对于该患者,因为没有明确的压痛点,所以肌筋膜松解术比摆位放松技术效果更好。某些患者局部的不适可能源于内脏疾病,某种特定的整骨手法作用有限,而原发躯体功能障碍并继发内脏反应的患者则对整骨疗法操作反应良好(躯体及内脏)。使术者躯体功能障碍的其他表现可能改变治疗计划。其他内脏和自主神经反应,淋巴充血和严重水肿都将使得术者再次评估整骨疗法的可能性,以及可以使用的潜在技术。

## 禁忌证

在多年的临床实践发展中,由于新技术的发展和其他技术的改良,以及对疾病认识的加深,整骨疗法的禁忌证也在不断改变。从轻柔到有力的操作技术,从直接方法到间接方法,整骨疗法的应用也各不相同,通常是按照个案的临床表现来决定。这种个案的判断会影响某一技术中患者体位摆放的选择,但并不是将这一类技术视为禁忌证。一些情况,如骨折、错位、肿瘤、感染、骨髓炎等问题的局部是整骨疗法的禁忌证,但是,这并不妨碍整骨疗法在躯体功能障碍的附近或远端区域应用。其他的一些情况如唐氏综合征、类风湿关节炎、Klippel-Feil综合征、软骨病、妊娠、劳损或扭伤、急性椎间盘突出、急性炎症、组织不稳定、运动过度、人工关节、严重的自主神经紊乱,也会改变术者对于整骨疗法的选择。这些情况下可能完全禁止整骨疗法的运用,或只在某些特定部位禁止某些特定的技术。术者的临床诊断及对手法的全面理解,对于最后选择适当的整骨疗法技术是至关重要的。

## 整骨治疗处方

技术的选择主要取决于躯体功能障碍的性质和其最突出的表现。本图谱分章节介绍了十二种整骨疗法技术,每一章节都有对特定技术的前言说明及应用原则。在体格检查的基础上,描述功能障碍的部位(关节、肌筋膜、内脏、血管、淋巴管等)将影响不同层面特定整骨技术的选择(如高速低幅技术、肌肉能量技术、协调位放松技术、肌筋膜松解技术或组合疗法)。这些将在接下来的技术章节中进行更有针对性的讨论。

整骨手法治疗处方同药理处方类似:技术类型的选择如同药品试剂种类的选择;整骨疗法的方法和体位的选择如同药品的给药途径;整骨疗法的使用力度及直接手法或间接手法的选择如同药物的强度和剂量;整骨疗法的重复次数、治疗时间、疗程如同药品的药量及给药频率。

例如,一个70岁的患者,主诉为下背部慢性疼痛,继发于腰椎关节强直、腰椎管狭窄和腰部躯体功能障碍,可采取关节和肌筋膜的软组织技术治疗,每周一次,持续数周至数月。但是,一个16岁患者,因足球训练中扭伤导致的急性下背部疼痛,治疗应采用间接肌筋膜放松技术、肌肉能量技术和摆位放松技术的组合,每2~3天1次,持续2~4周。

整骨疗法操作的简明规则可从《整骨医学基础》中的指导大纲中查到[2]。通常来说,术者必须了解功能障碍的性质,以及严重程度及能量消耗、患者年龄、症状缓急等其他临床表现。医学常识结合有充分依据的利害关系分析应作为整骨疗法指导原则。

## 参考文献

[1] White A, Panjabi M. Clinical Biomechanics of the Spine. 2nd ed. Philadelphia, PA: Lippincott Williams & Wilkins, 1990.

[2] Ward R, exec.ed. Foundations for Osteopathic Medicine. 2nd ed. Philadelphia, PA: Lippincott Williams & Wilkins, 2003.

# 第七章

# 软组织技术

## 技术原理

美国整骨原则教育委员会（ECOP）将软组织技术定义为"一种应用平行牵伸、垂直牵伸、深压、牵引或通过分离肌肉起止点，同时通过触诊观察组织反应和运动变化的直接技术，也称肌筋膜治疗"[1]。在手法操作产生热效应对身体组织反应（筋膜蠕变）方面，软组织技术与肌筋膜松解术具有相似的效果。然而，两者具体的操作手法稍有不同。与肌筋膜松解术最大的区别是软组织操作术的力量更大、作用层次更加深透、用力具有节律性（施压与放松交替）。当操作时，医生根据患者的反应，确定被治疗的功能障碍区的广度和深度。医生操作的力量和节奏可根据受力组织的特点而变化，以使关节区域得到全面治疗。软组织技术的用力特点和节奏，同样适用于淋巴管技术领域（见第十六章）及关节和联合技术（见第十七章）。

术者用力时，应确保发力足够深透，可传递到被治疗的软组织处，但用力又需柔和、适度，且在患者能承受的范围内。这一规则的唯一例外是"抑制性按压术"，医生可以选择持续的深压（如超过30秒或直到组织松解，即其长度增加或肌张力降低）[2]。

## 技术分类

### 直接技术

在直接技术中，将肌筋膜组织移向限制性障碍的一侧（因张力、粘连等）。要使用直接技术，医生必须了解被治疗软组织的起止点、肌肉或筋膜深度以及肌肉类型的解剖关系。应根据不同的解剖结构而变化手法的方向、深度和力度。

## 技术类型

### 平行牵引

平行牵引，是将其施术的肌筋膜结构的起止点作为着力点，用力方向与肌纤维方向平行，此法可使肌筋膜长度增加。

即术者以一手直接施压于肌筋膜起点，另一手压于止点处，或双手同时向反方向移动。两种操作都会使被治疗的肌筋膜组织长度相对增加。

### 垂直牵引（按揉）

当出现问题的肌筋膜组织在肌肉起止点之间时，适用垂直牵引技术，施以垂直于肌纤维方向的力。

### 直接抑制性按压

直接抑制性施按压，特别适用于痛症。施术部位为痉挛肌的肌腱处。然而，施于肌腹的深压可能造成疼痛、挫伤等不良反应。因此应于肌腱处或肌腱肌腹连接部施力。

当梨状肌、臀中肌、肩胛提肌或其他软组织（如髂胫束）痉挛时，这种技术十分有效。但施力方式并不应用节律性的反复按压，而是始以柔和之力，缓慢加力，将力度渗透至组织深层，直至触及痉挛得以松解。

## 适应证

1. 作为骨骼肌肉系统筛查的一部分,迅速找出运动受限及敏感的部位和组织结构的变化。

2. 降低肌张力、肌紧张、筋膜紧张及肌肉痉挛。

3. 拉伸弹性较差、肌肉纤维化的肌筋膜组织,增加或提高其长度和弹性,或改善软组织活动范围。

4. 通过物理作用和热效应改善治疗部位的循环功能,或通过反射作用以提高末梢部位循环(通过躯体—躯体或躯体—内脏反射作用)。

5. 增加静脉和淋巴回流以减少局部或远端躯体肿胀或水肿,潜在地提高整体免疫反应能力;有利于增加局部的营养、供氧,促进清除代谢废物。

6. 促进低张力肌肉的牵张反射。

7. 促使患者放松。

8. 减少其他整骨操作技术或其他治疗时患者的自我保护。

9. 增强其他整骨技术的疗效。

10. 该技术可使患者身心愉悦,促进医患关系。

## 禁忌证

### 相对禁忌证

依照医学常识谨慎使用该手法。例如,对年老骨质疏松患者的胸肋和骨盆区域,软组织俯卧按压术为禁忌证,但患者侧卧位则可相对安全地使用该手法。此外,触碰和拉伸急性扭伤或拉伤的肌筋膜、韧带、关节囊结构可能会致使病情恶化。因此,在组织损伤和炎症稳定前应谨慎使用软组织操作技术。

软组织操作术使用中的其他注意事项:

1. 急性扭伤或拉伤。

2. 骨折或错位。

3. 神经或血管损伤。

4. 骨质疏松症及骨量减少。

5. 恶性肿瘤:受恶性肿瘤影响的部位,其治疗将受很大限制;然而,可根据疾病类型及淋巴转移情况,在其远端施以适当手法。

6. 感染(如骨髓炎)、传染性皮肤病、皮疹或脓肿、急性筋膜炎,以及任何其他通过接触可能影响皮肤的疾病。

7. 继发性感染、梗阻或赘生物的器官巨大症。

8. 诊断不明的内脏疾病及内脏疼痛。

### 绝对禁忌证

无绝对禁忌证,术者可在患部上方或下方施行手法,也可改变患者体位或更改操作手法以取得疗效。

## 一般注意事项与规则

1. 患者应处于舒适且放松状态。

2. 术者应处于舒适位置,以便最大限度地省力,并尽可能用身体重量代替上肢力量。

3. 施力时应从小开始,缓慢而有节律。随着施术部位温度升高,组织开始产生反应,如患者适应且耐受度好,可适当增加力度,但应始终保持缓慢而有节律。

4. 所施之力应使患者处于舒适状态,而不应造成疼痛。这样才能达到舒适且愉快的预期效果。

5. 不要把力直接作用于骨骼,作用于肌腹部的力不可过大。

6. 由于本操作不是按摩或摩擦技术,操作时不可在患者皮肤表面摩擦,造成疼痛。术者直接用力时,手部应带动患者皮肤一起运动,而不是摩擦其表面。

7. 选择合适的施力方式:

   a. 垂直于肌纤维方向推按或牵拉,以对肌腱组织长轴产生牵伸。

   b. 平行于肌肉长轴牵伸组织,拉长肌纤维。

## 颈 椎

### 仰卧位牵引

1. 患者仰卧于治疗床。

2. 术者坐或站于床头。

3. 术者用一手示指和拇指轻轻拖住患者枕骨，另一手横放于前额部或下颌部，固定患者头部（**图7-1**、**图7-2**）（颞颌关节功能障碍者慎用）。

4. 术者双手向前牵拉，并使患者头颈保持中立位或略屈曲位，避免伸展，枕骨处的手不可用力挤压枕部，避免压迫枕乳突缝（**图7-3**）。

5. 缓慢拉伸，缓慢放松，根据患者耐受度来调整施力的强度。

6. 该手法也可以持续牵引的方式操作。

7. 该技术特别适用于退行性椎间盘疾病，可持续2～5分钟以达到预期效果。

8. 对于颞颌关节紊乱的患者，可将一手置于前额部（取代置于下颌部的手）（**图7-4**）。

9. 治疗后重新评估软组织张力，以评价疗效。

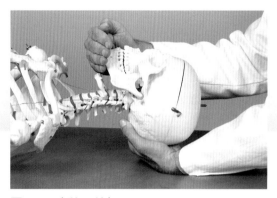

**图7-1** 步骤3，骨架

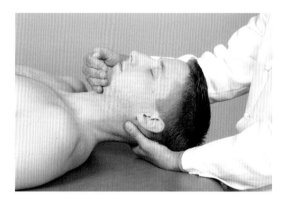

**图7-2** 步骤3，患者

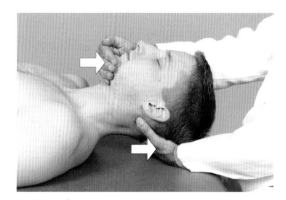

**图7-3** 步骤4

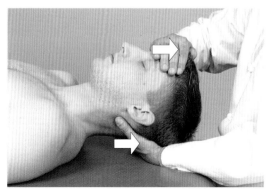

**图7-4** 步骤8

# 颈 椎

## 单侧前臂支撑
## 屈曲/侧弯/旋转

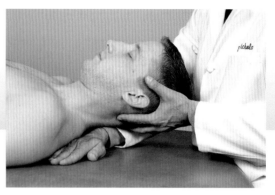

**图7-5** 步骤3

1. 患者仰卧于治疗床。

2. 术者站在床头。

3. 术者一手轻柔地将患者头部屈曲,同时另一手顺势在头下穿过,手掌放于患者颈部及对侧肩膀下方(**图7-5**)。

4. 术者一手将患者头部沿着术者前臂轻柔地转向肘窝方向,以引起单侧颈椎椎旁肌肉组织的拉伸(**图7-6**)。

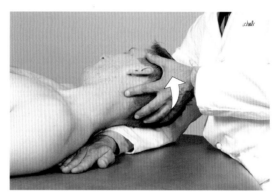

**图7-6** 步骤4,右旋转

5. 可多次重复这个动作以达到操作目的,通常2～3分钟。

6. 对侧操作同上。或者术者将放于肩膀下的手移至患者的肩前区(**图7-7**),向相反的方向重复步骤4和步骤5(**图7-8**)。

7. 治疗后重新评估软组织张力,以评价疗效。

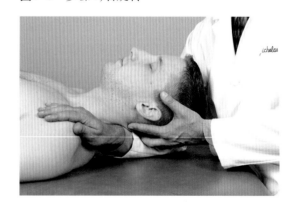

**图7-7** 步骤6,中立位

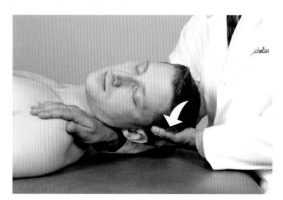

**图7-8** 步骤6,左旋转

# 颈 椎

## 双侧前臂支撑
## 屈曲

1. 患者仰卧于治疗床。

2. 术者站在床头。

3. 术者的手臂在患者的头部下方交叉穿过，术者的手掌放在患者的前肩部区域（**图7-9**）。

4. 术者的前臂轻轻弯曲患者的颈部，以引起颈椎椎旁肌肉组织的拉伸（**图7-10**）。

5. 该技术可以以温和，有节奏的方式或以持续的方式执行。

6. 治疗后重新评估软组织张力，以评价疗效。

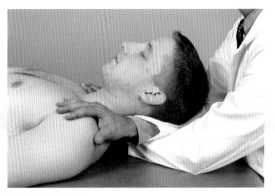

**图7-9** 步骤3

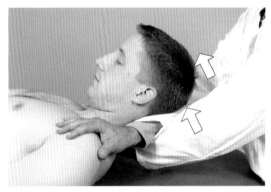

**图7-10** 步骤4

# 颈 椎

## 对侧牵引
## 仰卧位，单侧法

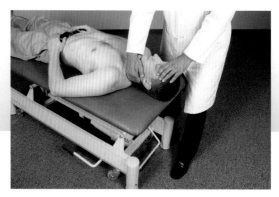

**图7-11** 步骤3

1. 患者仰卧于治疗床。

2. 术者站于健侧。

3. 术者尾侧手托住患者对侧（患侧）颈部，指腹触按于患侧颈椎椎旁肌肉处（**图7-11**）。

4. 术者头侧手置于患者前额部以固定头部（**图7-12**）。

5. 术者尾侧手臂伸直，轻柔地向前拉伸椎旁肌肉（**图7-13**的白线），使颈椎产生轻度的伸展。

6. 此法操作时或以柔和而富有节律的按揉方式操作，或以持续的方式进行。

7. 治疗后重新评估软组织张力，以评价疗效。

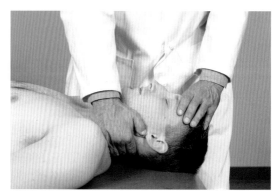

**图7-12** 步骤4

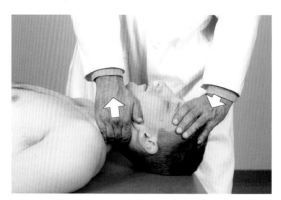

**图7-13** 步骤5

# 颈 椎

## 托颈牵引
## 仰卧,双侧法

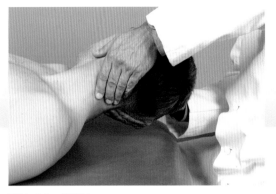

**图 7-14** 步骤 3

1. 患者仰卧于治疗床。

2. 术者坐于床头侧。

3. 术者双手对称放于患者颈部两侧,指尖触及颈椎棘突,指腹位于棘旁肌肉处(**图7-14**)。

4. 术者以适度柔和至中度的力量,向前方用力以吸定颈部软组织,并向头侧用力以达到对其纵向牵引的目的(**图7-15**、**图7-16**)。

5. 牵引放松时应缓慢。

6. 术者双手定位不同的颈椎节段,重复步骤4至步骤5,以此拉伸各部分椎旁肌肉组织。

7. 此法操作时或以柔和而富有节律的按揉方式操作,或以持续的方式进行。

8. 治疗后重新评估软组织张力,以评价疗效。

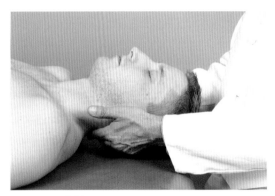

**图 7-15** 步骤 4

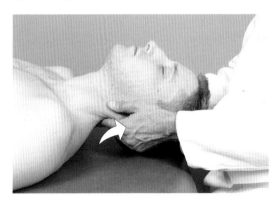

**图 7-16** 步骤 4

## 颈 椎

### 枕下松解
### 仰卧,间歇/抑制法

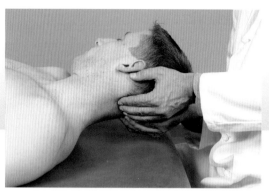

**图7-17** 步骤3

1. 患者仰卧于治疗床。

2. 术者坐于床头侧。

3. 术者双手手指指腹向上,放于枕骨下方,触及斜方肌及邻近肌肉组织处(**图7-17**)。

4. 术者以缓慢柔和的方式将该处软组织向上按压,持续数秒后放松(**图7-18**、**图7-19**)。

5. 此法操作时可以用缓慢而富有节律的方式反复操作,直到软组织放松或持续2分钟左右,也可以使用持续抑制的方式操作30~60秒。

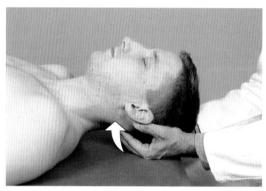

**图7-18** 步骤4

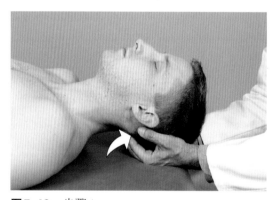

**图7-19** 步骤4

## 颈 椎

### 轴向旋转

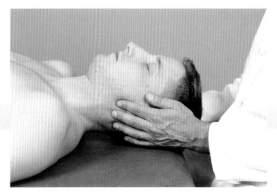

**图7-20** 步骤3

1. 患者仰卧于治疗床。

2. 术者坐于床头侧。

3. 术者双手掌分别放于患者头部两侧颞下颌区，避免压迫外耳道（**图7-20**）。

4. 术者以缓慢柔和的方式将患者头部向左旋转至限制点，保持3～5秒（**图7-21**）。

5. 术者以缓慢柔和的方式将患者头部向右旋转至限制点，保持3～5秒（**图7-22**）。

6. 重复操作至软组织放松和（或）颈椎活动范围得以改善。

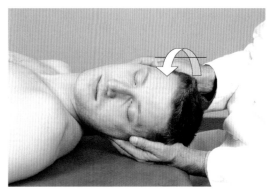

**图7-21** 步骤4

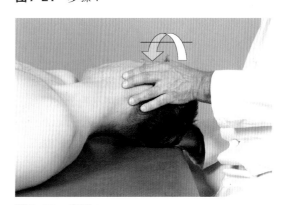

**图7-22** 步骤5

# 颈 椎

## 示指托颈法

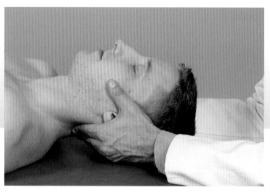

图 7-23 步骤 3

1. 患者仰卧于治疗床。

2. 术者坐或站于床头侧。

3. 术者双手放于患者颞区,轻轻抱住患者头部
   (不可压迫耳部),手指触按颈椎旁软组织处,接
   近关节突(**图 7-23**)。

4. 指腹在颈后软组织处,施加一个持续的力,将患
   者头部稍伸展,同时将头部向一侧侧屈、旋转。
   (**图 7-24、图 7-25**)。

5. 可缓慢而富有节律地反复操作,直到软组织得
   以放松和(或)颈椎活动度得以改善。一般控
   制在 2~3 分钟。

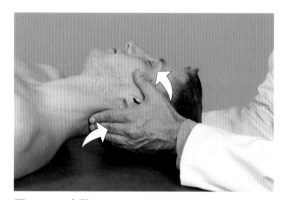

图 7-24 步骤 4

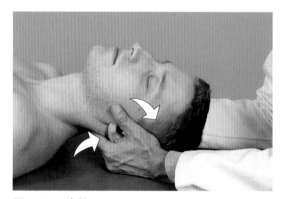

图 7-25 步骤 4

# 颈 椎

## 拇指托颈法

1. 患者仰卧于治疗床,头下可垫或不垫枕头。

2. 术者站或坐于床头侧。

3. 术者以一手之拇、示指卡住患者颈后部(**图7–26**)。

4. 另一手放至患者前额和颞部,并以拇指为支撑点,轻缓地使头部轻微伸展和旋转(**图7–27**、**图7–28**)。

5. 动作幅度很微小。

6. 缓慢释放压力,而后缓慢重复此动作。

7. 对侧可进行相同的操作。

8. 治疗后重新评估软组织张力,以评价疗效。

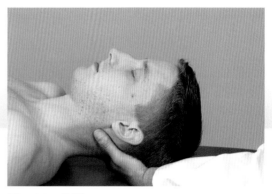

**图7–26** 步骤3

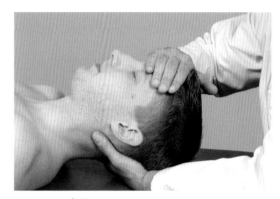

**图7–27** 步骤4

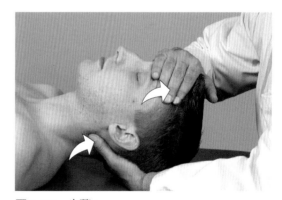

**图7–28** 步骤4

# 颈 椎

## 抵肩侧牵
## 仰卧,侧弯/旋转法

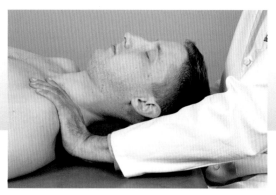

图 7-29　步骤2

1. 患者仰卧于治疗床,术者站或坐于床头侧。

2. 术者一手手掌放至患者治疗侧肩锁关节上
　（**图 7-29**）。

3. 另一手放于患者治疗侧下颌处,并轻柔地将患
　者头部转向对侧（**图 7-30**）。

4. 术者将患者头部旋转至限制点,保持3～5秒,
　然后缓慢地将头部转回中立位。

5. 可缓慢而富有节律地反复操作该手法,直到软
　组织得以放松和（或）颈部活动度得以改善。

6. 对侧同法。

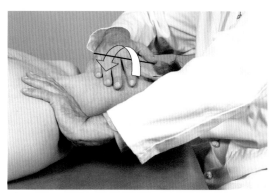

图 7-30　**A** 步骤3和步骤4,控制头前部

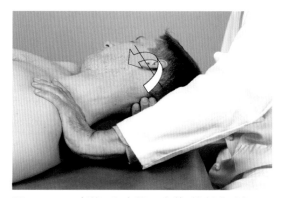

图 7-30　**B** 步骤3和步骤4,交替,控制头后部

# 颈 椎

**抵肩侧牵
坐位,侧弯 / 旋转法**

1. 患者取坐位。

2. 术者站于患者右后方,患者靠在术者胸部。

3. 术者右手呈虚掌,从患者下巴穿过,放至患者左侧耳郭处(**图7-31**)。

4. 术者左手放至患者左肩斜方肌和锁骨上区域(**图7-32**)。

5. 术者右手轻柔地将患者头部向右旋转,并向上拔伸,同时左手持续施加柔和下压的反作用力(**图7-33**)。

6. 可缓慢而富有节律地反复操作该手法,或以持续的方式操作。

7. 如有必要,可同样操作于左侧。

8. 治疗后重新评估软组织张力,以评价疗效。

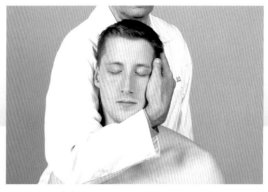

**图7-31** 步骤3

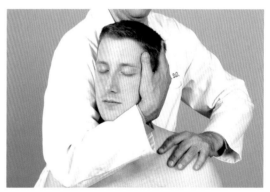

**图7-32** 步骤4

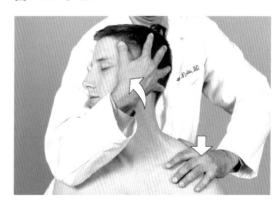

**图7-33** 步骤5

# 颈 椎

## 颈椎牵引
## 坐位,下肢辅助法

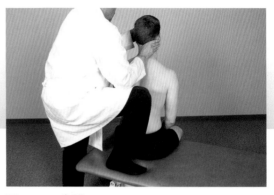

**图7-34** 步骤5

1. 患者取坐位。

2. 术者站于患者左后方。

3. 术者右腿屈髋屈膝将右脚放于患者臀后。

4. 术者右肘放至自己右腿上。

5. 术者以左手放至患者前额部,以固定头部,右手拇指与示指托住患者枕部(**图7-34**、**图7-35**)。

6. 术者缓慢地将右足跟离地将右腿抬起(踝跖屈),借此产生对颈椎的牵引(**图7-36**)。

7. 术者缓慢将脚放回原位,以释放牵引力(**图7-37**)。

8. 这种操作应该在柔和而富有节律的方式下进行,或者以持续的方式操作。

9. 治疗后重新评估软组织张力,以评价疗效。

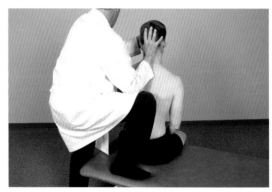

**图7-35** 步骤5,辅助手位置

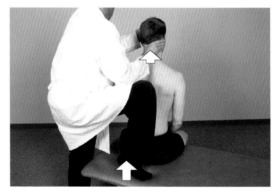

**图7-36** 步骤6

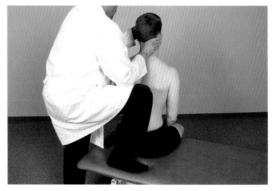

**图7-37** 步骤7

# 颈 椎

## 托举牵引
## 坐位，头靠胸法

1. 患者取坐位。

2. 术者面向患者而立，双脚前后站立，以便保持
   平衡。

3. 患者前额靠于术者锁骨下窝或胸骨处（**图7-38**）。

4. 术者双手拇指分别放于患者两侧耳前，余指指
   腹放于颈椎棘突两侧椎旁肌肉处（**图7-39**）。

5. 术者身体稍向后倾斜，把患者引向术者，此时
   术者手指向内按压，吸定软组织，并将颈椎向上
   方牵拉，以产生纵向的牵引效果（**图7-40**）。

6. 此法操作时应以柔和而富有节律地按揉方式
   操作，或者以持续的方式操作。

7. 治疗后重新评估软组织张力，以评价疗效。

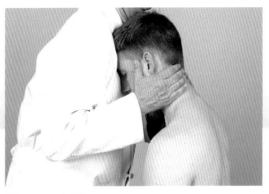

**图7-38** 步骤3

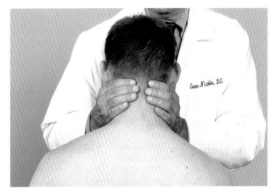

**图7-39** 步骤4

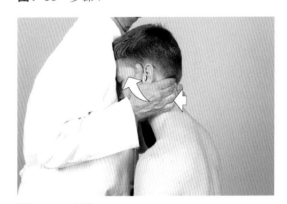

**图7-40** 步骤5

# 胸 椎

## 单侧俯卧按压

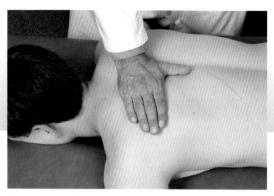

**图7-41** 步骤3

1. 患者取俯卧位,头部转向术者(如治疗床有头洞,则保持中立位)。

2. 术者立于健侧。

3. 术者将一手拇指与大鱼际放于患侧胸椎棘旁肌肉处(**图7-41**)。

4. 术者另一手拇指外展,将大鱼际压于上手拇指处,或手背上(**图7-42**)。

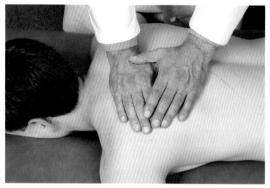

**图7-42** 步骤4

5. 术者保持肘关节伸直位,并借助身体重量,向下施加一个柔和的力量以吸定软组织,而后将该力转向外侧,施以垂直于肌纤维方向的力(**图7-43**)。

6. 持续数秒后缓慢放松。

7. 以柔和具有节律性的方式,重复步骤5和步骤6数次。

8. 术者可通过改变手部放置的胸椎节段,重复操作步骤5和步骤6,以牵伸不同部分的椎旁肌肉。

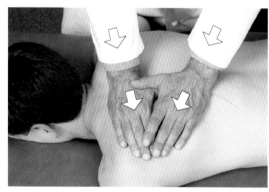

**图7-43** 步骤5

9. 此法也可采用持续深压的方式操作。

10. 治疗后重新评估软组织张力,以评价疗效。

# 胸 椎

## 单侧俯卧按压
## "猫步"样交替按压

1. 患者俯卧位,头部转向术者(如治疗床有头洞,则保持中立位)。

2. 术者立于健侧。

3. 术者两手掌面向下并排放于患侧胸椎棘旁肌肉处(**图7-44**)。

4. 术者尾侧手垂直向下按压,吸定椎旁筋膜和肌肉组织(**图7-45**)。

5. 而后施以垂直于肌纤维方向的力,将筋膜组织推动到弹性限制点,力度以患者舒适可承受为佳(**图7-46**)。

6. 持续几秒钟而后慢慢放松。

7. 当术者尾侧手开始慢慢放松时,其靠头侧手开始施加一个外下方向的力(**图7-47**)。

8. 两手交替操作。

9. 每只手向下和向外的按压应有节奏地持续操作几秒钟。

10. 治疗后重新评估软组织张力,以评价疗效。

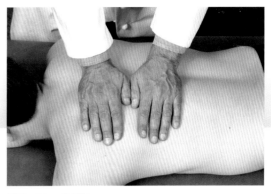

**图7-44** 步骤3

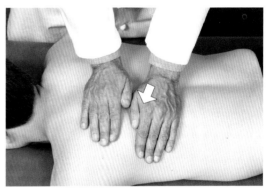

**图7-45** 步骤4

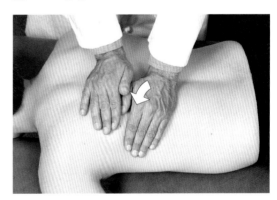

**图7-46** 步骤5

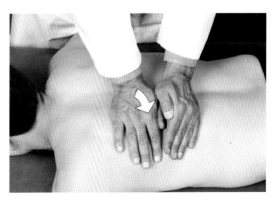

**图7-47** 步骤7

## 胸 椎

### 俯卧双侧按压/反向按压

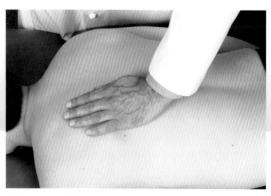

**图 7-48** 步骤 4

1. 患者俯卧位,头部转向术者(如治疗床有头洞,则保持中立位)。

2. 术者立于任意一侧。

3. 术者将尾侧手的大鱼际与大拇指放至对侧胸椎棘旁肌肉处,手指向头。

4. 术者将头侧手的小鱼际放至同侧胸椎棘旁肌肉处,手指指向尾部(**图 7-48**、**图 7-49**)。

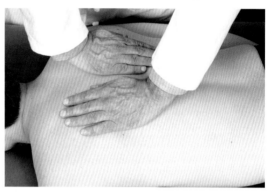

**图 7-49** 步骤 4

5. 术者双手以柔和之力,先向下按压以吸定手下软组织,后分别向头和足方向施力,产生分离牵拉的作用(**图 7-50**)。

6. 向下按压的力度与纵向牵伸的程度依据患者的身体状况而定(如严重的骨质疏松等),因为可能引起胸廓损伤。

7. 该技术可以采用柔和而富有节律的按揉方式操作,也可以用持续深压的方式操作。

8. 术者双手可根据治疗需要定位到不同的胸椎节段,双手的位置也可以交换。

9. 治疗后重新评估软组织张力,以评价疗效。

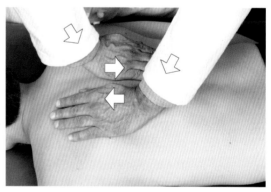

**图 7-50** 步骤 5

# 胸 椎

## 单侧杠杆
## 短/长杠杆法

1. 患者取侧卧位,患侧朝下。

2. 术者面向患者坐于床边。

3. 术者尾侧手拇指外展,越过患者肩膀,将大鱼际与拇指放至治疗侧上胸段横突旁肌肉处(**图7-51**)。

4. 术者头侧手放至患者耳郭周围,托住患者头部(**图7-52**)。

5. 术者以柔和之力将患者头部抬起,以产生颈段及上胸段的侧弯,同时其尾侧手向前外侧按压以吸定软组织。术者也可轻微屈曲胸椎到组织的弹性限制点(**图7-53**)。

6. 步骤5可在柔和而富有节奏的按揉方式下反复操作,或者采用持续深压的方式操作。

7. 术者可将其尾侧手定位于不同的胸椎节段,重复操作步骤5和步骤6以拉伸不同位置的椎旁肌肉(**图7-54**)。

8. 治疗后重新评估软组织张力,以评价疗效。

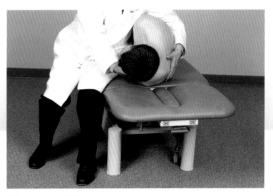

**图7-51** 步骤3

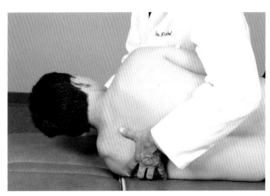

**图7-52** 步骤4

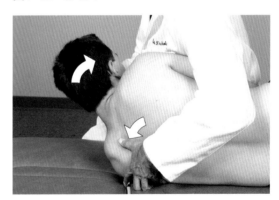

**图7-53** 步骤5

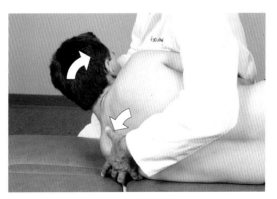

**图7-54** 步骤7

## 胸 椎

### 双侧拇指按压

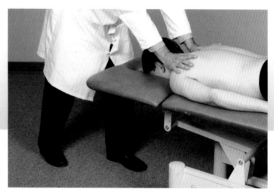

**图7-55** 步骤2

1. 患者俯卧,头部转向术者(如治疗床有头洞,则保持中立位);术者立于床头侧。

2. 术者双手拇指分别放于第一胸椎横突旁肌肉处,余指呈扇形两侧展开(**图7-55**)。

3. 术者拇指以柔和之力向下按压,以吸定皮下组织,而后向足侧及外侧方向施力,直到组织的弹性极限处为止(**图7-56**),不可在皮肤上拖动、擦动,以免引起不适。

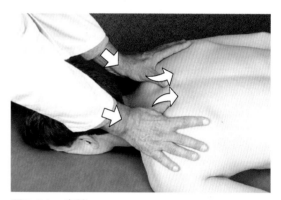

**图7-56** 步骤3

4. 持续数秒后慢慢放松。在柔和而富有节奏的按揉方式下反复操作。

5. 可将拇指定位于任何胸椎节段(T2—T12)继续这种有节律的按揉,直至胸椎后凸的顶点(通常是T7—T8)。

6. 术者移动至患者臀部水平处面向患者头部而立,双手拇指放于患者T12横突旁肌肉处,余指呈扇形放于腰部两侧(**图7-57**)。

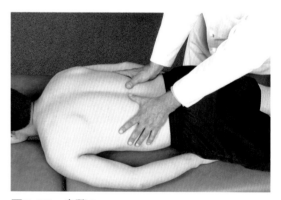

**图7-57** 步骤6

7. 术者从T12—T1重复操作这种按揉的程序,或者采用持续深压的方式操作(**图7-58**)。

8. 治疗后重新评估软组织张力,以评价疗效。

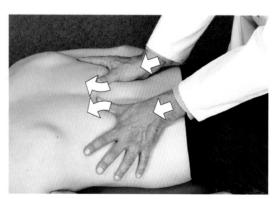

**图7-58** 步骤7

# 胸 椎

## 双侧斜方肌按压
## 直接抑制法

1. 患者取仰卧位。

2. 术者坐于床头侧。

3. 术者双手分别放至患者两侧斜方肌处，以拇指和示中两指捏住斜方肌（**图7-59**），拇指与示中两指上下位置随术者方便而定（**图7-60**）。

4. 术者三指同时用力，缓慢地增加挤压斜方肌的力度（**图7-61**）。

5. 持续按压至斜方肌完全放松，或操作1～2分钟。

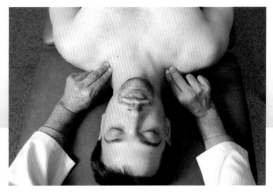

**图7-59** 步骤3

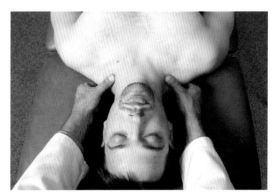

**图7-60** 步骤3，适应位置

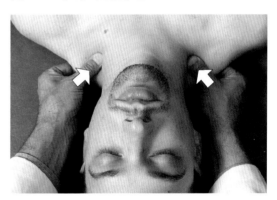

**图7-61** 步骤4

# 胸 椎

## 上位胸椎锁肩法
## 侧卧法

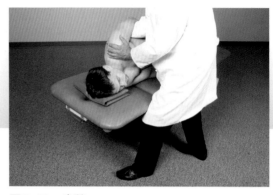

**图 7-62** 步骤 3

1. 患者取侧卧位,患侧朝上。

2. 术者面向患者立于床边。

3. 术者尾侧手从患者腋下穿过,指腹放于患侧胸椎棘旁肌肉处(**图 7-62**)。

4. 术者头侧手放至患者患侧肩前区,以起到固定支撑的作用(**图 7-63**)。注意:患者臂部应被屈曲大约120°,根据需要可搭在术者肩至手臂上(**图 7-64**)。

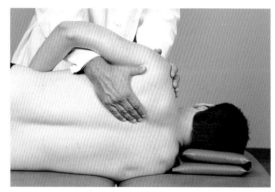

**图 7-63** 步骤 4

5. 术者尾侧手以柔和之力向前按压以吸定软组织,并垂直于胸椎向外侧牵伸椎旁软组织(**图 7-65**)。

6. 持续几秒后缓慢放松。

7. 采用柔和、有节律的揉捏方式重复步骤5和步骤6。

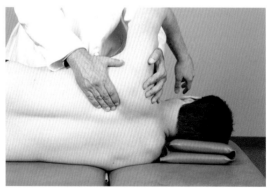

**图 7-64** 步骤 4,适应位置

8. 术者可将其尾侧手定位于其他不适的胸椎节段,重复操作步骤5至步骤7即可。

9. 该技术也可采用持续深压的方式操作。

10. 治疗后重新评估软组织张力,以评价疗效。

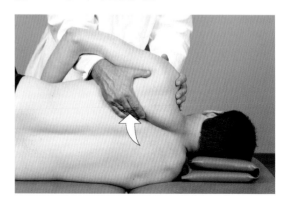

**图 7-65** 步骤 5

# 胸 椎

## 中低位胸椎区
## 侧卧法

1. 患者侧卧位,患侧朝上。

2. 术者面向患者站于床边。

3. 术者双手从患者患侧腋下穿过,拇指外展,双手并排,余指腹放于患侧胸椎棘旁肌肉处(**图7-66**、**图7-67**)。

4. 术者双手以柔和之力垂直向前按压以吸定软组织,并施以垂直于肌纤维方向的力将其横向牵伸(**图7-68**)。

5. 持续几秒后缓慢放松。

6. 采用柔和、有节律的揉捏方式重复步骤4和步骤5。

7. 术者可将其双手定位于其他需治疗的胸椎节段,重复操作步骤4至步骤6以拉伸不同位置的椎旁肌肉。

8. 此法也可采用持续深压的方式操作。

9. 治疗后重新评估软组织张力,以评价疗效。

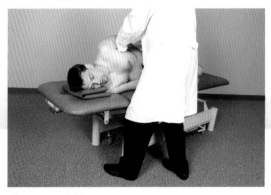

**图7-66** 步骤3

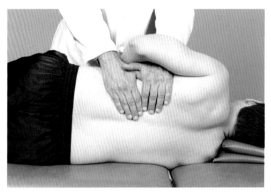

**图7-67** 步骤3

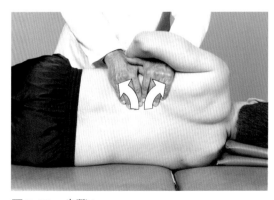

**图7-68** 步骤4

# 胸　椎

## 上位胸椎伸展
## "上下交错"术

1. 患者取坐位,前臂交叉,拇指食指分开,卡住对侧肘窝(**图7-69**)。

2. 术者面向患者而立。

3. 术者双手从患者前臂"下"穿过放至患者肩膀"上",使患者前额伏于前臂上。

4. 术者指腹放于患者上胸部胸椎棘旁肌肉处(**图7-70**)。

5. 术者两腿前后站立以保持平衡,身体稍往后倾,将患者拉向前方,同时将患者前臂当作杠杆,将其稍抬起,以产生最小的胸椎伸展(**图7-71**)。

6. 术者双手指腹以柔和之力向腹侧和头侧按压以吸定软组织,并产生椎旁软组织的纵向牵伸(**图7-72**)。

7. 步骤5和步骤6可采用柔和、有节律的揉捏方式或持续深压的方式操作。

8. 治疗后重新评估软组织张力,以评价疗效。

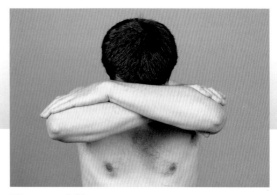

**图7-69**　步骤1

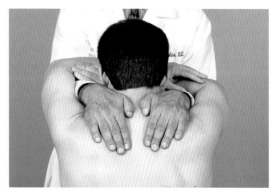

**图7-70**　步骤4

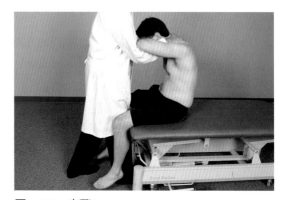

**图7-71**　步骤5

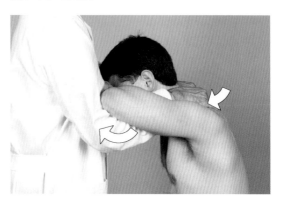

**图7-72**　步骤6

## 胸 椎

### 中位胸椎伸展

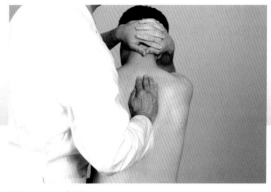

**图7-73** 步骤4

1. 患者坐位,双手交叉抱于颈后。

2. 术者立于患者一侧。

3. 术者一手于患者上臂下方穿过抓住对侧肘关节,患者另一肘关节靠在术者肘前窝处。

4. 术者将另一手放至患者胸椎棘突处,手指向头,大小鱼际分别接触两侧椎旁软组织(**图7-73**、**图7-74**)。

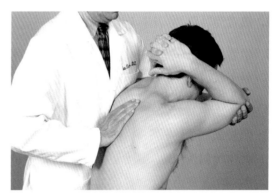

**图7-74** 步骤4

5. 术者背部的手以柔和之力向腹侧及头侧用力以吸定软组织,并将椎旁软组织纵向拉伸;另一手稍抬起患者肘关节,以对胸椎产生小幅度伸展(**图7-75**)。注意:不可直接在患者棘突上推按或过度伸展胸椎关节。

6. 该技术可采用柔和、有节律的揉捏方式或持续深压的方式操作,也可采用持续深压的方式操作。

7. 术者可将其背部之手定位于不同的胸椎节段,重复操作步骤5和步骤6以拉伸不同位置的椎旁肌肉。

8. 治疗后重新评估软组织张力,以评价疗效。

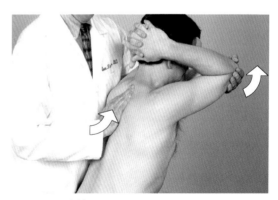

**图7-75** 步骤5

# 胸 椎

## "提肋"
## 仰卧位,伸展术

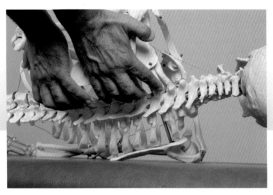

**图 7-76** 步骤 2

本手法常用于治疗术后调整,以治疗躯体—内脏反射中的内脏功能障碍(如术后麻痹性肠梗阻)。

1. 患者仰卧位,术者坐于患侧。

2. 术者双手指腹(掌心朝上)放至患者患侧胸椎棘旁肌肉处(**图7-76**、**图7-77**)。

3. 为便于术者发力,患者向术者靠近。术者前臂顺势平放于治疗床上,肘部下压,形成杠杆,指腹向腹侧按压以吸定软组织。同时指腹垂直于胸椎向外发力,拉伸椎旁软组织(**图7-78**)。

4. 坚持数秒后缓慢放松。

5. 步骤3和步骤4可在柔和、有节律的揉捏方式下反复操作数次。

6. 术者可双手定位于不同的胸椎节段,重复操作步骤3至步骤6以拉伸不同位置的椎旁肌肉。

7. 也可采用持续深压的方式操作。

8. 治疗后重新评估软组织张力,以评价疗效。

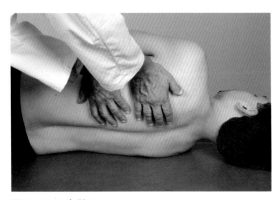

**图 7-77** 步骤 2

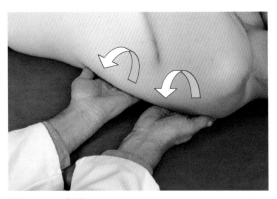

**图 7-78** 步骤 3

## 腰　椎

### 单侧俯卧按压

1. 患者俯卧位,头部转向术者(如治疗床有头洞,则保持中立位)。

2. 术者立于健侧(**图7-79**)。

3. 术者一手拇指外展,与大鱼际一起放于患侧腰椎棘旁肌肉处(**图7-80**)。

4. 术者另一手大鱼际贴压于上手拇指上(**图7-81**)。

5. 术者保持双肘部伸直,借用体重,以柔和之力向下按压,吸定皮下组织,并垂直于椎旁肌肉组织发力,将其向外侧拉伸(**图7-82**)。

6. 持续数秒后慢慢放松。

7. 步骤5和步骤6可在柔和、有节律的揉捏方式下反复操作数次。

8. 可定位于不同腰椎节段,依照步骤5至步骤7操作以拉伸不同部分的椎旁肌肉组织。

9. 此法也可采用持续深压的方式操作。

10. 治疗后重新评估软组织张力,以评价疗效。

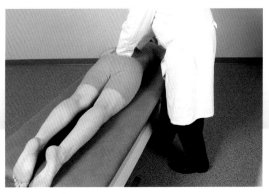

**图7-79** 步骤2

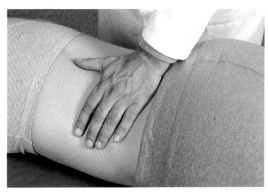

**图7-80** 步骤3

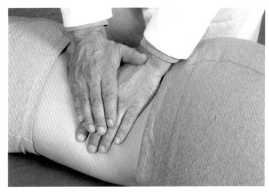

**图7-81** 步骤4

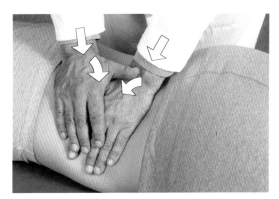

**图7-82** 步骤5

# 腰 椎

## 俯卧牵伸
## 双手,腰骶法

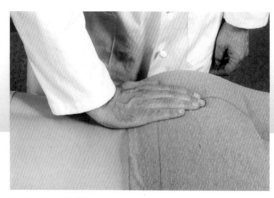

**图 7-83** 步骤 3

1. 患者俯卧位,头部转向术者(如治疗床有头洞,则保持中立位)。

2. 术者立于患者骨盆水平位处。

3. 术者将头侧手掌根放于腰骶结合处,手指向尾骨(**图 7-83**)。

4. 术者按以下一种或两种方法操作:

   **a.** 术者尾侧手放于腰椎棘突上,大小鱼际位于两侧棘旁肌肉处,前臂交叉(**图 7-84**)。

   **b.** 术者尾侧手大鱼际放于术者对侧腰椎棘旁肌肉处,或小鱼际放于术者同侧腰椎横突体表投影区,手指向上。

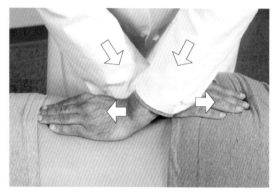

**图 7-84** 步骤 4a

5. 术者以柔和之力向腹侧按压,吸定皮下组织,同时双手各向手指方向纵向发力,产生分离牵拉的效果(**图 7-85**),注意不可直接在棘突上推按。

6. 可在柔和、有节律的揉捏方式下反复操作,也可采用持续深压的方式操作。

7. 术者尾侧手可定位于不同腰椎节段,依照步骤4至步骤6操作。

8. 治疗后重新评估软组织张力,以评价疗效。

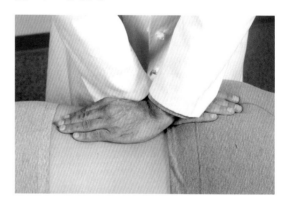

**图 7-85** 步骤 5

# 腰 椎

## 双侧拇指按压

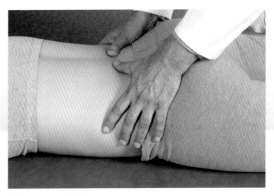

**图7-86** 步骤3

1. 患者俯卧位,头部转向术者(如治疗床有头洞, 则保持中立位)。

2. 术者立于患者膝关节或大腿水平位处。

3. 术者双手拇指外展,放至L5棘旁肌肉处,余指 呈扇形自然放于腰部两侧(**图7-86**)。

4. 术者拇指以柔和之力向腹侧按压,吸定皮下组 织,并向头侧和外侧发力,直到触及组织受限处 或障碍点(**图7-87**),注意不可在皮肤上拖动、 擦动,以免引起不适。

5. 可在柔和、有节律的揉捏方式下反复操作数 次,然后放松。

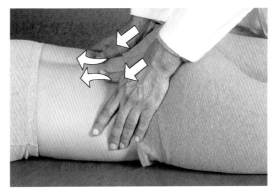

**图7-87** 步骤4

6. 术者的拇指重新定位于每个腰段的横突上 (L4、L3、L2,然后L1),重复步骤4和步骤5操作 以拉伸不同部分的椎旁肌肉组织。

7. 也可采用持续深压的方式操作。

8. 治疗后重新评估软组织张力,以评价疗效。

## 腰 椎

### 单侧,剪切技术

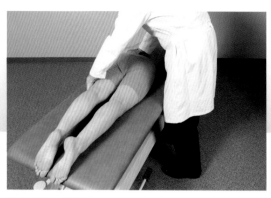

**图7-88** 步骤2

1. 患者俯卧位,头部转向术者(如治疗床有头洞,则保持中立位)。

2. 术者立于健侧(**图7-88**)。

3. 术者尾侧手抱住患者患侧膝关节或胫骨粗隆附近(**图7-89**)。

4. 术者抱起患者患侧小腿,使髋关节伸展(**图7-90**),并向另一腿方向内收,以使两腿剪切交错。

5. 术者尾侧手也可放于患者对侧腿下,前臂放至患者同侧腿上,以便支撑术者前臂。

6. 术者头侧手拇指与大鱼际放于患者患侧腰椎棘旁肌肉处,向腹侧及外侧推按以吸定软组织,同时尾侧手增加髋关节伸展及内收的范围(**图7-91**)。

7. 坚持数秒后缓慢慢放松。

8. 可在缓慢、有节律的揉捏方式下反复操作步骤5和步骤6数次。

9. 术者头侧手可重新放至不同的腰椎节段,重复操作步骤6至步骤8以拉伸不同部位的椎旁肌肉组织。

10. 也可采用持续深压的方式操作。

11. 治疗后重新评估软组织张力,以评价疗效。

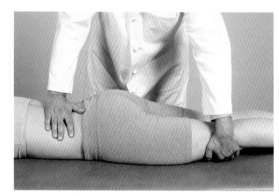

**图7-89** 步骤3

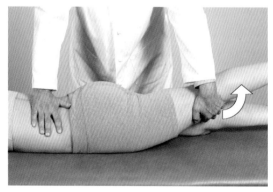

**图7-90** 步骤4

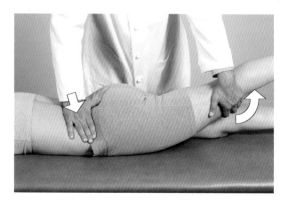

**图7-91** 步骤6

## 腰 椎

### 反向杠杆式俯卧按压

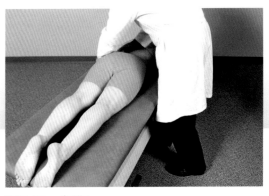

**图 7-92** 步骤 2

1. 患者取俯卧位，头部转向术者（如治疗床有头洞，则保持中立位）。

2. 术者立于健侧（**图 7-92**）。

3. 术者头侧手拇指与大鱼际放至患者患侧腰椎棘旁肌肉处。

4. 术者尾侧手托住患者患侧髂前上棘，并轻柔地将其向上托起（**图 7-93**）。

5. 术者头侧手向腹侧及外侧推按，以吸定椎旁软组织，并垂直于腰椎向外侧牵伸椎旁软组织（**图 7-94**）。

6. 坚持数秒后缓慢放松。

7. 可在缓慢、有节律的揉捏方式下反复操作步骤4至步骤6数次。

8. 术者头侧手可重新放至不同的腰椎节段，重复操作步骤4至步骤6以拉伸不同部位的椎旁肌肉组织。

9. 也可以持续深压的操作方式进行。

10. 治疗后重新评估软组织张力，以评价疗效。

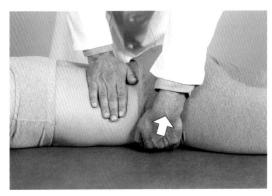

**图 7-93** 步骤 4

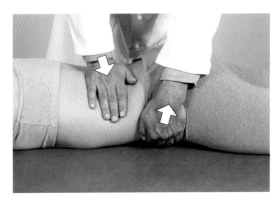

**图 7-94** 步骤 5

# 腰 椎

## 单侧按压
## 侧卧位（屈髋屈膝）

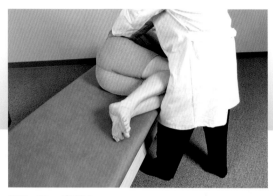

**图7-95** 步骤3

1. 患者侧卧位,患侧朝上。

2. 术者于治疗床边面向患者站立。

3. 患者屈髋屈膝,术者一腿靠在患者髋下区（**图 7-95**）。

4. 术者双手并排,指腹放于患侧腰椎棘旁肌肉处（**图7-96**）。

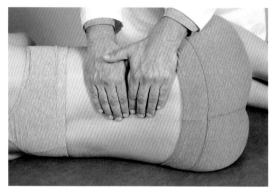

**图7-96** 步骤4

5. 术者双手向腹侧及外侧推按,以垂直拉伸椎旁肌肉组织（**图7-97**）。

6. 同时,术者抵于患者膝盖处的大腿可仅用于支撑,也可屈曲以产生对椎旁组织的弓状牵伸和纵向牵引。此法可在柔和、有节律的揉捏方式下操作,或采用持续深压的方式操作。

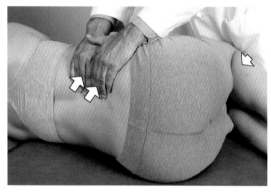

**图7-97** 步骤5

7. 上述技术可改进为将术者尾侧手靠于患者髂前上棘处,同时头侧手向腹侧拉伸椎旁肌肉组织（**图7-98**）。

8. 术者双手可重新放至不同的腰椎节段,重复操作步骤4至步骤6以拉伸不同部位椎旁肌肉组织。

9. 治疗后重新评估软组织张力,以评价疗效。

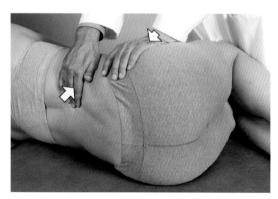

**图7-98** 步骤7

## 腰 椎

### 仰卧伸展

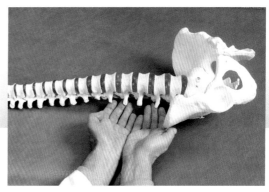

**图7-99** 步骤3

1. 患者仰卧位(或屈髋屈膝,以寻求舒适体位)。

2. 术者坐于患侧。

3. 术者前臂平放治疗床,双手指腹放至患者患侧腰椎横突和棘突间的棘旁肌肉处(**图7-99**、**图7-100**)。

4. 术者垂直于胸部椎旁肌肉组织向腹侧及外侧按压。术者置于床上的双肘下压,为产生腹向杠杆运动的腕部及手部提供支撑(**图7-101**)。

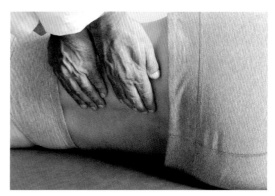

**图7-100** 步骤3

5. 同时术者指腹向自己方向用力,垂直拉伸腰部椎旁肌肉组织。

6. 坚持数秒后慢慢放松。

7. 步骤4至步骤6可在柔和、有节律的揉捏方式下反复操作。

8. 术者可双手定位于不同的腰椎节段,重复操作步骤4至步骤6以拉伸不同部位的椎旁肌肉。

9. 该技术也可采用持续深压的方式操作。

10. 治疗后重新评估软组织张力,以评价疗效。

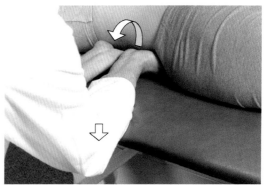

**图7-101** 步骤4

## 腰　椎

### 长杠杆,反向杠杆

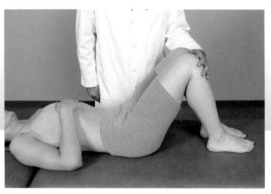

图 7-102　步骤 2

1. 患者取仰卧位。

2. 术者尾侧手将患者屈髋屈膝 90°(**图 7-102**)。

3. 术者将头侧手放至患者腰部功能障碍处。

4. 术者控制患者下肢双侧胫骨粗隆处,缓慢将其水平向对侧推移(**图 7-103**)。

5. 同时术者监测患者腰部椎旁软组织的张力变化。

6. 术者头侧手柔和而稳固地将患者椎旁软组织向上顶按,直至软组织的弹性极限处(**图 7-104**)。

7. 术者再次将患者下肢向对侧轻微移动,并坚持数秒,然后慢慢放松(**图 7-105**)。

8. 按压与放松有节奏地交替进行,直至软组织放松,或者持续操作 2 分钟。

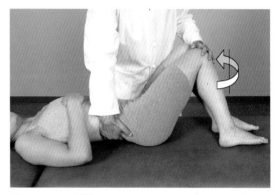

图 7-103　步骤 4

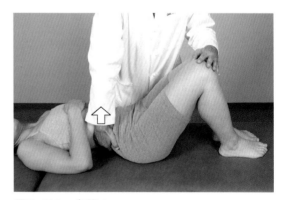

图 7-104　步骤 6

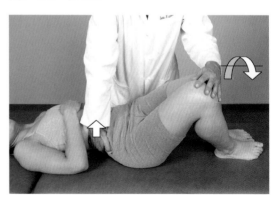

图 7-105　步骤 7

# 腰 椎

## 单侧肌筋膜张力增高

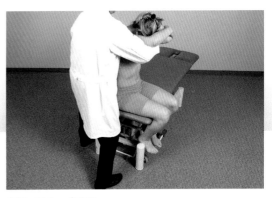

**图7-106** 步骤2

1. 患者坐位,术者站于患者右后方(以左侧为
   患侧)。

2. 患者左手抱于颈后,右手抓住左肘肘窝处;术
   者右手从患者右腋下穿过,抓住患者左上臂
   (**图7-106**)。

3. 术者左手拇指与大鱼际放于患者左侧腰椎棘
   旁肌肉处(**图7-107**)。

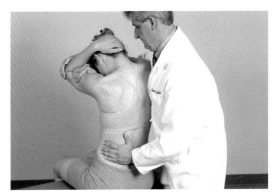

**图7-107** 步骤3

4. 嘱患者身体放松并主动前倾,倚靠在术者前
   臂上。

5. 术者左手按压椎旁软组织,并将其向外侧垂
   直拉伸,同时右手臂施力将患者向右侧旋转
   (**图7-108**)。

6. 牵伸坚持数秒后缓慢放松。

7. 可在柔和而富有节律的按揉方式下反复操作
   步骤5和步骤6数次。

8. 术者左手重新放置于其他腰部功能障碍处,重
   复操作步骤5至步骤7。

9. 此技术也可采用持续深压的方式操作。

10. 治疗后重新评估软组织张力,以评价疗效。

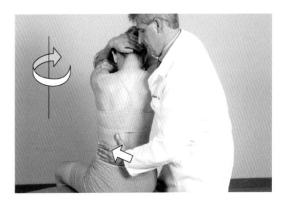

**图7-108** 步骤5

# 骨盆区

## 坐骨直肠窝/盆底隔膜
## 俯卧位,内旋髋关节
## 直接抑制技术

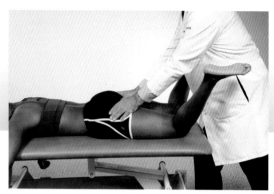

**图7-109** 步骤1至步骤3

1. 患者俯卧位,术者站在诊疗床的尾端。

2. 患者双膝关节屈曲约90°,双髋关节稍内旋。

3. 术者站在患者两下肢之间,用双手拇指触诊紧邻坐骨结节内侧略偏头端的坐骨直肠窝(**图7-109**)。

4. 术者向坐骨直肠窝施以轻柔而稳定的压力(如箭头所示),直到感受到来自"盆底隔膜"的阻挡。

5. 术者用拇指向骶骨外下角(ILAS)直接施加一个侧向压力(**图7-110**)。

6. 保持力度直到感觉到组织松弛为止,或者当术者用拇指继续维持压力时,患者在指导下完成咳嗽动作。

7. 上述过程可以重复3～5次。

8. 再次检查软组织张力,评估治疗效果。

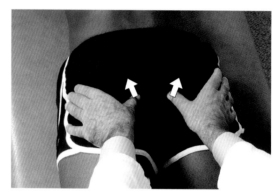

**图7-110** 步骤5,拇指向骶骨外下角施压

# 上肢区

## 肩胛提肌张力过高
## 直接抑制技术

1. 患者坐位，术者站在患者身后，立于功能障碍的一侧。

2. 术者找到位于肩胛骨内上缘附近的肩胛提肌肌腱附着点（**图7-111**）。

3. 术者将拇指或肘尖部放在肩胛提肌肌腱肩胛骨头侧附着点处（**图7-112**、**图7-113**）。

4. 以轻柔的力量开始按压肌腱，或者沿着肌腱结合部垂直推按，直到术者感受到组织的抵抗。

5. 术者可以改变施压的方向，如向下、向内或向外侧用力，来更有效地感受抵抗。

6. 术者始终保持稳定的压力，直到感觉痉挛解除，这可能需要20秒到1分钟的时间。

7. 术者再次评估组织质地以及功能障碍的相关要素（TART）。

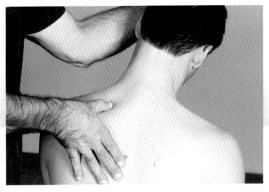

**图7-111** 步骤2

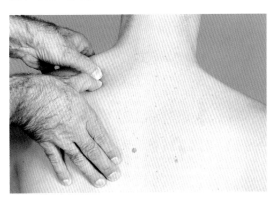

**图7-112** 步骤3，直接向抵抗处施压

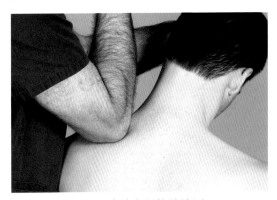

**图7-113** 步骤3，直接向抵抗处施压

# 上肢区

## 小圆肌张力过高
## 直接抑制技术

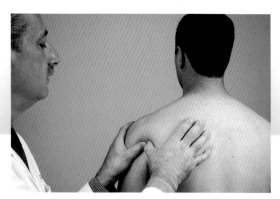

**图7-114** 步骤4,拇指置于张力最大的部位

1. 患者坐位或侧卧位,侧卧时患肩在上。

2. 术者站在诊疗床旁边,立于患者后方。

3. 术者找到位于腋后襞的小圆肌。

4. 术者将双手拇指置于肌肉张力最大的位置,指腹与小圆肌肌纤维方向垂直(拇指施压方向与肌纤维走行方向一致)(**图7-114**)。

5. 术者要保持一个向上、向内和稍稍向前稳定的压力(**图7-115**箭头),直到痉挛解除。

6. 术者再次评估组织质地以及功能障碍的相关要素(TART)。

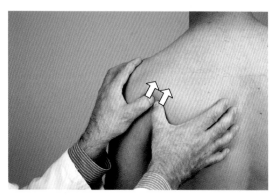

**图7-115** 步骤5

## 上肢区

### 上臂中段对抗侧向牵引

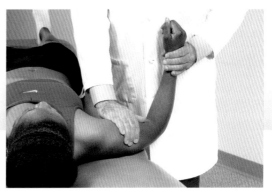

**图 7-116** 步骤 3

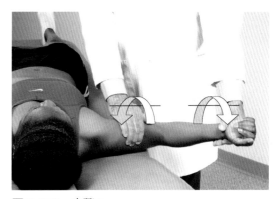

**图 7-117** 步骤 4

1. 患者仰卧于诊疗床上。

2. 患者右上肢外展 60°～90°，便于术者站在或坐在患者外展的上肢与躯干之间。

3. 术者的右手掌置于肱骨外侧三角肌止点水平，左手握住患者的右前臂 / 手腕（**图 7-116**）。

4. 患者肘关节屈曲 45°～90°，然后术者缓慢外旋患者的肩关节 / 上肢，同时按压三角肌肌腱的止点，以引起对患者筋膜组织的轻柔地直接牵伸（**图 7-117**）。

5. 当感觉到筋膜受限的阻力点时，术者可以通过内旋患者的肩关节和放松对肱骨的按压来缓缓释放张力。只要充分内旋肩关节即可释放压力，不需要把上肢放回到中立位。

6. 然后再次外旋患者上肢同时保持按压，并且朝内侧牵伸上臂的筋膜。

7. 整个操作过程可以重复操作 2～5 分钟，但动作要缓慢而富有节奏。如果术者认为拉伸需要额外延长时间，遇到筋膜障碍时可以维持力度 10～20 秒。

8. 再次评估组织张力，判断治疗是否有效性。

# 下肢区

### 髋肌张力过高
### 直接抑制法
### 举例：左侧梨状肌

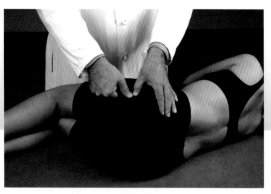

**图7-118** 步骤1至步骤5

1. 患者侧卧位，患侧在上，双髋关节屈曲90°～120°。

2. 患者双膝关节屈曲约100°。

3. 术者面对诊疗床，立于患者的腹侧，臀部平面。

4. 术者要找到位于大转子上部后下方，紧张或疼痛的梨状肌。

5. 术者用拇指指腹向内侧（朝向诊疗床方向）按压梨状肌，持续施压直到触及梨状肌出现松弛（**图7-118**）。

6. 术者也可以用肘尖代替拇指施术（**图7-119**）。一方面，肘尖对压力敏感（如箭头所示），可以感受肌腱的紧张度和局部区域的解剖变异；另一方面，对术者有益，因为这个操作很容易损伤拇指。

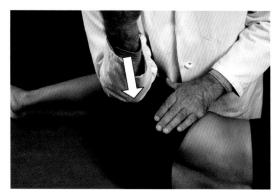

**图7-119** 步骤6，换肘尖按压

7. 术者再次评估组织质地以及功能障碍的相关要素（TART）。

## 下肢区

### 髂胫束紧张
### 俯卧位，反向杠杆法

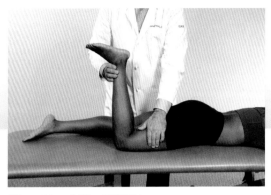

**图7-120** 步骤1至步骤3

1. 患者俯卧位，术者立于患者的左侧。

2. 患者右膝关节屈曲90°。

3. 术者的右手握住患者的右足或小腿，同时靠近患者，左手掌面朝下放在患者的右大腿外侧（**图7-120**）。

4. 术者开始向外推按患者的足和小腿，同时放在患者大腿外侧的左手向髂胫束（ITB）内后方向牵拉，直至限制性障碍边缘（**图7-121**）。

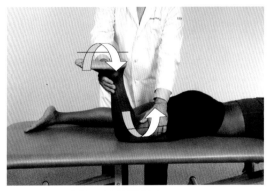

**图7-121** 步骤4，拉伸髂胫束

5. 当感受到髂胫束的限制性障碍时，术者保持力度10～20秒后慢慢放松，再重复此动作，直到组织得到最大程度的松解；或者该技术动作和缓有节律，重复几分钟，直到组织结构得到最大程度的改善。

6. 为了缓解紧张的髂胫束，术者可向后把患者的足/小腿拉向中线位置，同时减轻大腿外侧的压力（**图7-122**）。

7. 再次检查组织紧张度，来评估该技术是否有效。

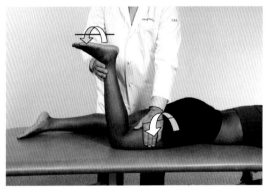

**图7-122** 步骤6，释放压力

## 下肢区

### 髂胫束紧张
### 侧卧位,轻抚法/揉捏法

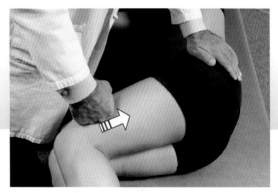

图7-123 步骤1至步骤3,手的位置

1. 患者取右侧卧位,术者立在患者的腹侧。

2. 术者左手放在患者左髂嵴的后外侧以稳定骨盆。

3. 术者右手握拳,近节指骨放平,放在患者大腿远端的外侧(**图7-123**)。

4. 术者向髂胫束远端施加一个轻柔的压力,然后将右拳滑向大转子方向(**图7-124**)。

5. 重复以上动作1~2分钟,再次检查组织的紧张度,评估该操作是否有效。

6. 如果愿意,术者也可以改变从远端到近端的按抚方向,改为从近端向远端按抚,动作终止于髂胫束远端(**图7-125**)。

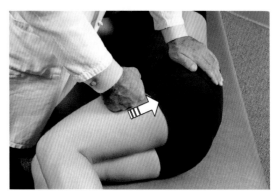

图7-124 步骤4,从远端向近端按抚

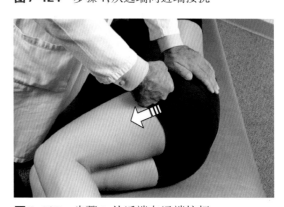

图7-125 步骤6,从近端向远端按抚

# 下肢区

## 足底筋膜张力过高
## 纵向牵伸

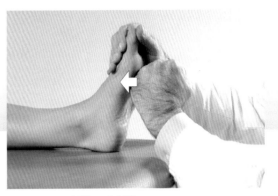

**图7-126** 步骤2至步骤3

**适应证：**

**足底筋膜炎**

**获得性扁平足**

**一般放松和淋巴引流技术**

1. 患者仰卧位，术者坐于诊疗床的尾端。

2. 术者一只手握住患者的足背以控制和稳定患足。

3. 另一只手拳头握紧，将小指近节指骨平坦部位置于患者足底的跖骨端（**图7-126**）。

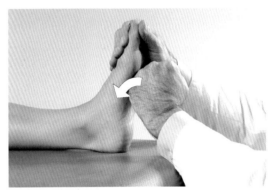

**图7-127** 步骤4，开始施压

4. 术者用近节指骨的平坦部位沿着足底腱膜向下滚动至跟骨（**图7-127**）。

5. 动作要和缓，力度要适中，术者的手是从足底的远端开始向近端跟骨的方向移动，并逐一增加其他指骨背侧与足底接触（即第5指骨→第4指骨→第3指骨→第2指骨）（**图7-128**、**图7-129**）。

6. 重复以上动作1～2分钟，动作要缓慢而富有节奏，以患者能耐受为度。

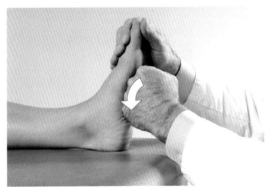

**图7-128** 步骤5

7. 再次检查组织的紧张度和前、中足的活动度，评估该操作是否有效。

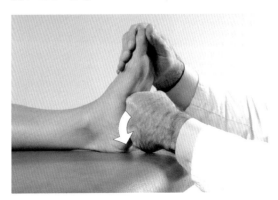

**图7-129** 步骤5

## 下肢区

### 足底筋膜张力过高
### 内侧纵弓
### 加强反向弹动

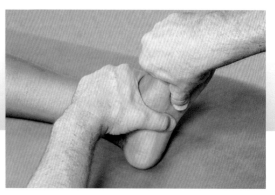

**图7-130** 步骤2至步骤3

**适应证：**

**扁平足**

**中足僵硬**

1. 患者仰卧位，术者站或坐于诊疗床的尾端。

2. 术者把双手拇指放在患者足底的内侧纵弓上，其他手指在足背呈扇形展开（**图7-130**）。

3. 头侧手/拇指充分包裹住足部顶端，用力顶起足弓。

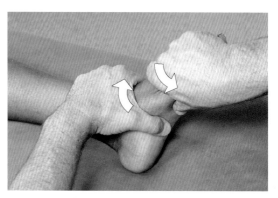

**图7-131** 步骤3至步骤5，重建"足弓"

4. 尾侧手握住足内侧，向上用力使足弓拱起，与头侧手形成一个反作用力。

5. 双手向相反方向扭动，用"拧"的动作来重建足弓（**图7-131**）。反复扭动和拉伸，直到达到预期效果，或患者的忍受极限。

6. 图7-132和图7-133展示了手的位置变化和不同的手法选择。

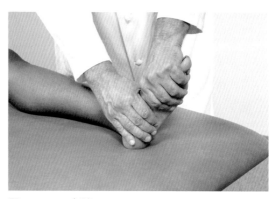

**图7-132** 步骤6

7. 再次检查足弓的紧张度和前、中足的运动情况，评估该操作的有效性。

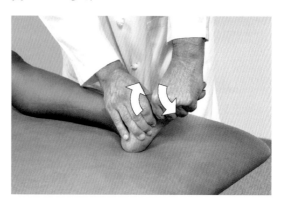

**图7-133** 步骤6

# 参考文献

［1］ Glossary of Osteopathic Terminology. Educational Councilon Osteopathic Principles of the American Association of Colleges of Osteopathic Medicine, http://www.aacom.org.

［2］ Chila AG, exec. ed. Foundations of Osteopathic Medicine. 3rd ed. Baltimore, MD: Lippincott Williams & Wilkins, 2011.

［3］ Greenman P. Principles of Manual Medicine. 3rd ed. Philadelphia, PA: Lippincott Williams & Wilkins, 2003.

# 第八章

## 肌筋膜松解技术

### 筋膜是一个器官系统

直到最近，人们也没有认可筋膜是一种重要的组织。格雷（Gray）和霍林斯赫德（Hollinshead）的解剖书中所提及的筋膜一般是指解剖实验室和外科手术中的解剖组织，"作为一个术语，筋膜在用法上很模糊，它是指和结缔组织差不多大，可以用裸眼看得到的组织"，并且"筋膜这个术语在解剖学和外科手术中的应用相当宽松。"霍林斯赫德也指出，"在某种意义上，筋膜既没有起点也没有终点，对筋膜的任何描述都有些随意"[1,2]。

最近，人们对于筋膜作为一种重要的器官系统，在健康维护和疾病预防中起到的重要作用产生了兴趣，并于2007年在哈佛医学院召开了第一届国际筋膜研讨会（FRC）。在这次会议上，针对筋膜的定义达成了更一致的意见。这个定义更贴近于整骨行业既往所认可的解释，它可以解释为"遍布人体的结缔组织系统中的软组织成分，形成一个连续的、全身的、三维立体的支撑结构。它贯穿和包绕所有的器官、肌肉、骨骼和神经纤维，为人体系统的正常创建了独特的环境。因此，它延伸到所有的纤维结缔组织中，包括腱膜、肌腱、韧带、关节囊、器官和血管内外膜、脑膜、骨膜，以及所有肌筋膜中的肌内膜和肌纤维"。

### 技术原理

沃德（Ward）把肌筋膜松解技术描述为"用于拉伸和反射性地放松软组织痉挛和关节活动受限"[3]。这种整骨疗法与早期整骨疗法和软组织技术有一定的历史渊源。尽管这种手法可以追溯到早期的整骨医生，但沃德整合了许多其他技术，并将其发展成了一个独特的技术[4]。整骨原则教育委员会把肌筋膜松解技术定义为"最早由安德鲁·泰勒·斯蒂尔（Andrew Taylor Still）和他早期的学生们所提出，是一种通过持续按压和反馈调节达到松解肌筋膜目的的诊断和治疗方法"[5]。将这种技术与其他整骨技术进行比较（尤其是软组织），很明显，手的放置和施力方向是相似的，并且影响各种解剖组织类型、肌肉起止点等的原则在这种技术中也很重要。虽然软组织操作技术长久以来被归为直接手法，但是肌筋膜松解术既可以采用直接手法，也可以采用间接手法来完成。因此，有人认为它是一种组合技术[2]。此外，肌筋膜松解术与软组织操作技术还有以下两点不同：① 肌筋膜松解技术手法所施加压力的深度只达到肌组织周围的筋膜层，而不作用于深层肌肉的软组织；② 肌筋膜松解术在功能障碍部位操作时是持续按压的，而经典的软组织技术（不是它的抑制方式）是按压—放松交替进行的。

肌筋膜松解术可以单手或双手操作，但双手操作更有利于临床诊断和治疗。整骨医生会使用精细触诊以判断软组织顺应性（松弛、放松、游离）及僵硬（坚固、粘连、受限）。然而，在功能障碍的状态下可能存在广泛、普遍的障碍（受限），所以在组织顺应性方面会出现一定程度上的不对称。因此，一个或多个方向上的松弛与其他方向上的限制可能并存。这种不对称性在临床上被描述为紧—松或松弛—粘连关系。沃德还指出，在松弛部位更容易存在松—紧不对称，并可能出现疼痛及不稳定的临床表现[3]。因此，术者必须注意其中的因果关系：① 紧张或直接障碍会导致继发的松弛反应；② 松弛部位也存在内在的不稳定性，临床上并不建议对障碍进行各个方向的松解。

功能障碍可以通过患者的主动或被动活动来鉴别和治疗。患者的呼吸辅助运动，特别是肌肉的等长收缩（如握拳或咬牙）、舌及眼球的运动等，经常被用作增强技术。这被称为放松—增强机制（REMS），不要与眼球的快速运动相混淆（也简称为REMS）。它们也被描述为激活力量，例如人体追求动态平衡的自然内在力量、包括咳嗽的呼吸力量（协作/辅助）、特定肌肉收缩的患者配合力量、术者指导的力量，以及振动的力量[4]。

由于筋膜紧密地结合在肌肉及人体其他组织中，任何直接作用于筋膜的力都可以影响到韧带和关节囊（关节）等组织，以及远离施术部位的组织结构。因此，肌筋膜松解技术影响范围会很大（例如"张力平衡结构"关系）。例如，放松第7、第8节胸椎附近的区域，可以通过斜方肌的良性作用来减轻患者枕骨下的症状。

沃德认为，许多生理和解剖因素对肌筋膜松解技术至关重要[3]。其中包括Wolff法则、Hooke法则和Newton第三法则。它们涉及对作用力的各种反应，例如形变，以及在术者与患者身体接触的过程中产生的大小相等、方向相反的作用力与反作用力。因此，根据热力学和能量守恒定律，我们可以预料到在按压时，患者身体组织在发生能量变化。朱尔（Joule）发现工作时所消耗的大量能量转化成了热能。由于各种物理或生物电现象，包括压电现象、力的传导和（或）磁滞现象[6]，产生的变化可能不仅发生在肌筋膜结构中，也发生在细胞组织内。随着这些变化在人体组织内的发生，术者可以通过触诊感受到组织的变软、延长和（或）松弛。或许，肌筋膜松解技术这个名称就意味着，组织的张力得以释放的同时，组织也被延长了[4,6]。

在不同方向进行松解后，这种现象可能还会持续一段时间。术者应采取适当的直接或间接的肌筋膜松解技术来进行持续治疗。通过这样的持续治疗,可能将会影响这些组织的永久弹性（塑性改变）。

奥康奈尔（O'Connell）认为压电现象可能是肌筋膜治疗技术产生疗效的另一个理论基础。这个理论还包括机械传导过程，即机械应力或负荷可以在细胞水平（成纤维细胞、软骨细胞、成骨细胞）产生生物电效应。研究表明，在骨骼的胶原蛋白中已发生了这样的效应，基于筋膜也是富含胶原蛋白的组织，这一理论已被推广到筋膜并得到广泛的认可[6]。

# 技术分类

## 双手的直接手法、间接手法或组合手法

肌筋膜松解术的直接手法是在限制性障碍（紧张、束缚）方向实施的；而间接手法是在生理或限制性障碍容易运动（松弛、游离）方向上，或运动程度不对称方向上实施的（见第六章"整骨手法技术原则"）。术者也可以两种手法同时使用，一手处理紧张限制，另一手处理松弛限制。另外，两种手法可以交替使用，或者在两个障碍之间的"中立位"点寻求平衡（与功能技术相似）。

# 技术类型

## 根据用力度分为轻度、中度和重度

肌筋膜松解技术疗效确切，术者可以在不同层面上施力，也可以在不同方向上施力，术者既可以朝向（直接）障碍处方向施力，也可以背离（间接）障碍处方向施力。因此，该手法对于急性和慢性的临床症状所产生的疼痛都有效。

# 适应证

1. 作为一种肌肉骨骼系统的筛查方法，可以很快确定潜在的运动障碍和组织结构变化区域。

2. 降低肌肉和筋膜的张力。

3. 通过拉伸已经挛缩、无弹性和（或）纤维变性的肌筋膜组织以提高其弹性，从而增加局部和（或）运动节段的运动范围。

4. 通过增加紧张组织的弹性来减少紧—松不对

称,最终提高松弛组织的紧张度。

5. 通过局部物理及热力学效应来改善特定部位的血液循环,或者通过反射现象(如躯体—躯体、躯体—内脏反射)来改善肢体远端的血液循环。

6. 加快静脉和淋巴回流,减轻局部和(或)肢体远端的肿胀和水肿,并可能提高整体的免疫反应能力。

7. 提高其他整骨疗法的疗效。

## 禁忌证

### 相对禁忌证

由于肌筋膜松解技术的直接和间接手法所施加的力度都很轻柔,因此,除了治疗后的疼痛,几乎没有其他的不良反应,这些疼痛是继发于代偿/失代偿反应的,并且和运动后的疼痛相似。如同其他技术一样,在治疗后需增加水的摄入量,并进行冷敷以减轻这些不良反应。

1. 急性扭伤或拉伤。

2. 骨折或脱位。

3. 神经或血管损害。

4. 骨质疏松症及骨量减少。

5. 恶性肿瘤:在肿瘤影响区域治疗几乎是绝对禁忌的;同时,在远离肿瘤的部位施术也要注意,这决定于肿瘤的类型和(或)牵涉到的淋巴。

6. 感染(如骨髓炎)。

### 绝对禁忌证

肌筋膜松解技术的操作非常轻柔,因此没有绝对禁忌证。术者可以在患者受累的局部或远端施术,还可以通过调整患者的体位或改变施术方式来达到治疗效果。

## 一般注意事项与规则

1. 术者要按照逐层触诊的原则来检查患者,触诊压力大小以只达到皮肤及浅筋膜等组织为宜。触诊压力要比软组织技术轻一个等级。在患者的皮肤上进行手法操作时,始终要使患者的皮肤随同术者的手一起移动,而不能让手在皮肤上滑动。

2. 术者用单手或双手触诊时,触诊的手在所选择的直线方向上(钟表的指针)沿X轴和Y轴轻轻移动的同时,在Z轴方向上向患者的身体深处逐层施加压力,直到触及浅筋膜为止。

3. 在直线方向检查中要注意组织顺应性的对称与不对称性。

4. 术者可以增加其他方向的运动,包括在360°参考体系中的线性运动、顺时针或逆时针的旋转运动。同样,要注意组织顺应性的对称性与不对称性。

5. 在进行检查时,术者应根据患者的临床主诉(急性疼痛还是慢性轻微疼痛)及对病情的判断来选择使用最小力度还是中等的力度来施压。

6. 明确了组织在这些方向上的松弛或紧张限制性障碍后,术者要决定是使用轻微压力还是中等压力,使用直接技术(指向紧张)还是间接技术(指向松弛)。同样,这也需要根据临床表现及检查结果来决定的。通常来说,最轻柔的手法也是最安全的。

7. 术者将按压筋膜组织的手慢慢向障碍处移动,触及障碍处后,保持对组织的压力不变。一般20~30秒后,术者应注意到组织的顺应性会发生变化。这种变化是软组织通过原来的受限处(蠕变或肌筋膜蠕变)来体现。

8. 术者应顺应这种变化,对障碍处持续治疗,直到不再有新的蠕变产生。在蠕变停止前,组织顺应性可能会发生一系列的改变。

9. 术者需再次评估,来确定组织顺应性和质量是否有改善。术者可在相同部位或其他部位重复操作,并根据患者的反应,间隔3天或者更长时间再次治疗。

由于躯体功能障碍相关的组织层次和远近关系(张力)多种多样,所以,在操作肌筋膜松解技术时,有很多可供选择的患者体位和操作的手法。我们介绍了一些常用的操作方法,但也有一些操作手法只有图示而没有文字说明,因为术者可根据指导原则来制订最适合患者的治疗方案及策略。

# 颈 部

## 仰卧位支撑
## 直接或间接手法

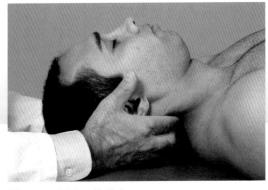

**图8-1** 步骤2,关节突

1. 患者仰卧位,术者坐在床头侧。

2. 术者双手掌面朝上,置于患者功能障碍节段的关节突(颈部)下面(**图8-1**)。

3. 术者上抬患者颈后部组织,力度控制在仅按压皮肤及皮下浅筋膜部,并保证双手不在患者皮肤上滑动。

4. 术者监测颈椎上下运动、左右环转及扭转(扭动)活动时是否出现松—紧对称或不对称关系(**图8-2**)。

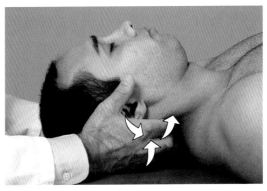

**图8-2** 步骤4,触及障碍

5. 在确定存在松—紧不对称后,术者还应在松—紧障碍处施以直接手法或间接手法(**图8-3**)。

6. 力度应保持在非常轻柔到中等强度的范围。

7. 施力应保持20～60秒,或触诊到软组织松解。术者也可以继续操作,进一步松解组织(蠕动),直至再无松解产生。深吸气或其他有利于松解的手法有助于该操作。

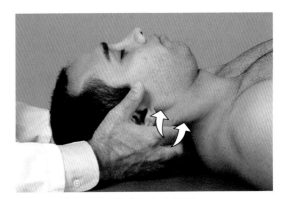

**图8-3** 步骤5,间接手法治疗障碍

# 颈 部

## 颈前/锁骨上直接手法

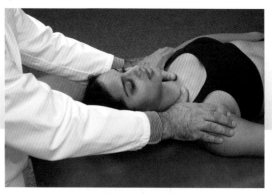

**图8-4** 步骤1和步骤2

1. 患者仰卧位,术者站或坐在床头侧。

2. 术者外展双手拇指,拇指和大鱼际越过锁骨表面,置于紧邻胸锁乳突肌外侧的锁骨上窝处(**图8-4**)。

3. 术者轻柔地向下、向后用力,施力方向朝向双足(**图8-5**)。

4. 术者从左至右来回地移动双手(**图8-6**)以松解限制性障碍。

5. 如果出现对称限制性障碍,则双手可直接在两侧障碍区操作(**图8-7**)。

6. 当紧张得以松解,拇指可以向两侧推移。

7. 保持力度,直到无新的松解发生。

8. 术者再次评估功能障碍的情况(TART)。

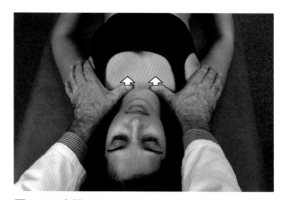

**图8-5** 步骤3

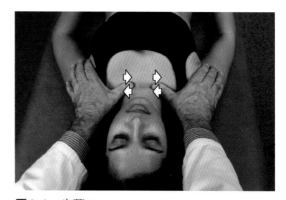

**图8-6** 步骤4

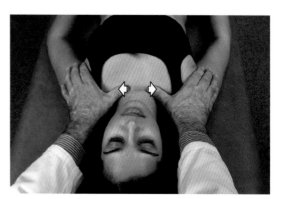

**图8-7** 步骤5,双侧紧张,如果需要

# 胸 部

## 胸廓上口及下口
## 坐位,"方向盘"
## 直接或间接手法

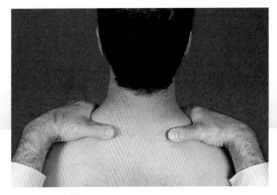

**图8-8** 步骤2

1. 患者坐位,术者立于患者身后。

2. 术者将双手掌心朝下,分别置于患者两侧颈肩部(颈胸连接处)(**图8-8**)。

3. 术者拇指置于背部第1肋区域,示指及中指置于胸锁关节的外侧的锁骨上下(**图8-9**)。

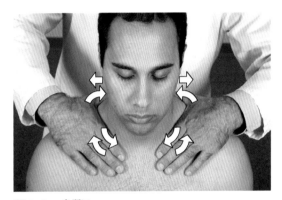

**图8-9** 步骤3

4. 术者将患者颈后部组织向上方提起,控制力度在仅按压皮肤及皮下浅筋膜,并保证手部不在患者皮肤上滑动。

5. 术者监测上下、左右环转及扭转(扭动)活动时是否出现对称或不对称的松—紧障碍。

6. 在发现存在松—紧不对称后,术者应在松—紧处施以直接手法或间接手法。

7. 力度应保持在非常轻柔到中等强度的范围内。

8. 力度应保持20～60秒,或触诊到产生松解为止。术者也可以继续操作,进一步放松组织(出现蠕动),直至再无松解发生。深吸气或其他有利于松解的手法有助于该操作。

# 胸 部

## 俯卧位,胸背部
## 直接或间接手法

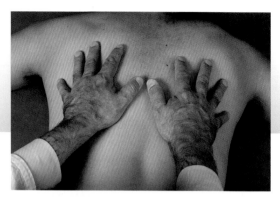

**图 8-10** 步骤 3

1. 患者俯卧于诊疗床上。

2. 术者站在患者体侧,立于髂嵴偏头侧一点。

3. 术者双手手指略微张开,掌心朝下,置于患者背部,紧邻脊柱两侧(**图 8-10**)。

4. 术者在患者胸背部组织施加向下的力,力度控制在仅按压皮肤及皮下浅筋膜,并保证手部不在患者皮肤上滑动。

5. 术者应监测上下、左右环转及扭转(扭动)活动时是否存在顺时针或逆时针的松—紧障碍(**图 8-11、图 8-12**)。

6. 在发现存在松—紧不对称后,术者应在松—紧处障碍施以直接手法或间接手法。

7. 力度应保持在非常轻柔到中等强度的范围内。

8. 施力应保持 20～60 秒,或触诊到产生松解为止。术者也可以继续操作,进一步放松组织(出现蠕动),直至再无松解发生。深吸气或其他有利于放松的手法有助于该操作。

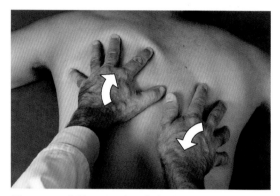

**图 8-11** 步骤 5,上下运动障碍

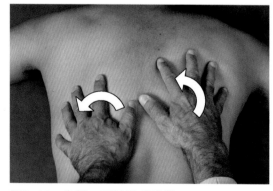

**图 8-12** 步骤 5,环转运动障碍

# 胸 部

## 胸部,胸椎/胸廓
## 仰卧位,长杠杆牵引
## 直接手法

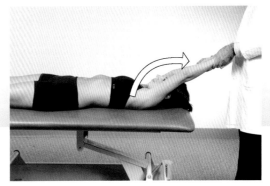

**图8-13** 步骤1和步骤2,侧面观

1. 患者仰卧位,术者坐或立于床头侧。

2. 将患者双上肢肘关节伸直,并缓缓抬离床面,屈曲肩关节,直到遇到限制性障碍点(正常屈曲接近180°)(**图8-13**、**图8-14**)。

3. 术者仔细检查屈曲障碍后,可以通过向头端牵引,并内外旋转肩关节来确定哪里存在限制性障碍,也可以通过旋后和旋前伸展的前臂来确定存在限制性障碍的部位(**图8-15**、**图8-16**)。

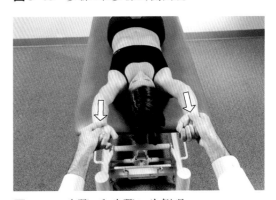

**图8-14** 步骤1和步骤2,头侧观

4. 术者应尽力确定限制性障碍,不仅在近端的肩带部,也可能在上肢远端,以及胸廓和腹部/骨盆。当发现筋膜存在限制性障碍后,术者用轻到中等强度的力度直接施加牵引力,保持20～60秒或直到触诊到松解发生。

5. 为了加强效果,可采用"放松—激活方法"(REM),指导患者深吸气,屏住呼吸5～10秒,然后呼气。

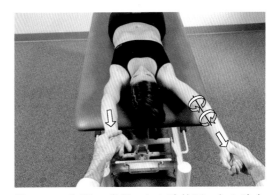

**图8-15** 步骤3,牵引:左上肢外展;右上肢内旋和外旋对比

6. 当触及松解发生后,术者应继续对新发现的限制性障碍使用牵引和旋转手法来治疗。术者也可以根据意愿,运用间接手法技术来减轻障碍,但在临床经验中直接手法的疗效最好。

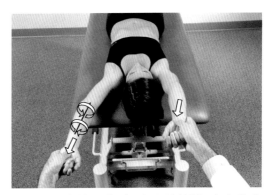

**图8-16** 步骤3,牵引:右上肢外展;左上肢内旋和外旋对比

# 胸 部

## 肩胛胸壁关节
## 直接手法

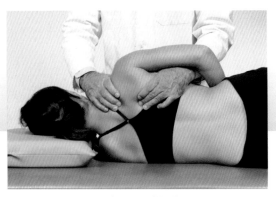

**图 8-17** 步骤1至步骤3,手的位置

1. 患者左侧卧位,术者面对患者立于诊疗床旁。

2. 术者将右手放在患者的右肩部,用拇指/示指固定锁骨,其余三指的指腹放在肩胛提肌和菱形肌附着的肩胛骨内上角处。

3. 术者的左手放在患者的右臂下方,左手指指腹放在肩胛骨的内下缘和肩胛骨下侧面(**图8-17**)。

4. 术者轻轻按压软组织以控制患者肩胛胸壁关节及其附属筋膜组织。然后,术者向肩胛骨的下方/尾端(**图8-18**)和上方/头端(**图8-19**)移动肩胛骨,评估松—紧障碍关系。

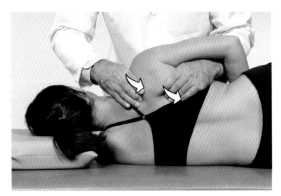

**图 8-18** 步骤4,评估尾侧障碍

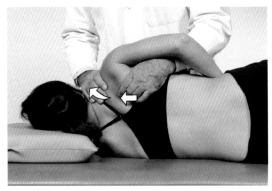

**图 8-19** 步骤4,评估头侧障碍

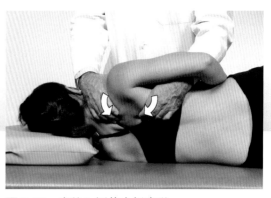

**图8-20** 步骤5,评估内侧障碍

5. 接着,术者向脊柱中线推动肩胛胸壁关节(**图 8-20**),再向肩胛骨外侧方向拉动肩胛胸壁关节(**图8-21**),评估松—紧障碍情况。

6. 确定松—紧障碍关系后,术者找到肩胛胸壁关节中最严重的松—紧不对称,将肩胛胸壁关节保持在最严重的限制性障碍处。当感觉到限制性筋膜障碍时,术者直接施加轻柔到中等强度的力,保持20～60秒,或者直至触及松解产生。

7. 为了加强效果,可引入"放松—激活方法"(REM),指导患者深吸气,屏住呼吸5～10秒,然后呼气。

8. 当触及松解产生后,术者应继续对新发现的限制性障碍使用牵引和旋转手法来治疗。术者也可以根据意愿,运用间接手法技术来减轻障碍,但在临床经验中,直接手法的疗效最好。

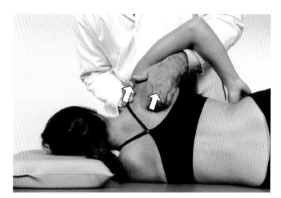

**图8-21** 步骤5,评估外侧障碍

## 腰骶区

### 腰骶/盆腔筋膜
### 仰卧位,直接或间接手法

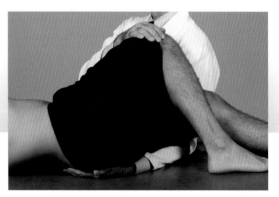

**图8-22** 步骤3

1. 患者仰卧位,术者坐于患者体侧,大腿中段到膝关节之间位置。

2. 术者嘱患者屈曲膝关节,使术者头侧手能内旋患者髋关节直至使其骨盆抬离床面。

3. 术者另一手掌心朝上,置于患者骶骨下方(**图 8-22**)。

4. 在将髋关节恢复到中立位后,术者另一前臂及手置于患者骨盆髂前上棘(ASISs)(**图8-23**)。

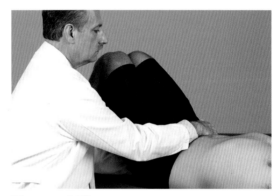

**图8-23** 步骤4

5. 术者前臂肘部向骶骨倾斜,骶骨下方的手保持放松,用前臂感知左右旋转(**图8-24**)或扭动时是否存在松—紧不对称。

6. 在发现松—紧不对称后,术者应在松—紧障碍处施以直接手法或间接手法。

7. 力度控制在非常轻柔到中等强度的范围内。

8. 施力应保持20～60秒,或触及松解为止。术者也可以继续操作,进一步放松组织(蠕动),直至再无松解发生。深吸气或其他有利于放松的手法有助于该操作。

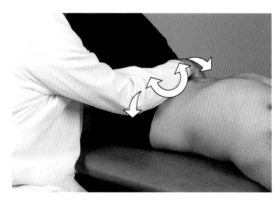

**图8-24** 步骤5

## 腰骶区

### 腰部/腰骶部筋膜
### 俯卧位,直接或间接手法

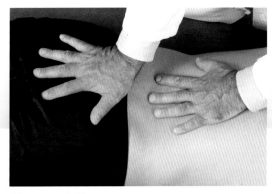

**图8-25** 步骤2

1. 患者俯卧位,术者立于患者体侧。

2. 术者一手置于患者下腰椎节段(例如L4—L5),另一手置于上腰椎节段(例如L1—L2)(**图8-25**)。

3. 术者监测上下滑动、左右旋转及顺时针、逆时针活动时,是否出现不对称的松—紧障碍(**图8-26**)。

4. 确定存在不对称松—紧障碍后,术者应在障碍处施以直接手法或间接手法。

5. 力度控制在非常轻柔到中等强度的范围内。

6. 施力应保持20～60秒,或触及产生松解为止。术者也可以继续操作,进一步放松组织(出现蠕动),直至再无松解发生。深吸气或其他有利于放松的手法有助于该操作。

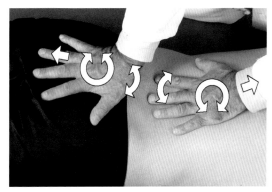

**图8-26** 步骤3,松—紧不对称

# 上 肢

## 骨间膜（桡尺）
## 直接或间接手法

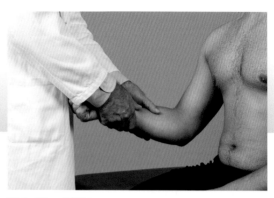

**图 8-27** 步骤 3

1. 患者坐位或仰卧位，术者立于或坐于患者患侧前方。

2. 术者触诊患侧的前臂骨间膜，并观察是否有紧张、纤维束、疼痛或组织松—紧弹性不对称存在。

3. 术者将拇指置于功能障碍处的骨间膜掌侧，并用手掌和手指环绕抓握前臂（**图 8-27**）。

4. 术者监测双手在向患处近端及远端滑动、顺时针和逆时针旋转以及左右旋转前臂时，患者骨间膜是否存在松—紧不对称（**图 8-28**）。

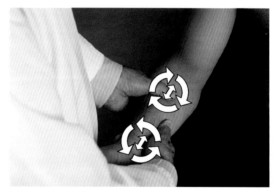

**图 8-28** 步骤 4

5. 确定存在不对称性松—紧障碍后，术者应在障碍处施以直接手法或间接手法。

6. 力度控制在非常轻柔到中等程度的范围内。

7. 施力应保持20～60秒，或触及产生松解为止。术者也可以继续操作，进一步放松组织（出现蠕动），直至再无松解发生。深吸气或其他有利于放松的手法有助于该操作。

## 上 肢

### 腕部,腕管
### 直接手法

1. 患者坐位或仰卧位,术者立于患者的前方或体侧。

2. 患者掌心朝上,呈解剖位。

3. 术者的两个拇指分别放在腕横韧带附着部的内侧和外侧,在大鱼际侧有舟骨结节和大多角骨,在小鱼际侧有豌豆骨和钩状骨(**图8-29**、**图8-30**)。

4. 术者其余四指环绕腕部背侧,术者用拇指在腕部(特别是屈肌支持带)掌根施加压力,将左右拇指分开(如箭头方向),不要在皮肤上滑动,而是用拇指按压皮肤和皮下浅筋膜(**图8-31**)。

5. 施力应保持20～60秒,或触及产生松解为止。

6. 如果在操作过程中,患者如果出现腕管疼痛或皮肤感觉异常等临床表现,则停止按压;如果症状缓解,重复按压并保持20～60秒,或直到症状加重,再重新松解。

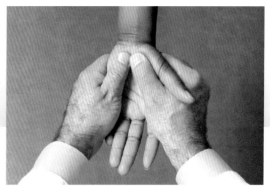

**图8-29** 步骤2和步骤3

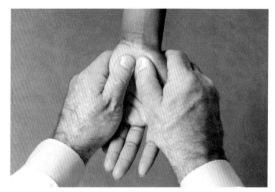

**图8-30** 步骤2和步骤3,手的位置变化

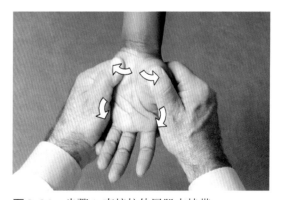

**图8-31** 步骤4,直接拉伸屈肌支持带

# 下　肢

## 腓肠肌张力过高
## 直接或间接牵引手法

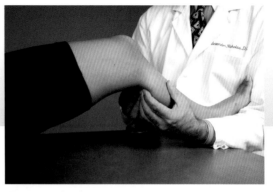

**图8-32**　步骤1

1. 患者仰卧位,术者坐在患者体侧,靠近患者的小腿,面向诊疗床头端(**图8-32**)。

2. 术者双手并排放在腓肠肌下,手指稍微屈曲(**图8-33**箭头所示),患者尽量放松,下肢重量应尽可能集中于术者的指尖上。

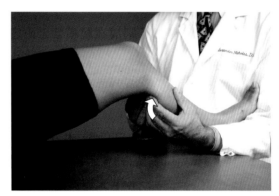

**图8-33**　步骤2

3. 术者手指向肌肉施加一个向上的力(**图8-34**左侧箭头所示),然后再施加向下的拉力(如右侧箭头所示),利用下肢的重力来作用于这个区域。

4. 维持这个压力直到松解产生。

5. 术者再次评估功能障碍的情况(TART)。

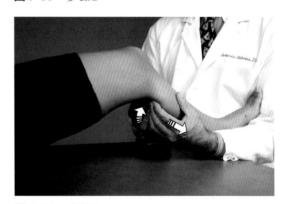

**图8-34**　步骤3

## 下 肢

### 仰卧位腿部牵引

1. 患者仰卧于诊疗床上,术者立于患者足侧。

2. 术者双手掌心朝上,从下方握住患者的足跟和踝部。

3. 术者将患者双下肢抬离床面20°～30°(**图8-35**)。

4. 术者身体稍微后仰,轻柔牵引患者下肢,起到拉伸下肢、髋关节和骶髂关节的作用(**图8-36**)。

5. 术者可以再做内旋和(或)外旋,外展和(或)内收下肢的动作,并确认在做这些动作时是否存在松—紧不对称,以及骨盆、髋、膝或其他哪个部位问题更明显(**图8-37**)。

6. 在确定存在不对称性的松—紧障碍后,术者应在障碍处施以直接手法或间接手法(**图8-38**)。

7. 力度控制在非常轻柔到中等强度的范围内。

8. 施力应保持20～60秒,或触及产生松解为止。术者也可以继续操作,进一步放松组织(蠕动),直至再无松解发生。深吸气或其他有利于放松的手法有助于该操作。

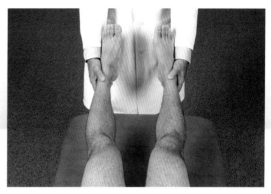

**图8-35** 步骤3

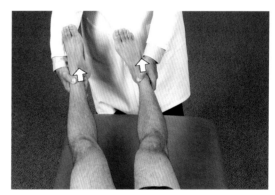

**图8-36** 步骤4,下肢牵引

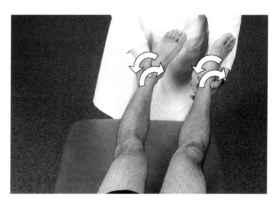

**图8-37** 步骤5,内旋/外旋,内收/外展

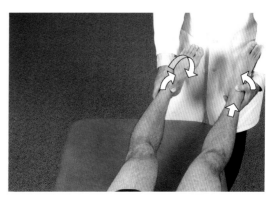

**图8-38** 步骤6,治疗障碍的间接和直接手法

## 下 肢

### 足底筋膜
### 直接手法

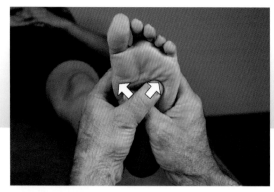

**图 8-39** 步骤 1 至步骤 3

1. 患者仰卧位,术者坐在诊疗床的尾端。

2. 术者拇指 "X" 形交叉,置于足底筋膜的诊疗区域(跗骨到远端的跖骨)。

3. 术者用拇指向远端和侧方持续施加压力(**图 8-39**箭头所示),直到感到限制性(紧张)障碍为止。

4. 持续施压直到感觉障碍处有松解产生。

5. 将患者足部重复跖屈(**图 8-40**)和背伸(**图 8-41**)。

6. 术者再次评估功能障碍的情况(TART)。

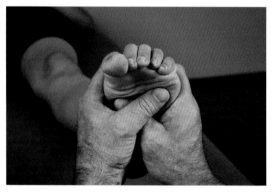

**图 8-40** 步骤 5,跖屈

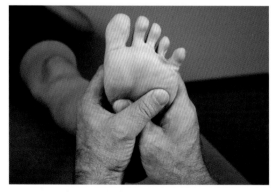

**图 8-41** 步骤 5,背伸

## 头颅部

### 颅部筋膜
### 直接或间接手法

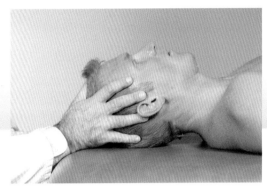

**图8-42** 步骤1和步骤2,侧面观,"拱顶掌控"(术者双手呈扇形掌控患者头部)

1. 患者仰卧位,术者坐于诊疗床的头端。

2. 术者将双手掌心朝下,置于患者的头顶部,手指呈扇形分开,包绕患者的头部(**图8-42**)。

3. 术者双手向头部软组织轻轻施加压力,触及浅筋膜。

4. 然后,术者施加左右旋转力量,以确定是否有限制性和(或)不对称性筋膜障碍(**图8-43**)。

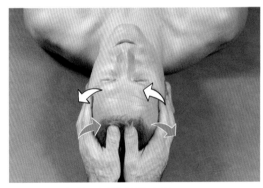

**图8-43** 步骤4,评估旋转障碍

5. 接着,术者通过手的上下活动来确定是否存在侧移障碍(**图8-44**)。然后,通过腕部的内外侧滑动,来检查是否有屈/伸移动的障碍(**图8-45**)。

6. 这些动作可以单独作为治疗手法,也可以用来确定是否存在复合型限制性障碍的评估方法。

7. 在确定存在不对称性松—紧障碍后,术者应在障碍处施以直接手法或间接手法。

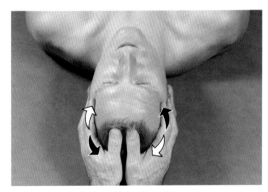

**图8-44** 步骤5,评估侧移障碍

8. 施力应保持20～60秒,或触及产生松解为止。术者也可以继续操作,进一步放松组织(筋膜蠕动),直至再无松解发生。深吸气或其他有利于放松的手法有助于该操作。

9. 术者应再次评估患者的筋膜障碍情况,来判断情况是否有好转。

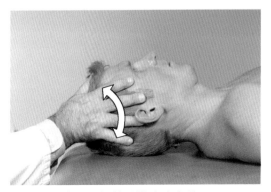

**图8-45** 步骤5,评估屈伸移动障碍

# 其他部位的应用

## 其他肌筋膜松解技术

图8-46～图8-56展示了肌筋膜松解技术（直接手法，间接手法）的持续操作原则，但无文字描述。仅在治疗图示部位用箭头表示了有效的用力方向。

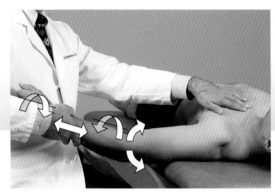

**图8-46** 胸锁关节和上肢牵引

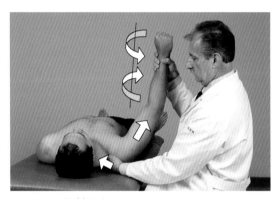

**图8-47** 长轴松解

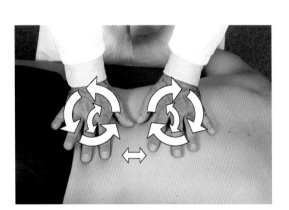

**图8-50** 胸腰椎松解

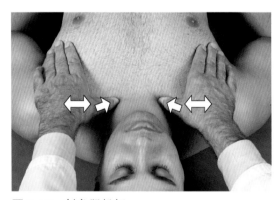

**图8-48** 斜角肌松解

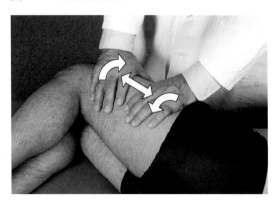

**图8-51** 髂胫束—阔筋膜张肌松解

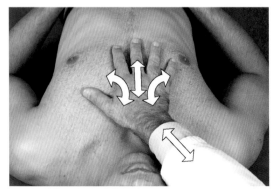

**图8-49** 胸骨松解

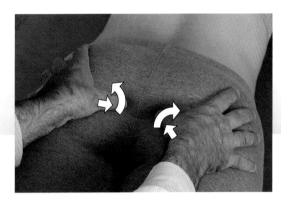

**图 8-52** 骶尾部松解

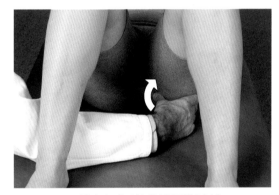

**图 8-53** 坐骨直肠窝（骨盆横膈膜）松解

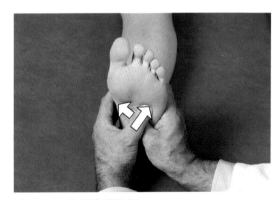

**图 8-54** 足底筋膜松解

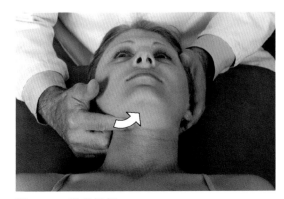

**图 8-56** 舌骨松解

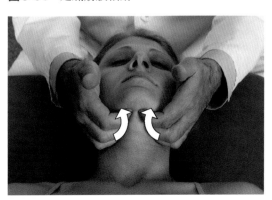

**图 8-55** 颌下松解

# 参考文献

[ 1 ] Williams PL, ed. Gray's Anatomy. 38th ed. London, UK: Churchill Livingstone, 1995.

[ 2 ] Rosse C, Gaddum-Rosse P. Hollingshead's Textbook of Anatomy. 5th ed. Philadelphia, PA: Lippincott-Raven, 1997.

[ 3 ] Ward R, exec. ed. Foundations for Osteopathic Medicine. 2nd ed. Philadelphia, PA: Lippincott Williams & Wilkins, 2003.

[ 4 ] DeStefano L. Greenman's Principles of Manual Medicine. Baltimore, MD: Lippincott Williams & Wilkins, 2011.

[ 5 ] Glossary of Osteopathic Terminology. Educational Councilon Osteopathic Principles of the American Association of Colleges of Osteopathic Medicine, www.aacom.org.

[ 6 ] Chila AG, exec. ed. Foundations of Osteopathic Medicine. 3rd ed. Baltimore, MD: Lippincott Williams & Wilkins, 2011.

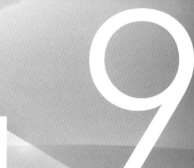

# 第九章

# 摆位放松技术

## 技术原理

摆位放松技术由整骨医生、美国整骨学会会员劳伦斯·H.琼斯（Lawrence H. Jones）（1912—1996年）提出。琼斯始终坚信将患者放置在一个舒适的体位，可以缓解临床症状。观察了大量临床反应后，他研究了肌肉骨骼功能障碍的性质，确定了通过指压可以诱发压痛点[1]。这些和躯体功能障碍节段及肌腱区域相关的压痛点最终汇集成局部压痛区域。压痛点通常出现在肌腱附着处、肌腹或韧带上。它们被描述成面积同指尖大小的离散点，局部触痛、紧张或肿胀[2]。患者在痛点可能没有明显的压痛，但周围区域触诊相对正常和无痛。虽然特拉维尔（Travell）和西蒙斯（Simons）推测压痛点可能和扳机点有关，但是整骨疗法中压痛点作为独立内容探讨[3]。

这种技术最初被琼斯医生命名为"体位自然放松"，随后又称作摆位放松技术，或琼斯技术。美国整骨原则教育委员会（ECOP）定义这种技术为"摆位放松技术是一个诊断和治疗系统，它认为功能障碍是由持续的、不适当的牵拉反射导致的，通过在相反方向的体位摆放，以施加一个轻柔的牵伸即可抑制这种功能障碍。该技术与压痛点的特定方向位置相关，才能达到预期的疗效"。有很多关于这种技术起效的假说，但多数假说包含了 α–Ia 神经传入同 γ 神经传出间关系，以及伤害性感受。当然也有其他方面的解释，包括高尔基腱器官、生物电现象以及像淋巴液和组织液转换的体液因素等。

基于先前提及的生理学原则，琼斯创立了关于压痛点损伤机制的假说，并将该技术如何引发合理反应进行理论化总结。这些观点如下[2,4]：

1. 一次活动可使部分或全部肌筋膜快速缩短，而同时位于这部分肌筋膜对侧的组织可能被拉长。
2. 传入反馈说明肌筋膜损伤可能来自"牵拉"（压力）。
3. 机体通过快速收缩肌筋膜来避免其受伤，结果导致肌筋膜组变短（主动肌）。
4. 相应地，对侧肌肉（拮抗肌）被（快速）拉长。
5. 因此，在拮抗肌上出现了压痛点，导致不合理的反射。
6. 最后结果是肌筋膜张力增高和运动受限。

格洛弗（Glover）和伦尼（Rennie）提出了以下神经生理学基础，发展了压痛点的假说[2]：

1. 外伤导致了肌筋膜组织在微观层面和生物力学层面的改变。
2. 外伤应力可对肌纤维和微循环造成损伤。
3. 机体产生神经化学反应以避免进一步的组织损伤和修复受损的组织。组织氧饱和度和pH下降——缓激肽形成以及P物质的释放可导致血管舒张和组织水肿。更进一步的炎症反应是前列腺素的释放。
4. 组织损伤导致的水肿可压迫小动脉、毛细血管、小静脉和淋巴管，从而阻碍了正常的血液循环。
5. 组织损伤和这些化学物质的产生降低了机体对机械刺激的敏感性。
6. 组织损伤与继发的代谢和化学变化会产生伤害性反应，造成触觉敏感性增高或压痛点。
7. 微循环损害可改变肌内压，导致细胞代谢减少，引起肌肉疲劳。

**8.** 这些代谢变化可影响肌纤维周边的化学基质，产生伤害性反应，最终导致了压痛。

在2014年4月ECOP召开的学术年会上（一年2次），在对目前的研究和文献做了系统回顾分析后，大会通过了总结压痛点理论和摆位放松术临床疗效机制的专家共识文件。

本体感受理论认为在功能障碍或损伤初期本体感觉反射失常，造成局部肌纤维持续张力增高，最终形成压痛点。

压痛点的形成经历了两个阶段：

**1.** 短缩的肌肉突然被拉伸，或者肌肉受到过度牵拉或处于超负荷状态。

**2.** 肌肉自发防御性地收缩以规避伤害。

当肌肉A（如肱二头肌）被突然拉长，它肌梭内的梭内纤维同样被拉长。为了避免损伤，肌肉A通过激活α运动神经元，产生防御性的自我保护性反射（伤害感受器），导致反射性收缩。

肌肉A，如肱二头肌（和它的协同肌群）反射性收缩，会造成它的拮抗肌——肌肉B（肱三头肌）突然被拉长。肌肉B突然被拉长也会引起它的反射性收缩。

这种运动神经元活性的改变造成两组相互拮抗肌肉的持续收缩，可使肌肉A和（或）肌肉B形成压痛点。这种活性的改变在原发性损伤治愈后可能依然持续存在。

摆位放松治疗运用精确的身体摆位来缩短受牵拉的肌肉，降低肌梭的活性，减少肌肉A和B的不正常收缩。

持续性异常代谢理论认为组织损伤会改变局部的身体位置，同时影响局部的微循环和组织代谢。由于一定程度的局部缺血，减少了局部营养供应和代谢产物的清除，增加了促炎细胞因子产物。这些变化降低了感觉神经的阈值，从而导致局部的神经性过敏。这些变化表现为局部触诊时的水肿和疼痛。在摆位放松技术中运用精确的身体摆位有助于促进局部血液循环和减少局部炎症介质的产生。

损伤韧带肌肉反射理论和本体感受理论相似。但是它认为当韧带和相关肌筋膜结构受到牵拉时产生保护性反射，进而引起功能障碍。韧带的局部损伤既可以反射性地抑制使韧带张力增加的肌肉收缩，也可以刺激使韧带张力减少的肌肉收缩。

综上所述，摆位放松术中压痛点的敏感性代表了肌筋膜组织功能的改变，它反映了多种局部和远端的潜在因素。损伤以后，疼痛反应与循环改变、肌张力增高和（或）韧带损伤相伴发生。这造成了一定程度的局部缺血，从而使受损肌筋膜组织中肌肉功能减退、组织敏感性增加及肌梭和本体感受活性改变，最终导致压痛点的产生。

摆位放松术被认为是可以识别和治疗与躯体功能障碍相关压痛点的一种技术。在本技术的运用中，除了肌筋膜组织，大多数与功能障碍相关的其他受损组织可能会被忽略。因此，结构的不对称性和组织结构变化关系（慢性和急性的表现），还有最重要的是，局部和节段间运动受限或不对称往往不会被认为是整骨治疗中摆位放松的范围之内。所以，摆位放松术大多被认为是针对因肌筋膜组织的（压痛点定位的肌筋膜结构等），这已经成为各种经典治疗摆位的决定性要素。

琼斯认为将关节摆放在一个最舒适的体位下能减少持续不适的本体感受刺激。格洛弗和伦尼报告了琼斯的另一个发现：即使症状出现在身体后面的，身体前面也必须评估[2,5]。琼斯最终绘制了很多与身体局部功能障碍和（或）肌筋膜功能障碍相关的压痛区域。他的压痛点定位及其与功能障碍的关系没有使用关于屈伸、旋转和侧屈运动的经典X轴、Y轴、Z轴参数表示，而这些参数常常用来描述躯体功能障碍的关节、位置和运动（描述运动受限和不对称）。摆位放松术还被应用于肌肉（肌筋膜）功能障碍中，因为两种不同类型的功能障碍可能有重叠之处，所以压痛点有时候会被混淆。这已经引起一些混乱，像"独立压痛点"（maverick tender point）等一些术语用来指代传统划分尚未规定的压痛点。

例如，颈部深层肌肉高张力引起疼痛的区域，可能与浅层或中层肌肉高张力或颈椎关节功能障碍引发的反射性疼痛区域非常相似，但是减轻疼痛的体位可能是方向相反的，甚至是完全不同。

因此,认清本质就应尽量减少"独立压痛点"的观念,医者对压痛点的认识应该包括认清从浅层肌肉到深层肌肉压痛点之间的关系,以及与关节的关系。琼斯将一些区域和特定的肌肉联系起来,然而在脊柱区域他似乎更关注脊柱功能障碍的关节节段水平。

在临床检查中,压痛点常常出现在功能障碍节段的开放面(或拉伸侧)。例如,第五颈椎FSRRR(屈曲右侧弯右旋转)功能障碍的压痛点最常出现在患者颈椎的左侧。因为当FSRRR功能障碍时,颈椎右侧关节面关闭,而左侧关节面打开。在这个例子中,压痛点位于耦合运动的受限侧。

在临床上该技术的操作中我们发现另一个重要法则,即在不同类型的关节功能障碍中,功能障碍模式与治疗体位存在着一定的联系。由于在对躯体功能障碍的完整诊断中关节是非常重要部分,学生必须花很多时间来理解它们中立和非中立位的耦合关系,我们相信通过合理应用诊治设备,整骨医生可以提高整体的治疗效果。中立位和非中立位的功能障碍(分为Ⅰ型和Ⅱ型)有特定的压痛点和可以减轻这些疼痛的体位。然而,在大多数已经发表的文章中[1,2,4~6],很少提及旋转与侧屈的反向耦合(Ⅰ型)和同向耦合(Ⅱ型)的位置变化。最普遍接受的观点是屈曲功能障碍产生腹侧的压痛点,而伸展功能障碍产生背侧的压痛点。但是,中立位功能障碍所造成的压痛点又在哪里呢?在费城整骨医学院实验室和欧洲整骨研讨班上的多年教学中,我们在班级同学中做了一个规模较小的、非盲的调查。从有限的结论中看,我们认为中立位功能障碍会同时造成腹侧和背侧的压痛点。这可能是需要更进一步深入学习和研究的领域。

回顾摆位放松术的治疗体位,一些摆位可以用于治疗Ⅰ型功能障碍[如侧屈和旋转反向(STRA)],而另一些摆位可用于治疗Ⅱ型功能障碍[如侧屈和旋转同向(SARA)]。任何技术中最重要的就是诊断。诊断不当就无法确定关键的功能障碍,无法确定功能障碍是源于关节还是肌筋膜,或两者都有,那么治疗也不会取得理想效果。

# 技术分类

## 间接技术

正如先前讨论的,在摆位放松技术中,为消除压痛点,患者所采取的体位可能会直接影响功能障碍的肌筋膜,而这种功能障碍源于非正常的疼痛反射(如 α-γ)造成的紧张。在用摆位技术治疗时,治疗的手段应该是缩短并减少被拉伸的肌筋膜结构(肌肉)的张力,或者增加功能障碍关节在x,y,z轴上的活动度;因此,患者体位应该是远离被约束或限制的方向,朝向放松和自由的方向。根据ECOP的定义,摆动放松技术应该被列入间接治疗的范畴中。对患者进行摆位前,医生应该知道功能障碍是原发的还是继发的肌筋膜损伤(如腰大肌的高张力导致腰部症状),和(或)原发的关节功能障碍是Ⅰ型还是Ⅱ型,摆位都将产生相应的变化。

# 技术类型

## 定时法或放松法

医生可以用定时法,患者在治疗体位维持90秒,再将体位恢复至中立起始位,进行重新评估。或者,医生也可以对要放松的组织进行触诊标记,这种方法可比前一种90秒定时法快。当医生感受到触诊区域松弛、放松、波动或者其他类似现象时,就可以放弃定时法,重置患者体位,进行重新评估。

# 适应证

1. 关节源性和(或)肌筋膜源性的急性、亚急性和慢性躯体功能障碍。
2. 辅助治疗与躯体功能障碍相关的系统不适(如内脏躯体反射引起的肋骨功能障碍)。

# 禁忌证

## 绝对禁忌证

1. 创伤后组织(扭伤或拉伤),改变体位会对患者造成不利影响。

2. 体位严格受限的严重疾病。

3. 姿势位置不稳定,会引起神经性或血管性不良反应。

4. 血管或神经源性综合征,如基底部供血不足或神经纤维瘤等,治疗时所采取的体位可能会使病情进一步恶化。

5. 治疗部位伴有椎体融合和活动度丧失的严重脊柱退行性变。

### 相对禁忌证 / 注意事项

1. 患者不能自我放松,难以安置到合适的体位。

2. 不能识别疼痛等级或摆位后对疼痛变化反应迟钝的患者。

3. 不能理解医生指令及问题的患者(如6个月的患儿)。

4. 结缔组织病、关节炎、帕金森病等患者,减痛体位反而加剧末梢结缔组织病或关节炎的问题,或者关节僵硬无法活动。

## 一般注意事项与规则

医生必须确定躯体功能障碍,及其严重程度、病变位置和类型,并判断是否存在禁忌证和注意事项。若符合施术条件,请按以下步骤进行:

1. 在患者处在中立、舒适体位时找出最明显的压痛点。

   a. 指腹或拇指用几盎司的力量小心按压组织,确定与先前诊断的躯体功能障碍相关的一个或多个压痛点。所施压力应该直中压痛点,而不应该有环形运动。

   b. 若有多个压痛点存在,首先治疗最疼痛的。当多个压痛点在一条线上时,首先治疗最中间的那个点。此外,先治疗近端压痛点,再治疗远端压痛点[2]。

   c. 定量患者压痛点的疼痛等级,可以用100%的10分或是1美元作为疼痛最高值。在摆位放松技术的授课过程中,我们发现货币单位量化疼痛等级最好。当患者被要求运用范围是0~10,上限是10的模拟疼痛量表估算自己的

疼痛分值时,医生和实习医生经常感到困惑。当用模拟量表提问患者时,医生往往会问"你有多痛啊?"而不是说"这个疼痛是10分"。如果用货币单位,这样的情况就不会发生。

2. 将患者缓慢、小心地安置于自然、舒适的体位。

   a. 首先根据功能障碍水平和压痛点位置,使用推荐的经典治疗体位来使疼痛得到显著缓解。然后通过关节小幅度活动进行微调,使疼痛完全消失。

   b. 如果压痛点的疼痛不能完全消除,至少需要减少70%以上。但是,遗留的疼痛每上升一个等级,治疗效果下降10%。例如,如果压痛点疼痛减少了仅70%,那可能意味着只有70%的可能性有好的疗效。低于70%的疗效导致失败的可能性更大。因此,应该尽一切可能利用摆位完全消除疼痛。

   c. 一般来说,前侧压痛点的摆位需要一定程度的屈曲,这取决于相应的脊髓节段;后侧压痛点需要一定程度的伸展,这同样取决于相应的脊髓节段。

   d. 当压痛点偏离中线越远,摆位需要侧弯的角度越大。但是,功能障碍的类型(Ⅰ型或Ⅱ型)和它的活动参数也同样决定采取的体位。

3. 维持这样的体位90秒。有报道指出对于肋部功能障碍需要保持120秒。在和ECOP的众多成员以及琼斯关系密切的工作伙伴的交流中得知,治疗肋部功能障碍也需90秒。琼斯认为肋部功能障碍患者不易放松,因此他用额外的30秒来放松。因此,在治疗肋骨功能障碍上虽然90秒已经足够,但120秒治疗时间已作为经典的定时法被广泛推广。现在90秒治疗时间已经成为摆位放松技术治疗各种功能障碍的标准治疗时间[7]。从我们治疗的经验上来说,定时法的疗效优于组织放松法。我们认为琼斯在不同时间增量的尝试,并得出保持体位90秒最有效的理论一定有其原因。我们认为大多数问题经过这项技术的诊断和成功治疗后,早期都能实现神经反馈的重置,而这种机制达到理想的临床疗效还需要一定的时间。其他一些技术可

能和摆位放松技术类似（如便利位松解术），但这些技术运用的是不同的放松—加强机制，所以不能确切地跟摆位放松法进行比较。

4. 在保持有效的治疗体位时，医生应在整个治疗过程中尽可能地将指腹放在压痛点上，在操作过程中间歇地（可以是每30秒）检查压痛点的疼痛程度。

   **a.** 指腹不要对组织施加任何的治疗性压力。

   **b.** 如果手指指腹移动了，医生就失去了对压痛点的控制，重置手指可能已不在原位，最后导致评估毫无意义。此外，患者也会对术者产生不信任，质疑手指探测压痛点位置的准确性。所以，医生应该谨慎地将指腹放置于压痛点位置上保持不动，自信地向患者保证手指就在最初的位置上。

   **c.** 如果用组织放松法而不用定时法，医生就必须将指腹置于压痛点上不断地去感受组织的反应。

5. 在90秒后（定时法）或组织开始放松后（放松法），缓慢地将患者以最少阻力的方式恢复到最初压痛点被找到的中立体位。别让患者主动用力，当感觉到患者在帮助完成这一过程时，停下来，嘱其放松。

6. 再次检查压痛点。如果压痛点疼痛减到0，那么保持这种疼痛消失的状态是非常有可能的。但是，也有可能在治疗后疼痛加剧。如果治疗前疼痛程度为10，治疗后为3，意味着在90秒的时间里患者就缓解了70%。这种效果可能会持续改善患者的症状，或者患者需要在接下来的几天进行再次评估和治疗。

7. 再次检查躯体功能障碍（如节段性功能障碍或肌筋膜功能障碍）的参数，并与原始数据进行比对。

**简略原则如下：**

1. 找到与功能障碍相关的压痛点。

2. 告知患者此时疼痛的等级是10分、100%或1美元。

3. 将患者摆放至能够消除至少70%疼痛，甚至完全消除疼痛的体位。

4. 维持此体位90秒。

5. 缓慢地以最少的阻力将放松的患者恢复到原先的中立位。

6. 再次检查压痛点和功能障碍的其他要素（ART）。

治疗后24～48小时，可能会有疼痛等治疗后反应。这在临床中并不常见，但是确有报道[1]。这种情况可能和一次治疗超过6个压痛点有关。如果出现这种情况，可以嘱咐患者多饮水并在疼痛部位用冰袋冷敷15～20分钟，每3小时1次。治疗应按医生的临床判断实施，通常3天的间隔是比较恰当的。患者的治疗反应也决定了治疗频度。

## 摆位放松技术缩写

耶茨（Yates）和格洛弗（Glover）介绍了一种速记法，许多学生用来记忆特定压痛点的摆位。这种速记法用首字母代表运动类型（运动方向），用大小写分别表示特定方向的运动的强弱。常见的缩写方式如下：A（anterior）：前侧；P（posterior）：后侧；F或f（flexion）：屈曲；E或e（extension）：伸展；SR或Sr（side bending right）：向右侧弯；SL或Sl（side bending left）：向左侧弯；RR或Rr（rotation right）：右旋；RL或Rl（rotation left）：左旋；IR或ir（internal rotation）：内旋；ER或er（external rotation）：外旋；ABD或Abd（abduction）：外展；ADD或Add（adduction）：内收；SUP或sup（supination）：旋后；PRO或pro（pronation）：旋前。一些特定的缩写涉及运动方向是靠近（t-T）还是远离（a-A）压痛点的。大写字母特别说明了某个运动幅度比较大，而小写字母表明幅度比较小。另一些缩写涉及明显的骨性标志，如棘突（spinous process, SP）、横突（transverse process, TP）；髂嵴（iliac crest, CR）和枕骨（occiput, OCC）。

接下来的技术会按顺序逐步说明。因为对于每一种功能障碍，摆位放松术的操作顺序都是一样的，所以我们删减了每个技术操作描述。每一种功能障碍的不同之处在于压痛点的定位和经典的治疗体位。第一个技术将会从摆位放松术的特色方面详细介绍该技术的全部操作程序，以后的技术将重点介绍各种躯体功能障碍的特点及其压痛点。压痛点定位的描述来源于琼斯[1]、伦尼和格洛弗[5]、耶茨和格洛弗[6]、迈尔斯[4]、斯奈德和格洛弗[10]以及我们的临床发现。

# 颈前区

## 颈前区压痛点

颈前区（AC）摆位放松压痛点如表9-1所列，具体位置见**图9-1**。

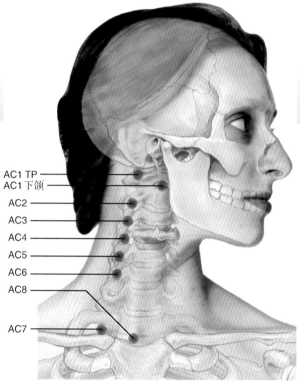

AC1 TP
AC1下颌
AC2
AC3
AC4
AC5
AC6
AC8
AC7

**图9-1** 颈前部摆位放松术压痛点（经同意，修改自参考文献[8]）

**表9-1** 颈前区常见压痛点

| 压 痛 点 | 定 位 | 经典治疗位置 | 缩 写 |
|---|---|---|---|
| AC1<br>AC1下颌区<br>AC1横突 | 在下颌骨升支的后侧，平耳垂<br>在C1横突侧面，下颌支与乳突之间 | 标记向对侧旋转；用最小的向对侧屈曲和侧弯进行微调 | RA |
| AC2—AC6 | 在对应颈椎横突前/后结节的前外侧 | 屈曲至功能障碍节段；向对侧侧弯，旋转 | F Sa Ra |
| AC7 | 胸锁乳突肌锁骨头附着的锁骨后上方 | 屈曲至AC7节段，向同侧侧弯，向对侧旋转 | F St Ra |
| AC8 | 胸锁乳突肌胸骨头附着的胸骨上端 | 屈曲，但不要超过AC7屈曲角度；向对侧侧弯，旋转 | f-F Sa Ra |

# 颈前区

## AC1下颌区, AC1横突

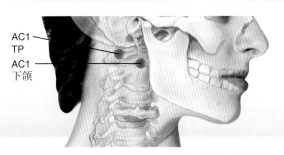

**图9-2** AC1压痛点定位(经同意,修改自参考文献[8])

### 治疗指征

颈椎功能障碍(C1)。患者可能表现出前额痛或者偏头痛,并有视物模糊或者颞颌关节紊乱[4,5]。

### 压痛点定位

**AC1下颌区**:在下颌升支后方或耳垂下方与头前直肌交界区域(**图9-2**)[4]。从后至前按压。

**AC1横突**:在C1横突侧方,下颌支和乳突之间,与头外侧直肌交界处。从侧面至中间按压。

### 摆位放松治疗程序

1. 患者仰卧位,术者站在治疗床头侧。

2. 术者以一个手指指腹用适当的力量(几盎司)按压压痛点,以100%或0～10分刻度上的10分定量最初的疼痛等级。

3. 术者手指放松,但是手指不离开压痛点,以便在治疗过程中实时监测。

4. 患者头部向对侧旋转90°。

5. 术者通过小幅度的活动(稍许屈曲旋转和/或向对侧侧弯)调整患者体位,直至压痛点完全消失或尽可能完全消失,但至少减轻70%(**图9-3～图9-5**)。

6. 患者完全放松,术者保持此姿势至少90秒。

7. 90秒后术者以最少阻力将患者被动恢复至中立位。在此过程中术者需提醒患者要保持完全放松,不要有任何方式的助力。

8. 术者对压痛点和其他功能障碍要素(**ART**)进行再次评估,以确定该技术的有效性。常规来讲,原始疼痛至少减少70%以上才算一次成功的治疗。

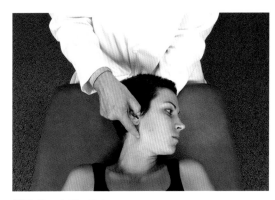

**图9-3** AC1: RA

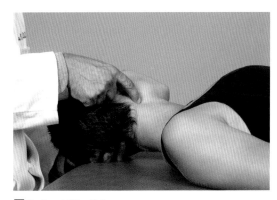

**图9-4** AC1: RA

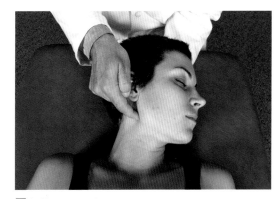

**图9-5** AC1: fRA

# 颈前区

## AC2—AC6

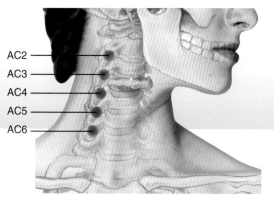

**图 9-6** AC2—AC6压痛点(经同意,修改自参考文献[8])

### 治疗指征

颈椎功能障碍(C2—C6)。患者可能表现出颈部后外侧的疼痛。

### 压痛点定位

在颈椎功能障碍节段对应的横突前/后结节的前外侧。AC2与中斜角肌和颈长肌相关,AC3和AC4与前、中斜角肌、颈长肌和头长肌相关,AC5和AC6与前、中、后斜角肌、颈长肌和头长肌相关。从后面和中间按压(**图9-6**)。

### 治疗体位:F Sa Ra(屈曲,远离压痛点的侧弯和旋转)

1. 将患者头与颈屈曲至功能障碍节段,并向远离压痛点的方向侧弯、旋转(**图9-7**～**图9-10**)。

2. 术者通过对患者头颈施以小幅度微调运动(稍许屈曲、向对侧侧弯和旋转),直至压痛点完全消失或尽可能完全消失,但至少减轻70%。

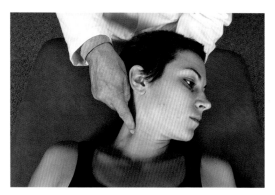

**图 9-7** AC4: F Sa Ra

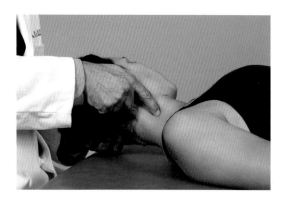

**图 9-8** AC4: F Sa Ra

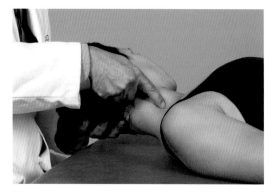

**图 9-10** AC6: F Sa Ra

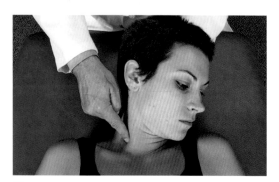

**图 9-9** AC6: F Sa Ra

## 颈前区

### AC7

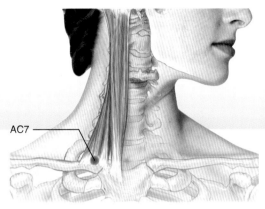

AC7

**图9-11** AC7压痛点(经同意,修改自参考文献[8])

**治疗指征**

颈椎功能障碍。患者表现颈椎下段疼痛。

**压痛点定位**

在胸锁乳突肌锁骨头附着处的后上方,从上至下按压(**图9-11**)。

**治疗体位: F St Ra(屈曲,向压痛点方向侧弯,向远离压痛点方向旋转)**

1. 将患者头与颈屈曲至C7水平、向远离压痛点方向旋转颈椎,向压痛点方向侧弯颈椎(**图9-12~图9-14**)。

2. 术者通过对患者头颈施以小幅度微调运动(稍许屈曲、同侧侧弯和对侧旋转),直至压痛点完全消失或尽可能完全消失,但至少减轻70%。

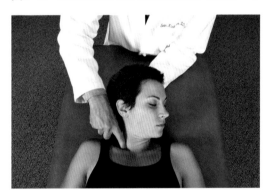

**图9-12** AC7: F St Ra

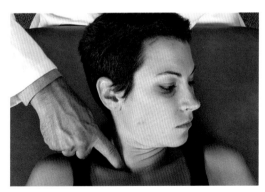

**图9-13** AC7: F St Ra

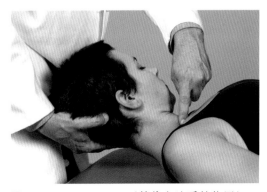

**图9-14** AC7: F St Ra(替代方法手的位置)

# 颈前区

## AC8

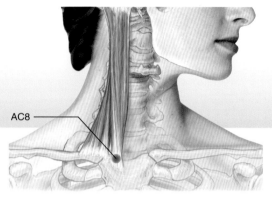

图9-15 AC8压痛点（经同意，修改自参考文献）

### 治疗指征

颈椎功能障碍。临床表现和AC7相似。

### 压痛点定位

于胸锁乳突肌胸骨头附着处的胸骨上方，按压后方、下方及侧面（**图9-15**）。

### 治疗体位：f-F Sa Ra（屈曲，向远离压痛点方向侧弯和旋转）

1. 将患者头与颈屈曲（低于C7水平）、向远离压痛点方向侧弯和旋转颈椎（**图9-16**～**图9-18**）。

2. 术者通过对患者头颈施以小幅度微调运动（稍许屈曲、向对侧侧弯和旋转），直至压痛点完全消失或尽可能完全消失，但至少减轻70%。

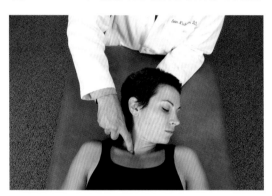

图9-16 AC8：f-F Sa Ra

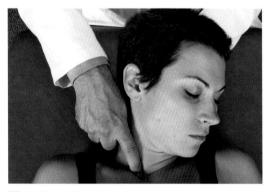

图9-17 AC8：f-F Sa Ra

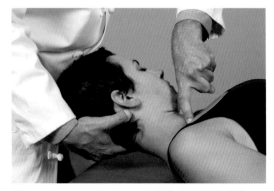

图9-18 AC8：f-F Sa Ra（替代方法手位置）

# 颈后区

## 颈后区压痛点

颈后区（PC）压痛点如表9-2所列，具体位置见**图9-19**。

正中线点：　　　　　　　　　　　　　　侧线点：

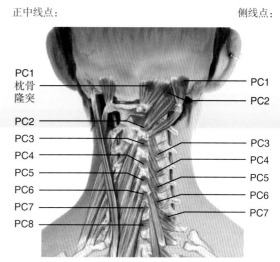

**图9-19** 颈后摆位放松技术压痛点（经同意，修改自参考文献[8]）

**表9-2** 常见颈后压痛点

| 压痛点 | 定位 | 经典治疗体位 | 缩写 |
|---|---|---|---|
| PC1枕骨隆突 | 在下项线、枕骨隆突的侧方 | 寰枕关节屈曲；以同侧侧弯、对侧旋转进行微调 | F St Ra |
| PC1（枕部） | 在下项线上、枕骨隆突和乳突的中点，与头夹肌和/或头后大直肌/头后小直肌和头上斜肌相关[4,5] | 在头部施以轻柔的力伸展寰枕关节，以减轻枕下组织的肌筋膜张力（必要时施以轻度的对侧侧弯和旋转） | e-E Sa Ra |
| PC2（枕部） | 在下项线上、头半棘肌之间，和枕大神经相关[5] | 在头部施以轻柔的力伸展寰枕关节，以减轻枕下组织的肌筋膜张力（必要时施以轻度的向对侧侧弯和旋转） | e-E Sa Ra |
| PC2正中线棘突 | 在C2棘突上方或侧上方/棘突尖上 | 同上 | e-E Sa Ra |
| PC3正中线棘突 | 在C2棘突下方或侧下方/棘突尖上 | 屈曲、向对侧侧弯和旋转 | f-F Sa Ra |
| PC4～PC8正中线棘突 | 在棘突下方或棘突侧下方。PC4在C3棘突下方。以此类推 | 伸展至功能障碍节段水平，以小到中度的向对侧侧弯和旋转调整 | e-E Sa Ra |
| PC3～PC7侧线 | 在关节突后外侧，和节段性的功能障碍相关 | 伸展至功能障碍节段水平，以小到中度的向对侧侧弯和旋转调整 | e-E Sa Ra |

## 颈后区

### PC1 枕骨隆突

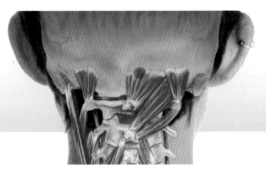

**图9-20** PC1枕骨隆突压痛点(经同意,修改自参考文献[8])

**治疗指征**

枕部和(或)颈椎功能障碍。患者可能表现出枕骨下和前额及眶周的头痛[4,5]。

**压痛点定位**

在枕骨隆突与头半棘肌和头后小直肌内侧缘联合处侧下方的下项线上。从前方和侧方向肌肉处按压(**图9-20**)。

**治疗体位:枕部屈曲(F St Ra)(屈曲,向压痛点方向侧弯,向远离压痛点方向旋转)**

1. 术者一只手托住患者枕部往头顶方向牵引,另一只手贴住前额往下颌方向推送,以这种方式屈曲患者头部(**图9-21~图9~23**)。

2. 术者施以小幅度微调运动(稍许屈曲,可能需要一点向同侧侧弯或向对侧旋转),直至压痛点完全消失,或尽可能完全消失,但至少减轻70%。

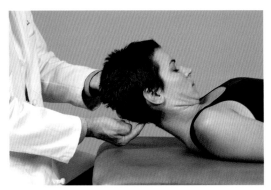

**图9-21** PC1枕骨隆突:枕部屈曲(F St Ra)

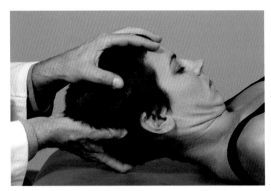

**图9-22** PC1枕骨隆突:枕部屈曲(F St Ra)

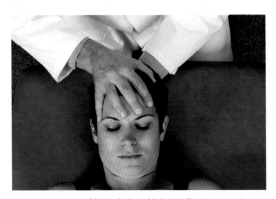

**图9-23** PC1枕骨隆突:枕部屈曲(F St Ra)

# 颈后区

## 枕部PC1、PC2

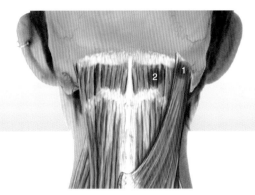

图9-24 枕部PC1：枕部PC2压痛点（经同意，修改自参考文献[8]）

### 治疗指征

枕部或颈椎功能障碍。患者可能表现出头部后外侧疼痛及眼球后疼痛。PC2的临床表现可能更多的是眶周和（或）颞部头痛[4,5]。

### 压痛点定位

**PC1（枕部）**：在枕骨隆突和乳突之间的下项线上，与头夹肌和（或）头后大直肌/头后小直肌和头上斜肌相关[4,5]。

**PC2（枕部）**：在头半棘肌内的下项线上，和枕大神经相关[5]。向前侧按压（**图9-24**）。

### 治疗体位：e-E Sa Ra（伸展，向远离压痛点方向侧弯和旋转）

1. 将患者头部伸展至功能障碍节段水平；可视情况轻度按压寰枕关节（**图9-25**、**图9-26**）。

2. 术者施以小幅度微调运动（稍许屈曲、向对侧侧弯或旋转），直至压痛点完全消失或尽可能完全消失，但至少减轻70%。

3. 替代方法：伸展、向对侧旋转和微调（**图9-27**、**图9-28**）。

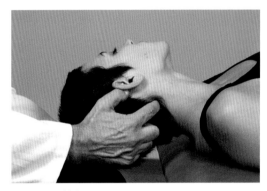

图9-25 枕部PC1：e-E Sa Ra

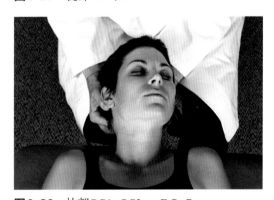

图9-26 枕部PC1；PC2：e-E Sa Ra

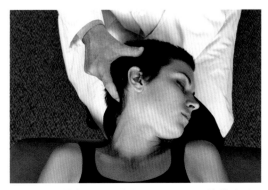

图9-28 枕部PC1；枕部PC2：e RA，替代方法

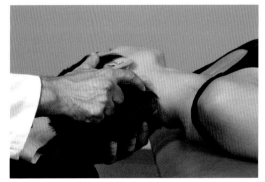

图9-27 枕部PC1；枕部PC2：e RA，替代方法

# 颈后区

## PC2、PC4—PC8棘突（后正中线）

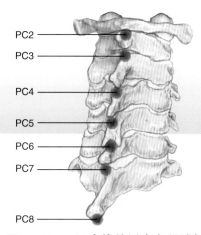

**图9-29** PC2—PC8中线处压痛点（经同意，修改自参考文献[8]）

### 治疗指征

颈椎功能障碍。患者可能表现颈后疼痛和广泛头痛。

### 压痛点定位

**PC2后正中线**：在C2棘突上方、侧上方或棘突尖上。在解剖学上可能与头后大直肌、头后小直肌[4]和头下斜肌相互关联（**图9-29**）。

**PC4—PC8后正中线**：在棘突下方、侧下方或棘突尖上。PC4在C3棘突下方，PC5在C4棘突下方，以此类推。在解剖学上可能和半棘肌、多裂肌和回旋肌相关[4,5]。

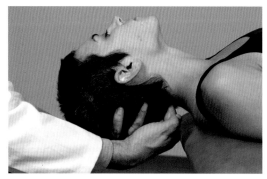

**图9-30** PC2：e Sa Ra

### 治疗体位：e-E Sa Ra（伸展，向远离压痛点方向侧弯和旋转）

1. 将患者头部伸展至功能障碍节段（PC2，**图9-30**；PC5，**图9-31**和**图9-32**；PC7，**图9-33**）；可能需要极小的向对侧侧弯和旋转。

2. 术者施以小幅度微调运动（稍许屈曲、向对侧侧弯或旋转），直至压痛点完全消失，或尽可能完全消失，但至少减轻70%。

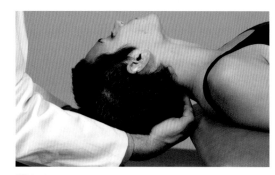

**图9-31** PC5：e-E Sa Ra

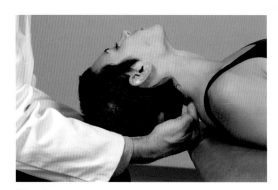

**图9-33** PC7：e-E Sa Ra

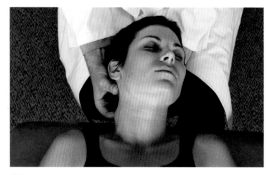

**图9-32** PC5：e-E Sa Ra

# 颈后区

## PC3棘突（后正中线）

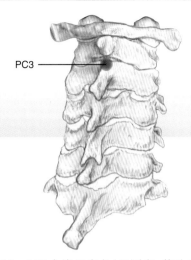

PC3

**图9-34** PC3中线压痛点（经同意，修改自参考文献[8]）

### 治疗指征

颈椎功能障碍。患者可能表现出枕部疼痛、耳痛、耳鸣和（或）眩晕[4,5]。

### 压痛点定位

在C2棘突下方或侧下方。在解剖学上可能与枕大神经和（或）第三枕神经和（或）C3神经根支配的肌肉（例：中斜角肌、头长肌、颈长肌）相关[5]。从后侧向前侧按压（**图9-34**）。

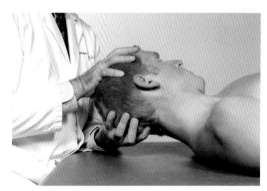

**图9-35** PC3：f-F Sa Ra

### 治疗体位：f-F Sa Ra（屈曲，向远离压痛点方向侧弯和旋转）

1. 将患者头部屈曲至功能障碍节段，向远离压痛点方向做最小的侧弯和旋转（**图9-35**）。

2. 术者施以小幅度运动（稍许屈曲、向对侧侧弯和旋转），直至压痛点完全消失，或尽可能完全消失，但至少减轻70%。

# 颈后区

## PC3—PC7 关节突 ( 侧线 )

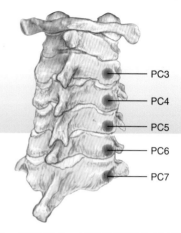

**图9-36** 颈后区3～7侧面压痛点 ( 经同意，修改自参考文献 )

### 治疗指征

颈椎功能障碍。患者可能表现出颈痛和头痛。

### 压痛点定位

在关节突后外侧，和功能障碍的节段相关。在解剖学上可能和横突棘肌群 ( 颈半棘肌、头半棘肌、多裂肌和回旋肌 ) 相互关联 ( **图9-36** )[4,5]。

### 治疗体位：E Sa-A Ra-A ( 伸展，向远离压痛点方向侧弯和旋转 )

1. 用最小至中等程度的侧弯和旋转将患者头和颈伸展至功能障碍节段 ( **图9-37** ～ **图9-40**，分别是PC3、PC3、PC6和PC6 )。

2. 术者施以小幅度微调运动 ( 稍许屈曲、侧弯或旋转 )，直至压痛点完全消失，或尽可能完全消失，或至少减轻70%。

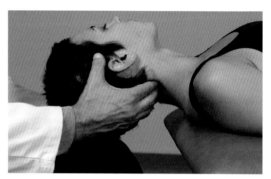

**图9-37** 颈后区3：e-E Sa Ra

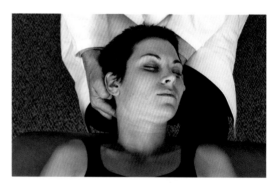

**图9-38** 颈后区3：e-E Sa Ra

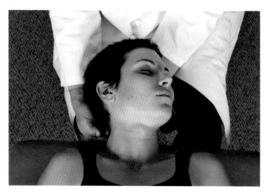

**图9-40** 颈后区6：e-E Sa Ra

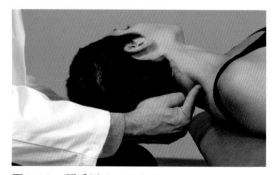

**图9-39** 颈后区6：e-E Sa Ra

# 胸前区

## 胸前区压痛点

　　胸前区（AC）摆位放松技术压痛点如表9-3所列，具体位置见**图9-41**。

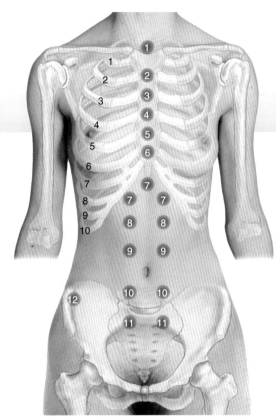

**图9-41** 胸前区摆位放松技术压痛点（经同意，修改自参考文献[8]）

**表9-3** 常见胸前区压痛点

| 压 痛 点 | 定 位 | 经典治疗体位 | 缩 写 |
|---|---|---|---|
| AT1 中线<br>AT2 中线 | 胸骨上切迹中间或旁边<br>胸骨柄和胸骨连接处中间或旁边 | 屈曲至功能障碍节段 | f-F |
| AT3—AT6 | 在相应肋骨水平的胸骨上<br>（中线或旁线） | 屈曲至功能障碍节段 | f-F |
| AT7—AT9 | 压痛点位于中线旁腹直肌内<br>AT7：剑突下端和（或）剑突至脐的上1/4处<br>AT8：剑突尖和脐之间的中点<br>AT9：剑突至脐的下3/4处 | 患者坐位<br>屈曲至功能障碍水平<br>向同侧测完和向对侧旋转 | F St Ra |
| AT10—AT12 | AT10：脐和耻骨联合连线的上1/4处<br>AT11：脐和耻骨联合的中点<br>AT12：位于腋中线髂脊的前上表面 | 患者仰卧位屈膝屈髋；屈曲至脊柱水平，膝盖（骨盆）向同侧躯干向对侧旋转；向同侧侧弯（脚踝/脚） | F St Ra |

# 胸前区

## AT1,AT2

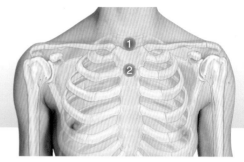

**图9-42** AT1—AT2压痛点(经同意,修改自参考文献[8])

### 治疗指征

胸椎功能障碍。患者可能表现与头颈前部和上胸椎后凸相关的前胸部疼痛和后上背痛[5]。

### 压痛点定位

**AT1**:前正中线上或毗邻胸骨上切迹侧缘,与胸骨筋膜和胸大肌相关(**图9-42**)[5]。

**AT2**:前正中线上或胸骨柄和胸骨体结合处(胸骨角)旁,与胸骨筋膜和胸大肌相关[5]。

### 治疗体位: f-F(屈曲)

1. 患者坐在治疗床上,双手交叉置于头颈后。

2. 术者立于患者身后,双手穿过患者腋下置于胸前胸骨柄处。

3. 患者向后倚靠在术者胸前和大腿上,使颈部显著屈曲达到胸段功能障碍节段(**图9-43**~**图9-45**)。

4. 术者施以小幅度微调运动[稍许屈曲,如果压痛点位于正中线左侧或右侧,可能需要极小程度的侧弯和(或)旋转],直至压痛点完全消失,或尽可能完全消失,但至少减轻70%。

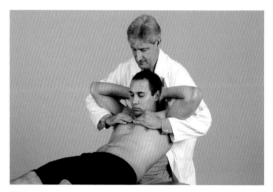

**图9-43** AT1—AT2: f-F

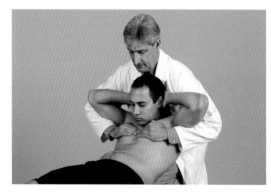

**图9-44** AT1—AT2: f-F

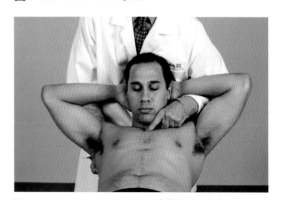

**图9-45** AT1—AT2: f-F,替代方法手位置

# 胸前区

## AT3—AT6

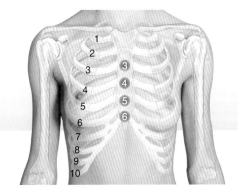

**图9-46**　AT3—AT6压痛点(经同意,修改自参考文献[8])

### 治疗指征

胸椎功能障碍。临床表现和AT1—AT2相似,也包括胃食管反流[5]。

### 压痛点定位

**AT3—AT6**:在胸骨对应水平的肋软骨/肋骨(前正中线或前正中线一侧),可能与胸骨筋膜和胸大肌相关(**图9-46**)[4,5]。

### 治疗体位:f-F(屈曲)

1. 患者仰卧位,将双上肢放于治疗床两侧。术者将大腿放在患者上胸段背侧。

2. 术者用一手的示指指腹触诊压痛点,同时将大腿置于患者功能障碍节段,垫高患者屈曲角度。

3. 术者将另一手置于患者头颈后,并小心地将患者的胸部屈曲(术者可以用自己的胸部或腹部代替手的操作)。当逐渐到达合适的屈曲角度时,术者指尖应该逐步感受到形成的凹陷(**图9-47**、**图9-48**)。

4. 替代技术:患者仰卧位,将双上肢放于治疗床两侧。术者胸部置于患者上胸段背侧,将胸部和腹部前倾,同时将患者上臂往后拉以屈曲胸椎,使之达到需要的节段(**图9-49**)。如果用这种方法,术者在整个治疗过程中就无法监测压痛点。

5. 术者施以小幅度微调运动(稍许屈曲,旋转或极小程度的侧弯或不做侧弯),直至压痛点完全消失,或尽可能完全消失,但至少减轻70%。

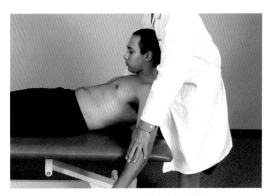

**图9-47**　AT3—AT6: F IR(上肢内旋)

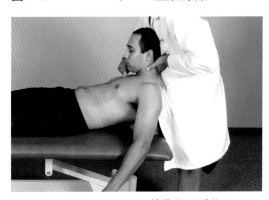

**图9-48**　AT3—AT6: F IR替代方法手位置

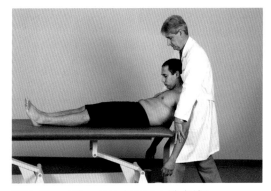

**图9-49**　AT3—AT4: F IR(上肢内旋)

# 胸前区

## AT7—AT9

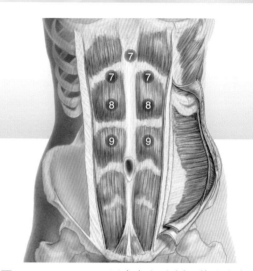

**图9-50** AT7—AT9压痛点(经同意,修改自参考文献[8])

### 治疗指征

胸椎功能障碍。患者可能诉有胸正中部疼痛、腹上部或侧部疼痛,以及胃食管反流。

### 压痛点定位

在解剖学上可能和腹直肌、腹外斜肌/腹内斜肌、腹横肌相关(**图9-50**)[4,5]。

**AT7:** 剑突下和(或)剑突与脐连线上1/4处、前正中线旁。

**AT8:** 脐与剑突的中点,前正中线旁。

**AT9:** 剑突与脐连线3/4处,前正中线旁。

### 治疗体位:F St Ra(屈曲,向压痛点方向侧弯,向远离压痛点方向旋转)

1. 患者于治疗床上取坐位,术者站于患者身后。

2. 术者将压痛点对侧的脚置于床上,让患者上臂搭在术者的腿上。

3. 患者向后倚靠在术者腹部,压痛点同侧上肢内收越过自己胸前使胸椎弯曲、旋转至功能障碍节段(**图9-51**)。

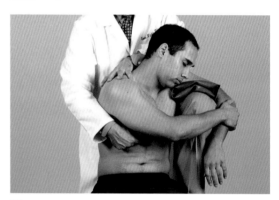

**图9-51** AT7—AT9:F St Ra

4. 术者通过抬高大腿和向压痛点方向调整患者肩膀,使患者胸椎向压痛点方向侧弯至功能障碍节段(**图9-52**)。

5. 术者施以小幅度微调运动(稍许屈曲,侧弯和旋转),直至压痛点完全消失,或尽可能完全消失,但至少减轻70%。

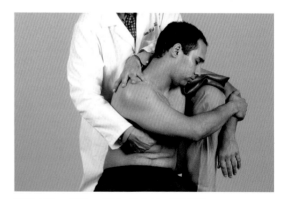

**图9-52** AT7—AT9:F St Ra(微调)

# 胸前区

## AT9—AT12

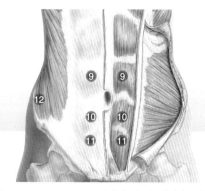

**图9-53** AT9—AT12压痛点（经同意，修改自参考文献[8]）

### 治疗指征

胸部和（或）腰部功能障碍。患者可能表现下胸段和上腰段疼痛、下腹痛、侧腹痛[5]。

### 压痛点定位

在解剖学上可能和腹直肌、腹外斜肌、腹内斜肌、腹横肌相关（**图9-53**）[4,5]。

**AT9**：剑突与脐连线3/4处，前正中线旁。

**AT10**：脐与耻骨联合1/4处，前正中线旁。

**AT11**：脐与耻骨联合的中点，前正中线旁。

**AT12**：髂嵴前上方，腋中线上。

### 治疗体位：F St（踝）RT（膝/骨盆）RA（躯干）

（屈曲，踝向压痛点方向侧弯，膝/骨盆向压痛点方向旋转，躯干向远离压痛点方向旋转）

1. 患者仰卧位，术者站于压痛点侧，将一只脚踩在床上。

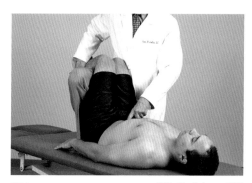

**图9-54** AT9—AT12：F St（踝关节）RT（膝关节/骨盆）Ra（躯干）

2. 患者屈髋屈膝，双腿置于术者大腿上，术者增加患者屈曲角度达到功能障碍节段。可升高治疗床尾或将枕头垫于患者骨盆下以加大屈曲程度。

3. 将患者膝部拉向压痛点方向，使骨盆和脊柱下段旋向压痛点，使躯干和脊柱上段旋离压痛点。

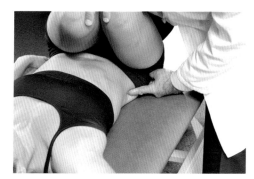

**图9-55** AT12：F St（踝关节）RT（膝关节/骨盆）Ra（躯干）

4. 将患者踝部推向压痛点侧，方向侧弯功能障碍节段（AT9—AT11：**图9-54**；AT12：**图9-55**、**图9-56**）。因肌筋膜结构不同，侧弯涉及的各部分组织也大相径庭，包括纤维的方向和功能障碍是否伴有关节成分。

5. 术者施以小幅度微调运动（髋部稍许屈曲，旋转和侧弯），直至压痛点完全消失，或尽可能完全消失，但至少减轻70%。

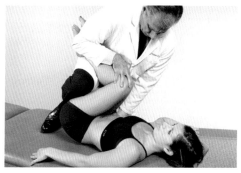

**图9-56** AT12：F St（踝关节）RT（膝关节/骨盆）Ra（躯干）

# 胸后区

## 胸椎、腰椎局部解剖

胸背部和腰部肌肉层见**图9-57**～**图9-59**。附着于上四节胸椎的肌肉见**图9-60**。

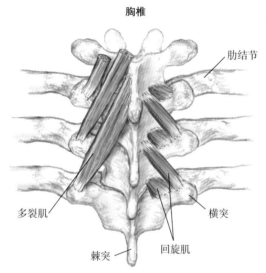

**图9-59** 胸椎骶棘肌与回旋肌

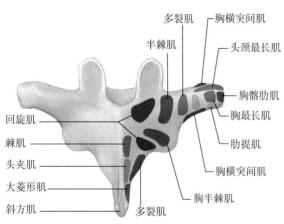

**图9-60** 上个四胸椎的肌肉附着

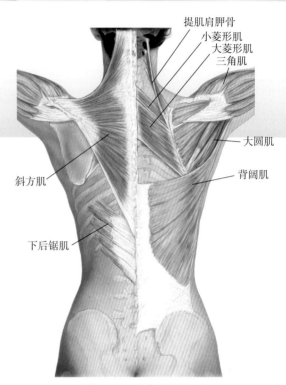

**图9-57** 背部浅层肌肉

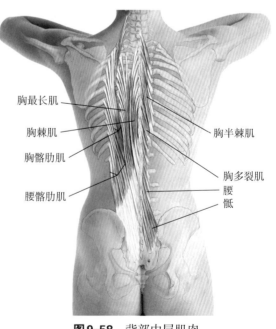

**图9-58** 背部中层肌肉

## 胸后区

### 胸后区压痛点

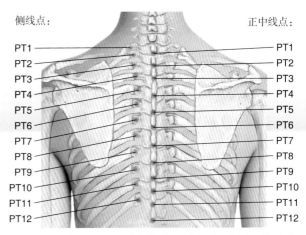

侧线点：　　　　　　　　　　　　正中线点：

图9-61　胸后区摆位放松技术压痛点（经同意，修改自参考文献[8]）

胸后区摆位放松技术压痛点如表9-4所列，具体位置见**图9-61**。

| 表9-4 | 常见胸后区压痛点 |  |  |

| 压　痛　点 | 定　　　位 | 经典治疗体位 | 缩　写 |
| --- | --- | --- | --- |
| PT1—PT12中线 | 中线，在功能障碍阶段棘突的下方/末端 | 伸展至功能障碍水平处，最小的旋转和侧弯。避免过伸寰枕部和颈部 | e-E |
| PT1—PT12后部 | 在功能障碍阶段的偏歪棘突的下外侧部/末端<br>脊椎旋转方向与棘突偏歪方向相反 | 伸展至功能障碍水平处，向对侧侧弯和旋转 | e-E SA RA |
| PT1—PT12横突 | 在功能障碍阶段横突的后外侧 | 伸展，向对侧侧弯，向同侧旋转 | e-E SA RT |

# 胸后区

## PT1—PT12棘突(后正中线)

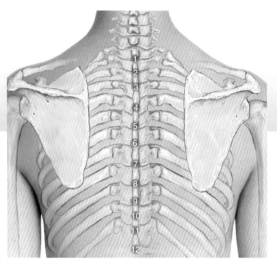

**图9-62** PT1—PT12正中线压痛点(经同意,修改自参考文献[8])

### 治疗指征

胸椎功能障碍。患者可能表现出背部正中疼痛和胸椎生理弧度变直[5]。

### 压痛点定位

后正中线上,在功能障碍节段棘突尖下,可能和棘上韧带、棘间肌、棘肌或胸半棘肌相关(**图9-62**)[5]。

### 治疗体位:e-E(伸展)

1. 患者俯卧位,术者立于床头侧,可将膝部或大腿置于患者身体一侧的床上以增加治疗时的控制和舒适。

2. 患者将双上肢悬于床两侧,术者托住患者下颏以支撑头颈,缓慢提起并伸展颈椎和胸椎,直至胸椎功能障碍节段水平(PT3,**图9-63**;PT6,**图9-64**)。

3. 根据需要采取或不采取极小的侧弯或旋转。

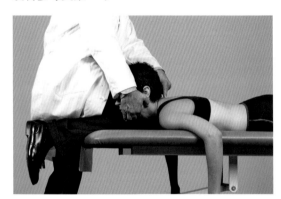

**图9-63** PT3:e-E

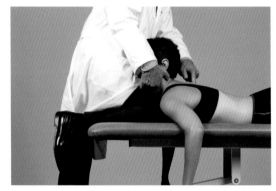

**图9-64** PT3:e-E

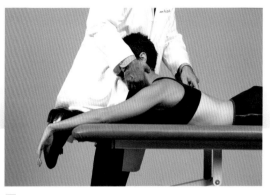

**图 9-65** PT9：E

4. 当治疗下胸段后正中线上的压痛点时，患者的上肢和肩部需向前平伸，术者调整自己大腿的位置，为患者提供需要的伸展幅度（PT9，**图 9-65**）。

5. 为避免寰枕关节（O-A）和上颈段的过度背伸，仰卧位操作法可以增加术者的控制力和患者的舒适性（PT1—PT4，**图 9-66**）。

6. 术者施以小幅度微调运动（稍许伸展），直至压痛点完全消失，或尽可能完全消失，但至少减轻 70%。

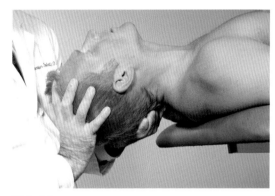

**图 9-66** PT1—PT4：e-E

# 胸后区

## PT1—PT9棘突（侧下方）

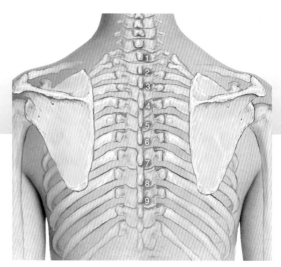

**图9-67** PT1—PT9压痛点

### 治疗指征

胸背部功能障碍。

### 压痛点定位

功能障碍节段偏歪棘突的侧下方。由下到上呈45°按压（**图9-67**）。

右侧半棘肌和多裂肌肌张力增高可使脊柱节段向右侧侧弯，向左侧旋转，棘突偏向右侧[5]。

### 治疗体位：E Sa Ra（伸展，向远离压痛点方向侧弯和旋转）

**PT1—PT4**（例：T2压痛点在T2棘突右下方，棘突偏向右侧）。

1. 患者仰卧位，并将颈部和上背部悬于床外。

2. 术者坐于床头，支撑患者头部，并防止患者寰枕关节和颈部过度背伸。

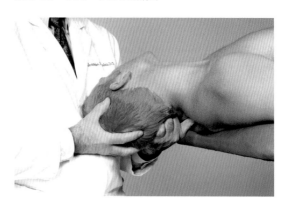

**图9-68** PT2右侧棘突压痛点

3. 术者伸展患者颈背部至功能障碍节段水平，并通过向远离压痛点方向侧弯和旋转进行微调，直至压痛点完全消失，或尽可能完全消失，但至少减轻70%（**图9-68**）。

**PT5—PT9**（例：T6压痛点在T6棘突右下方，棘突偏向右侧）。

1. 患者俯卧位，术者站或坐于患者压痛点侧。

2. 患者将头和颈转向左侧（压痛点的对侧）。

3. 患者的右上肢/肩（压痛点侧）屈曲，置于头侧放松，左上肢置于身侧。

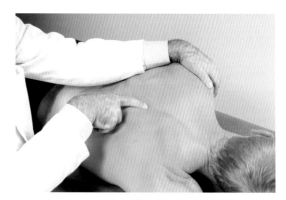

**图9-69** PT6右侧棘突压痛点

4. 将患者左肩向后下方牵拉，会造成远离压痛点方向的背伸、旋转和侧弯，以及棘突偏歪。（**图9-69**）。

5. 术者施以小幅度微调运动（稍许伸展、旋转和侧弯），直至压痛点完全消失，或尽可能完全消失，但至少减轻70%。

# 胸后区

## PT4—PT9横突（侧下方）

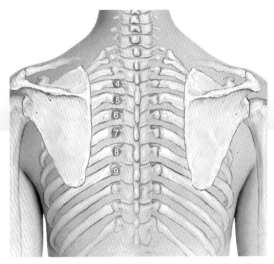

**图9-70** PT4—PT9外侧线压痛点（经同意，修改自参考文献[8]）

### 治疗指征

胸椎功能障碍。

### 压痛点定位

横突后外侧和胸最长肌、肋提肌、半棘肌、多裂肌及回旋肌相关（**图9-70**）[5]。

### 治疗体位：E Sa RT（伸展，向远离压痛点方向侧弯，向压痛点方向旋转）

1. 患者俯卧位，将头旋向压痛点侧，术者坐于床头。术者将前臂绕过患者压痛点侧腋窝，将手置于后外侧胸壁上。术者用前臂上提患者肩部，向压痛点侧伸展和旋转，并外展肩关节以侧弯躯干（**图9-71**）。

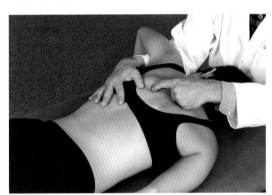

**图9-71** PT6: e-E Sa-A Rt-T

2. 患者俯卧位，将头旋向压痛点侧，术者站于压痛点对侧床边。将患者躯干向压痛点对侧侧弯，并外展压痛点侧上肢以增加侧弯幅度。将患者左肩向后上方牵拉，使脊柱伸展、向压痛点方向旋转，以及远离压痛点方向侧弯（**图9-72**）。

3. 因涉及的肌筋膜结构不同，侧弯涉及的各部分组织也大相径庭，包括纤维的方向和功能障碍是否有关节的成分。

4. 术者施以小幅度微调运动（稍许伸展、旋转或侧弯），直至压痛点完全消失，或尽可能完全消失，但至少减轻70%。

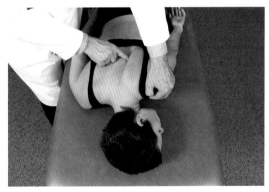

**图9-72** PT6: e-E Sa-A Rt-T

# 胸后区

## PT10—PT12棘突（侧下方），PT10—PT12横突

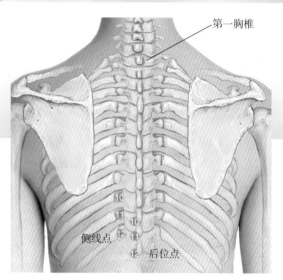

图9-73 PT9—PT12后部和外侧线的压痛点（经同意，修改自参考文献[8]）

### 治疗指征

胸部功能障碍。

### 压痛点定位

**PT10—PT12棘突（侧下方）**：在功能障碍节段偏歪棘突的侧下方（**图9-73**）。

**PT10—PT12横突**：在功能障碍节段横突后外侧（**图9-73**）。

### 治疗体位：e-E Sa Rt（骨盆）Ra（躯干）

（伸展，骨盆向远离压痛点方向侧弯，向压痛点方向旋转，躯干向远离压痛点方向旋转）

**T10—T12**（例：T11左侧压痛点；T11棘突偏向左侧，旋向右侧）。

患者俯卧位，术者站在压痛点的任意一侧。将患者的下肢摆放到能最大限度地减轻患者疼痛感的体位。因肌筋膜结构不同，侧弯涉及的各部分组织也大相径庭，包括纤维的方向和功能障碍是否有关节的成分。术者抓住患者压痛点侧的髂前上棘（ASIS），缓慢上提，使骨盆（低节段）向压痛点侧伸展并旋转，同时使躯干（上节段）旋离压痛点侧（**图9-74**）。

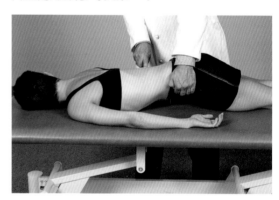

图9-74 PT11：e-E Sa Rt（骨盆）Ra（躯干）

**T10—T12**（例：T11右侧压痛点；T11横突旋向右侧）。

1. 患者俯卧位，术者站在压痛点的任意一侧。将患者的下肢摆放到能最大限度地减轻患者疼痛感的体位。因肌筋膜结构不同，侧弯涉及的各部分组织也大相径庭，包括纤维的方向和功能障碍是否有关节成分。术者抓住患者压痛点对侧的髂前上棘（ASIS），缓慢提起并向后侧倾斜，使骨盆（低节段）向远离压痛点方向伸展和旋转，同时使躯干（上段位）旋向压痛点侧（**图9-75**）。

2. 术者施以小幅度微调运动（伸展、旋转或侧弯），直至压痛点完全消失，或尽可能完全消失，但至少减轻70%。

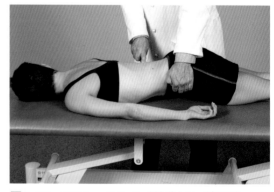

图9-75 PT11：e-E Sa Rt（骨盆）Ra（躯干）

# 肋前区

## 肋前区压痛点

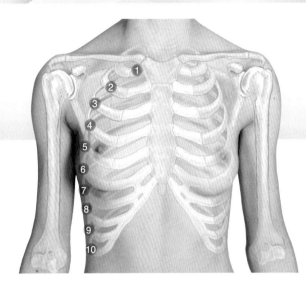

肋前区摆位放松技术压痛点详见表9-5及**图9-76**。

**图9-76** 肋前区摆位放松技术压痛点（经同意，根据参考文献修改[8]）

**表9-5** 肋前区常见压痛点（琼斯定义为"肋骨降低"）

| 压 痛 点 | 定 位 | 经典治疗体位 | 缩 写 |
|---|---|---|---|
| AR1 | 第一胸肋关节锁骨下方 | 患者仰卧位——使颈胸段脊柱屈曲，向压痛点侧侧弯并旋转 | f-F St RT |
| AR2 | 锁骨中线第二肋骨上方 | 同上 | 同上 |
| AR3—AR10 | 在功能障碍肋骨的腋前线上 | 患者坐位屈曲，向压痛点侧侧弯并旋转 | f-F ST RT |

## 肋前区

### AR1,AR2
### 第1、第2肋降低（呼气）功能障碍

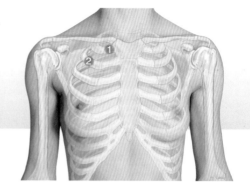

**图9-77** AR1及2压痛点（经同意，根据参考文献修改[8]）

**适应证**

第1及第2肋骨功能障碍（呼气，降低）。患者主诉由于过度咳嗽，打喷嚏或头部前移所导致的胸壁前面疼痛[5]。

**压痛点位置**

**AR1**：第1胸肋关节锁骨下方，与胸大肌及肋间内肌有关（**图9-77**）[5]。

**AR2**：锁骨中线第2肋骨上方。

**治疗体位：f-F St RT（屈曲，向压痛点方向侧弯和旋转）**

1. 患者仰卧，术者站立或坐在治疗床头侧。

2. 患者头颈屈曲至功能障碍肋骨的水平。

3. 患者头颈向压痛点侧侧弯并旋转（**图9-78～图9-80**）。

4. 术者通过小弧度运动（稍许屈曲，侧弯或旋转）微调，直至压痛点完全消失，或尽可能完全消失，但至少减轻70%。

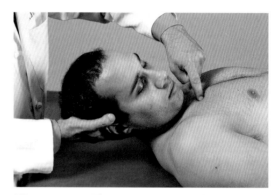

**图9-78** AR1及2：f-F St RT

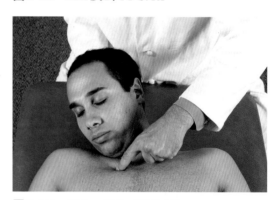

**图9-79** AR1—AR2：f-F St RT

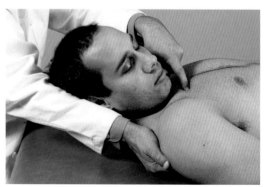

**图9-80** AR1—AR2：f-F St RT（替代方法手的摆放）

## 肋前区

## AR3—AR10
## 第3—第10肋降低(呼气)功能障碍

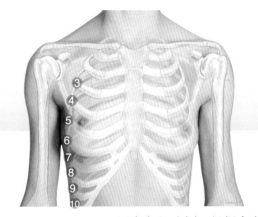

**图9-81** AR3—AR6压痛点(经同意,根据参考文献修改[8])

### 适应证

第3～第10肋骨的功能障碍(呼气,降低)。患者主诉由于过度咳嗽,打喷嚏或过度使用上肢导致胸壁侧面牵拉疼痛[4,5]。

### 压痛点位置

**AR3—AR10**:位于腋前线功能障碍的肋骨上。AR3—AR8与肋间内肌[5]和前锯肌[4,5]有关。AR9—AR10与肋间内肌有关(**图9-81**)[5]。

### 治疗体位: f-F St-T Rt-T(屈曲,向压痛点方向侧弯和旋转)

1. 患者患侧屈髋屈膝侧坐于治疗床上,为了舒适起见,可将患侧腿垂于治疗床前,健侧腿交叉置于患侧腿之下。

2. 术者立于患者身后,左足置于治疗床上,并将其大腿置于患者腋窝下(使患者身体向患侧屈曲)。

3. 轻度屈曲患者胸部至功能障碍肋骨的水平。

4. 患者患侧上肢伸直,于身后垂于治疗床外,使身体进一步向患侧屈曲及旋转(**图9-82**、**图9-83**)。

5. 术者通过小弧度运动(稍许屈曲,侧弯或旋转)微调,直至压痛点完全消失,或尽可能完全消失,但至少减轻70%。

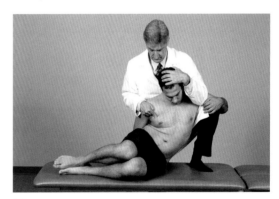

**图9-82** AR3—AR6: f-F St-T Rt-T

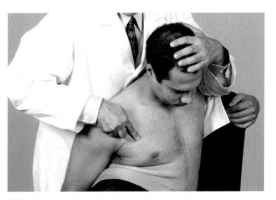

**图9-83** AR3—AR6: f-F St-T Rt-T

# 肋后区

## 肋后压痛点

摆位放松技术肋后区压痛点详见表9-6及**图 9-84**。

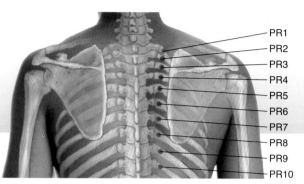

**图9-84** 摆位放松技术肋后区压痛点（经同意，根据参考文献修改[8]）

**表9-6** 肋后区常见压痛点（琼斯（Jones）定义为"肋骨上抬"）

| 压 痛 点 | 定 位 | 经典治疗体位 | 缩 写 |
|---|---|---|---|
| PR1 | 位于第1肋骨肋横突关节旁的后上方 | 患者坐位：使颈胸段脊柱轻度伸展，向压痛点对侧侧弯，并向压痛点侧旋转 | e SA Rt |
| PR2～PR10 | 相应肋骨角的后上角 | 患者坐位：屈曲，向压痛点对侧侧弯和旋转 | f SA RA |

## 肋后区

### PR1
### 第1肋上抬(吸气)功能障碍

**适应证**

第1肋骨体功能障碍(吸气,上抬)。患者主诉由于创伤、睡觉时手臂举过头顶或颈部及上胸部的突然移动,导致颈胸椎交界处疼痛[5]。

**压痛点位置**

**PR1**:位于第1肋横突关节旁的第1肋后上角(**图9-85**)。

**治疗体位: e-E SA Rt(伸展,向远离压痛点方向侧弯,向压痛点方向旋转)**

1. 患者坐位,术者立于患者后方。

2. 术者将左足置于治疗床上,大腿置于患者腋窝下。

3. 术者用示指按住压痛点(**图9-86**)。

4. 术者另一只手轻轻伸展患者头颈,至第1肋开始运动,然后使头颈向远离压痛点侧侧弯,谨慎监测头颈运动,使其力量作用于第1肋。

5. 术者将患者头部向压痛点侧旋转(**图9-87**、**图9-88**)。

6. 术者通过小弧度运动(稍许屈曲,旋转和侧弯)微调,直至压痛点完全消失,或尽可能完全消失,但至少减轻70%。

7. 替代姿势:患者仰卧,术者坐于治疗床头侧,依照上述步骤3至步骤6实施。

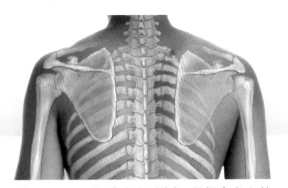

**图9-85** PR1压痛点(经同意,根据参考文献修改[8])

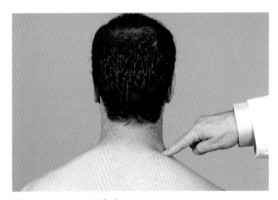

**图9-86** PR1压痛点

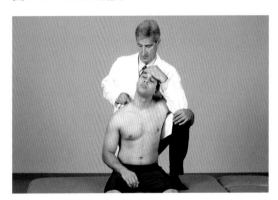

**图9-87** PR1: e SA Rt

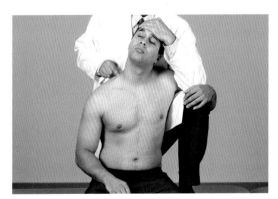

**图9-88** PR1: e SA Rt

## 肋后区

### PR2—PR10
### 第2～第10肋上抬（吸气）功能障碍

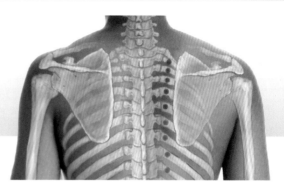

**适应证**

第2～第10肋骨功能障碍（吸气，上抬）。患者主诉由于创伤，睡觉时手臂举过头顶或颈部及胸部的突然移动，导致胸背中段和（或）肩胛周围疼痛[5]。

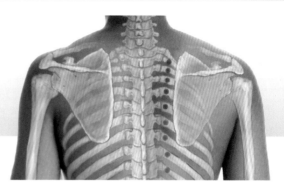 图9-89 PR2—PR10压痛点（经同意，根据参考文献修改）

**压痛点位置**

**PR2—PR6**：位于功能障碍的肋骨角上方，与肋提肌和（或）上后锯肌有关。

**PR7—PR10**：位于功能障碍的肋骨角上方，与肋提肌有关（**图9-89**）。

**治疗体位: f-F Sa-A Ra-A（屈曲，向远离压痛点方向侧弯和旋转）**

1. 患者坐于治疗床边（为了舒适起见，患者健侧腿可自然下垂于床边）。

2. 术者立于患者后方，右足置于治疗床上，大腿置于患者腋窝下。

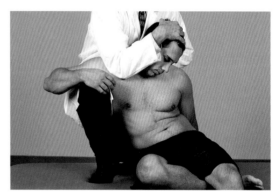

图9-90 PR2—PR10: f-F Sa-A Ra-A

3. 术者轻轻地屈曲患者头、颈及胸部，使其作用于功能障碍肋骨的水平。

4. 术者利用置于患者腋窝下的大腿抬起其肩部，使患者躯干向远离压痛点方向侧弯。

5. 要求患者缓慢伸展健侧肩关节及手臂，使其自然下垂。以使躯干向远离压痛点方向侧弯及旋转（**图9-90、图9-91**）。

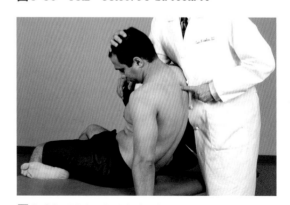

图9-91 PR2—PR10: f-F Sa-A Ra-A

6. 术者通过小弧度运动（稍许屈曲，旋转和侧弯）微调，直至压痛点完全消失，或尽可能完全消失，但至少减轻70%。

# 腰前区

## 腰前压痛点

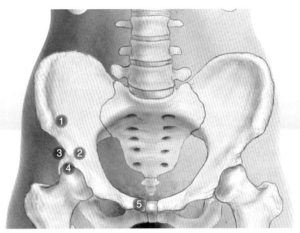

**图9-92** 摆位放松技术腰前区压痛点(经同意,根据参考文献修改)

摆位放松技术腰前区压痛点详见表9-7及**图9-92**。

注:经典位置的首字母缩写代表的是功能障碍区域上两节段的运动。因此,术者可以立于患者任意一侧,并根据功能障碍情况改变侧弯及旋转情况。仰卧位的治疗技术是利用功能障碍节段以下的部分发起运动,当患者膝部及骨盆向术者方向运动,未被锁定的节段(例如上两节节段)则向对侧运动。换而言之,当术者开始运动功能障碍以下部位时,由于相对运动,功能障碍节段向相反方向旋转。例:术者立于患者右侧,将患者膝部向右牵拉,患者的骨盆及骶骨转向术者,而L5静止不动,则相对向左侧旋转。当术者继续向右侧牵引膝盖,上一节(L5)也被牵向右侧,这使L5的上一节(L4)旋转向左侧。

由于脊柱不同区域的肌筋膜层数、纤维方向及功能障碍的关节生理运动模式不尽相同,"经典治疗体位"未必能完全缓解压痛。基于摆位放松技术的间接性,若压痛点与Ⅰ型或Ⅱ型功能障碍有关,则节段应摆放在放松位,使三维平面都处于放松位,以达到缓解疼痛的目的。

**表9-7** 腰前区常见压痛点

| 压痛点 | 定 位 | 经典治疗体位 | 缩 写 |
|---|---|---|---|
| | | 治疗AL1及AL5时,术者立于患者压痛点同侧;治疗AL2—AL4时,立于压痛点对侧。患者取仰卧位,屈髋屈膝,以缩短压痛点周围组织的长度 | |
| AL1 | 髂前上棘内侧(anteriorsuperior iliac spine, ASIS) | 屈曲腰椎至L1水平,向压痛点侧侧弯(踝关节),膝关节(骨盆)向压痛点侧旋转,使躯干及L1相对向远离压痛点方向旋转 | F St RA |
| AL2 | 髂前下棘内侧(anterior inferior iliac spine, AIIS) | 屈曲腰椎至脊柱水平,向远离压痛点方向侧弯(踝关节),膝关节(骨盆)向压痛点侧旋转,使躯干及腰椎相对向压痛方向旋转 | F Sa RT |
| AL3 | 髂前下棘外侧(anterior inferior iliac spine, AIIS) | 同上 | F SA RT |
| AL4 | 髂前下棘下方(anterior inferior iliac spine, AIIS) | 同上 | F SA RT |
| AL5 | 耻骨前上缘,耻骨联合外侧 | 屈曲腰椎,向远离压痛点方向侧弯(踝关节),向压痛点侧旋转躯干(膝关节及骨盆方向),腰椎相对向健侧旋转 | F SA Ra |

## 腰前区

### AL1

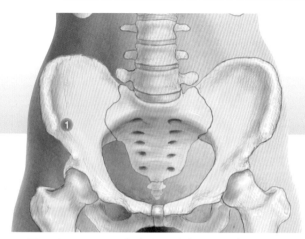

**图9-93** AL1压痛点(经同意,根据参考文献 修改[8])

#### 适应证

腰部和(或)骨盆区域功能障碍。患者主诉胸腰部、腹壁外下侧及大腿前部疼痛[4,5]。

#### 压痛点位置

髂前上棘内侧;由内侧向外侧按压;与腹横肌、腹内斜肌(腹股沟神经,L1神经根)及髂腰肌群有关(**图9-93**)[4,5]。

#### 治疗体位:F St(踝关节)RA(躯干)(屈曲,踝关节向压痛点方向侧弯,躯干向远离压痛点方向旋转)

1. 患者仰卧位,术者立于患者压痛点侧。

2. 患者屈髋屈膝,置于术者大腿上,然后进一步屈曲,直到需要治疗的两个脊柱节段水平的下方(L2)。

3. 向术者方向牵拉患者膝关节,旋转骨盆及腰椎至L2水平,使L1相对向远离压痛点方向旋转。

4. 向术者方向牵拉患者足部及踝部,达到L2水平,使腰椎向压痛点侧侧弯(**图9-94**和**图9-95**)。

5. 术者通过小弧度运动(稍许屈曲、旋转和侧弯)微调,直至压痛点完全消失,或尽可能完全消失,但至少减轻70%。

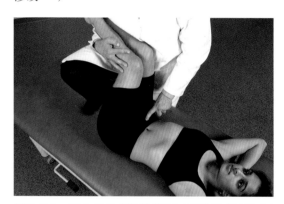

**图9-94** AL1:F St(踝关节)RT(膝关节/骨盆)RA(躯干)

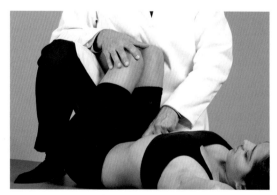

**图9-95** AL1:F St(踝关节)RT(膝关节/骨盆)RA(躯干)

# 腰前区

## AL2

### 适应证

腰部功能障碍。患者主诉腰部及髋部前外侧疼痛。

### 压痛点位置

髂前下棘内侧；由内侧向外侧按压；与腹外斜肌[4]、生殖股神经（L1—L2 神经根）及髂腰肌群有关（**图9-96**）[5]。

### 治疗体位：F SA（踝关节）RA（躯干）（屈曲，踝关节向远离压痛点方向侧弯，躯干向远离压痛点方向旋转）

1. 患者仰卧位，术者立于患者健侧床边。

2. 患者屈髋屈膝至L3水平。为了舒适起见，患者膝关节可置于术者大腿上，同时以便于控制。

3. 向术者方向牵拉患者髋关节及膝关节，旋转骨盆及腰椎至L3水平，使L2相对向压痛点侧旋转。

4. 向术者方向牵拉患者足部及踝部（牵拉向健侧），达到L3水平，使腰椎向远离压痛点侧侧弯（**图9-97**、**图9-98**）。

5. 术者通过小弧度运动（稍许屈曲，旋转和侧弯）微调，直至压痛点完全消失，或尽可能完全消失，但至少减轻70%。

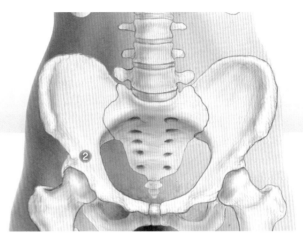

**图9-96** AL2压痛点（经同意，根据参考文献修改[8]）

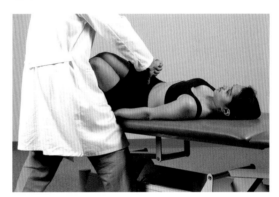

**图9-97** AL2: F SA（踝关节）RT（膝关节/骨盆）RA（躯干）

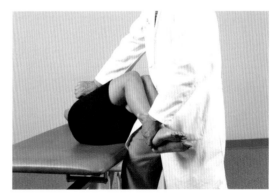

**图9-98** AL2: F SA（踝关节）RT（膝关节/骨盆）RA（躯干）

# 腰前区

## AL3，AL4

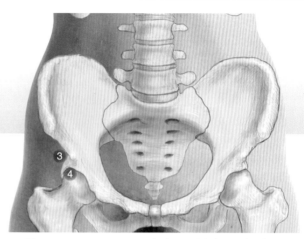

**图9-99** AL3—AL4压痛点（经同意，根据参考文献修改）

### 适应证

腰部和（或）骨盆区域功能障碍。患者主诉腰部、腹股沟和（或）髋部前外侧疼痛[4,5]。

### 压痛点位置

**AL3**：髂前下棘外侧；内侧按压。

**AL4**：髂前下棘下方；头侧按压。

与髂肌外缘、腰大肌及L3和L4脊神经根有关，后者来源于股外侧皮神经（L2—L3神经根），股神经及闭孔神经（L2—L4神经根）（**图9-99**）[5]。

### 治疗体位：F SA（踝关节）RA（膝关节/骨盆）RT（躯干）（屈曲，踝关节向远离压痛点方向侧弯，膝关节/骨盆向远离压痛点方向旋转，躯干向压痛点方向旋转）

1. 患者仰卧位，术者立于患者压痛点侧。

2. 术者可将头侧足置于治疗床上，然后将患者双腿置于术者大腿上。

3. 患者髋关节及膝关节屈曲，达到需治疗的两节椎体节段下方。

4. 向术者方向牵拉患者髋关节及膝关节，旋转骨盆及腰椎到需治疗的下节椎体节段，使上节椎体相对向压痛点侧旋转。

5. 向术者方向牵拉患者足部及踝部（牵拉向健侧），使腰椎向远离压痛点方向侧弯（**图9-100**、**图9-101**）。

6. 术者通过小弧度运动（稍许屈曲，旋转和侧弯）微调，直至压痛点完全消失，或尽可能完全消失，但至少减轻70%。

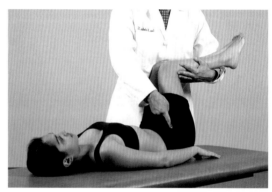

**图9-100** AL3—AL4：F SA（踝关节）RT（膝关节/骨盆）RT（躯干）

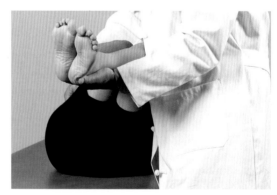

**图9-101** AL3—AL4：F SA（踝关节）RA（膝关节/骨盆）RT（躯干）

# 腰前区

## AL5

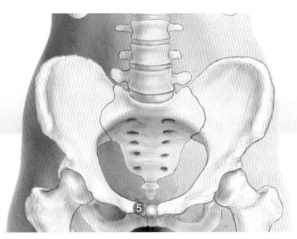

**图9-102** AL5压痛点(经同意,根据参考文献修改[8])

### 适应证

腰部、骶骨或骨盆区域功能障碍。患者由于耻骨剪切移位功能障碍或闭孔神经卡压,主诉耻骨联合区疼痛[5],或下腰部、骶部或骨盆疼痛[4]。

### 压痛点位置

耻骨前上缘,于耻骨联合外侧;向后按压(**图9-102**)。解剖上与腹直肌[4]、内收长肌、耻骨联合剪切功能障碍或闭孔神经卡压有关[5]。

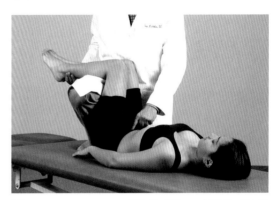

**图9-103** AL5: F SA(踝关节)RT(膝关节/骨盆)RA(躯干)

### 治疗体位: F SA(踝关节)RA(躯干)(屈曲,踝关节向远离压痛点方向侧弯,躯干向远离压痛点方向旋转)

1. 患者仰卧位,术者立于患者压痛点侧。

2. 术者可将尾侧足置于治疗床上,然后将患者双腿置于术者大腿上。

3. 患者屈髋屈膝,达到骶骨(S1)水平。

4. 向术者方向轻轻牵拉患者髋关节及膝关节,使骨盆/骶骨向压痛点侧旋转,相对的L5向远离压痛点方向旋转。

5. 向术者对侧轻推患者足部及踝部,使其向远离压痛点方向侧弯(**图9-103**)。

6. 术者通过小弧度运动(稍许屈曲,旋转和侧弯)微调,直至压痛点完全消失,或尽可能完全消失,但至少减轻70%。

# 骨盆前区

## 骨盆前区压痛点

骨盆前区摆位放松技术压痛点详见表9-8及**图9-104**。

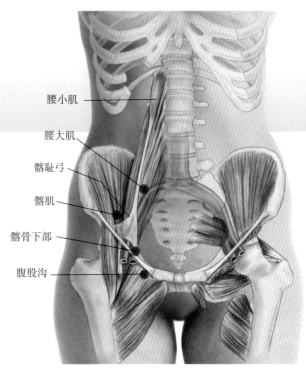

腰小肌

腰大肌

髂耻弓

髂肌

髂骨下部

腹股沟

**图9-104** 骨盆前区摆位放松技术压痛点(经同意,根据参考文献修改[8])

**表9-8** 骨盆前区常见压痛点

| 压痛点 | 定位 | 经典治疗体位 | 缩写 |
|---|---|---|---|
| 腰大肌 | 髂前上棘至前正中线中内1/3处,向后深压腰大肌肌腹 | 双侧髋关节尽量屈曲,腰椎向压痛点侧侧弯;可能需要髋关节外旋 | F ST |
| 髂肌 | 髂前上棘至前正中线中外1/3处,向后外侧深压向髂肌 | 双侧膝关节屈曲,髋关节尽量屈曲,并向外旋 | F ER |
| 髂骨下部 | 髂耻隆突表面,腰小肌附着处 | 同侧髋关节尽量屈曲 | F |
| 腹股沟 | 耻骨结节外侧,耻骨肌和(或)腹股沟韧带附着处 | 压痛点同侧大腿屈曲,对侧腿交叉置于其上;向外牵拉下方的同侧小腿,导致同侧髋关节内旋 | F ADD IR |

## 骨盆前区

### 腰大肌

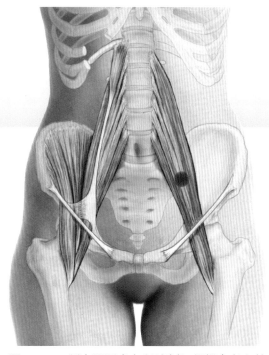

**图9-105** 腰大肌压痛点(经同意,根据参考文献修改[8])

#### 适应证

腰部和(或)骨盆区域功能障碍。患者主诉胸腰区域和(或)髋前区、大腿或腹股沟疼痛[5]。

#### 压痛点位置

髂前上棘至前正中线中内1/3处,向后深压腰大肌肌腹(**图9-105**)。

#### 治疗体位: F ST er(屈曲,向压痛点方向侧弯,外旋)

1. 患者仰卧位,术者立于患者压痛点侧。

2. 髋关节/膝关节尽量屈曲,并轻度外旋。可以同时向压痛点侧牵拉膝关节,使腰椎侧弯(**图9-106**)。

3. 术者通过小弧度运动(髋关节稍许屈曲、侧弯和旋转)微调,直至压痛点完全消失,或尽可能完全消失,但至少减轻70%。

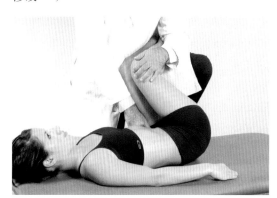

**图9-106** 腰大肌: F ST

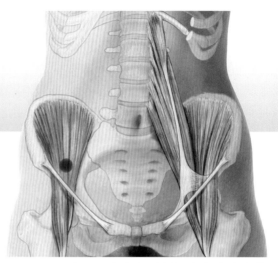

**图9-107** 髂肌压痛点(经同意,根据参考文献修改[8])

## 骨盆前区

### 髂肌

#### 适应证

腰部和(或)骨盆区域功能障碍。患者主诉胸腰区域和(或)髋/大腿前区疼痛[5]。

#### 压痛点位置

髂前上棘至前正中线中外1/3处,向后外侧深压向髂肌(**图9-107**)。

#### 治疗体位: F ER(髋) Abd(膝)(屈曲,髋外旋,膝外展)

1. 患者仰卧位,术者立于治疗床边。

2. 患者髋膝屈曲,术者将其足置于治疗床上,将患者双腿置于术者大腿上。

3. 使患者双踝交叉,双髋外旋(双踝交叉,双膝向外侧打开)(**图9-108、图9-109**)。

4. 术者通过小弧度运动(髋关节反复屈曲,外旋)微调,直至压痛点完全消失,或尽可能完全消失,或至少减轻70%。

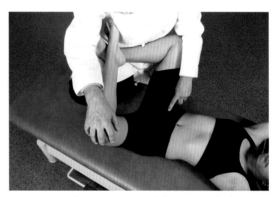

**图9-108** 髂肌: F ER(髋关节) Abd(膝关节)

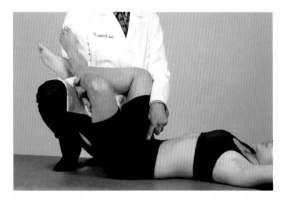

**图9-109** 髂肌: F ER(髋关节) Abd(膝关节)

# 骨盆前区

## 髂骨下部 ( 腰小肌 )

### 适应证

腰部和 ( 或 ) 骨盆区域功能障碍。患者主诉髋前区和 ( 或 ) 腹股沟疼痛[4]。

### 压痛点位置

髂耻隆突表面,腰小肌附着处 ( **图9-110** )。

### 治疗体位: F ( 屈曲 )

1. 患者仰卧位,术者立于压痛点侧。

2. 尽量屈曲患者压痛点侧髋膝关节 ( **图9-111** )。

3. 术者通过小弧度运动 ( 髋关节稍许屈曲 ) 微调,直至压痛点完全消失,或尽可能完全消失,但至少减轻70%。

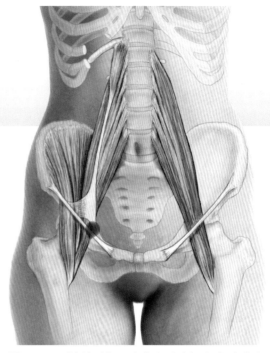

**图9-110** 髂骨下部压痛点 ( 经同意,根据参考文献修改[8] )

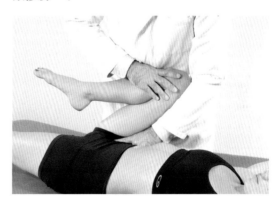

**图9-111** 髂骨下部: F

# 骨盆前区

## 腹股沟（耻骨肌）

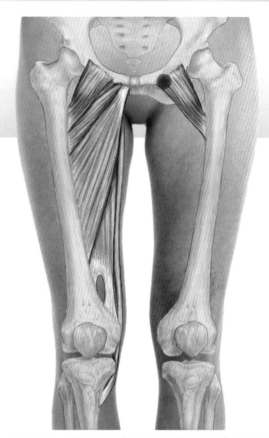

**图9-112** 腹股沟压痛点（经同意，根据参考文献修改）

### 适应证

骨盆区域功能障碍。患者主诉髋前区、大腿或腹股沟疼痛。

### 压痛点位置

耻骨结节外侧，耻骨肌和（或）腹股沟韧带附着处，向后内侧按压（**图9-112**）。

### 治疗体位：F ADD IR（屈曲，内收，内旋）

1. 患者仰卧位，术者立于压痛点侧。

2. 患者髋/膝关节屈曲，术者一足踏在治疗床上，将患者双腿置于术者大腿上。

3. 患者双腿交叉，健侧腿置于患侧腿之上。

4. 术者向外牵拉患者患侧小腿（向术者侧），导致髋关节内收及内旋（**图9-113**）。

5. 术者通过小弧度运动（髋关节稍许屈曲、内旋和内收）微调，直至压痛点完全消失，或尽可能完全消失，但至少减轻70%。

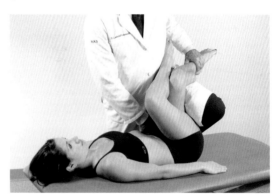

**图9-113** 腹股沟：F ADD IR

# 腰后区

## 腰后区压痛点

腰后区摆位放松技术压痛点详见表9-9及**图9-114**。

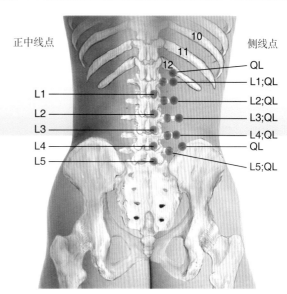

**图9-114** 腰后区摆位放松技术压痛点(经同意,根据参考文献修改[8])

**表9-9** 腰后区常见压痛点

| 压 痛 点 | 定 位 | 经典治疗体位 | 缩 写 |
|---|---|---|---|
| PL1—PL5棘突 | 功能障碍节段偏歪棘突的下外侧/尖端<br>*椎体旋转方向与棘突偏歪方向相反 | 患者俯卧:抬起压痛点侧下肢或髂前上棘,使腰椎伸展达到治疗节段水平;同时向压痛点侧旋转骨盆及下节段脊柱,相对地上节段脊柱向反方向旋转;并向压痛点对侧侧弯(下肢内收) | e-E Sa Ra |
| PL1—PL5横突 | 功能障碍节段横突的后外侧 | 同上 | e-E SA RA |
| 腰方肌 | 第12肋骨下缘<br>腰椎横突尖端侧缘<br>髂嵴上缘 | 髋关节/大腿伸展、内收、外旋。可能需要腰椎向压痛点侧侧弯 | E ABD ER |

# 腰后区

## PL1—PL5

腰椎

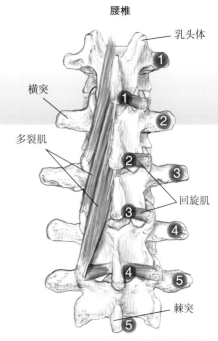

**图9-115** PL1—PL5后侧及外侧压痛点(经同意,根据参考文献修改[8])

### 适应证

腰部功能障碍。患者主诉压痛点所示区域下背部疼痛。

### 压痛点位置

**PL1—PL5棘突:** 功能障碍节段偏歪棘突的下外侧。

**PL1—PL5横突:** 功能障碍节段横突的后外侧(**图9-115**)。

### 治疗体位: e-E Add RT(骨盆)RA(躯干)(伸展,内收,骨盆向压痛点方向旋转,躯干向远离压痛点方向旋转)

1. 患者俯卧位,术者立于治疗床侧,以便于合理地控制和定位。

2. 使患者大腿/髋关节伸展、内收、外旋。使骨盆及下节段脊柱向压痛点侧旋转,导致上节段脊柱向远离压痛点侧旋转(**图9-116**、**图9-117**)。

3. 术者通过小弧度运动(髋关节稍许伸展,内收及外旋)微调,直至压痛点完全消失,或尽可能完全消失,但至少减轻70%。

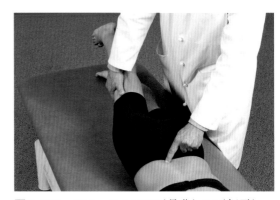

**图9-116** PL4: e-E Add RT(骨盆)RA(躯干)

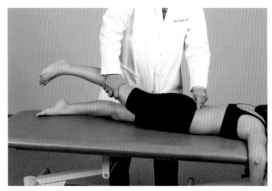

**图9-117** PL4: e-E Add RT(骨盆)RA(躯干)

# 腰后区

## PL1—PL5（替代方案）

### 适应证

腰部功能障碍。患者主诉压痛点所示区域下背部疼痛。

### 压痛点位置

**PL1—PL5棘突**：功能障碍节段偏歪棘突的下外侧。

**PL1—PL5横突**：功能障碍节段横突的后外侧（**图9-118**）。

### 治疗体位：E Sa RT（骨盆）RA（躯干）（伸展，向远离压痛点方向侧弯，骨盆向压痛点方向旋转，躯干向远离压痛点方向旋转）

1. 患者俯卧位，术者立于患者压痛点对侧。

2. 患者双腿放置于可以最大程度缓解压痛的一侧。侧弯的角度取决于涉及的肌筋膜及其纤维走向，或是否涉及功能障碍的关节成分。

3. 术者握住患者压痛点侧的髂前上棘，使患者骨盆及下节段脊柱向压痛点侧伸展及旋转，相对地，上节段脊柱处于向远离压痛点方向旋转位置（**图9-119**、**图9-120**）。

4. 术者通过小弧度运动（稍许伸展）微调，直至压痛点完全消失，或尽可能完全消失，但至少减轻70%。

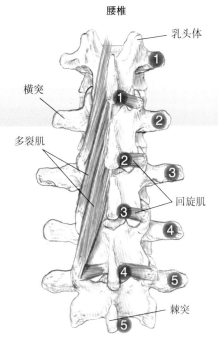

**腰椎**

乳头体
横突
多裂肌
回旋肌
棘突

**图9-118** PL1—PL5后侧及外侧压痛点（经同意，根据参考文献修改[8]）

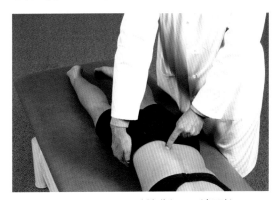

**图9-119** PL4: E Sa RT（骨盆）RA（躯干）

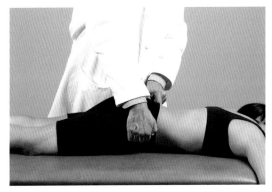

**图9-120** PL4: E Sa RT（骨盆）RA（躯干）

# 腰后区

## 腰方肌

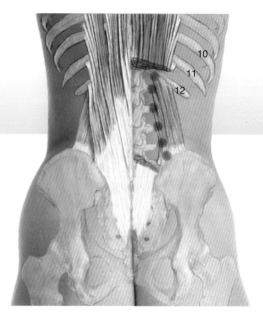

**图 9-121** 腰方肌压痛点（经同意，根据参考文献修改[8]）

### 适应证

第 12 肋骨、腰部或骨盆区域功能障碍。患者主诉下背部、髂嵴上端，及髋关节/臀部/骶髂区后侧疼痛[4,5]。

### 压痛点位置

第 12 肋骨下缘[4]

腰椎横突尖端侧缘[4]

髂嵴上缘[4]（**图 9-121**）

### 治疗体位：E ABD ER（伸展，外展，外旋）

1. 患者俯卧位，术者立于压痛点侧。

2. 术者将患者躯干向压痛点侧侧弯。

3. 术者伸展、外展和外旋患者髋关节（**图 9-122**）。

4. 术者通过小弧度运动（髋关节稍许伸展、外展、外旋）微调，直至压痛点完全消失，或尽可能完全消失，但至少减轻 70%。

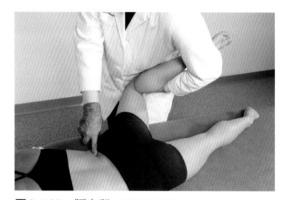

**图 9-122** 腰方肌：E ABD ER

# 骨盆后区

## 骨盆后区压痛点

骨盆后区摆位放松技术压痛点详见表9-10及**图9-123**。

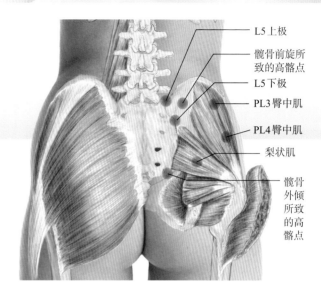

L5上极
髋骨前旋所致的高髂点
L5下极
PL3臀中肌
PL4臀中肌
梨状肌
髋骨外倾所致的高髂点

**图9-123** 骨盆后区摆位放松技术压痛点(经同意,根据参考文献修改[8])

**表9-10** 骨盆后区常见压痛点

| 压痛点 | 定位 | 经典治疗体位 | 缩写 |
|---|---|---|---|
| L5上极 UPL5 | 髂后上棘(PSIS)上内侧 | 髋关节伸展,利用内收、内旋/外旋进行微调 | E Add er/ir |
| 髋骨前旋所致的高髂点 | PSIS外侧2～3厘米,向PSIS方向内侧按压 | 髋关节伸展,利用外展、外旋进行微调 | E Abd ER |
| L5下极 LPL5 | PSIS下缘,向上按压 | 髋关节屈曲90°,轻度内旋、内收 | F IR Add |
| 髋骨外倾所致的高髂点 | 尾椎外缘和(或)下侧角(ILA)外缘。注释:琼斯的第一版著作中将该点描述为3个独立位置:尾椎外缘,ILA及臀部下缘。琼斯的第二版著作中将ILA称为HIFO,弃用了尾椎上的点,并将臀部的点重新命名为孖肌点 | 髋关节伸展、内收 | E Add E ADD |
| PL3外侧 PL4外侧 (臀中肌) | PSIS水平,臀中肌外上部分 PL3:PSIS至阔筋膜张肌外2/3 PL4:阔筋膜张肌后缘 | 髋关节伸展,利用外展、外旋进行微调 | E Abd er |
| 梨状肌 | 骶骨下半部及ILA至大转子的中点 | 髋关节尽量屈曲、外展,利用外旋或内旋进行微调 | F ABD er/ir |

# 骨盆后区

## L5下极（LPL5）

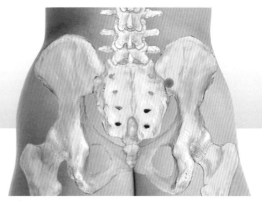

**图9-124** L5下极压痛点（经同意，根据参考文献修改[8]）

### 适应证

腰椎和（或）骨盆功能障碍。患者主诉下背部和（或）骨盆疼痛。

### 压痛点位置

髂后上棘的下缘，与后骶髂韧带、竖脊肌或股二头肌，或髂腰肌有关（**图9-124**）[4,5]。

### 治疗体位：F IR Add（屈曲，内旋，内收）

1. 患者俯卧位，靠近床边，术者立于压痛点侧。

2. 患者下肢垂于床沿，髋膝关节屈曲90°（**图9-125**）。

3. 患者髋关节内旋，膝关节于床下轻度内收（**图9-126**）。

4. 替代技术：患者侧卧于床边，压痛点朝上。髋膝关节屈曲90°，髋关节内旋，膝关节/大腿内收（**图9-127**）。

5. 术者通过小弧度运动（髋关节稍许屈曲、内旋、内收）微调，直至压痛点完全消失，或尽可能完全消失，但至少减轻70%。

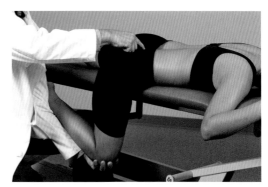

**图9-125** PL5LP: F IR Add

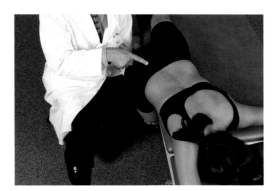

**图9-126** PL5LP: F IR Add

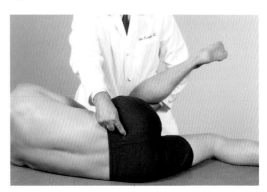

**图9-127** PL5LP: F IR Add

# 骨盆后区

## L5上极（UPL5）

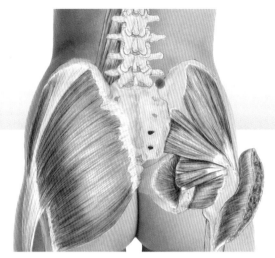

**图9-128** L5上极压痛点（经同意，根据参考文献修改[8]）

### 适应证

腰椎和（或）骨盆功能障碍。患者主诉下背部和骨盆疼痛。

### 压痛点位置

髂后上棘（PSIS）上内侧，L5棘突与PSIS之间（**图9-128**）。与骶棘肌及回旋肌，和（或）髂腰韧带有关。

### 治疗体位：E Add ir/er（伸展，内收，内旋/外旋）

1. 患者俯卧位，术者立于压痛点侧。

2. 术者伸展、内收患者髋关节，通过小弧度运动（髋关节稍许伸展、内收、内旋或外旋）微调，直至压痛点完全消失，或尽可能完全消失，但至少减轻70%。

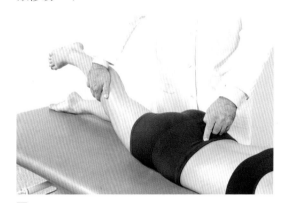

**图9-129** UPL5: E Add ir/er

## 骨盆后区

### 髋骨前旋所致的高髂点（High Ilium Sacroiliac，HI SI）

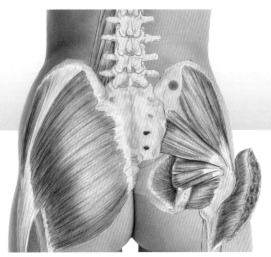

**图9-130** 髋骨前旋所致的高髂压痛点（经同意，根据参考文献修改[8]）

#### 适应证

腰椎和（或）骨盆功能障碍。患者主诉臀部疼痛，与腰方肌或臀大肌，或髂腰韧带拉伤有关[4,5]。

#### 压痛点位置

PSIS上外侧2～3厘米，向髂后上棘内侧方向按压（**图9-130**）。

#### 治疗体位：e-E ABD ER（伸展，外展，外旋）

1. 患者俯卧位，术者立于压痛点侧。

2. 患者髋关节/下肢被动伸展、外展及外旋（**图 9-131**）。

3. 术者通过小弧度运动（髋关节稍许伸展、外旋及外展）微调，直至压痛点完全消失，或尽可能完全消失，但至少减轻70%。

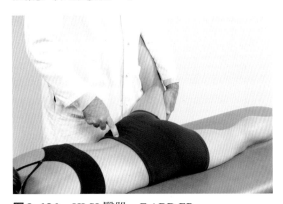

**图9-131** HI SI 臀肌 e-E ABD ER

# 骨盆后区

## 髋骨外倾所致的高髂点（尾骨肌）
## (High Ilium Flare Out, HI IL FO)

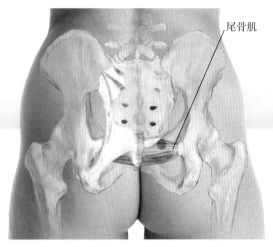

尾骨肌

**图9-132** 髋骨外倾所致的高髂压痛点（经同意，根据参考文献修改[8]）

### 适应证

骨盆或骶骨功能障碍。患者主诉臀大肌下内侧部或尾骨肌深部及骨盆底疼痛[4,5]。

### 压痛点位置

骶骨下角(ILA)外侧尾骨肌附着处（**图9-132**）[5]。

### 治疗体位：E ADD（伸展，内收）

1. 患者俯卧位，术者立于健侧床边。

2. 患者患侧髋关节/下肢被动伸展、内收，交叉于健侧下肢上（**图9-133**）。

3. 术者通过小弧度运动（髋关节稍许伸展、内收）微调，直至压痛点完全消失，或尽可能完全消失，但至少减轻70%。

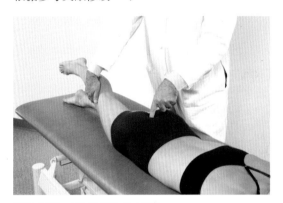

**图9-133** HI IL FO: E ADD

# 骨盆后区

## PL3外侧,PL4外侧（臀中肌）

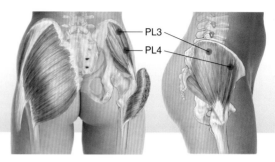

图9-134 PL3外侧,PL4外侧（臀中肌）压痛点（经同意,根据参考文献修改[8]）

### 适应证

腰部和（或）骨盆功能障碍。患者主诉行走或由坐位起立时髂嵴下方臀后区域疼痛[4,5]。

### 压痛点位置

**PL3外侧**：臀中肌外上部分,PSIS至阔筋膜张肌外2/3（**图9-134**）。

**PL4外侧**：臀中肌外侧部近阔筋膜张肌后缘（**图9-134**）。

### 治疗体位：E Abd er（伸展,外展,外旋）

1. 患者俯卧位,术者立于压痛点侧。

2. 患者髋关节/大腿被动伸展、外展,可能需要髋关节内旋或外旋（**图9-135**、**图9-136**）。

3. 术者通过小弧度运动（髋关节稍许伸展、外展、内旋/外旋）微调,直至压痛点完全消失,或尽可能完全消失,但至少减轻70%。

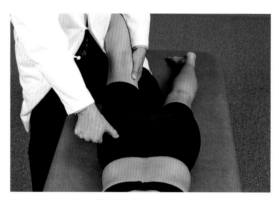

图9-135 PL3,PL4外侧：E Abd er

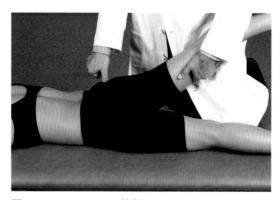

图9-136 PL3,PL4外侧：E Abd er

# 骨盆后区

## 梨状肌

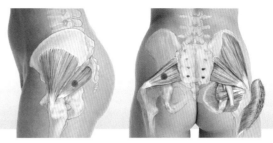

**图9-137** 梨状肌压痛点(经同意,根据参考文献修改[8])

### 适应证

骨盆功能障碍。患者主诉臀部及大腿后侧区域疼痛(坐骨神经炎)。

### 压痛点位置

经典的压痛点位于骶骨外侧下半部(ILA)与大转子之间的中点(**图9-137**)。其靠近坐骨切迹,为了避免坐骨神经激惹,我们常用的压痛点偏向骶骨或大转子。若两个压痛点能被同时缓解,疗效更佳。

### 治疗体位:F ABD ER(屈曲,外展,外旋)

1. 患者俯卧位,术者立于或坐于压痛点侧。

2. 患者压痛点侧大腿于床边自然下垂,置于术者大腿上,使髋关节尽量屈曲、外展(**图9-138**)。

3. 术者通过小弧度运动(髋关节稍许屈曲、外展、内旋/外旋)微调,直至压痛点完全消失,或尽可能完全消失,但至少减轻70%。

4. 替代体位1:患者仰卧,髋关节尽量屈曲、外展、内旋或外旋(**图9-139**)。

5. 替代体位2:患者侧卧,髋关节尽量屈曲、外展、内旋或外旋(**图9-140**)。

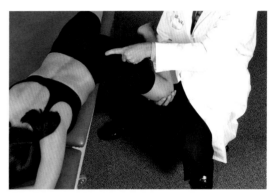

**图9-138** 梨状肌:F abd-ABD er

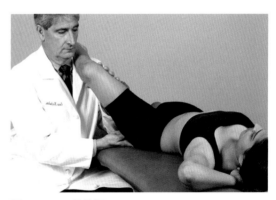

**图9-139** 梨状肌:F abd-ABD er

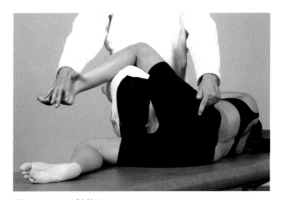

**图9-140** 梨状肌:F abd-ABD er

## 骶骨区

### 骶骨区压痛点

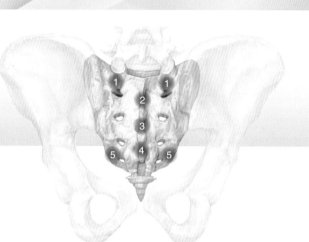

骨盆后区摆位放松技术压痛点详见表9-11及**图9-141**。

**图9-141** 骶骨区摆位放松技术压痛点(经同意,根据参考文献修改)[9]

**表9-11** 骶骨区常见压痛点

| 压 痛 点 | 位 置 | 经 典 治 疗 体 位 |
|---|---|---|
| 双侧PS1 | S1水平PSIS内侧<br>(骶骨沟/骶骨底) | 从对侧ILA施加由后向前的压力,使骶骨沿斜轴旋转 |
| 中线PS2;PS3;PS4 | 骶骨中线相应节段水平 | PS2:于骶骨尖端中线处由后向前施压(伸展骶骨)<br>PS3:可能需要屈曲或伸展<br>PS4:由骶骨底部中线处由后向前施压(屈曲骶骨)<br>注意:使骶骨沿横轴旋转 |
| 双侧PS5 | 骶骨ILA的内上侧 | 于对侧骶骨底部由后向前施压,使骶骨沿斜轴旋转 |

来源:Myers HL. Clinical Application of Counterstrain. Tucson, AZ: Osteopathic Press, A Division of Tucson Ostepathic Foundation, 2006

# 骶骨区

## 双侧 PS1

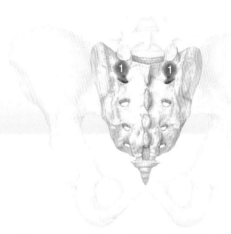

图 9-142 双侧 PS1 压痛点(经同意,根据参考文献修改[9])

### 适应证

腰椎、骨盆或骶骨功能障碍。患者主诉骶骨或骨盆区域,竖脊肌及横突棘肌肌群附着处疼痛[4]。

### 压痛点位置

PSIS 内侧 S1 水平(骶骨底部)(**图 9-142**)。

### 治疗体位:

1. 患者俯卧位,术者立于治疗床边。

2. 于压痛点在骶骨对角线的另一端——骶骨下侧角(ILA)处,由后向前施压,导致骶骨沿斜轴线旋转[4](**图 9-143**、**图 9-144**)。

3. 术者通过对侧骶骨下侧角稍许压力进行微调,直至压痛点完全消失,或尽可能完全消失,但至少减轻 70%。

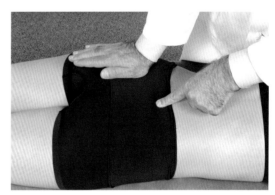

图 9-143　PS1

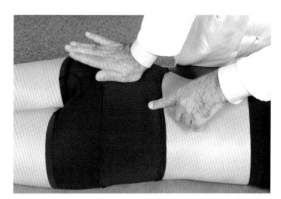

图 9-144　PS1

# 骶骨区

## 中线 PS2—PS4

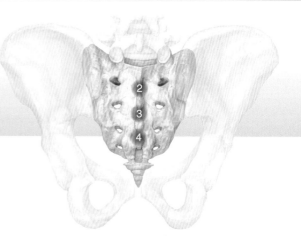

**图 9-145** PS2，PS3，PS4压痛点（经同意，根据参考文献修改[9]）

### 适应证

腰部、骨盆或骶骨功能障碍。患者主诉骶骨或骨盆区域，竖脊肌及横突棘肌肌群附着处疼痛[4]。

### 压痛点位置

骶骨中线相应节段水平（**图 9-145**）。

### 治疗体位：

1. 患者俯卧位，术者立于治疗床边。

   **PS2**：骶骨尖端正中线处由后向前施压（伸展骶骨）（**图 9-146**）。

   **PS3**：可能需要屈曲或伸展（**图 9-146**、**图 9-147**）。

   **PS4**：沿骶骨底部正中线由后向前施压（屈曲骶骨）（**图 9-147**）。

   注：此方法会导致骶骨沿横轴旋转[4]。

2. 术者通过压力大小微调，直至压痛点完全消失，或尽可能完全消失，但至少减轻70%。

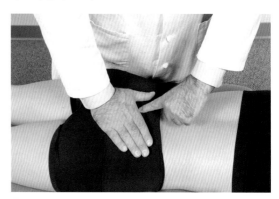

**图 9-146** PS2

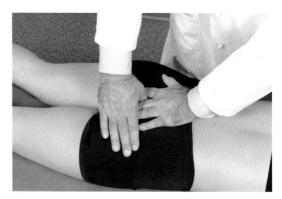

**图 9-147** PS4

# 骶骨区

## 双侧PS5

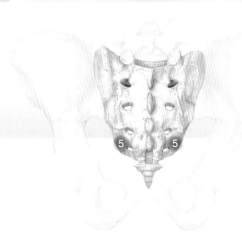

**图9-148** 双侧PS5压痛点(经同意,根据参考文献修改[9])

### 适应证

腰部、骨盆或骶骨功能障碍。患者主诉骶骨或骨盆区域,竖脊肌及横突棘肌肌群附着处疼痛[4]。

### 压痛点位置

骶骨ILA的内上侧(**图9-148**)。

### 治疗体位:

1. 患者俯卧位,术者立于治疗床边。

2. 于压痛点在骶骨对角线的另一端——骶骨底部/骶骨沟处,由后向前施压,使骶骨沿斜轴旋转(**图9-149**)[4]。

3. 术者通过压力的大小微调,直至压痛点完全消失,或尽可能完全消失,但至少减轻70%。

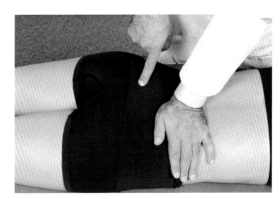

**图9-149** PS5

# 下肢区域

## 下肢压痛点

下肢摆位放松技术压痛点详见表9-12。

**表9-12** 下肢常见压痛点

| 压 痛 点 | 位　　　置 | 经典治疗体位 | 缩　写 |
|---|---|---|---|
| 阔筋膜张肌 | 髂嵴下方,阔筋膜张肌体部 | 髋/大腿外展,轻度屈曲 | f ABD |
| 转子侧髂胫束 | 沿髂胫束至大转子远端 | 髋及大腿中度外展,轻度屈曲 | f ABD |
| 股二头肌外侧束 | 大腿后侧,股骨轴线下半部,外侧至中线部分 | 屈膝,胫骨外旋,轻度外展;于足底压迫跟骨使踝关节跖屈 | F ER Abd |
| 外侧半月板侧副韧带 | 关节缝半月板外侧 | 膝关节中度屈曲,轻度外展,胫骨内旋或外旋。可能需要踝关节背屈及外翻 | F Abd ir/er |
| 半膜肌/半腱肌内侧肌腱 | 大腿后侧,股骨轴线下半部,内侧至中线部分 | 屈膝,胫骨内旋,轻度内收。于足底压迫跟骨使踝关节跖屈 | F IR Add |
| 内侧半月板内侧副韧带 | 关节缝半月板前内侧 | 膝关节中度屈曲,胫骨内旋及轻度内收 | F IR Add |
| 前交叉韧带 | 腘窝上部,腘绳肌肌腱的内侧或外侧 | 股骨远端下方垫治疗枕作为支点,应用向后按压胫骨近端产生的剪切力<br>注意:经典Jones疗法 | |

（续表）

| 压 痛 点 | 位　　置 | 经典治疗体位 | 缩　写 |
|---|---|---|---|
| 后交叉韧带 | 腘窝中心或偏下处 | 股骨远端下方垫治疗枕作为支点,应用向后按压股骨远端产生的剪切力<br>注意:经典Jones疗法 | |
| 腘肌 | 腘窝下方,腘肌肌腹处 | 轻度屈膝,胫骨内旋 | F IR |
| 伸展足踝(腓肠肌) | 腘窝下方,腓肠肌近端 | 屈膝,于足底压迫跟骨使踝关节显著跖屈 | |
| 内踝,胫骨前缘 | 沿三角韧带,内踝下方 | 踝部内侧置治疗枕作为支点,应用轻度使足部内翻、内旋的剪切力 | INV ir |
| 腓骨侧外踝/腓骨长肌,腓骨短肌,第三腓骨肌 | 外踝前下方,跗骨窦(距骨跟骨沟)处 | 踝部外侧置治疗枕作为支点,应用轻度使足部外翻、外旋的剪切力 | EV er |
| 跟骨屈曲<br>跖方肌 | 足掌侧跟骨前部,足底筋膜附着处 | 前脚掌明显屈曲,使前脚掌与跟骨靠近 | F |

# 下肢区域

## 大转子外侧（阔筋膜张肌）

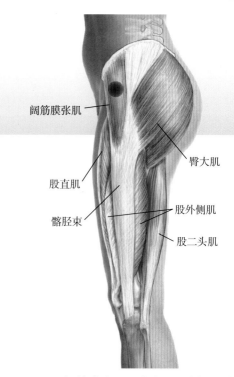

**图9-150** 阔筋膜张肌压痛点（经同意，根据参考文献修改[8]）

### 适应证

骨盆区域或下肢功能障碍。患者主诉髋关节或大腿外侧疼痛[4,5]。

### 压痛点位置

髂嵴下方,阔筋膜张肌肌腹处（**图9-150**）。

### 治疗体位

1. 患者俯卧或仰卧位,术者立于或坐于压痛点侧。

2. 外展及轻度屈曲患者患侧髋关节/大腿,直至压痛点完全消失、或尽可能完全消失,但至少减轻70%。可能需要髋关节轻度内旋（**图9-151**）[4]。

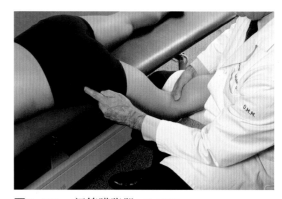

**图9-151** 阔筋膜张肌: f ABD

# 下肢区域

## 外侧大转子 (髂胫束)

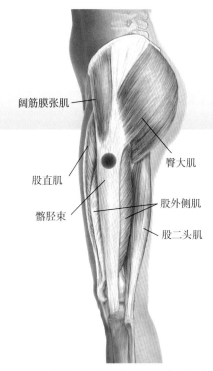

阔筋膜张肌

臀大肌

股直肌

股外侧肌

髂胫束

股二头肌

### 适应证

骨盆和(或)下肢功能障碍,患者存在髋关节或大腿外侧疼痛[4]。

### 压痛点位置

沿着髂胫束到股骨大转子(**图9-152**)。

**图9-152** 髂胫束压痛点(经同意,修改自参考文献[8])

### 治疗体位: f ABD(屈曲、外展)

1. 患者仰卧位或俯卧位,术者立或坐于患者疼痛下肢一侧。

2. 患者骨盆/大腿外展、轻度屈曲,直至压痛点完全消失,或尽可能完全消失,但至少减轻70%,可能需要髋轻度的内旋或外旋(**图9-153**)。

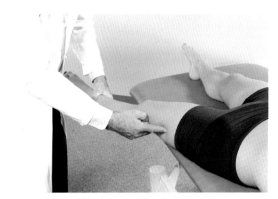

**图9-153** 髂胫束: f ABD

# 下肢区域

## 腘绳肌外侧（股二头肌）

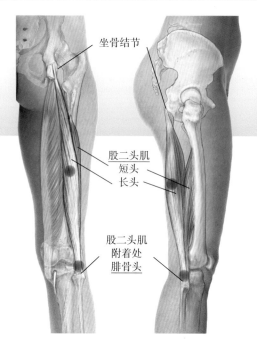

**图9-154** 腘绳肌外侧压痛点（经同意，修改自参考文献[8]）

### 适应证

下肢功能障碍。患者有膝关节后外侧疼痛，这可能与股二头肌肌腱的损伤或前交叉韧带、腓侧（外侧）副韧带的损伤有关[1,4,5]。

### 压痛点位置

在股二头肌肌腱远端附着处，即在腓骨头后外侧。压痛点也可能在大腿后方外侧至中间，大约位于股骨轴线的下半部分（**图9-154**）。

### 治疗体位：F ER abd（屈曲、外旋、外展）

1. 患者仰卧或俯卧位，术者立于或坐于患者压痛点一侧。

2. 术者握住患者踝或足的外侧，以控制下肢。

3. 患者膝关节屈曲、胫骨外旋并稍外展；轻压足跟使踝关节跖屈（**图9-155**、**图9-156**）。

4. 术者对下肢体位进行微调（稍许屈曲、外旋、外展），直至压痛点完全消失，或尽可能完全消失，但至少减轻70%。

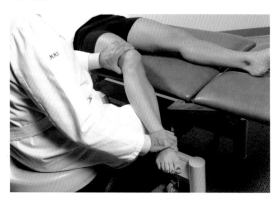

**图9-155** 腘绳肌外侧：F ER abd

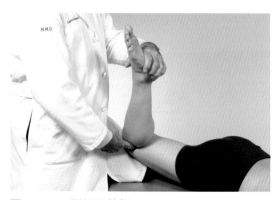

**图9-156** 腘绳肌外侧：F ER abd

## 下肢区域

### 外侧半月板
### 外侧(腓侧)副韧带

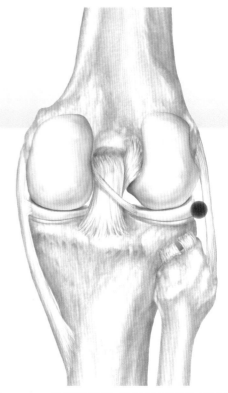

**图9-157** 外侧半月板/副韧带压痛点(经同意,修改自参考文献[8])

**适应证**

下肢功能障碍。患者有膝关节外侧疼痛,与腓侧(外侧)副韧带损伤和(或)外侧半月板炎症有关[1,4,5]。

**压痛点位置**

位于膝关节外侧关节线处,与腓侧(外侧)副韧带和外侧半月板相关(**图9-157**)。

**治疗体位:F Abd ir/er(屈曲、外展、内旋/外旋)**

1. 患者仰卧或俯卧位,术者站或坐于患者压痛点一侧。

2. 患者髋/大腿外展,将小腿悬放在治疗床边。

3. 术者握住患者外侧踝或足,以控制下肢。

4. 患者屈膝35°~40°,轻度外展、胫骨内旋或外旋,踝关节可背屈和外翻(**图9-158**)[10]。

5. 术者对下肢体位进行微调(稍许屈曲、内外旋、外展),直至压痛点完全消失,或尽可能完全消失,但至少减轻70%。

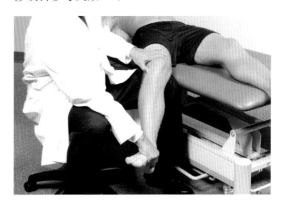

**图9-158** 外侧半月板/副韧带:F Abd ir/er

# 下肢区域

## 腘绳肌内侧（半膜肌）

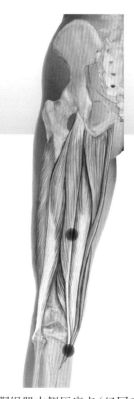

### 适应证

下肢功能障碍。患者膝关节后内侧疼痛，与半膜肌腱和（或）半腱肌腱损伤和（或）前交叉韧带损伤有关。

### 压痛点位置

腘绳肌内侧肌腱（半腱肌/半膜肌）远端附着处，即胫骨内侧髁后面附近。也可位于大腿后内侧到中线，大约位于股骨轴线的下半部分（**图9-159**）。

**图9-159** 腘绳肌内侧压痛点（经同意，修改自参考文献[8]）

### 治疗体位：F IR Add（屈曲、内旋、内收）

1. 患者仰卧或俯卧位，术者站或坐于患者压痛点一侧。

2. 术者握住患者外侧踝或足，以控制下肢。

3. 患者屈膝，胫骨内旋、轻度内收；在跟骨部施加压力，使踝关节跖屈（仰卧位，**图9-160**；俯卧位，**图9-161**）。

4. 术者对下肢体位进行微调（稍许屈曲、内旋、内收），直至压痛点完全消失，但尽可能完全消失，或至少减轻70%。

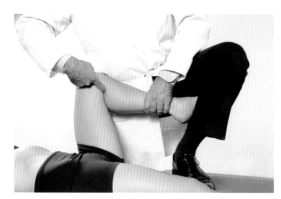

**图9-160** 腘绳肌内侧：F IR Add

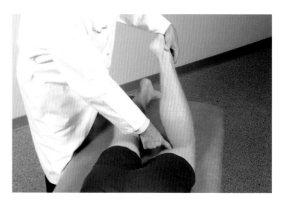

**图9-161** 腘绳肌内侧：F IR Add

# 下肢区域

## 内侧半月板
## 内侧(胫侧)副韧带

**适应证**

下肢功能障碍。患者膝关节内侧疼痛,与内侧(胫侧)副韧带损伤和(或)内侧半月板炎症有关。

**压痛点位置**

膝关节内侧关节线处,与内侧(胫侧)副韧带和内侧半月板有关(**图9-162**)。

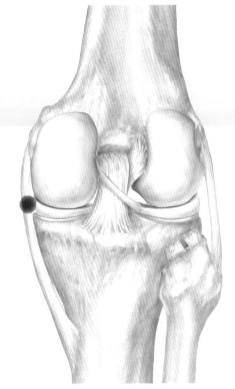

**图9-162** 内侧半月板/副韧带压痛点(经同意,修改自参考文献[8])

**治疗体位:F IR Add(屈曲、内旋、内收)**

1. 患者仰卧或俯卧位,术者站或坐于患者压痛点一侧。

2. 患者髋/大腿外展,将小腿悬放在治疗床边。

3. 术者握住患者外侧踝或足,以控制下肢。

4. 患者膝关节屈曲35°~40°,胫骨内旋、内收。踝关节可跖屈和内翻(**图9-163**)[10]。

5. 术者对下肢体位进行微调(稍许屈曲、内收、内旋),直至压痛点完全消失,或尽可能完全消失,但至少减轻70%。

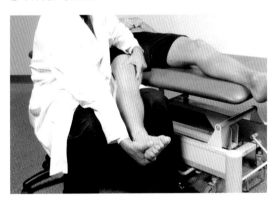

**图9-163** 内侧半月板/副韧带:F IR Add

# 下肢区域

## 前交叉韧带

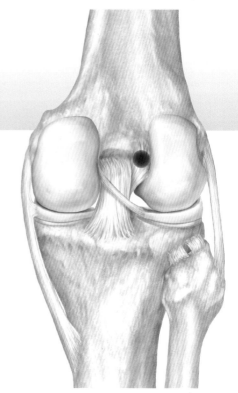

### 适应证

下肢功能障碍。患者膝关节后侧疼痛。

### 压痛点位置

腘绳肌肌腱与腘窝相连处上方,中间或外侧
(**图9-164**)。

### 治疗体位

注意:经典琼斯治疗法

1. 患者仰卧位,在股骨远端下放置毛巾卷或枕头,
   形成一个支点。

2. 术者将一只手手放在胫骨近端(胫骨结节)上,
   施加一个向后的力量,将胫骨近端相对于股骨
   远端向后推动(**图9-165**)。

3. 术者对下肢体位进行微调(调整施加在胫骨近
   端的压力),直至压痛点完全消失,或尽可能完
   全消失,但至少减轻70%。

**图9-164** 前交叉韧带压痛点(经同意,修改自参
考文献[9])

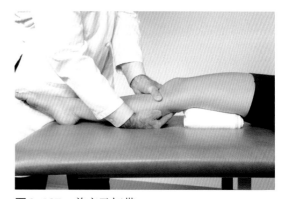

**图9-165** 前交叉韧带

# 下肢区域

## 后交叉韧带

### 适应证

下肢功能障碍。患者膝关节后侧疼痛。

### 压痛点位置

腘窝中点或中点偏下（**图9-166**）。

### 治疗体位

注意：经典琼斯治疗法

1. 患者仰卧位，在胫骨（小腿）近端下放置毛巾卷或枕头，形成一个支点。

2. 术者一手放在大腿前方（股骨远端），施加一个向后的力量，将股骨远端相对于胫骨近端向后推动（**图9-167**）。

3. 术者对下肢体位进行微调（调整施加在股骨远端的压力），直至压痛点完全消失，或尽可能完全消失，但至少减轻70%。

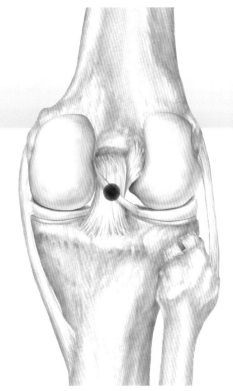

**图9-166** 后交叉韧带压痛点（经同意，修改自参考文献）

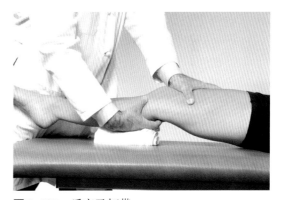

**图9-167** 后交叉韧带

# 下肢区域

## 腘肌

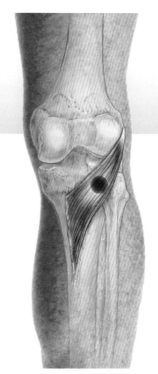

### 适应证

下肢功能障碍。患者下肢负重（行走或跑步）时，膝关节后侧疼痛，与腘肌损伤有关[4,5]。

### 压痛点位置

腘肌肌腹腘窝下方（**图9-168**）。

**图9-168** 腘肌压痛点（经同意，修改自参考文献[8]）

### 治疗体位：F IR（屈曲、内旋）

1. 患者俯卧位，术者站或坐在患者压痛点一侧。

2. 术者握住患者外侧踝或足以控制下肢。

3. 将患者屈膝、胫骨内旋（**图9-169**）。

4. 术者对下肢体位进行微调（稍许屈曲、胫骨内旋），直至压痛点完全消失，或尽可能完全消失，但至少减轻70%。

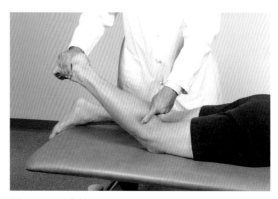

**图9-169** 腘肌：F IR

# 下肢区域

## 踝跖屈(腓肠肌)

**适应证**

下肢功能障碍。患者膝关节后侧和腓肠肌区域疼痛。

**压痛点位置**

腓肠肌近端至腘窝边缘之间(**图9-170**)。

**治疗体位**

1. 患者俯卧位,术者站在患者压痛点一侧,足部放在治疗床边缘。

2. 患者屈膝,足背放在术者大腿上。

3. 术者在患者足跟部施加压力,使踝关节产生明显的跖屈(**图9-171**)。

4. 术者对跖屈角度进行微调,直至压痛点完全消失,或尽可能完全消失,但至少减轻70%。

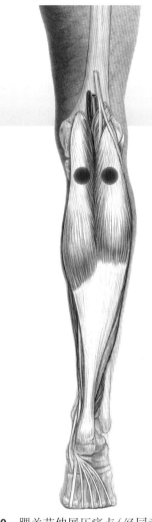

**图9-170** 踝关节伸展压痛点(经同意,修改自参考文献[8])

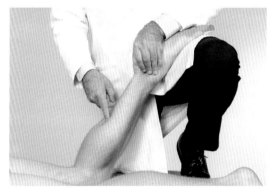

**图9-171** 伸展踝关节:跖屈

# 下肢区域

## 踝关节内侧（胫前肌）

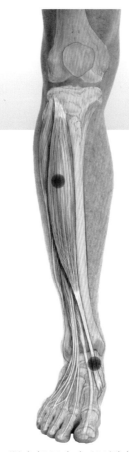

### 适应证

下肢功能障碍。患者小腿外侧或踝内侧疼痛。

### 压痛点位置

内踝的前方和下方，沿着三角韧带。也可在沿着胫骨前缘的胫前肌表面（**图9-172**）。

### 治疗体位：INV ir（内翻、内旋）

1. 患者侧卧位，在胫骨内侧远端下放置一个枕头，形成支点。

2. 术者在踝关节处给予内翻、轻度内旋的力量，直至压痛点完全消失，或尽可能完全消失，但至少减轻70%（**图9-173**）。

**图9-172** 踝内侧压痛点（经同意，修改自参考文献）

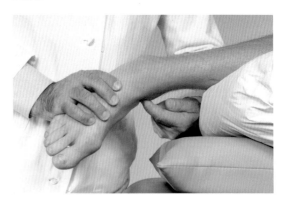

**图9-173** 踝内侧：INV ir

# 下肢区域

## 踝关节外侧（腓骨肌）
## 腓骨长肌、腓骨短肌、第三腓骨肌

**适应证**

　　下肢功能障碍。患者小腿外侧、外踝处疼痛。

**压痛点位置**

　　外踝前下方跗骨窦区（距骨跟骨沟）。也可出现在小腿外侧，腓骨小头下方的腓骨长肌肌腱、腓骨短肌肌腱、第三腓骨肌肌腱处（**图9-174**）。

**治疗体位：EV er（外翻、外旋）**

1. 患者侧卧位，在胫骨外侧远端下放置一个枕头，形成支点。

2. 术者在踝关节和足处给予外翻、轻度外旋的力，直至压痛点完全消失，或尽可能完全消失，但至少减轻70%（**图9-175**）。

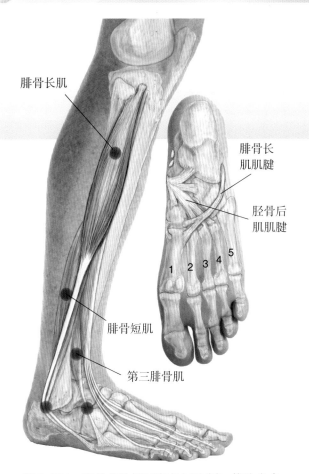

腓骨长肌
腓骨长肌肌腱
胫骨后肌肌腱
1 2 3 4 5
腓骨短肌
第三腓骨肌

**图9-174** 踝关节外侧压痛点（经同意，修改自参考文献）

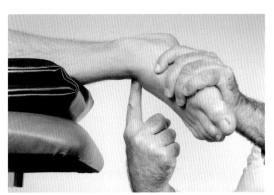

**图9-175** 踝关节外侧：EV er

# 下肢区域

## 足底(足底方肌)

### 适应证

下肢功能障碍。患者足底部疼痛,通常与足底筋膜炎有关[4,5]。

### 压痛点位置

足底跟骨前方,足底方肌部位压痛(**图9-176**)。

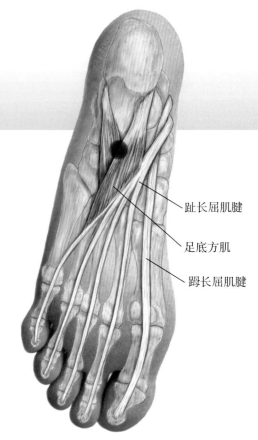

趾长屈肌腱

足底方肌

踇长屈肌腱

**图9-176** 足底压痛点(经同意,修改自参考文献[8])

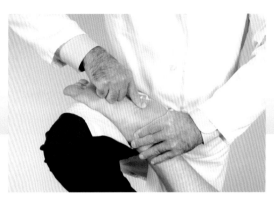

**图 9-177** 跖屈跟骨：屈曲前足

## 治疗体位：F 跖屈

1. 患者俯卧位，术者站在压痛点一侧，将自己的足放在治疗床边缘。

2. 将患者屈膝，并将足背放在术者大腿上。

3. 术者在跟骨处施加压力，使患者前足跖屈，将前足和跟骨靠拢（**图 9-177**）。

4. 术者对进前足跖屈角度行微调，直至压痛点完全消失，或尽可能完全消失，但至少减轻 70%。

# 上肢区域

## 上肢压痛点

上肢摆位放松技术压痛点见表9-13

**表9-13** 常见上肢压痛点

| 压痛点 | 位 置 | 经典治疗体位 | 缩 写 |
|---|---|---|---|
| 冈上肌 | 冈上肌肌腹 | 肩关节屈曲、外展、尽量外旋 | F Abd ER |
| 冈下肌 | 上部：肩胛冈外下方，盂肱关节后内侧；<br>下部：肩胛冈下面的冈下肌下部，肩胛骨内侧缘外部 | 患肩屈曲90°～120°、外展，肩关节适当地内旋或外旋；<br>患肩屈曲135°、轻度外展、外旋或内旋 | F Abd er/ir<br>F Abd er/ir |
| 大/小菱形肌 | 肩胛骨内缘菱形肌附着处 | 患者坐位或俯卧位：肩关节伸展、内收，向后向内牵拉上肢 | E Add |
| 肩胛提肌 | 肩胛提肌附着点，即肩胛骨内上缘 | 将肩胛骨向内上方滑动，缩短肩胛提肌。也可以尽量内旋肩关节、轻度外展及牵引上肢 | Scap Sup Med IR Abd traction |
| 肩胛下肌 | 肩胛骨前外侧缘肩胛下肌处，从前外侧向后内侧按压 | 肩关节伸展、内旋 | E IR |
| 肱二头肌长头 | 肱二头肌间沟肱二头肌肌腱处 | 肩关节、肘关节屈曲，且肩关节外展、内旋 | F Abd ir |
| 肱二头肌短头/喙肱肌 | 喙突外下方 | 肩关节、肘关节屈曲，且肩关节内收、内旋 | F Add ir |
| 胸小肌 | 喙突内下方 | 上肢内收；肩胛骨前伸（内侧和尾侧） | f-F Add |

（续表）

| 压 痛 点 | 位　　　置 | 经典治疗体位 | 缩　　写 |
|---|---|---|---|
| 桡骨头外侧 | 桡骨头前外侧，旋后肌附着处 | 肘关节完全伸直，前臂尽量旋后，并施加轻微外翻力 | E SUP Val |
| 肱骨内上髁 | 在肱骨内上髁，屈肌总腱鞘及旋前圆肌的附着点处 | 前臂屈曲、尽量旋前、轻度内收，腕关节轻度屈曲 | F PRO Add |
| 腕关节背侧 | 背侧第2掌骨底，桡侧腕伸肌处<br>背侧第5掌骨底，尺侧腕伸肌处 | 腕关节伸展、轻度外展<br>腕关节伸展、轻度内收 | E Abd<br>E Add |
| 腕关节掌侧 | 掌侧第2或第3掌骨底，桡侧腕屈肌处<br>掌侧第5掌骨底，尺侧腕屈肌处 | 腕关节屈曲、轻度外展<br><br>腕关节屈曲、轻度内收 | F Abd<br><br>F Add |
| 腕关节掌侧<br>第1腕掌关节 | 掌侧第1掌骨底（桡侧），拇短展肌处 | 腕关节屈曲、拇指外展 | F Abd |

# 上肢区域

## 冈上肌

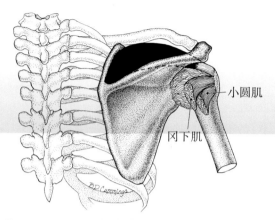

图9-178 冈上肌摆位放松技术压痛点(经同意,修改自参考文献)[3]

### 适应证

上肢功能障碍。

### 压痛点位置

冈上肌,肩胛骨冈上窝中点(**图9-178**)。

### 治疗体位: F Abd ER(屈曲、外展、外旋)

1. 患者仰卧于治疗床上。

2. 术者坐位,位于患者肩胛带水平旁。

3. 术者一手触诊患者压痛点,另一手控制同侧上肢(**图9-179**)。

4. 患者肩关节屈曲约45°、外展约45°、外旋(**图9-180**、**图9-181**)。

5. 术者微调患肩屈曲、外展、外旋的角度,直至压痛点完全消失,或尽可能完全消失,但至少减轻70%。

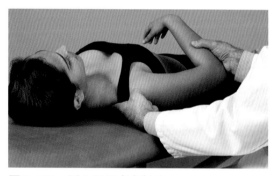

图9-179 冈上肌压痛点触诊

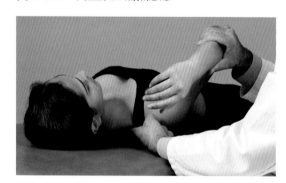

图9-180 冈上肌: F Abd ER

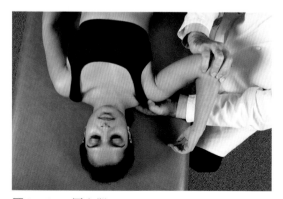

图9-181 冈上肌: F Abd ER

# 上肢区域

## 冈下肌

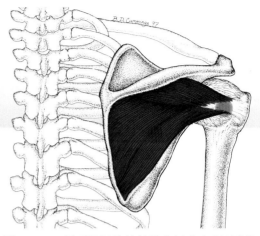

**图9-182** 冈下肌摆位放松技术压痛点（经同意，修改自参考文献）

### 适应证

上肢功能障碍。

### 压痛点位置

冈下肌上部：肩胛冈外下方，盂肱关节后内侧。

冈下肌下部：冈下肌的下部，肩胛骨冈下窝中间偏外（**图9-182**）。

### 治疗体位

**冈下肌上部压痛点：F Abd er/ir（屈曲、外展、外旋/内旋）**

1. 患者仰卧位，术者坐在治疗床旁边。

2. 患肩屈曲90°～120°、外展，根据所涉及的肌肉纤维，肩关节适当地内旋或外旋（**图9-183**、**图9-184**）[4]。

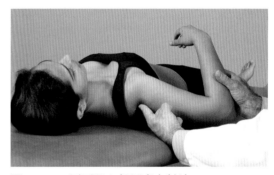

**图9-183** 冈下肌上部压痛点触诊

**冈下肌下部压痛点：F Abd er（屈曲、外展、外旋）**

1. 患者侧卧位，压痛点在上方。术者站或坐在患者前方或后方。

2. 患肩屈曲135°～150°、外展、外旋（**图9-185**）[5]。

3. 术者通过小幅度活动微调患肩的角度（稍许屈曲、外展、内旋或外旋），直至压痛点完全消失，或尽可能完全消失，但至少减轻70%。

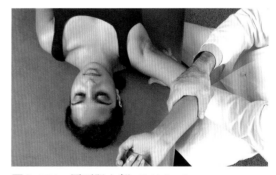

**图9-184** 冈下肌上部：F Abd er/ir

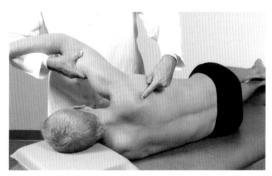

**图9-185** 冈下肌下部：F Abd er

# 上肢区域

## 肩胛提肌

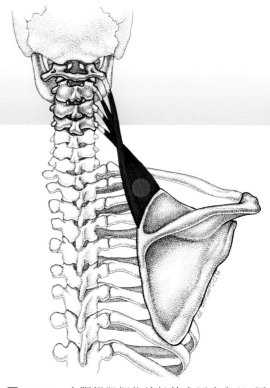

### 适应证

肩胛提肌功能障碍。

### 压痛点位置

肩胛骨的上角（**图9-186**）。

### 治疗体位：IR Abd traction（内旋、外展、牵引）

1. 患者俯卧位，头转向一侧，上肢放于体侧，术者坐于患肩一侧。

2. 术者足侧手握住患者腕关节，另一手触诊患者压痛点（**图9-187**）。

3. 术者将患者肩内旋、稍外展及柔和适度的牵引上肢（**图9-188**）。

4. 术者微调患肩内旋和外展角度，直至压痛点完全消失，或尽可能完全消失，但至少减轻70%。

**图9-186** 肩胛提肌摆位放松技术压痛点（经同意，修改自参考文献[3]）

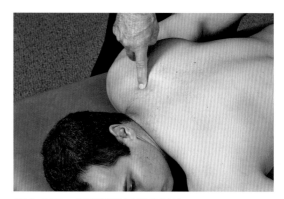

**图9-187** 肩胛提肌压痛点触诊

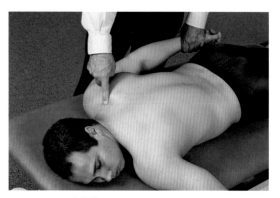

**图9-188** 肩胛提肌：IR Abd traction

# 上肢区域

## 大/小菱形肌

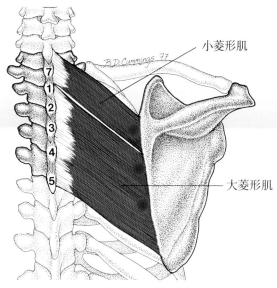

**图9-189** 大/小菱形肌摆位放松技术压痛点（经同意，修改自参考文献[3]）

### 适应证

上肢和（或）胸椎功能障碍。患者主诉上胸段区域沿着肩胛骨内缘疼痛。

### 压痛点

沿肩胛骨内缘菱形肌附着处，从内向外按压（**图9-189**）。

### 治疗体位：E Add（伸展、内收）

1. 患者坐位或俯卧位，术者可站在患者任意一侧。

2. 术者通过示指定位并观察压痛点（**图9-190**）。

3. 患者将手臂和肘向内和向后牵拉使上肢伸展、内收，使肩胛骨后缩，缩短菱形肌肌束（**图9-191**、**图9-192**）。

4. 术者微调患肩伸展、内收和肩胛骨后缩角度，直至压痛点完全消失，或尽可能完全消失，但至少减轻70%。

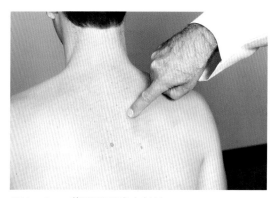

**图9-190** 菱形肌压痛点触诊

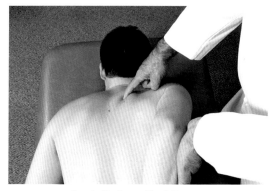

**图9-192** 大/小菱形肌：俯卧位 E Add

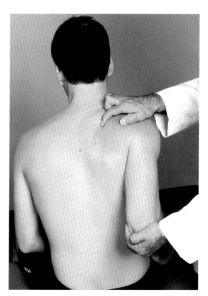

**图9-191** 大/小菱形肌：坐位 E Add

# 上肢区域

## 肩胛下肌

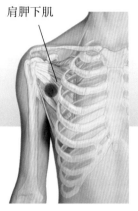
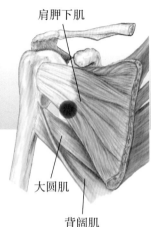

图9-193 肩胛下肌摆位放松技术压痛点（经同意,修改自参考文献[8]）

### 适应证

上肢功能障碍。患者因肩袖肌腱炎、关节囊粘连或盂肱关节退变引起的肩关节后方疼痛及活动受限。

### 压痛点位置

在肩胛骨前外侧缘肩胛下肌处,向后侧和内侧按压(**图9-193**)。

### 治疗体位: E IR(伸展、内旋)

1. 患者仰卧位,术者站或坐在患肩一侧(**图9-194**)。

2. 使患者肩关节伸展和内旋(**图9-195**)。

3. 术者微调患肩伸展和内旋的角度,直至压痛点完全消失,或尽可能完全消失,但至少减轻70%。

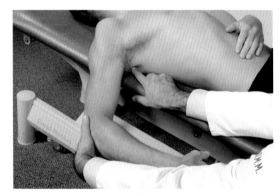

图9-194 肩胛下肌压痛点触诊

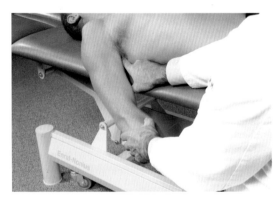

图9-195 肩胛下肌: E IR

# 上肢区域

## 肱二头肌（长头）

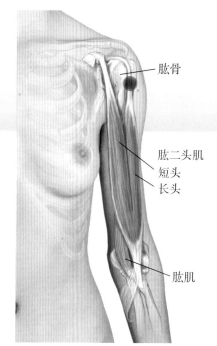

图9-196 肱二头肌长头摆位放松压痛点（经同意，修改自参考文献[8]）

### 适应证

　　上肢功能障碍。患者肩关节前侧和上肢疼痛，与肱二头肌长头的损伤有关。

### 压痛点位置

　　在肱二头肌长头肌腱上，肱骨结节间沟处（**图9-196**）。

### 治疗体位：F Abd ir（屈曲、外展、内旋）

1. 患者仰卧位，术者站在患侧（**图9-197**）。

2. 使患者肩关节、肘关节屈曲，且肩关节稍外展、内旋（**图9-198**）。

3. 术者微调患肩屈曲、外展、内旋角度，直至压痛点完全消失，或尽可能完全消失，但至少减轻70%。

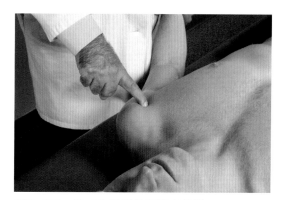

图9-197 肱二头肌长头压痛点触诊

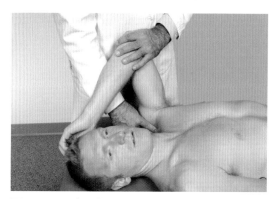

图9-198 肱二头肌长头：F Abd ir

# 上肢区域

## 肱二头肌(短头)
## 喙肱肌

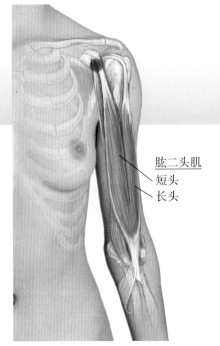

### 适应证

上肢功能障碍。患者主诉肩关节前部疼痛。

### 压痛点位置

喙突的外下方,肱二头肌短头肌腱或喙肱肌处(**图9-199**)。

**图9-199** 肱二头肌短头/喙肱肌摆位放松技术压痛点(经同意,修改自参考文献[8])

### 治疗体位:F Add ir(屈曲、内收、内旋)

1. 患者仰卧位,术者站在患侧(**图9-200**)。

2. 使患者肩关节和肘关节屈曲,且肩关节稍内收、内旋(**图9-201**)。

3. 术者微调患肩屈曲、内收、内旋角度,直至压痛点完全消失,或尽可能完全消失,但至少减轻70%。

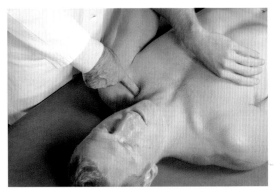

**图9-200** 肱二头肌短头/喙肱肌压痛点触诊

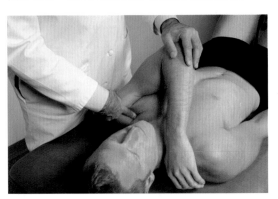

**图9-201** 肱二头肌短头/喙肱肌:F Add ir

# 上肢区域

## 胸小肌

### 适应证

上肢功能障碍。患者主诉肩关节前部区域、前胸壁／肋骨疼痛。

### 压痛点位置

喙突内下方（**图9-202**）。

### 治疗体位：f-F ADD（屈曲、内收）

1. 患者仰卧位，术者站在患侧对面（**图9-203**）。

2. 患者上肢内收放在胸部，术者将患者肩关节／肩胛骨向前下方及中线位牵拉，以缩短胸小肌肌纤维（**图9-204**）。

3. 术者微调患肩内收角度及肩胛骨前伸幅度，直至压痛点完全消失，或尽可能完全消失，但至少减轻70%。

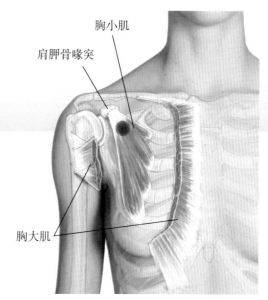

**图9-202** 胸小肌摆位放松压痛点（经同意，修改自参考文献）

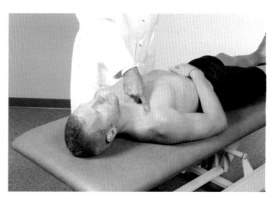

**图9-203** 胸小肌压痛点触诊

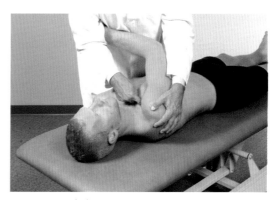

**图9-204** 胸小肌：f-F ADD

# 上肢区域

## 桡骨头—外侧（旋后肌）

前面观

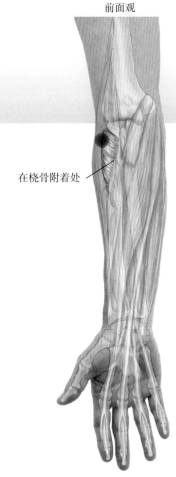

在桡骨附着处

**图9-205** 桡骨头（外侧）摆位放松技术压痛点（经同意，修改自参考文献[8]）

### 适应证

上肢功能障碍。患者主诉肘关节外侧疼痛，与过度地旋前、旋后有关。

### 压痛点位置

桡骨头的前外侧，旋后肌的附着处（**图9-205**）。

### 治疗体位：E SUP Val（伸展、旋后、外翻）

1. 患者仰卧位，术者站或坐在患者压痛点一侧（**图9-206**）。

2. 患者肘关节完全伸直，前臂旋后（**图9-207**）。

3. 术者微调患者前臂旋后角度，并对肘关节施加一个从外到内的力（外翻力），直至压痛点完全消失，或尽可能完全消失，但至少减轻70%。

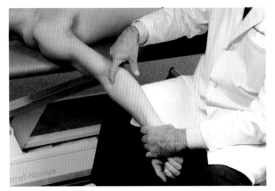

**图9-207** 桡骨头（外侧）：E SUP Val

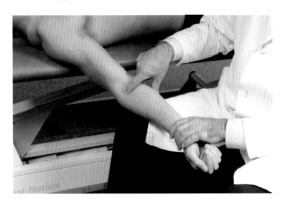

**图9-206** 桡骨头（外侧）压痛点触诊

# 上肢区域

## 肱骨内上髁（旋前圆肌）

### 适应证

上肢功能障碍。患者主诉肘关节前内侧、靠近肱骨内上髁附近疼痛。

### 压痛点位置

肱骨内上髁或其附近疼痛，与屈肌总腱鞘，以及附着在内上髁的旋前圆肌有关（**图9-208**）。

### 治疗体位：F PRO Add（屈曲、旋前、内收）

1. 患者仰卧位，术者站或坐在患者压痛点一侧（**图9-209**）。

2. 使患者肘关节屈曲，前臂旋前且轻度内收（**图9-210**）。

3. 术者微调患者肘关节屈曲、前臂旋前及内收的角度，直至压痛点完全消失，或尽可能完全消失，但至少减轻70%。

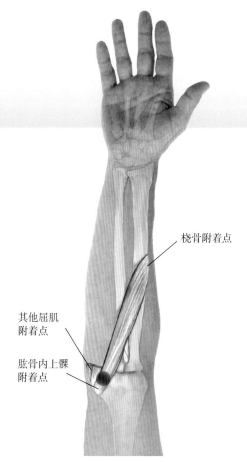

桡骨附着点

其他屈肌附着点

肱骨内上髁附着点

**图9-208** 内上髁摆位放松技术压痛点（经同意，修改自参考文献[8]）

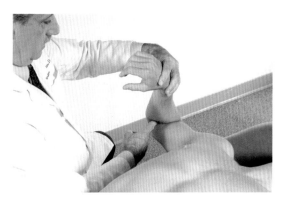

**图9-210** 内上髁：F PRO Add

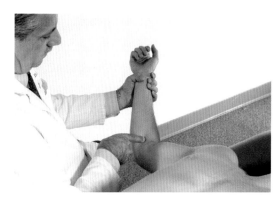

**图9-209** 内上髁压痛点触诊

# 上肢区域

## 腕关节背侧（桡侧腕伸肌）

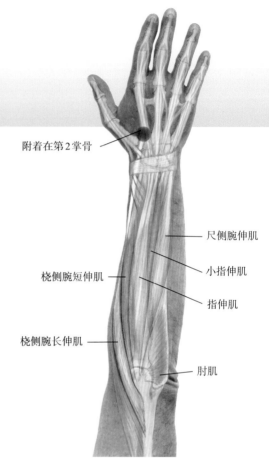

附着在第2掌骨

尺侧腕伸肌

桡侧腕短伸肌

小指伸肌

指伸肌

桡侧腕长伸肌

肘肌

**图9-211** 腕背部（桡侧腕伸肌）摆位放松技术压痛点（经同意，修改自参考文献[8]）

### 适应证

上肢功能障碍。患者主诉前臂和腕关节处疼痛，与腕部的伸肌腱损伤有关。

### 压痛点位置

在背侧第2掌骨底处，与桡侧腕伸肌有关（**图 9-211**）。也可能出现在前臂任意一块伸肌上。

### 治疗体位：E Abd/rd（伸展、外展／桡偏）

1. 患者坐位或仰卧位，术者面对患者（**图9-212**）。

2. 术者将患者腕关节被动伸展、外展（桡偏），直至压痛点完全消失，或尽可能完全消失，但至少减轻70%（**图9-213**）。

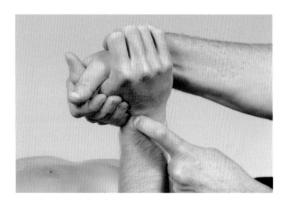

**图9-213** 桡侧腕伸肌：E Abd/rd

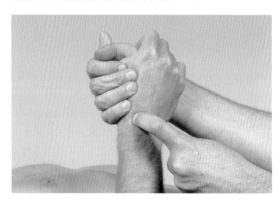

**图9-212** 桡侧腕伸肌压痛点触诊

# 上肢区域

## 腕关节背侧 ( 尺侧腕伸肌 )

### 适应证

上肢功能障碍。患者主诉前臂和腕关节处疼痛，与腕部的伸肌腱损伤有关。

### 压痛点位置

在背侧第5掌骨底处，与尺侧腕伸肌有关（**图9-214**）。也可能出现在前臂任意一块伸肌上。

### 治疗体位：E Add/ud（伸展、内收 / 尺偏）

1. 患者坐位或仰卧位，术者面对患者（**图9-215**）。

2. 术者将患者腕关节被动伸展、内收（尺偏），直至压痛点完全消失，或尽可能完全消失，但至少减轻70%（**图9-216**）。

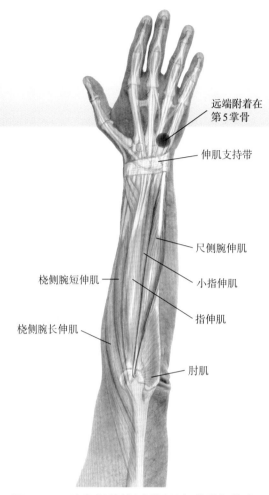

远端附着在第5掌骨

伸肌支持带

尺侧腕伸肌

桡侧腕短伸肌

小指伸肌

桡侧腕长伸肌

指伸肌

肘肌

**图9-214** 腕背部（尺侧腕伸肌）摆位放松技术压痛点（经同意，修改自参考文献[8]）

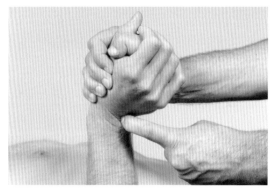

**图9-216** 尺侧腕伸肌：E Add/ud

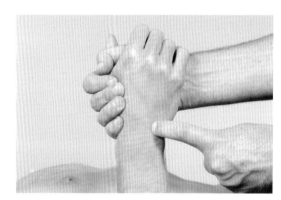

**图9-215** 尺侧腕伸肌压痛点触诊

# 上肢区域

## 腕关节掌侧（桡侧腕屈肌）

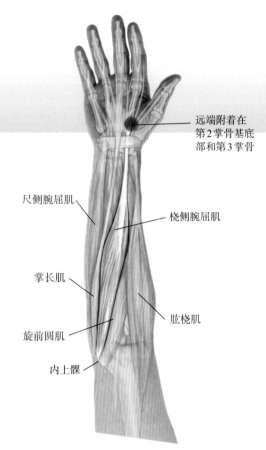

远端附着在
第2掌骨基底
部和第3掌骨

尺侧腕屈肌

桡侧腕屈肌

掌长肌

肱桡肌

旋前圆肌

内上髁

### 适应证

　　上肢功能障碍。患者主诉前臂和腕关节处疼痛，与腕部的屈肌腱损伤有关。

### 压痛点位置

　　在掌侧第2或第3掌骨底、桡侧腕屈肌处（**图9-217**）。也可能出现在前臂任意一块屈肌上。

### 治疗体位：F Abd/rd（屈曲、外展/桡偏）

1. 患者坐位或仰卧位，术者面对患者。

2. 术者将患者腕关节被动屈曲、外展（桡偏），直至压痛点完全消失，或尽可能完全消失，但至少减轻70%（**图9-218**）。

**图9-217**　腕部掌侧（桡侧腕屈肌）摆位放松技术压痛点（经同意，修改自参考文献[8]）

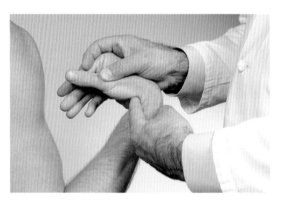

**图9-218**　桡侧腕屈肌：F Abd/rd

# 上肢区域

## 腕关节掌侧（尺侧腕屈肌）

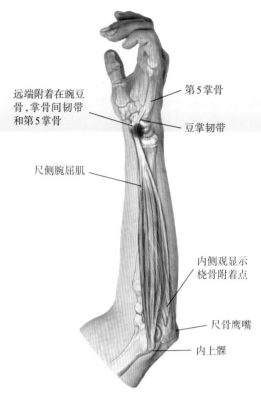

远端附着在豌豆骨，掌骨间韧带和第5掌骨

尺侧腕屈肌

第5掌骨

豆掌韧带

内侧观显示桡骨附着点

尺骨鹰嘴

内上髁

### 适应证

上肢功能障碍。患者主诉前臂和腕关节处疼痛，与腕部的屈肌腱损伤有关。

### 压痛点位置

在掌侧第5掌骨底、尺侧腕屈肌处（**图9-219**）。也可能出现在前臂任意一块屈肌上。

### 治疗体位：F Add/ud（屈曲、内收 / 尺偏）

1. 患者坐位或仰卧位，术者面对患者。

2. 术者将患者腕关节被动屈曲、内收（尺偏），直至压痛点完全消失，或尽可能完全消失，但至少减轻70%（**图9-220**）。

**图9-219** 腕部掌侧（尺侧腕屈肌）摆位放松技术压痛点（经同意，修改自参考文献[8]）

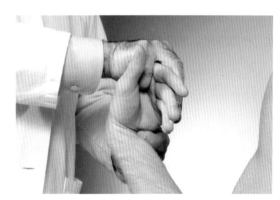

**图9-220** 尺侧腕屈肌：F Add/ud

# 上肢区域

## 第1腕掌关节（拇短展肌）

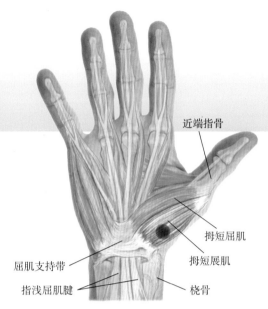

**图9-221** 拇短展肌摆位放松压痛点（经同意，修改自参考文献）

标注：近端指骨、拇短屈肌、拇短展肌、桡骨、指浅屈肌腱、屈肌支持带

### 适应证

上肢功能障碍。患者主诉前臂、腕关节和（或）拇指疼痛，与拇短展肌损伤有关。

### 压痛点位置

在掌侧第1掌骨底（桡侧）、拇短展肌处（**图9-221**）。

### 治疗体位：F（腕关节）Abd（拇指）（腕关节屈曲、拇指外展）

1. 患者坐位或仰卧位。

2. 术者用示指定位并监控压痛点（**图9-222**）。

3. 术者将患者腕关节被动屈曲、拇指外展，直至压痛点完全消失，或尽可能完全消失，但至少减轻70%（**图9-223**、**图9-224**）。

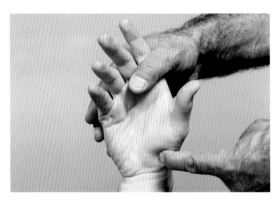

**图9-222** 拇短展肌（第1腕掌关节）压痛点触诊

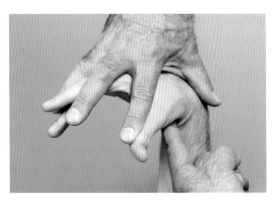

**图9-224** 拇短展肌：F（腕关节）Abd（拇指）

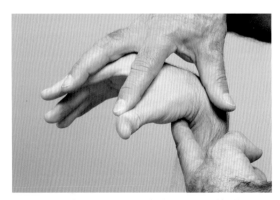

**图9-223** 拇短展肌：F（腕关节）Abd（拇指）

# 颞下颌关节

## 咬肌

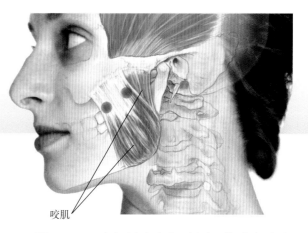

咬肌

**图9-225** 咬肌压痛点（经同意，修改自参考文献[8]）

### 适应证

头部/颅骨和（或）颈部区域躯体功能障碍。患者可能主诉在颈部、面部、下颌、耳朵或者颞下颌关节疼痛，同时完全张口困难。下颌骨可能偏移或者移向功能障碍的一侧[4]。

### 压痛点位置

咬肌：在颧骨下方，咬肌肌腹处，通常在下颌骨倾斜的一侧（**图9-225**）。

### 治疗位置

1. 患者仰卧位，术者坐在治疗床的头侧（**图9-226**）。

2. 术者向压痛点方向轻轻地滑动患者微微张开的下颌/下颌骨（**图9-227**）。

3. 微调直至压痛点完全消失，或尽可能完全消失，但至少减轻70%。

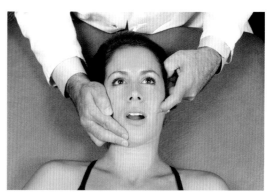

**图9-226** 左侧咬肌压痛点触诊

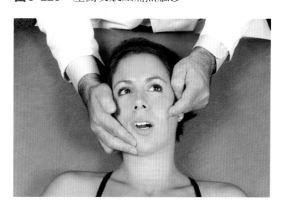

**图9-227** 咬肌

# 颞下颌关节

## 下颌角点（翼内肌）

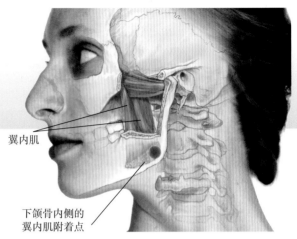

图 9-228 下颌角/翼内肌压痛点（经同意，修改自参考文献[8]）

翼内肌

下颌骨内侧的翼内肌附着点

### 适应证

头部/颅骨和（或）颈部区域躯体功能障碍。患者主诉可能在颈部、面部、下颌、耳朵或者颞下颌关节疼痛，同时完全张口困难。下颌骨可能偏移或者移向功能障碍的一侧[4]。

### 压痛点位置

下颌角点或者翼内肌：在下颌骨升支后面约2厘米，在下颌骨偏移对侧的下颌骨角上方（**图9-228**）[1,4]。

### 治疗体位

1. 患者仰卧位，术者坐在治疗床头侧。

2. 术者向远离压痛点的方向，轻轻滑动患者微微张开的下颌/下颌骨（**图9-229**）。

3. 微调直至压痛点完全消失，或尽可能完全消失，但至少减轻70%。

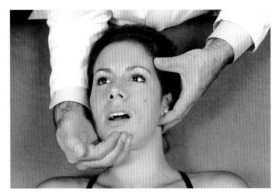

**图9-229** 下颌角/翼内肌

# 参考文献

［1］ Jones LH, Kusunose RS, Goering EK. Jones Strain Counterstrain. Carlsbad, CA: Jones Strain-Counterstrain, 1995.

［2］ Ward R, exec. ed. Foundations for Osteopathic Medicine. 2nd ed. Philadelphia, PA: Lippincott Williams & Wilkins, 2003.

［3］ Simons DG, Travell JG, Simons LS. Myofascial Pain and Dysfunction: The Trigger Point Manual. Vol. 1. Baltimore, MD: Lippincott Williams & Wilkins, 1999.

［4］ Myers HL. Clinical Application of Counterstrain. Tucson, AZ: Osteopathic Press, A Division of Tucson Osteopathic Medical Foundation, 2006.

［5］ Rennie P, Glover J. Counterstrain and Exercise: An IntegratedApproach. 2nd ed. Williamstown, MI: Rennie Matrix, 2004.

［6］ Yates H, Glover J. Counterstrain: A Handbook of Osteopathic Technique. Tulsa, OK: Y Knot, 1995.

［7］ Chila AG, exec.ed. Foundations of Osteopathic Medicine. 3rd ed. Baltimore, MD: Lippincott Williams & Wilkins, 2011.

［8］ Clay JH, Pounds DM. Basic Clinical Massage Therapy: Integrating Anatomy and Treatment. Baltimore, MD: Lippincott Williams & Wilkins, 2003.

［9］ Tank P, Gest T. Lippincott Williams & Wilkins Atlas of Anatomy. Philadelphia, PA: Lippincott Williams & Wilkins, 2009.

［10］ Snider K, Glover J. Atlas of Common Counterstrain Tender Points. Kirksville, MO: A.T. Still University — Kirksville College of Osteopathic Medicine, 2014.

# 第十章

## 肌肉能量技术

## 操作原理

肌 肉 能 量 技 术（Muscle Energy Terhnique, MET）是由整骨医生老弗雷德·L.米切尔（Fred L. Mitchell Sr.）(1909—1974)创始并发展的一种整骨疗法。整骨原则教育委员会（ECOP）将其定义为"要求患者从一个被精准控制的位置，向特定方向对抗术者给予的作用力的一种整骨诊断及直接治疗技术"[1]。一些整骨医生[如霍利斯·沃尔夫（Hollis Wolf），尼古拉斯·S.尼古拉斯]认为这种技术是由整骨医生T. J.鲁迪（T. J. Ruddy）的技术改良而来（个人交流）。鲁迪于1961年发明了一种称为间歇性（快速）抗阻的疗法，通过肌肉的反复收缩来促进淋巴和静脉循环，从而减少水肿、充血和炎症。在MET技术形成之前，该疗法是利用患者肌肉收缩来对抗医生的反作用力[2-4]。在肌肉能量技术中，术者摆放患者的体位以接触到限制性障碍点，小弗雷德·米切尔（Fred Mitchell Jr.）用术语"羽毛边缘（feather's edge）"表示接触的程度[5,6]，该术语指的是刚刚接触到限制性障碍点的起始感觉，距离具有坚硬感觉的限制障碍点的末端还有少量的活动范围。若术者直接触及限制位置的终末端开始治疗，则会引起患者的抵抗，不利于其纠正功能障碍。此外，在所有三个运动轴（X、Y、Z）上都触及"羽毛边缘"也可能导致功能障碍的锁定，从而导致难以治疗或引起持续性功能障碍。这是应用已知并被接受的生理学原理作为主要治疗程序的重要整骨技术之一。

## 操作分类

### 直接技术

和其他直接技术一样，在肌肉能量技术中，患者的功能障碍向限制性障碍方向调整。最近，一些手法操作者，特别是在美国以外的地方，已经开始描述其为间接技术。

## 操作类型

以下操作类型可以通过多种原理和作用机制进行阐述。一种类型认为肌肉能量技术可以用于治疗肌筋膜组织受损（紧张、痉挛和纤维化）；另一种类型被描述为利用肌肉力量活动关节，即肌肉能量技术可以活动一个由于关节内部变化（紧张、炎症、骨关节炎等）而产生活动受限的关节，并不是由肌筋膜病因引起的，而是通过肌肉收缩力量来对抗关节活动受限，以及通过摆位和收缩力的结合，缓解关节的活动障碍。

### 等长收缩后放松术

在MET技术的操作中，术者指导患者进行功能障碍肌肉的等长收缩。因此，术者应将手、拇指和其余手指放置于骨骼上，以避免肌肉收缩引起肌肉起点和止点的移动。在收缩过程中，增加的张力作用于肌腱上的高尔基腱肌腱本体感受器上，从而形成反射性抑制，随后出现伴随高张力的肌肉长度增加。米切尔认为在收缩后，会出现一个不应期，在此期间,术者可触及肌肉的放松以及暂时性的长度增加[1,4]。这个解释也许过于简单,我们相信这个技术还有其他附加效果。最有可能的是,常见的软组织与肌筋膜的松解也是肌肉能量技术的治疗效果。

等长收缩时会产生热量,如同肌筋膜及软组织操作章节中所提到的,这种热量对肌筋膜可产生同样的效果。产生的热量会使处于紧张状态的结缔组织及胶原基改变原有胶体状态(凝胶至溶胶)。因此,筋膜包络可以延伸,同时肌肉得以拉长。在等长收缩的过程中,肌紧张度也可以表现为肌腹及其周围间隙中液体流动情况(如静脉血或淋巴),这些液体可以增加其整体长度和(或)使之松弛。收缩状态的主动肌与急性损伤阶段的功能障碍肌肉非常相似,因此这种类型的操作对于亚急性及慢性损伤中存在肌肉短缩及纤维化的情况非常适用,而不适用于急性情况。收缩的力量也许不同,但应在术者和患者都可以耐受的范围之内。患者收缩的力度至少应使术者能够触及作用节段水平的肌肉抽动[5]。

注意:患者的收缩与术者的对抗应该是以平缓而持久的方式进行,而不是比较力量大小的较量。

## 交互抑制

这种肌肉能量形式运用了交互抑制和松弛的生理学原理。当主动肌收缩时,拮抗肌舒张(如肱二头肌收缩、肱三头肌松弛)。这种技术要求操作时的收缩力应非常轻,因为若引起肌肉剧烈收缩,会导致主动肌与拮抗肌同时处于收缩状态(正如Valsalva动作出现的努责现象),这样抑制性反射被消除,使MET技术无效。

在MET中,术者指导患者轻度收缩未累及的肌肉。将功能障碍区域摆放至限制性障碍位置,即"羽毛边缘",再指导患者在向限制性障碍的位置慢慢推移。

术者通过与患者反向用力,使患者远离限制性障碍位置。该技术利用功能正常的主动肌放松功能障碍的拮抗肌,在急性肌腱损伤的情况下,可

以减小受伤组织的进一步受损。如果等长后放松训练加重了患者的疼痛,可能是因为主动肌受损,进而引起受损肌筋膜组织的刺激性收缩。因此,通过逆转患者的收缩方向,使相对的拮抗肌变成主动肌,这种疗法对患者来说更容易接受。尽管这是整骨医生应用MET的一个基本原则(尤其是急性肌肉拉伤),而事实上该技术在亚急性和慢性两种情况下都非常有效。在这些情况下,该技术可能会减少慢性肌腱"反射",而这种"反射"会导致持续的肌肉张力亢进。

## 利用肌肉力量活动关节

利用肌肉力量活动关节是指利用患者体位及肌肉收缩来恢复受限制关节的活动。因为肌肉是关节活动的主要动力,因此在特定体位下,运用患者特定的肌肉收缩,可对特定部位形成强大和有方向的作用力。除了是患者主动收缩肌肉而不是由术者牵拉其被动运动这一点外,MET技术与高速低幅疗法(HVLA)中的长杠杆法相类似。在这些疗法中,杠杆越长,收缩力越大。因此,这种肌肉能量方法可以被认为是低速、低幅(LVLA)的一种治疗方法。最终的收缩形式是微小的等长收缩。

如前所述,关节的活动能力可以通过采用直接或间接力的方式得以提高。MET操作被看作是一种直接松解受限关节的治疗方法。因此,患者的体位与交互抑制方式的体位较为相似。然而,在这种情况下,肌肉收缩可能会更强(可能是等张收缩),其阻力可高达数磅。这种情况与收缩肌肉的两端都得以固定的等长收缩后放松/肌肉延长效应相对比来看,MET技术中术者只要限制一个止点的活动,并允许肌肉在功能障碍位置运动,从而达到在受限区域内活动关节的目的。通过固定点和非固定点的转换,术者可实施MET间接技术。然而,如前所述,这并不是该疗法的最经典的部分。

在其他的长杠法治疗技术,如HVLA技术中,存在功能障碍的脊柱以下两个节段必须被固定,以确保只有存在功能障碍的部分可以活动。在其他的部

位(例如髋骨功能障碍),其关节上方(或头侧)的骨性节段以及远端附着点需被加以固定。为使术者操作更便利,应指导患者摆好体位,使术者可用操作成功必需的最小抵抗力达到最适宜的长杠杆力度。

### 呼吸辅助

呼吸辅助被应用于大量的整骨操作技术中(如肌筋膜松解技术、软组织技术、摆位放松技术、平衡韧带张力技术、韧带关节应力技术)。当呼吸辅助被用来改善限制性障碍时,通常被称作"a release enhancing maneuver"(释放增强机制/效应),或简称REM,这不能与快速眼球运动(rapid eye movement)的简称相混淆。在MET操作时,术者将患者摆放至能最好地将呼吸力量引导到功能障碍区域的体位,同时使用一个支点(如术者的手)作为一种反作用力来帮助引导这个功能失调区通过限制性障碍点。因为筋膜的连续性、运动和组织的变化可能在局部或外围发生,所以吸气过程中横膈膜的移动可能会影响较远处的肌肉。

### 头眼(眼枕)反射

当患者被要求做特殊眼部活动时,一些颈部及躯干肌肉收缩,从而反射性地引起拮抗肌放松[1]。患者也许会被要求向受限的方向看(交互抑制的效果)或者向容易运动的方向看(等长收缩后效果)。因此,通过反转患者的注视方向,可能会最小限度地引起等长收缩后放松或引起交互抑制的效果。本操作方法常用于严重的急性颈部及上胸部症状,由于剧烈疼痛,肌肉痉挛或紧张而不能采用其他操作时。

## 适应证

### 主要适应证

1. 肌筋膜引起的躯体功能障碍,尤其是松解肌张力亢进的肌肉、拉长缩短的肌肉,或拉伸和改善纤维或肌肉的弹性。

2. 关节引起的躯体功能障碍,松解活动限制的关节以提高活动范围。

### 次要适应证

1. 改善局部循环和呼吸功能。
2. 通过改变肌张力来平衡神经肌肉之间的关系。
3. 增强较为薄弱或张力较低的肌肉张力。

## 禁忌证

### 相对禁忌证

1. 中度至重度肌肉劳损。
2. 根据术者判断,在治疗过程中存在肌腱断裂危险的严重骨质疏松患者。
3. 严重疾病(如术后或重症监护患者)。

### 绝对禁忌证

1. 骨折、错位或治疗部位中重度关节不稳定。
2. 患者不配合或无法理解技术指令(如婴幼儿或听不懂术者指导语的患者)。

## 一般注意事项与规则

根据患者的表现,肌肉能量技术的使用类型众多。此外,收缩的性质及长度在不同患者之间和解剖区域之间有所不同,肌肉形态也各异,因此它们对等长收缩的反应可能不同。在某些部位,肌肉收缩应维持5秒或更长时间才能达到效果,而在另一些部位,肌肉收缩维持3秒即可。以上结论均是从临床经验中获得的。

以下为此种治疗模式的几个关键步骤:

1. 术者将需要进行治疗的骨、关节或者肌肉的三个运动平面(x-y-z轴)均摆位到障碍区域的羽毛边缘(最初的阻力点)。然而,先保持在一个平面上进行肌肉松解可能相对来说会更为有效。因为若在三个水平面同时用力,患处可能会产生抵触。

2. 术者引导患者在特定的方向上收缩特定的肌肉，以对抗术者施以的反作用力，维持3～5秒。

3. 当术者要求患者放松或"闭眼休息"时，患者放松所有肌肉。

4. 当术者感到患者不处于防御状态并完全放松时（可能需要1～2秒），术者可以缓缓地将患者摆放至新的功能障碍区域的羽毛边缘。

5. 重复步骤1至步骤4，直至受限部位的活动达到最大限度的改善。重复此动作3～7次，视施术部位及患者耐受程度而定。

6. 术者再次评估患处的诊断指标参数，以确定该疗法的有效性。

MET与其他大多数的整骨技术一样，可以与其他技术联合使用，尤其是软组织技术、肌筋膜松解技术、摆位放松技术，及高速低幅技术。由于MET技术的治疗体位与HVLA技术极为相似，所以如果MET技术在使用后并未达到理想效果，术者常自然而然地由MET技术过渡至HVLA技术继续治疗，在MET技术的辅助之下HVLA技术的疗效更为显著。

如果使用MET并未达到理想效果，最有可能的原因是患者存在严重的慢性功能障碍或是术者的诊断不准确。在治疗过程中，准确的力度，但不准确的定位（施力在过高或过低的节段上；摆位不当导致施力于过高或过低的节段）会降低成功的可能性。在这项技术里最重要的是了解患者体位摆放的独特性。

术者必须对需要治疗的部位进行触诊以保证治疗作用于准确的节段和肌肉之上。患者错误地收缩用力（太过或不及）将阻碍使用该技术的效果。如果患者的收缩时间太短（如1秒），会降低治疗效果。如果患者在重新摆位之前没有完全放松，则可能出现其他问题。此外，如果术者在治疗后未能重新评估诊断结果，那么功能障碍可能仍然存在，并会阻碍机体的正常功能。

# 颈 部

## 亚急性或慢性的局部活动受限
## 等长收缩后放松术
## 举例：斜方肌痉挛

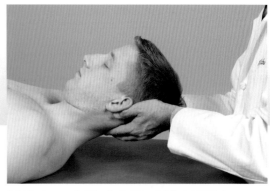

**图 10-1　A** 步骤1和步骤2,屈曲至障碍点

1. 患者取仰卧位,术者坐于治疗床头侧。

2. 术者轻轻屈曲患者颈部,直至刚刚触及限制性障碍边缘(**图 10-1**)。

3. 术者引导患者伸展或向后缩颈部与头部(**图 10-2**黑色箭头),与此同时术者施以相同大小的反作用力(如白色箭头所示)。

4. 等长收缩持续3～5秒后,嘱患者停止并放松。

5. 一旦患者完全放松后,术者可轻轻屈曲其颈部(**图 10-3**白色箭头),直至触及新的限制性障碍边缘。

6. 重复第3至第5步3～5次,或直至颈部活动得到最大程度改善。

7. 左右侧弯和旋转的治疗可以按同样的顺序重复上述步骤。

8. 术者对患侧颈部的活动范围进行再评估,以判定该技术的疗效。

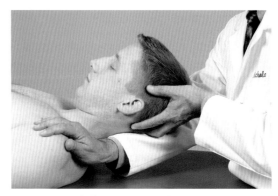

**图 10-1　B** 代替方法手的摆放

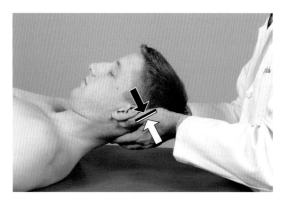

**图 10-2** 步骤3,等长收缩

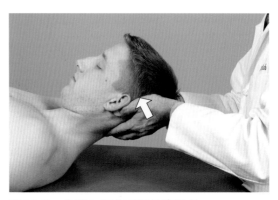

**图 10-3** 步骤5,屈曲至新的障碍点

## 颈 部

**胸锁乳突肌功能障碍**
**交互抑制**
**举例：左侧胸锁乳突肌痉挛（急性斜颈）**

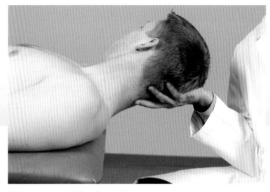

**图10-4** 步骤1和步骤2

1. 患者取仰卧位，术者坐于治疗床头侧，一手托住患者头部和（或）将患者头部置于术者膝盖或大腿上。

2. 术者轻轻旋转患者头部至右侧，以定位处于紧张状态的左侧胸锁乳突肌前侧（**图10-4**）。

3. 术者轻轻伸展患者头部至触及限制性障碍边缘（**图10-5**）。

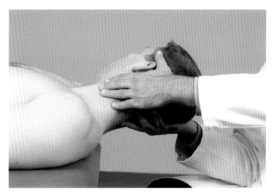

**图10-5** 步骤3，伸展至障碍处

4. 术者引导患者轻轻伸展头部（**图10-6**黑色箭头），与此同时术者施以相同大小的反作用力（白色箭头）抵抗患者。另一种方法：在上述操作基础上，术者用手轻拍患者右侧乳突并引导患者"想象正在向下推我的手指"。

5. 术者触摸患者左侧的胸锁乳突肌以确保其完全放松。

6. 持续等长收缩3～5秒后，嘱患者停止并休息。

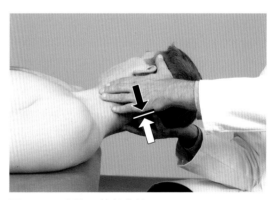

**图10-6** 步骤4，等长收缩

7. 当患者完全放松时，术者可轻轻伸展患者头部（**图10-7**白色箭头）至触及新的限制性障碍边界。

8. 重复第4至第7步3～5次，直至颈部活动得到最大程度改善。

9. 评估该技术的治疗效果，术者触摸患者左侧胸锁乳突肌紧张缓解程度，同时，术者观察患者于直立姿势下头部位置。

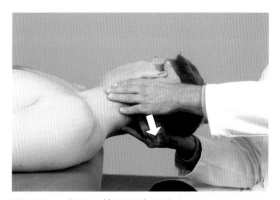

**图10-7** 步骤7，伸展至障碍处

## 颈 部

### 胸锁乳突肌功能障碍
### 等长收缩后放松术
### 举例：左侧胸锁乳突肌痉挛（亚急性/慢性）

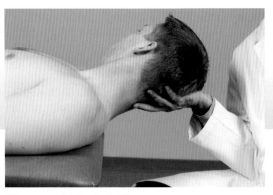

**图10-8** 步骤1和步骤2

1. 患者取仰卧位，术者坐于治疗床的头侧，术者一手托住患者头部，或将患者头部置于术者膝盖或大腿上。

2. 术者轻轻旋转患者头部至右侧，以定位处于紧张状态的左侧胸锁乳突肌前侧（**图10-8**）。

3. 术者轻轻伸展患者头部直至触及限制性障碍的边缘（**图10-9**）。

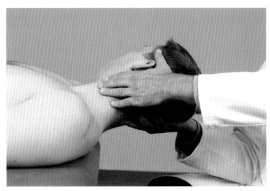

**图10-9** 步骤3，伸展至障碍处

4. 术者指导患者向上抬起头部（**图10-10**黑色箭头所示），与此同时术者施以相同大小的反作用力以抵抗患者（如白色箭头所示）。

5. 术者触诊患者左侧的胸锁乳突肌以确保其适度收缩。

6. 持续等长收缩3～5秒后，嘱患者停止并休息。

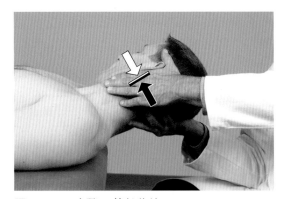

**图10-10** 步骤4，等长收缩

7. 当患者完全放松时，术者可轻轻伸展患者头部（**图10-11**白色箭头所示）至触及新的限制性障碍的边缘。

8. 重复第4至第7步3～5次，直至颈部活动得到最大程度改善。

9. 评估该技术的效果，术者触摸患者左侧胸锁乳突肌紧张缓解程度，同时，术者观察患者于直立姿势下头部位置。

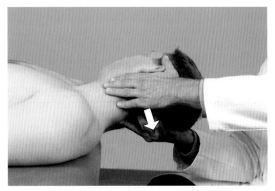

**图10-11** 步骤7，伸展至障碍处

## 颈 部

### 局部活动受限,急性的
### 眼头(眼颈)反射

运用以下指导,任何一种颈部肌肉能量技术均可结合眼颈反射使用:

1. **为使颈部伸展:** 术者嘱患者向头顶方向凝视 3～5秒,之后嘱其停止并放松(闭上眼睛)。术者缓慢而轻柔地伸展患者头颈部至触及新的限制性障碍的边缘。如此反复3～5次或直至颈部活动得以最大程度改善(**图10-12**)。

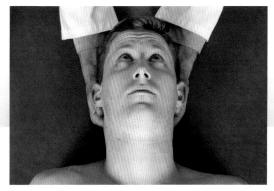

**图10-12** 步骤1

2. **为使颈部屈曲:** 术者嘱患者向足部方向凝视 3～5秒,之后嘱其停止并放松(闭上眼睛)。术者缓慢而轻柔地屈曲患者头颈部至触及新的限制性障碍的边缘。如此重复3～5次或直至颈部活动得以最大程度改善(**图10-13**)。

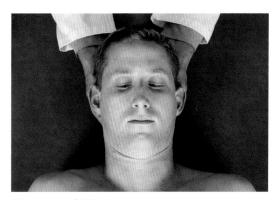

**图10-13** 步骤2

3. **为使颈部向右弯曲:** 术者嘱患者向右侧凝视 3～5秒,之后嘱其停止并放松(闭上眼睛)。术者缓慢轻柔地侧弯患者头颈部至触及新的限制性障碍边缘。如此重复3～5次或直至颈部活动得以最大程度改善(**图10-14**)。

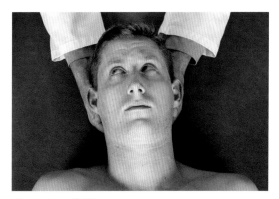

**图10-14** 步骤3

4. **为使颈部向左弯曲:** 术者嘱患者向左侧凝视 3～5秒,之后嘱其停止并放松(闭上眼睛)。术者缓慢而轻柔侧弯患者头颈部至触及新的限制性障碍边缘。如此重复3～5次或直至颈部活动得以最大程度改善(**图10-15**)。

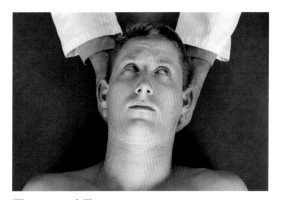

**图10-15** 步骤4

## 颈 部

### 寰枕椎的功能障碍（寰枕关节，C0—C1）
### 等长收缩后放松术
### 举例：C0伸展、左侧弯、右旋转（ESLRR）

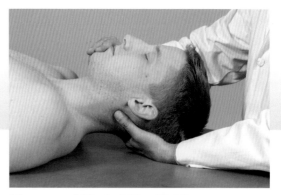

**图 10-16** 步骤1和步骤2，侧面观

1. 患者取仰卧位，术者坐于治疗床的头侧。

2. 术者将一手置于患者枕后部，指腹触及枕后部肌肉组织，另手示指、中指置于患者唇下的下颌部（**图 10-16**、**图 10-17**）。

3. 术者向右轻柔地屈曲（**图 10-18**白色箭头）和侧弯患者枕骨部，直至触及限制性障碍的边缘。术者仅活动枕寰关节。如果有需要术者可增加向左旋转的活动。

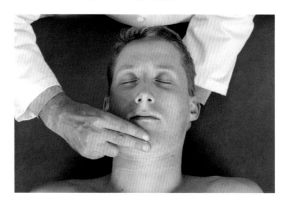

**图 10-17** 步骤1和步骤2，前面观

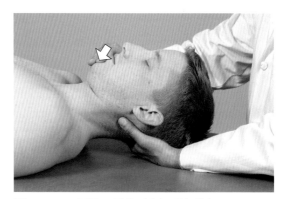

**图 10-18** 步骤3，屈曲、侧弯至障碍点

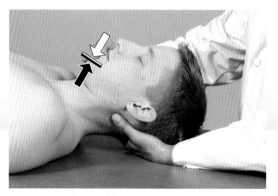

**图 10-19** 步骤4,等长收缩

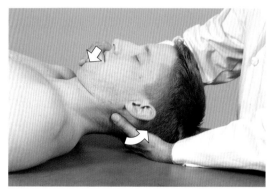

**图 10-20** 步骤6,屈曲至障碍点

4. 术者引导患者轻轻抬起下颌(**图 10-19**黑色箭头所示)触及术者施力的手指,同时术者施以相同大小的反作用力(白色箭头所示)以抵抗患者。在这一试图伸展枕骨的过程中,术者置于枕骨下的手应能触及枕骨下肌肉的收缩状况。

5. 持续等长收缩3～5秒后,术者嘱患者停止并放松。

6. 一旦患者完全放松后,术者通过向头侧牵拉患者枕部(**图 10-20**白色弯箭头),同时另一手手指轻轻下压患者下颌部(白色直箭头),以屈曲患者枕部至触及新的限制性障碍边缘。

7. 重复第4至第6步3～5次,或直至功能异常部位活动得以最大程度改善。

8. 术者重新评估功能障碍处的要素,以判定本技术的疗效。

# 颈　部

寰枕椎的功能障碍（寰枕关节, C0—C1）
等长收缩后放松术
举例：C0 屈曲、左侧弯、右旋转（FSLRR）

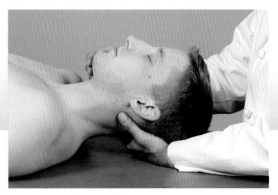

**图 10-21**　步骤 1 及步骤 2

1. 患者仰卧位, 术者坐于治疗床的头侧。

2. 术者将一只手置于患者枕部下方, 指腹触及枕下肌群；另一只手的示指及中指横置于患者下颌下部（**图 10-21**）。术者应小心操作, 以免阻塞患者呼吸。

3. 术者伸展（白色箭头所示）并向右侧弯患者枕部, 直至触及限制性障碍边缘。术者仅活动寰枕关节, 如有需要, 可在此基础上增加向左侧旋转（**图 10-22**）。

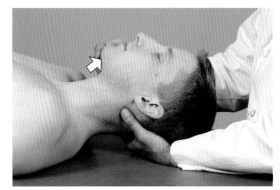

**图 10-22**　步骤 3, 伸展、侧弯至障碍点

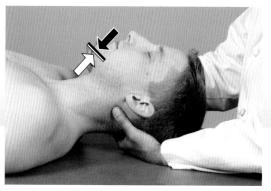

**图10-23** 步骤4,等长收缩

4. 术者引导患者向前轻轻(**图10-23**黑色箭头)点头,以使其下颌向下推术者施力的手指,同时术者施以相同大小的反作用力以抵抗患者(白色箭头)。在这一屈曲枕骨过程中,术者置于枕骨下的手应该能够触及枕骨下肌肉的放松。

5. 持续等长收缩3～5秒后,术者嘱患者停止并放松。

6. 一旦患者完全放松后,术者通过枕骨下的手向上托起枕部,同时另一手向头侧上拉下颌,以伸展患者头部,直至触及新的限制性障碍的边缘(**图10-24**白色箭头)。

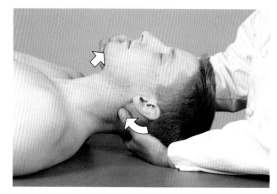

**图10-24** 步骤6,伸展至障碍点

7. 重复第4至第6步3～5次,或直至功能异常部位活动得以最大程度改善。

8. 术者重新评估功能障碍的要素,以判定本技术的疗效。

## 颈 部

### 寰枢椎功能障碍(寰枢关节,C1—C2)
### 等长收缩后放松术
### 举例: C1左侧旋转(RL)

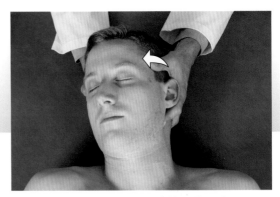

**图10-25** 步骤1至步骤3,旋转至障碍点

1. 患者仰卧位,术者坐于治疗床的头侧。

2. 术者轻轻屈曲患者头部(C0—C1,15°~25°)直至触及限制性障碍的边缘,或保持患者头部处于中立位。

3. 术者向右旋转患者头部(**图10-25**白色箭头)直至触及限制性障碍的边缘。

4. 嘱患者向左旋转头部(**图10-26**黑色箭头),同时术者施以相同大小的反作用力以抵抗患者(白色箭头)。注意:对急性疼痛的功能障碍,患者应轻柔地右旋或向右看(交互抑制,颈眼反射)。

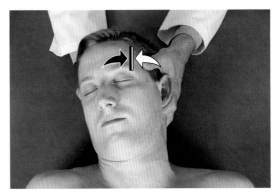

**图10-26** 步骤4,等长收缩

5. 持续等长收缩3~5秒后,嘱患者停止并放松。

6. 一旦患者完全放松,术者可右旋患者头部(**图10-27**白色箭头),直至触及新的限制性障碍的边缘。

7. 重复第4至第6步3~5次,或直至功能障碍节段活动得以最大程度改善。

8. 术者重新评估功能障碍的要素,以判定本技术的疗效。

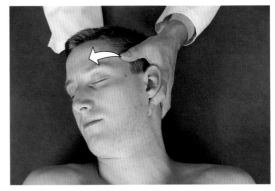

**图10-27** 步骤6,旋转至新的障碍点

## 颈 部

### C2—C7功能障碍
### 等长收缩后放松术
### 举例：C3屈曲、右侧弯、右旋转（FSRRR）

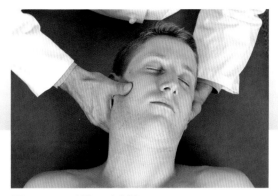

**图10-28** 步骤1至步骤3

1. 患者仰卧位，术者坐于治疗床头侧，靠近患者头部旋转的一侧。

2. 术者将右手示指掌指关节置于需要治疗关节的关节突处，掌根紧贴于患者枕骨。

3. 患者头部置于术者两手之间（术者可用左手托住患者下颌）。术者屈曲枕骨、C1、C2及C3，直至功能障碍的C3触及C4；然后再轻轻伸展直至触及伸展受限处。向左旋转并侧弯C3至其在三个平面上均触及限制性障碍的边缘（**图10-28**）。

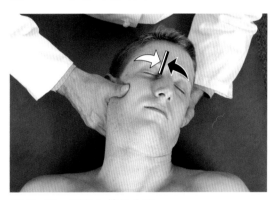

**图10-29** 步骤4，等长收缩

4. 术者嘱患者向右旋转头部（**图10-29**黑色箭头），同时术者施以相同大小的反作用力以抵抗患者（白色箭头）。注意：对急性疼痛功能障碍的患者来说，嘱其轻柔地左旋头部或朝左看，与此同时术者施以相同大小的反作用力（交互抑制，颈眼反射）。

5. 持续等长收缩3～5秒后，嘱患者停止并休息放松。

6. 待患者完全放松后，术者可通过先向左旋转，然后向左侧弯，最后伸展的顺序在三个平面上重新摆位，直至达到新的限制性障碍边缘（**图10-30**白色箭头）。

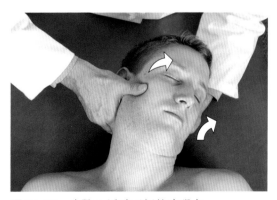

**图10-30** 步骤6，活动至新的障碍点

7. 重复第4至第6步3～5次，或直至功能障碍部位得以最大程度改善。

8. 术者重新评估功能障碍的要素，以判定本技术的疗效。

## 胸 椎

### T1—T4椎体"伸展"功能障碍
### 等长收缩后放松术(PIR技术)
### 举例: T4椎体伸展、右侧弯、右旋转
### (ESRRR)

1. 患者坐位,立于患者侧面,找到能控制患者动作的最佳位置。

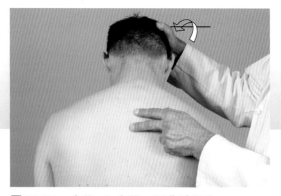

**图10-31** 步骤1和步骤2,屈曲受限处

2. 术者右手屈曲、伸展患者的头颈部达活动受限障碍处(**图10-31**白色箭头),左手手指触及T4和T5椎体棘突或者棘突间隙,并感受棘突位置变换或间隙的大小变化。

3. 术者右手向左侧弯(**图10-32**白色箭头)、旋转(**图10-33**白色箭头)患者的头颈部达活动受限处,左手手指触及并感知T4、T5横突的位置变化。

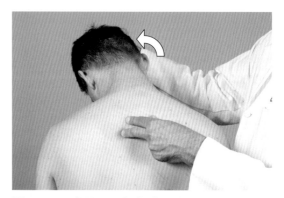

**图10-32** 步骤3,左侧弯受限处

4. 嘱患者伸展并向右侧旋转颈部(**图10-34**黑色箭头),同时术者施加同等的阻力(白色箭头)。患者用力大小以能引起可触及的节段肌肉收缩为宜。

5. 保持3~5秒,然后嘱患者停止并放松。

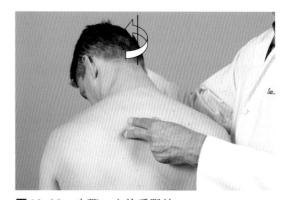

**图10-33** 步骤3,左旋受限处

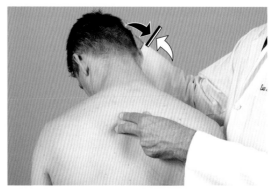

**图10-34** 步骤4,等长收缩

6. 患者完全放松后,术者活动患者头颈部至新的三个平面活动障碍处:左侧弯(**图10-35**白色箭头),左旋转(**图10-36**白色箭头),屈曲(**图10-37**白色箭头)。

7. 重复步骤4至步骤6,3～5次,或者直到功能障碍节段运动到最大程度改善。

8. 重新评估功能障碍要素(TART)以确定该技术的治疗效果。

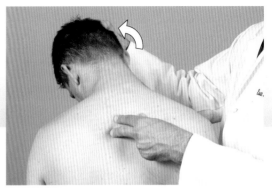

**图10-35** 步骤6,左侧弯受限处

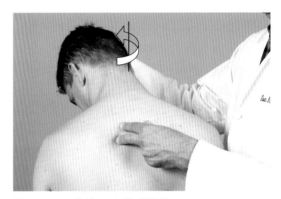

**图10-36** 步骤6,左旋受限处

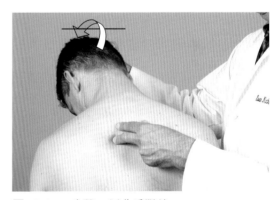

**图10-37** 步骤6,屈曲受限处

## 胸 椎

### T1—T6椎体"屈曲"功能障碍
### 等长收缩后放松术(PIR技术)
### 举例:T4椎体屈曲、右侧弯、右旋转
### (FSRRR)

1. 患者坐位,右手置于左肩。术者靠近患者,并立于椎体旋转方向的对侧。

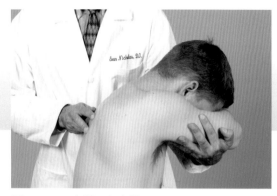

**图10-38** 步骤1和步骤2

2. 术者左手握住患者右肩,并托住患者手臂。右手触及T4和T5椎体棘突或者棘突间隙。然后嘱咐患者放松,将头和肘重量置于术者手臂上(**图10-38**)。

3. 从患者上肢屈曲位置开始,术者缓慢抬起患者左肘(白色箭头),同时右手轻柔的向前推移功能障碍节段椎骨(白色箭头)及至伸展受限处(**图10-39**)。

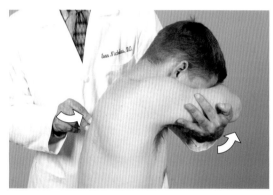

**图10-39** 步骤3,伸展受限处

4. 术者右手触及T4、T5横突位置以感觉节段侧弯和旋转,左臂及左手向下调整患者左肩(白色箭头)至侧弯受限处(**图10-40**)。

5. 术者缓慢向左旋转患者肩部,至左旋受限处(**图10-41**)。

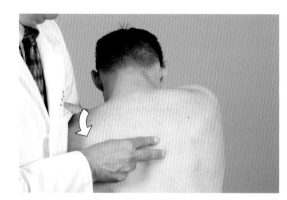

**图10-40** 步骤4,左侧弯受限处

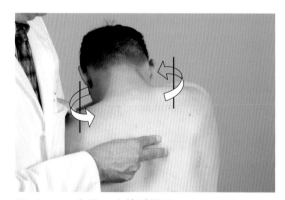

**图10-41** 步骤4,左旋受限处

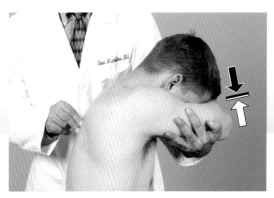

**图 10-42** 步骤6,等长收缩

6. 嘱患者头和肘下压术者前臂,并向右旋转(黑色箭头),术者施加同等的阻力(**图 10-42**白色箭头)。患者用力大小以能引起可触及的肌肉收缩为宜。

7. 保持3～5秒,然后嘱患者停止并放松。

8. 患者完全放松后,术者调整患者身体至新的三个平面活动障碍处:先左侧弯(**图 10-43**),再左旋转(**图 10-44**),最后伸展(**图 10-45**)。

9. 重复步骤6至步骤8,3～5次,或者直到功能障碍节段运动幅度得到最大程度改善。

10. 重新评估功能障碍要素(TART)以评估该技术的治疗效果。

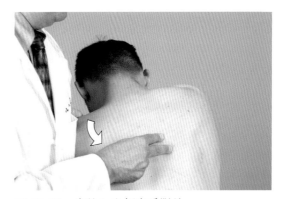

**图 10-43** 步骤8,左侧弯受限处

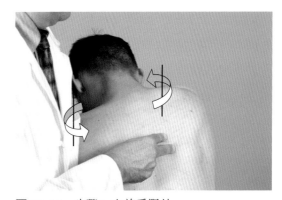

**图 10-44** 步骤8,左旋受限处

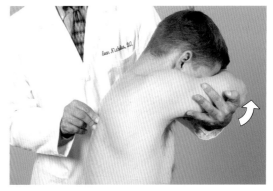

**图 10-43** 步骤8,伸展受限处

## 胸　椎

### T5—T12"中立位"功能障碍
### 等长收缩后放松术（PIR技术）
### 举例：T8中立位、右侧弯、右旋转
### （NSRRL）

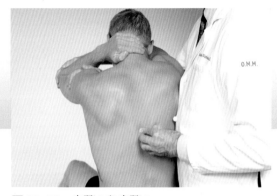

图10-46　步骤1和步骤2

1. 患者坐位，左手置于颈后，右手握住左肘，右前臂和地面平行，术者靠近患者站立，立于旋转活动受限侧。

2. 术者右手从患者腋下，握住患者的左侧上臂。左手触及T8和T9椎体棘突或者棘突间隙。嘱患者放松头和上半部分身体。术者轻轻屈曲伸展患者胸椎，找到并维持障碍节段（T8）的中立位（**图10-46**）。

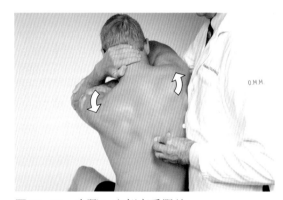

图10-47　步骤3，左侧弯受限处

3. 术者左手触及横突，感觉T8、T9的侧弯和旋转，右手向下推动患者左臂/肩部至侧弯受限处（白色箭头）。术者可以通过在腋下上抬患者右肘来加强患者上部身体运动，来进一步锁定至左侧弯受限位置（**图10-47**）。

4. 然后，术者向右轻轻旋转患者肩部至右旋受限处（**图10-48**白色箭头）。

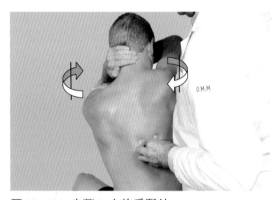

图10-48　步骤4，右旋受限处

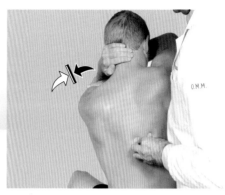

**图 10-49** 步骤5,等长收缩

5. 指令患者"向左旋转你的肩部"(黑色箭头),同时术者施加同等阻力(**图 10-49**白色箭头)。患者用力大小以能引起可触及的节段肌肉收缩为宜。

6. 保持3～5秒,然后嘱患者停止并放松。

7. 患者完全放松后,术者活动患者身体至新的活动障碍处:先左侧弯,后右旋转,同时在矢状面上保持中立位(**图 10-50**)。

8. 重复步骤5至步骤7,3～5次,或者直到功能障碍节段运动得到最大程度改善。

9. 重新判断节段间的运动及其他功能障碍要素(TART),以评估该技术的治疗效果。

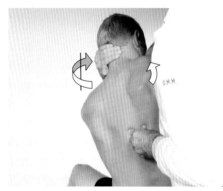

**图 10-50** 步骤7,活动至新的障碍点

## 胸 椎

### T5—T12"伸展"功能障碍
### 等长收缩后放松术（PIR技术）
### 举例：T8伸展、右侧弯、右旋转
### （ESRRR）

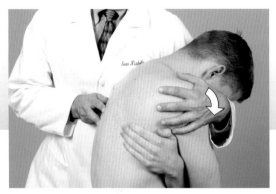

**图10-51** 步骤1至步骤4

1. 患者坐位，双手抱胸，右臂在上。

2. 术者立于旋转受限侧。

3. 术者左臂跨过患者肘部前方，左手握住患者右肩。

4. 术者右手触及T8和T9椎体棘突或者棘突间隙感受屈伸。左臂及左手屈曲患者躯干（**图10-51**白色箭头）至受限处。

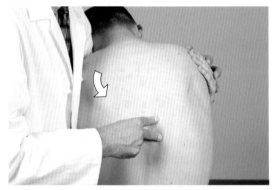

**图10-52** 步骤5，左侧弯受限处

5. 术者右手触及横突位置，感觉T8和T9的侧弯和旋转。左臂及左手调整患者躯干至左侧弯（**图10-52**白色箭头）和左旋转（**图10-53**白色箭头）受限处。

6. 嘱患者坐直并转向右侧（黑色箭头），同时术者左手施加同等阻力（**图10-54**白色箭头）。患者用力大小以能引起障碍节段可触及的肌肉收缩为宜[5]。

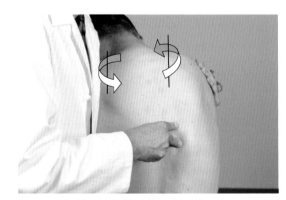

**图10-53** 步骤5，左旋受限处

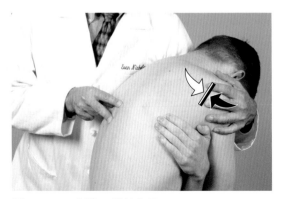

**图10-54** 步骤6，等长收缩

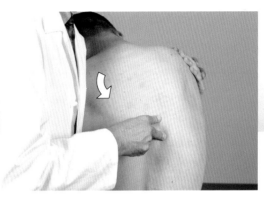

**图10-55** 步骤8,左侧弯受限处

7. 保持3～5秒,然后嘱患者停止并放松。

8. 患者完全放松后,术者调整患者身体至新的三个平面的活动障碍处:先左侧弯(**图10-55**),再左旋转(**图10-56**),最后屈曲(**图10-57**)。

9. 重复步骤6至步骤8,3～5次,或者直到功能障碍节段运动得到最大范围恢复。

10. 重新评估功能障碍要素(TART)以确定该技术的治疗效果。

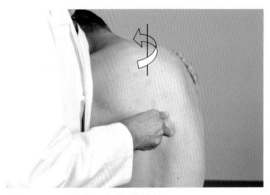

**图10-56** 步骤8,左旋受限处

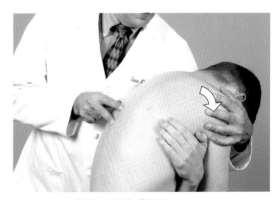

**图10-57** 步骤8,屈曲受限处

## 胸廓区域

### 第1肋"吸气"功能障碍
### 坐位呼吸辅助技术
### 举例: 右侧第1肋吸气(上升)功能障碍

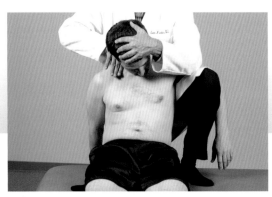

**图10-58** 步骤1至步骤4

1. 患者坐位。术者立于患者后面,将左足置于患者左侧治疗床上,保持屈髋、屈膝约90°。

2. 患者左臂置于术者左大腿上。

3. 术者的右手示指掌指关节固定功能障碍肋骨(右第1肋)上缘和肋横关节的后外侧。

4. 术者的左手将患者头部置于轻度屈曲,向右侧侧弯,向左侧旋转的位置,以放松斜角肌(**图10-58**)。

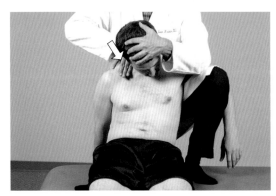

**图10-59** 步骤5至步骤6,呼气

5. 嘱患者吸气,然后深呼气。

6. 随着呼气活动,术者右手随着第1肋下降和前移(**图10-59**白色箭头)。

7. 嘱患者深吸气(**图10-60**黑色箭头),同时术者右手施加阻力对抗第1肋的吸气运动(白色箭头)。

8. 然后要求患者再次深呼气,同时术者右手随着第1肋进一步下降和前移(**图10-61**白色箭头)。

9. 重复步骤7至步骤8,5～7次,或者直到功能障碍肋骨运动得到最大范围恢复。

10. 重新评估功能障碍肋骨的活动来判断治疗的有效性。

11. 替代技术:要求患者抬高右肩,并抗阻3～5秒,放松时,将肋骨向呼气方向推动。

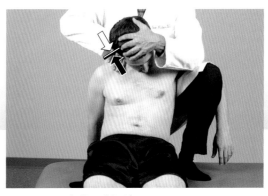

**图10-60** 步骤7,深吸气

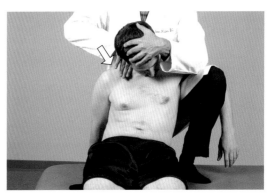

**图10-61** 步骤8,深呼气

## 胸廓区域

### 第1肋"吸气"功能障碍
### 仰卧呼吸辅助技术
### 举例：右侧第1肋吸气（上抬）功能障碍

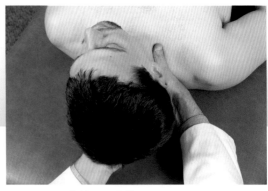

**图 10-62** 步骤1至步骤3

1. 患者仰卧，术者立于或坐于患者后侧。

2. 术者的右手示指掌指关节固定功能障碍肋骨（右第1肋）上缘和肋横关节的后外侧。

3. 术者的左手将患者头部置于轻度屈曲，向右侧侧弯，向左侧旋转的位置，以放松斜角肌（**图 10-62**）。

4. 嘱患者做深呼吸。

5. 随着呼气活动，术者右手随着第1肋下降和前移（**图 10-63** 白色箭头）。

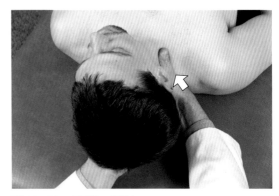

**图 10-63** 步骤5，呼气

6. 嘱患者深吸气（**图 10-64** 黑色箭头），同时术者右手施加阻力对抗第1肋的吸气运动（白色箭头）。

7. 然后要求患者再次深呼气，同时术者右手向呼气方向随着第1肋进一步下降和前移（**图 10-65** 白色箭头）。

8. 重复步骤6至步骤7，5～7次，或者直到功能障碍肋骨运动得到最大范围恢复。

9. 重新评估功能障碍肋骨的活动来判断治疗的有效性。

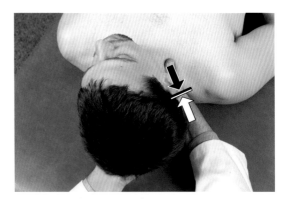

**图 10-64** 步骤6，深吸气

10. 替代技术：要求患者抬高右肩，并抗阻3～5秒，放松时，将肋骨向呼气方向推动。

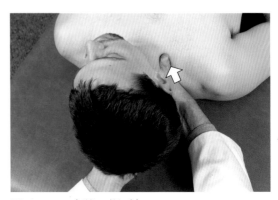

**图 10-65** 步骤7，深呼气

# 胸廓区域

## 第1肋、第2肋"吸气"功能障碍
## 坐位等长收缩后放松术
## 举例：右侧第1肋吸气（上抬）功能障碍

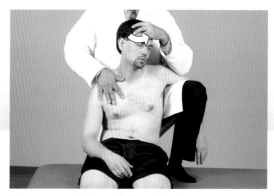

**图10-66** 步骤1至步骤3,深吸气

1. 患者坐位。术者立于患者后面,将左足置于患者左侧治疗床上,保持屈髋、屈膝约90°。

2. 术者右手拇指置于功能障碍肋骨的前内侧。

3. 术者左手置于患者前额部,将患者头部左旋30°~45°（白色箭头）,并轻度伸展,直到活动受限处（**图10-66**）。

4. 嘱患者向前抵抗术者左手（**图10-67**黑色箭头）,术者左手施加同等的阻力（白色长箭头）。右手同时抵抗功能障碍肋骨的吸气活动（白色短箭头）。

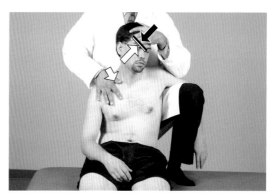

**图10-67** 步骤4,等长收缩

5. 保持3~5秒,然后嘱患者放松。

6. 患者完全放松后,术者左手微微伸展患者头部至新的活动受限处（**图10-68**白色箭头）。

7. 重复步骤4至步骤6,3~5次,或者直到功能障碍肋骨运动得到最大范围恢复。

8. 重新评估功能障碍肋骨的活动来判断治疗的有效性。

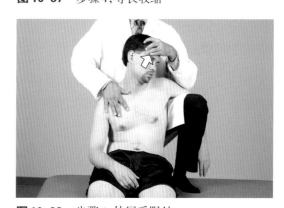

**图10-68** 步骤6,伸展受限处

## 胸廓区域

### 第1肋、第2肋"吸气"功能障碍
### 仰卧等长收缩后放松术
### 举例：右侧第1肋吸气（提肋）

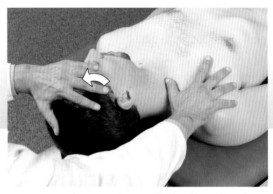

**图10-69** 步骤1至步骤3，旋转和伸展受限处

1. 患者仰卧，术者坐于床头侧。

2. 术者右手拇指置于功能障碍肋骨的前内侧。

3. 术者左手置于患者前额部，将患者头部左旋30°～45°（白色箭头），至活动受限处（**图10-69**）。

4. 嘱患者屈颈向上抬头，并向右侧抵抗术者左手（**图10-70**黑色箭头），术者左手施加同等的阻力（白色长箭头）。右手拇指同时抵抗功能障碍肋骨的吸气活动（白色短箭头）。

5. 保持3～5秒，然后嘱患者放松。

6. 患者完全放松后，术者左手微微伸展患者头部至新的活动受限处（**图10-71**白色箭头）。

7. 重复步骤4至步骤6，3～5次，或者直到功能障碍肋骨运动得到最大范围恢复。

8. 重新评估功能障碍肋骨的活动来判断治疗的有效性。

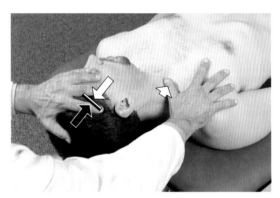

**图10-70** 步骤4，等长收缩

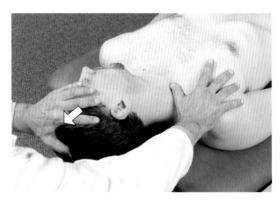

**图10-71** 步骤6，伸展受限处

## 胸廓区域

### 第2～第6肋"吸气"功能障碍
### 呼吸辅助技术
### 举例：右侧第3肋吸气（上抬）功能障碍

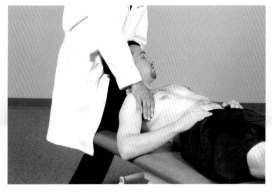

**图10-72** 步骤1至步骤3

1. 患者仰卧位。术者屈曲右膝置于治疗床上，患者右侧上胸段功能障碍肋骨下方抵于术者右膝部。

2. 患者上身向功能障碍同侧侧弯（右侧），以降低功能障碍肋骨附近肌肉张力。

3. 术者右手拇指及示指交界虎口处固定于功能障碍肋骨上缘的肋间隙中（**图10-72**）。

4. 嘱患者深呼吸。

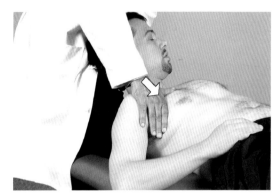

**图10-73** 步骤5，深呼气

5. 呼气时，术者右手增大功能障碍肋骨的呼气动作（**图10-73**白色箭头）。

6. 患者再次吸气（**图10-74**黑色箭头），同时术者右手抵抗肋骨吸气动作（**图10-74**白色箭头）。

7. 患者呼气，术者再次增加功能障碍肋骨的呼气动作（**图10-75**白色箭头）。

8. 重复步骤6至步骤7，5～7次，或者直到功能障碍肋骨运动得到最大范围恢复。

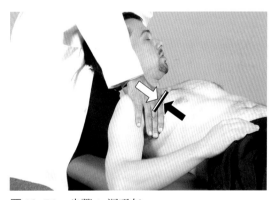

**图10-74** 步骤6，深吸气

9. 重新评估功能障碍肋骨的活动来判断治疗的有效性。

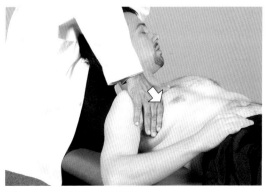

**图10-75** 步骤7，深呼气

## 胸廓区域

### 第7~第10肋"吸气"功能障碍
### 呼吸辅助技术
### 举例：右侧第9肋吸气（上抬）功能障碍

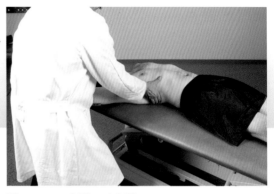

**图 10-76** 步骤1至步骤3

1. 患者仰卧，术者立于患侧。

2. 术者左手外展患者右肩，同时右手拇指、示指固定于功能障碍肋骨上缘表面。

3. 术者侧弯患者胸椎至受限肋骨水平（**图 10-76**）。

4. 嘱患者深呼吸，同时术者右手增加受限肋骨的呼气动作（**图 10-77**白色箭头）。

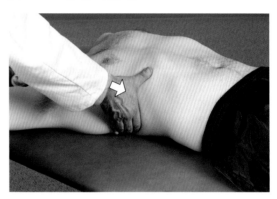

**图 10-77** 步骤4，增大呼气

5. 在患者吸气时（**图 10-78**黑色箭头），术者右手抵抗受限肋骨的吸气动作（白色箭头）。

6. 在患者呼气时，术者增加受限肋骨的呼气动作（**图 10-79**白色箭头）。

7. 重复步骤5至步骤6，5~7次，或者直到功能障碍肋骨运动得到最大范围恢复。

8. 重新评估功能障碍肋骨的活动以判断治疗的有效性。

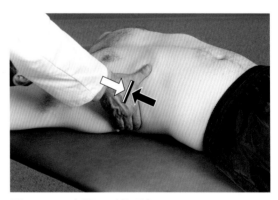

**图 10-78** 步骤5，对抗吸气

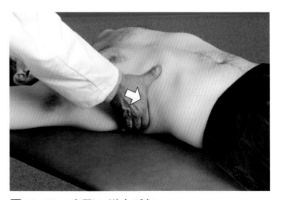

**图 10-79** 步骤6，增大呼气

## 胸廓区域

### 第11肋、第12肋"吸气"功能障碍
### 呼吸辅助技术
### 举例: 右侧第12肋吸气功能障碍

1. 患者俯卧,术者立于左侧,同时将患者双腿向右摆放15°~20°,以降低腰方肌的张力。

2. 术者左手小鱼际置于受限肋骨角的下内侧,同时向患者头端外侧方向施加持续的、轻柔的牵引。

3. 术者右手握住患者右侧髂前上棘,以稳定骨盆(**图10-80**)。

4. 嘱患者深呼吸。

5. 患者呼气时,术者左手通过施加向头端外侧的牵引(**图10-81**白色箭头),增加受限肋骨的呼气动作。

6. 在患者吸气时(**图10-82**黑色箭头),术者左手抵抗受限肋骨的吸气动作(白色箭头)。

7. 患者然后呼气时,术者左手增加受限肋骨呼气动作(**图10-83**白色箭头)。

8. 重复步骤6至步骤7,5~7次,或者直到功能障碍肋骨运动得到最大范围恢复。

9. 重新评估功能障碍肋骨的活动来确定治疗的有效性。

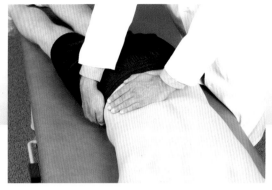

**图10-80** 步骤1至步骤3

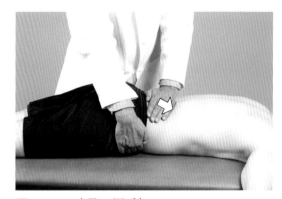

**图10-81** 步骤5,深呼气

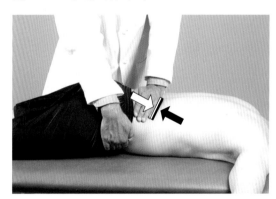

**图10-82** 步骤6,深吸气

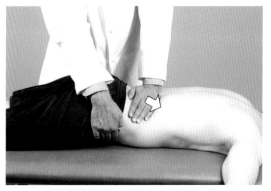

**图10-83** 步骤7,深呼气

## 胸廓区域

### 斜角肌解剖

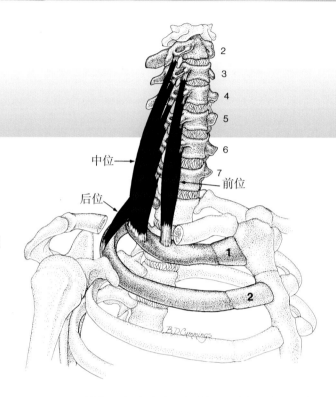

#### 前斜角肌

起始：C3—C6横突前结节（**图 10-84**）。

止点：第1肋上缘斜角肌结节。

动作：上抬第1肋；一侧收缩，向同侧侧弯、旋转颈椎；两侧收缩，屈曲颈椎。

支配：C4—C6腹侧支。

#### 中斜角肌

起始：C2—C7横突后结节。

止点：第1肋上缘，锁骨下动脉鞘的后面。

动作：用力吸气时，抬高第1肋；侧屈颈椎。

支配：C3—C8腹侧支。

**图 10-84** 斜角肌与胸廓出口解剖（经同意，转载自参考文献[7]）

#### 后斜角肌

起始：C5—C7横突后结节。

止点：第2肋。

动作：用力吸气时，抬高第2肋；侧屈颈椎。

支配：C6—C8腹侧支。

# 胸廓区域

## 第1肋、第2肋"呼气"功能障碍
## 斜角肌收缩松动肋骨技术
## 举例：右侧第1肋呼气（降肋）功能障碍

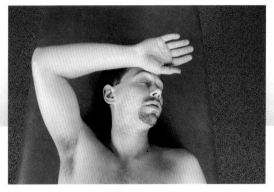

**图10-85** 步骤1至步骤3

1. 患者仰卧，术者立于患者左侧。

2. 患者头部向左旋转约30°。

3. 患者右手腕（背侧）置于前额（**图10-85**）。

4. 术者左手伸到患者身体下方，抓住右侧功能障碍肋骨的上角，施加向尾侧、向外侧的牵引力（**图10-86**白色箭头）。

5. 嘱患者屈曲头颈部（**图10-87**黑色箭头），并且保持头部起始的旋转角度不变，同时术者施加同等的阻力（白色箭头）。患者可能被要求缓慢吸气，以增强治疗效果。

6. 保持等长收缩运动3～5秒，然后嘱患者放松。

7. 患者完全放松后，术者左手在功能障碍节段肋骨角处增加向尾侧、向外侧的牵引力（**图10-88**白色箭头）。

8. 重复步骤5至步骤7，5～7次，或者直到功能障碍肋骨运动得到最大范围恢复。

9. 重新评估功能障碍肋骨的活动来判断治疗的有效性。

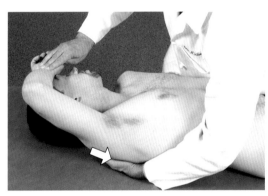

**图10-86** 步骤4

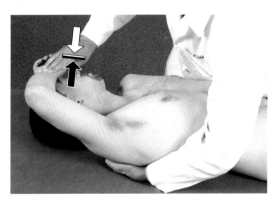

**图10-87** 步骤5，等长收缩

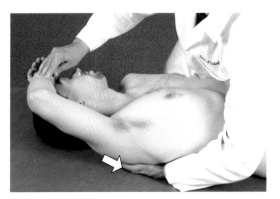

**图10-88** 步骤7

# 胸廓区域

## 胸小肌

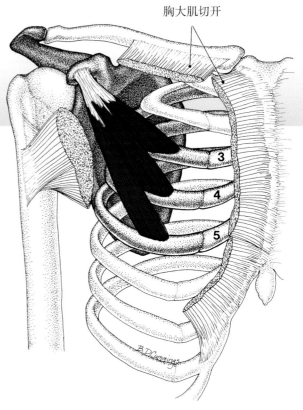

胸大肌切开

起始：第3～第5肋前上缘（**图10-89**）。

止点：肩胛骨喙突。

动作：向胸廓前下方牵拉肩胛骨，以稳定肩胛骨。

支配：C8—T1胸内侧神经。

**图10-89** 胸小肌（经同意，转载自参考文献[7]）

# 胸廓区域

## 第3～第5肋"呼气"功能障碍
## 胸小肌收缩松动肋骨技术
## 举例：右侧第3肋呼气（降肋）功能障碍

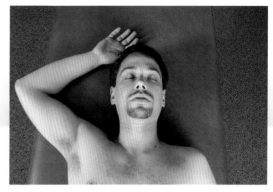

**图10-90** 步骤1至步骤2

1. 患者仰卧，术者立于患者左侧。

2. 患者抬起右手臂，将手置于头上方（**图10-90**）。

3. 术者左手置于患者右侧身体下方，抓住功能障碍肋骨上角，施加向尾侧向外侧的牵引力。

4. 术者右手置于患者右肘部前面（**图10-91**）。

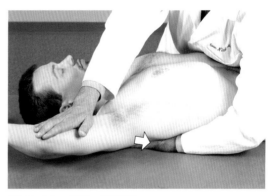

**图10-91** 步骤3至步骤4

5. 嘱患者推肘部以对抗术者右手（**图10-92**黑色箭头），术者施以同等的阻力（白色箭头）。患者可能被要求在肌肉收缩过程中缓慢吸气，以增加治疗效果。

6. 保持等长收缩运动3～5秒，然后嘱患者停止并放松。

7. 患者完全放松后，术者左手在功能障碍节段肋骨角处增加向尾侧向外侧的牵引力（**图10-93**白色箭头）。

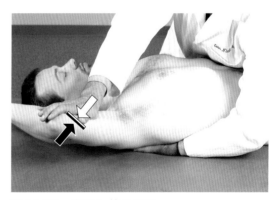

**图10-92** 步骤5，等长收缩

8. 重复步骤5至步骤7，5～7次，或者直到功能障碍肋骨运动得到最大范围恢复。

9. 重新评估功能障碍肋骨的活动来判断治疗的有效性。

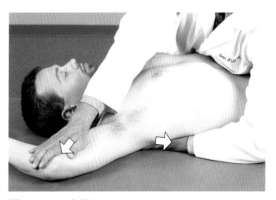

**图10-93** 步骤7

## 胸廓区域

### 前锯肌

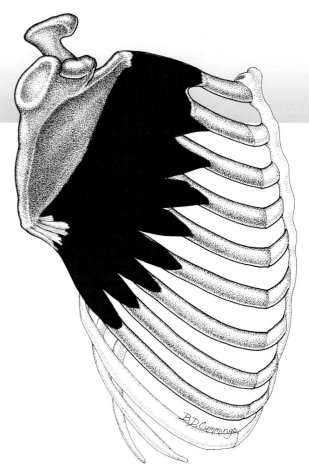

起始：肩胛骨内侧缘的前面部分（**图10-94**）。

止点：第2～第8肋外上缘。

动作：前伸肩胛骨，稳定肩胛骨于胸壁。

支配：胸长神经（C5—C7）。

**图10-94** 前锯肌（经同意，转载自参考文献[7]）

# 胸廓区域

## 第6～第8肋"呼气"功能障碍
## 前锯肌收缩松动肋骨技术
## 举例：右侧第6肋呼气（降肋）功能障碍

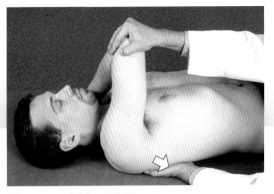

**图 10-95** 步骤1至步骤3

1. 患者仰卧，术者立于或坐于患侧。

2. 患者右肩屈曲90°，肘部屈曲有利于术者控制。

3. 术者左手置于患者身体下方，抓住功能障碍肋骨的上角，施加向尾端、向外侧的牵引力（**图10-95**白色箭头）

4. 嘱患者肘部向天花板方向用力（肩胛骨前伸）（**图10-96**黑色箭头），同时术者施加同等阻力（白色箭头）。患者可能被要求肌肉收缩时缓慢吸气，以增加治疗效果。

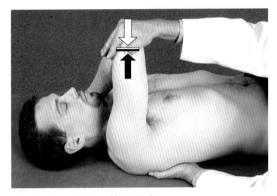

**图 10-96** 步骤4，等长收缩

5. 保持等长收缩运动3～5秒，然后嘱患者停止并放松。

6. 患者完全放松后，术者左手在功能障碍肋骨角处增加向尾侧、向外侧的牵引力（**图10-97**白色箭头）。

7. 重复步骤4至步骤6，5～7次，或者直到功能障碍肋骨运动得到最大恢复范围。

8. 重新评估功能障碍肋骨的活动来判断治疗的有效性。

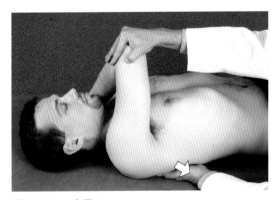

**图 10-97** 步骤6

# 胸廓区域

## 背阔肌

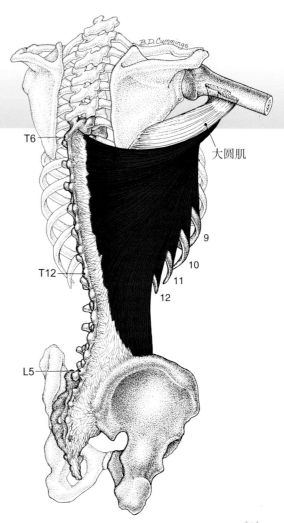

起始：T7—S3棘突，胸腰筋膜，肩胛骨下角，下4根肋骨，髂嵴（**图 10-98**）。

止点：肱骨小结节嵴。

动作：伸展、内收、内旋肱骨。

支配：胸背神经（C6—C8）。

**图 10-98** 背阔肌（经同意，转载自参考文献[7]）

## 胸廓区域

### 第9～第10肋"呼气"功能障碍
### 背阔肌收缩松动肋骨技术
### 举例：右侧第10肋呼气（降肋）功能障碍

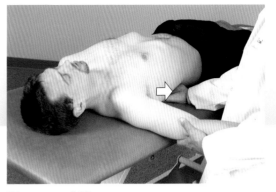

**图 10-99** 步骤3

1. 患者仰卧，术者立于或坐于患侧。

2. 术者左手将患者右肩外展90°，右手置于患者身体下方，抓住功能障碍肋骨角上方，并施加向尾端向外侧的牵引力。

3. 术者左大腿外侧或膝关节顶住患者右肘（**图 10-99**）。

4. 嘱患者右臂推动术者大腿（**图10-100**黑色箭头），术者施加同等的阻力（白色箭头），患者可能被要求肌肉收缩同时缓慢吸气，以增加该技术的疗效。

5. 保持等长收缩3～5秒，然后嘱患者停止并放松。

6. 患者完全放松后，术者右手在功能障碍肋骨角处增加向尾侧向外侧的牵引力（**图10-101**白色箭头）。

7. 重复步骤4至步骤6，5～7次，或者直到功能障碍肋骨运动得到最大范围恢复。

8. 重新评估功能障碍肋骨的活动来判断治疗的有效性。

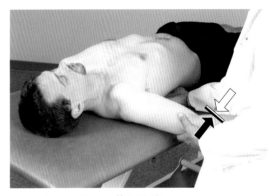

**图 10-100** 步骤4，等长收缩

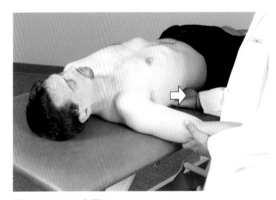

**图 10-101** 步骤6

# 胸廓区域

## 腰方肌

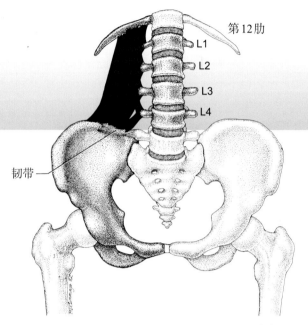

起始：髂嵴、髂腰韧带（**图 10-102**）。

止点：第12肋下缘，L1—L4横突。

动作：伸展、侧弯脊柱；吸气时，固定第12肋。

支配：T12—L4腹侧支。

**图 10-102** 腰方肌（经同意，转载自参考文献[7]）

# 胸廓区域

## 第11～第12肋"呼气"功能障碍
## 腰方肌收缩松动肋骨技术
## 举例：右侧第12肋呼气功能障碍

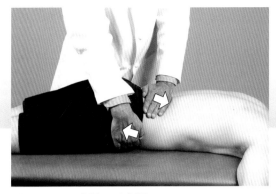

**图 10-103** 步骤1至步骤3

1. 患者俯卧，术者立于治疗床左侧，将患者双腿向左移动15°～20°，以增加右侧腰方肌张力。

2. 术者左手小鱼际置于第11肋下缘，并向患者头侧方向施加轻柔的压力，以稳定第11肋（**图 10-103**白色箭头）。

3. 术者右手抓住患者右侧髂嵴，并向患者尾侧方向施加轻柔的拉力（**图 10-103**白色箭头），以进一步增加腰方肌的张力。

4. 嘱患者吸气、呼气，再作深吸气。

5. 在吸气时，嘱患者向自己右肩方向提髂（**图 10-104**黑色箭头），术者右手施加同等阻力（反向的白色箭头），同时术者左手维持第11肋下缘向头侧的压力（向头侧的白色箭头）。

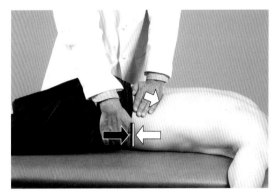

**图 10-104** 步骤5，等长收缩

6. 保持等长收缩运动3～5秒，然后嘱患者停止并放松。

7. 患者完全放松后，术者右手进一步朝尾侧方向推动，以进一步增加腰方肌张力，左手维持第11肋下缘向头侧的压力（**图 10-105**白色箭头）。

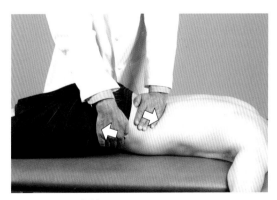

**图 10-105** 步骤7

8. 重复步骤5至步骤7，5～7次，或者直到功能障碍肋骨运动得到最大范围恢复。

9. 重新评估功能障碍肋骨的活动来判断治疗的有效性。

## 胸廓区域

### 第11～第12肋"呼气"功能障碍
### 呼吸辅助技术
### 举例：右侧第12肋呼气功能障碍

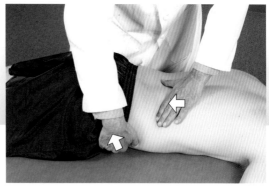

**图10-106** 步骤1至步骤3

1. 患者俯卧，术者立于左侧，将患者双腿向左移动15°～20°，以增加右侧腰方肌张力。

2. 术者左手示指或鱼际置于功能障碍肋骨的肋骨角外上方，向患者尾侧外侧方向施加轻柔的牵引力（**图10-106**白色箭头）。

3. 术者右手抓住患者右侧髂前上棘，并向天花板方向提起髂骨（**图10-106**白色箭头）。

4. 嘱患者吸气、呼气，再深吸气。

5. 吸气时，术者左手施加向尾侧、内侧的牵引力，以增加功能障碍肋骨的吸气动作（**图10-107**向左的白色箭头），同时右手向天花板方向轻轻上提患者的髂前上棘（向上的白色箭头）。

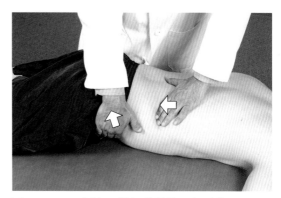

**图10-107** 步骤5,增加肋骨的吸气动作

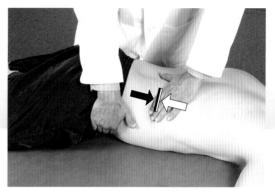

6. 呼气时,术者左手(白色箭头)抵抗肋骨的呼气动作(**图10-108**黑色箭头)。

**图10-108** 步骤6,抵抗呼气动作

7. 重复步骤5至步骤6,5～7次,或者直到功能障碍肋骨运动得到最大范围恢复。

8. 重新评估功能障碍肋骨的活动来判断治疗的有效性。

## 腰部区域

### L1—L5 "中立位" 功能障碍
### 坐位等长收缩后放松技术
### 举例: L2 中立位、左侧弯、右旋转
### (NSLRR)

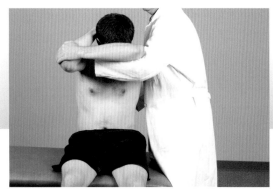

**图 10-109** 步骤1至步骤3

1. 患者坐于治疗床尾, 术者立于旋转功能障碍方向的对侧。

2. 患者右手置于颈后, 左手握住右肘。

3. 术者左臂从患者左臂下方穿过, 左手握住患者的右侧上臂(**图 10-109**)。

4. 术者右手触及L2、L3棘突或棘突间隙, 然后左臂及左手屈伸患者躯干(**图 10-110**白色箭头), 直到L2相对于L3回到中立位。

5. 术者右手触及L2、L3横突, 感觉侧弯和旋转, 左臂及左手将患者躯干向右侧弯(**图 10-111**白色箭头)至活动受限处, 再向左旋转(**图 10-112**白色箭头)至活动受限处。

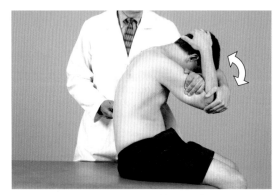

**图 10-110** 步骤4, L2—L3棘突间隙

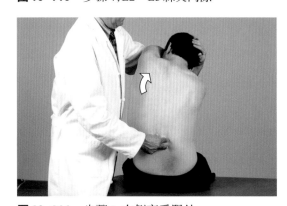

**图 10-111** 步骤5, 右侧弯受限处

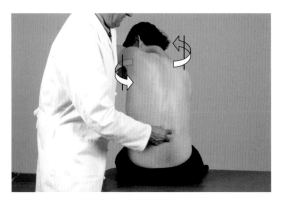

**图 10-112** 步骤5, 左侧旋转受限处

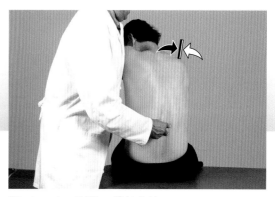

**图 10-113** 步骤6,等长收缩

6. 嘱患者右肩向右转动或推动(**图 10-113**黑色箭头),同时术者左手施加同等阻力(白色箭头),患者用力大小以能引起功能障碍节段可触及的肌肉收缩为宜。

7. 保持等长运动3～5秒,然后嘱患者停止并放松。

8. 患者完全放松后,保持L2中立位,术者调整患者躯干位置,进一步向右侧弯(**图 10-114**白色箭头)、向左旋转(**图 10-115**白色箭头)至新的活动受限处。

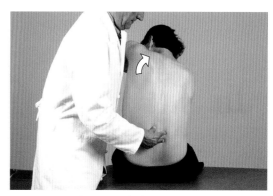

**图 10-114** 步骤8,右侧弯受限处

9. 重复步骤6至步骤8,3～5次,或者直到功能障碍节段运动得到最大范围恢复。

10. 重新评估功能障碍节段的活动来判断治疗的有效性。

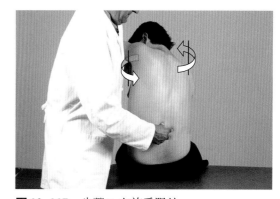

**图 10-115** 步骤7,左旋受限处

## 腰部区域

### L1—L5"伸展"功能障碍
### 坐位等长收缩后放松技术
### 举例：L2伸展、右侧弯、右旋转
### （ESRRR）

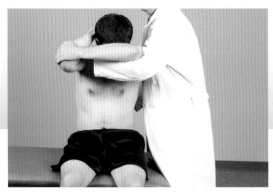

**图10-116** 步骤1至步骤3

1. 患者坐位，术者立于左侧（旋转功能障碍方向的对侧）。

2. 患者右手置于颈后，左手握住右肘（替代体位：患者双手置于颈后，双肘尽量靠近）。

3. 术者左臂从患者左臂上方或下方穿过，左手握住患者的右侧上臂（**图10-116**）。

4. 术者右手触及L2、L3棘突或棘突间隙感受患者躯干的屈伸，然后术者左手调整患者躯干（**图10-117**）至屈曲受限处。

5. 术者右手触及L2、L3横突感受侧弯和旋转，左手调整患者躯干至左侧弯受限处（**图10-118**），及左旋转（**图10-119**）受限处。

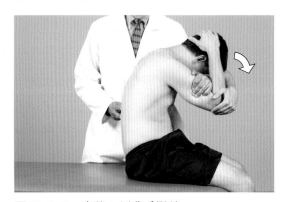

**图10-117** 步骤4，屈曲受限处

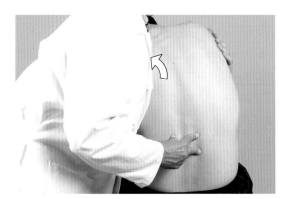

**图10-118** 步骤5，左侧弯受限处

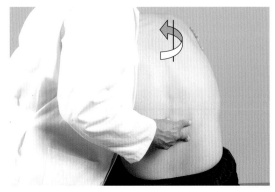

**图10-119** 步骤5，左侧旋转受限处

6. 嘱患者坐直身体,右肩向后用力(**图10-120**黑色箭头),术者左手同时施加同等的阻力(白色箭头),患者用力大小以能引起功能障碍节段可触及的肌肉收缩为宜。

7. 保持等长运动3~5秒,然后嘱患者停止并放松。

8. 患者完全放松后,术者调整患者躯干,向左侧弯(**图10-121**),向左旋转(**图10-122**),屈曲(**图10-123**)至新的活动受限处。

9. 重复步骤6至步骤8,3~5次,或者直到功能障碍节段运动得到最大范围恢复。

10. 重新评估功能障碍节段的活动来判断治疗的有效性。

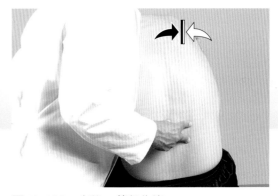

**图10-120** 步骤6,等长收缩

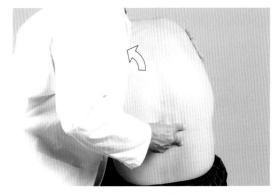

**图10-121** 步骤8,左侧弯受限处

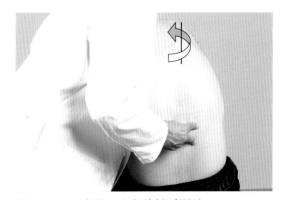

**图10-122** 步骤8,左侧旋转受限处

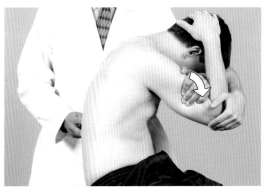

**图10-123** 步骤8,屈曲受限处

## 腰部区域

### L1—L5"中立位"功能障碍
### 侧卧位等长收缩后放松技术
### 举例：L4中立位、左侧弯、右旋转
### （NSLRR）

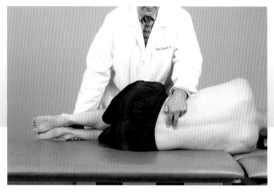

**图 10-124** 步骤 1 至步骤 3

1. 患者右侧旋转功能障碍，右侧卧位。术者面向患者站立。

2. 术者尾侧手或大腿固定患者的髋部、膝盖于屈曲位，头侧手触及L4、L5棘突或棘突间隙。

3. 术者尾侧手或者大腿轻微屈伸患者髋关节，直到头侧手感知L4、L5节段至中立位（**图 10-124**）。

4. 患者的左腿置于床沿外，使骨盆前旋，直到头侧手感知功能障碍节段运动为止（**图 10-125**）。

5. 术者改变手的位置，尾侧手置于L4、L5棘突或棘突间隙，头侧手向后轻轻推动患者的肩膀（**图 10-126**白色箭头），至尾侧手感知功能障碍节段开始运动为止。

6. 嘱患者肩膀轻轻向前用力（**图 10-127**黑色箭头），术者头侧手施加同等阻力（白色箭头）。患者用力大小以能引起功能障碍节段可触及的肌肉收缩为宜。

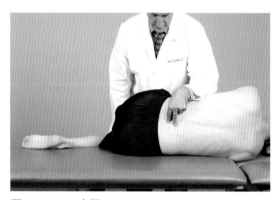

**图 10-125** 步骤 4

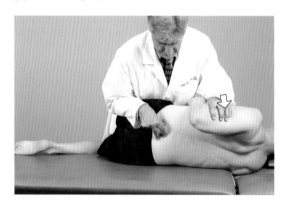

**图 10-126** 步骤 5

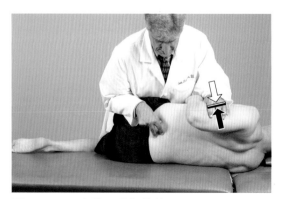

**图 10-127** 步骤 6，等长收缩

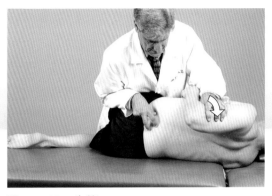

**图 10-128** 步骤 8

7. 保持等长运动 3～5 秒，然后嘱患者停止并放松。

8. 患者完全放松后，术者轻轻向后推动肩膀（**图 10-128** 白色箭头），旋转胸腰椎至新的活动受限处。

9. 然后嘱患者向肩关节方向轻轻上提骨盆和髋部（**图 10-129** 黑色箭头），同时术者施加同等的阻力（白色箭头）。

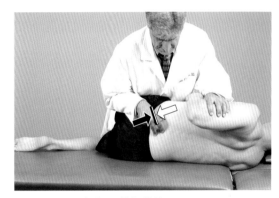

**图 10-129** 步骤 9，等长收缩

10. 保持等长运动 3～5 秒，然后嘱患者停止并放松。

11. 患者完全放松后，术者轻轻向尾侧推动患者骨盆（**图 10-130** 白色箭头）至新的活动受限处。

12. 重复步骤 6 至步骤 11，3～5 次，或者直到功能障碍节段（L4—L5）运动得到最大范围恢复。

13. 当术者调整患者到新的受限位置后，步骤 6、步骤 7、步骤 9 和步骤 10 应同时进行。

14. 重新评估功能障碍节段的活动来判断治疗的有效性。

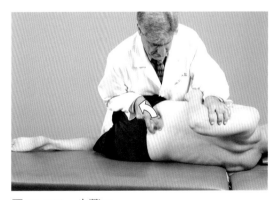

**图 10-130** 步骤 11

## 腰部区域

### L1—L5"非中立位"功能障碍
### 侧卧位等长收缩后放松技术
### 举例：L4屈曲/伸展、右侧弯、右旋转
### (F/E SRRR)

1. 患者侧卧于旋转功能障碍侧，术者面对患者站立。

2. 术者尾侧手或大腿控制患者的髋部、膝盖于屈曲位，头侧手触及L4、L5棘突或棘突间隙。

3. 术者尾侧手或大腿轻微屈伸患者髋关节，直到头侧手感知功能障碍节段(L4—L5)至中立位(**图10-131**)。

4. 术者尾侧手将患者左足置于右膝腘窝之后(**图10-132**)。

5. 术者改变手的位置，尾侧手置于L4、L5棘突或棘突间隙，头侧手向后轻轻推动患者的肩膀(**图 10-133**白色箭头)，至尾侧手感知功能障碍节段开始运动为止。

6. 嘱患者肩膀轻轻向前用力抵抗术者头侧手(**图10-134**黑色箭头)，术者施加同等阻力(白色箭头)，患者用力大小以能引起可触及的节段的肌肉收缩为宜[5]。

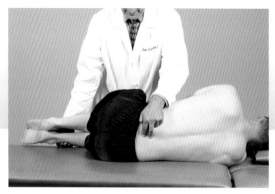

**图10-131** 步骤1至步骤3

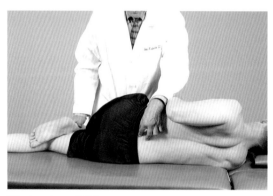

**图10-132** 步骤4

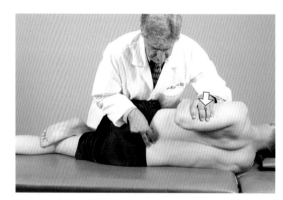

**图10-133** 步骤5

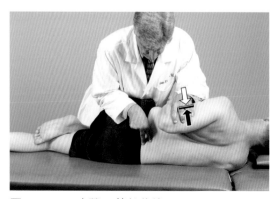

**图10-134** 步骤6，等长收缩

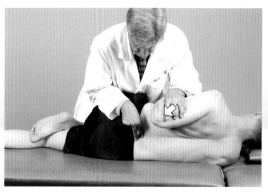

**图 10-135** 步骤 8

7. 保持等长运动3～5秒,然后嘱患者停止并放松。

8. 患者完全放松后,术者轻轻向后推动肩膀(**图 10-135**白色箭头),旋转胸腰椎至新的活动受限处。

9. 然后嘱患者骨盆和髋部轻轻向后运动(**图 10-136**黑色箭头),同时术者尾侧手施加同等的阻力(白色箭头)。

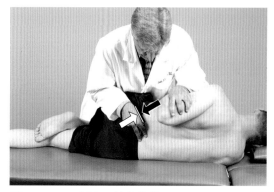

**图 10-136** 步骤9,等长收缩

10. 保持等长运动3～5秒,然后嘱患者停止并放松。

11. 患者完全放松后,术者轻轻向前推动患者骨盆(**图 10-137**白色箭头)至新的活动受限处。

12. 重复步骤6至步骤11,3～5次,或者直到功能障碍节段(L4—L5)运动得到最大范围恢复。

13. 当术者调整患者到新的受限位置后,步骤6、步骤7、步骤9和步骤10应同时进行。

14. 重新评估功能障碍节段的活动来判断治疗的有效性。

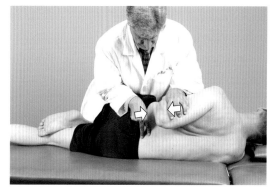

**图 10-137** 步骤 11

## 骨盆区域

### 骶髂关节 ( 髋骨 ) 功能障碍
### 举例 : 右侧髋骨旋后
### 仰卧位 , 复合运动

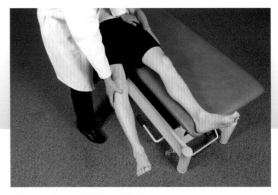

**图 10-138** 步骤 1 至步骤 3

#### 诊断

> **站立屈曲试验 :** 阳性 ( 右侧髂后上棘抬高 )。
> 右侧骶髂关节被动运动受限。
>
> **髂前上棘 :** 右侧稍高 ( 略偏向外侧 )。
>
> **髂后上棘 :** 右侧稍低 ( 略偏向内侧 )。
>
> **骶骨沟 :** 右侧向前凹陷。

#### 技术

1. 患者沿治疗床对角线仰卧 , 右侧骶髂关节置于床边。

2. 术者立于治疗床右侧。

3. 术者的头侧手 ( 左手 ) 置于患者左侧髂前上棘处 , 以防止患者从治疗床上坠落 , 尾侧手 ( 右手 ) 置于患者右侧膝关节远端 ( **图 10-138** )。

4. 术者右手被动伸展患者右髋 ( 沿白色箭头方向 , **图 10-139** ) , 使右侧髋骨旋前 , 直至运动障碍点。

5. 嘱患者向天花板方向上抬右侧下肢 ( 沿黑色箭头方向 , **图 10-140** ) , 术者同时给予其同等力量的反作用力 ( 沿白色箭头方向 )。

6. 嘱患者保持上述等长收缩 3 ~ 5 秒 , 然后放松。

7. 当患者完全放松后 , 术者可伸展患者右侧髋关节 ( 沿白色箭头方向 , **图 10-141** ) 至新的运动障碍点。

8. 重复步骤 5 至步骤 7 , 3 ~ 5 次。

9. 重新进行功能障碍评估 , 判断此技术的疗效。

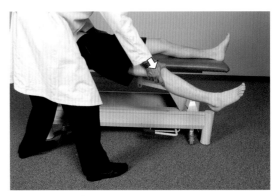

**图 10-139** 步骤 4

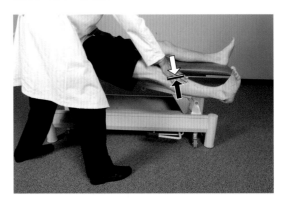

**图 10-140** 步骤 5 , 等长收缩

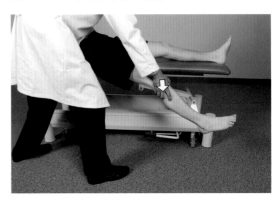

**图 10-141** 步骤 7

# 骨盆区域

## 骶髂关节（髋骨）功能障碍
## 举例：右侧髋骨旋后
## Sims体位，复合运动

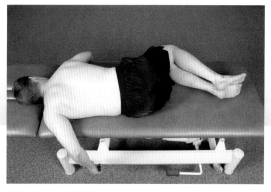

**图 10-142**　步骤1

### 诊断

　　**站立屈曲试验**：阳性（右髂后上棘抬高）。
　　右侧骶髂关节被动运动受限。
　　**髂前上棘**：右侧稍高（略偏向外侧）。
　　**髂后上棘**：右侧稍低（略偏向内侧）。
　　**骶骨沟**：右侧向前凹陷。

### 技术

1. 患者呈左侧改良的Sims体位：左侧卧位，前胸贴近治疗床床面，双上肢置于床的两边（**图10-142**）。

2. 术者立于患者后方，用尾侧手（右手）托住患者右下肢，头侧手（左手）小鱼际置于患者右侧髂后上棘处。

3. 术者用右手被动伸展患者右髋，（沿白色箭头方向，**图10-143**），使右侧髋骨旋前，直至运动障碍点。

4. 嘱患者右侧下肢向前用力（沿黑色箭头方向，**图10-144**），术者同时给予其同等力量的反作用力（沿白色箭头方向）。

5. 嘱患者保持上述等长收缩3～5秒，然后放松。

6. 当患者完全放松后，术者可伸展患者右髋关节（沿白色箭头方向，**图10-145**）至新的运动障碍点。

7. 重复步骤4至步骤6，3～5次。

8. 重新进行功能障碍评估，判断此技术的疗效。

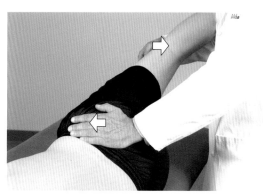

**图 10-143**　步骤2和步骤3

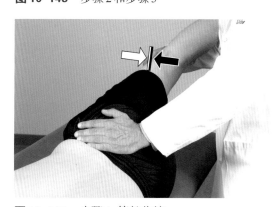

**图 10-144**　步骤4，等长收缩

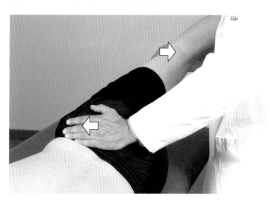

**图 10-145**　步骤6

## 骨盆区域

### 骶髂关节（髋骨）功能障碍
### 举例：右侧髋骨旋后
### 俯卧位，复合运动

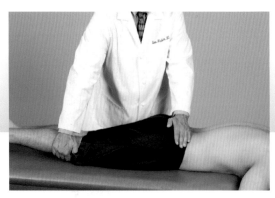

**图 10-146** 步骤1和步骤2

#### 诊断

> **站立屈曲试验**：阳性（右髂后上棘抬高）。
>
> 右侧骶髂关节被动运动受限。
>
> **髂前上棘**：右侧稍高（略偏向外侧）。
>
> **髂后上棘**：右侧稍低（略偏向内侧）。
>
> **骶骨沟**：右侧向前凹陷。

#### 技术

1. 患者俯卧位，术者立于治疗床左侧。

2. 术者的头侧手（左手）小鱼际置于患者右侧髂后上棘处，尾侧手（右手）抓握住患者右侧膝关节下方胫骨粗隆处（**图10-146**）。

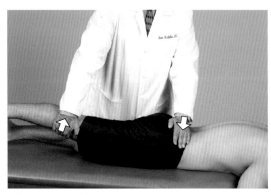

**图 10-147** 步骤3

3. 术者用右手被动伸展患者右髋（沿白色箭头方向，**图10-147**），使右侧髋骨旋前，直至运动障碍点。

4. 嘱患者用力向床面下压右侧下肢（沿黑色箭头方向），同时术者给予其同等力量的反作用力（沿白色箭头方向，**图10-148**）。

5. 嘱患者保持上述等长收缩3～5秒，然后放松。

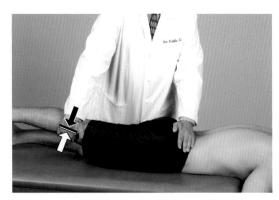

**图 10-148** 步骤4，等长收缩

6. 当患者完全放松后，术者可伸展患者右髋关节（沿白色箭头方向，**图10-149**）至新的运动障碍点。

7. 重复步骤4至步骤6，3～5次。

8. 重新进行功能障碍评估，判断此技术的疗效。

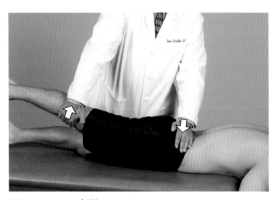

**图 10-149** 步骤6

# 骨盆区域

## 骶髂关节（髋骨）功能障碍
## 举例：右侧髋骨旋前
## 仰卧位，复合运动

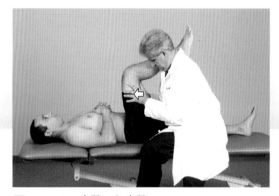

**图 10-150** 步骤 1 和步骤 2

### 诊断

> **站立屈曲试验**：阳性（右髂后上棘抬高）。
> 右侧骶髂关节被动运动受限。
> **髂前上棘**：右侧稍低（略偏向内侧）。
> **髂后上棘**：右侧稍高（略偏向外侧）。
> **骶骨沟**：右后骶骨沟变浅。

### 技术

1. 患者仰卧位，术者面向患者，坐于治疗床边。

2. 将患者右侧足跟置于术者的右肩部，被动屈曲患者的右侧髋关节和膝关节（沿白色箭头方向，**图 10-150**），直至运动障碍点。

3. 另一种改良姿势是将患者右侧膝关节锁定在伸直位，屈曲患者右侧髋关节，右侧小腿置于术者右侧肩部（**图 10-151**）。

4. 嘱患者用力将右侧膝关节推向术者的双手，伸展右侧髋关节（沿黑色箭头方向，**图 10-152**），同时术者给予其同等力量的反作用力（沿白色箭头方向）。

5. 嘱患者保持上述等长收缩 3～5 秒，然后放松。

6. 当患者完全放松后，术者可屈曲患者右髋关节（沿白色箭头方向，**图 10-153**）至新的运动障碍点。

7. 重复步骤 4 至步骤 6，3～5 次。

8. 重新进行功能障碍评估，判断此技术的疗效。

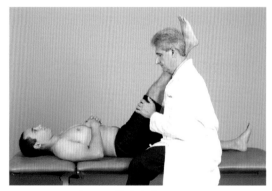

**图 10-151** 步骤 3，替代姿势

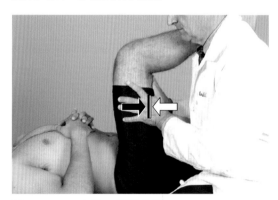

**图 10-152** 步骤 4，等长收缩

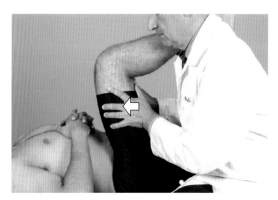

**图 10-153** 步骤 6

# 骨盆区域

## 骶髂关节（髋骨）功能障碍
## 举例：右侧髋骨旋前
## 侧卧位，复合运动

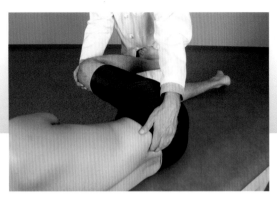

**图 10-154** 步骤 1 和步骤 2

### 诊断

站立屈曲试验：阳性（右髂后上棘抬高）。

右侧骶髂关节被动运动受限。

髂前上棘：右侧稍低（略偏向内侧）。

髂后上棘：右侧稍高（略偏向外侧）。

骶骨沟：右侧向后。

### 技术

1. 患者左侧卧位，术者面向患者立于治疗床边。

2. 术者尾侧手（左手）触诊患者右侧骶髂关节并稳定骨盆，头侧手（右手）使患者右足抵在术者左侧大腿上（**图10-154**）。

3. 术者右手托住右侧膝关节，屈曲患者的右侧髋关节，使髋骨旋后，直至出现运动障碍点（沿白色箭头方向，**图10-155**）。

4. 嘱患者用力将右足踩向术者的大腿（沿黑色箭头方向，**图10-156**），同时术者给予其同等力量的反作用力（沿白色箭头方向）。

5. 嘱患者保持上述等长收缩3～5秒，然后放松。

6. 当患者完全放松后，术者可屈曲患者右髋关节（沿白色箭头方向，**图10-157**）至新的运动障碍点。

7. 重复步骤4至步骤6，3～5次。

8. 重新进行功能障碍评估，判断此技术的疗效。

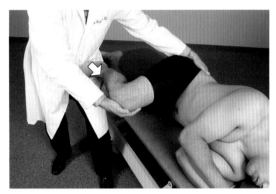

**图 10-155** 步骤 3

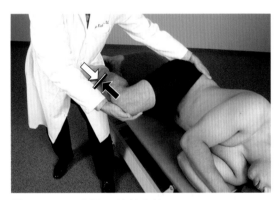

**图 10-156** 步骤 4，等长收缩

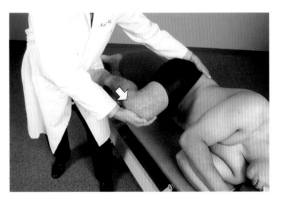

**图 10-157** 步骤 6

## 骨盆区域

骶髂关节（髋骨）功能障碍
举例：右侧髋骨旋前
俯卧位，复合运动

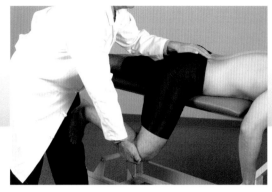

**图 10-158** 步骤 1 和步骤 2

### 诊断

> **站立屈曲试验：**阳性（右髂后上棘抬高）。
> 右侧骶髂关节被动运动受限。
> **髂前上棘：**右侧稍低（略偏向内侧）。
> **髂后上棘：**右侧稍高（略偏向外侧）。
> **骶骨沟：**右侧向后。

### 技术

1. 患者沿治疗床对角线俯卧，右侧髋骨置于床边。术者立于治疗床右边，面向患者的骨盆。

2. 术者左手稳定骨盆和骶骨，右手托住患者右侧小腿，使患者右足抵在术者的左侧大腿或胫骨上（**图 10-158**）。

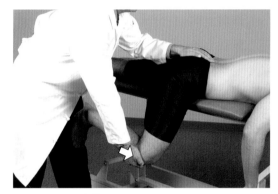

**图 10-159** 步骤 3

3. 术者屈曲患者的右侧髋关节（沿白色箭头方向，**图 10-159**），使右侧髋骨旋后，直至运动障碍点。

4. 嘱患者用力将右足踩向术者大腿（沿黑色箭头方向，**图 10-160**），同时术者给予其同等力量的反作用力（沿白色箭头方向）。

5. 嘱患者保持上述等长收缩 3～5 秒，然后放松。

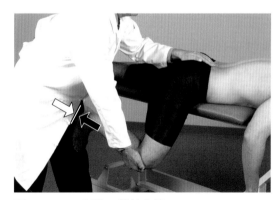

**图 10-160** 步骤 4，等长收缩

6. 当患者完全放松后，术者可屈曲患者右髋关节（沿白色箭头方向，**图 10-161**）至新的运动障碍点。

7. 重复步骤 4 至步骤 6，3～5 次。

8. 重新进行功能障碍评估，判断此技术的疗效。

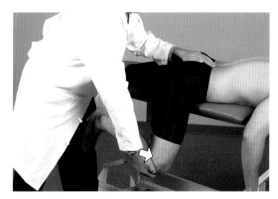

**图 10-161** 步骤 6

## 骨盆区域

### 骶髂关节(髋骨)功能障碍
### 举例:右侧髋骨向上剪切移位
### 复合运动

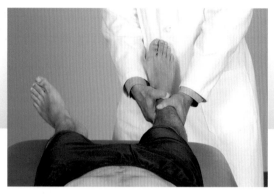

图 10-162 步骤 1 和步骤 2

**诊断**

> **站立屈曲试验:** 阳性(右髂后上棘抬高)。
> 右侧骶髂关节被动运动受限。
> **髂前上棘:** 右侧稍高。
> **髂后上棘:** 右侧稍高。
> **坐骨结节:** 右侧稍高。
> **骶结节韧带张力:** 松弛。

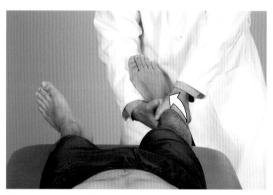

图 10-163 步骤 3

**技术**

1. 患者仰卧或俯卧,双足置于治疗床外。

2. 术者立于治疗床尾部,抓握住患者右侧踝关节
   上部的胫腓骨(**图 10-162**)。

3. 术者内旋患者右侧下肢以收紧髋关节,将股骨头
   锁定在髋臼中(沿白色弯箭头方向,**图 10-163**)。

4. 术者将患者右侧下肢外展5°~10°,使右侧骶
   髂韧带放松(**图 10-164**)。

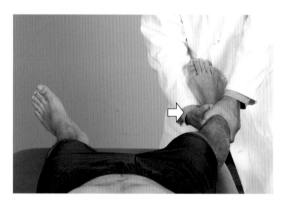

图 10-164 步骤 4

5. 术者身体后倾,持续牵引患者右侧下肢(沿白色
   箭头方向),同时嘱患者吸气和呼气(**图 10-165**)。

6. 伴随每次呼气,增强牵引力。

7. 重复步骤5至步骤6,5~7次。

8. 当最后一次呼气时,术者嘱患者咳嗽的同时用
   力牵拉下肢。

9. 重新进行功能障碍评估,判断此技术的疗效。

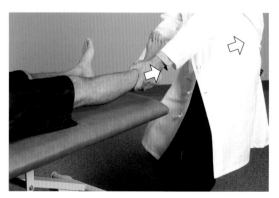

图 10-165 步骤 5

# 骨盆区域

## 骶髂关节（髋骨）功能障碍
## 举例：右侧髋骨外倾
## 等长收缩后放松

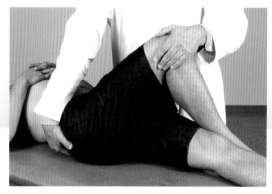

**图 10-166** 步骤 1 至步骤 3

### 诊断

**站立屈曲试验**：阳性（右髂后上棘抬高）。

右侧骶髂关节被动运动受限。

**髂前上棘**：右侧向外移位。

**骶骨沟**：右侧变窄。

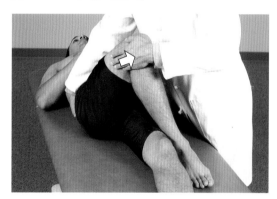

**图 10-167** 步骤 4

### 技术

1. 患者仰卧，术者立于治疗床左侧。

2. 患者右侧髋关节和膝关节屈曲约 90°，右足置于左侧膝关节外侧。

3. 术者的右手置于患者右侧骶髂关节下方，抓握住患者右侧髂后上棘的内侧。（**图 10-166**）。

4. 术者用左手内收患者右侧膝关节（沿白色箭头方向，**图 10-167**），直至出现运动障碍点。

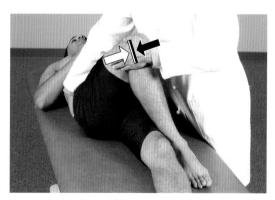

**图 10-168** 步骤 5，等长收缩

5. 嘱患者用力外展屈曲的髋关节（沿黑色箭头方向，**图 10-168**），同时术者给予其同等力量的反作用力（沿白色箭头方向）。

6. 嘱患者保持上述等长收缩 3～5 秒，然后放松。

7. 当患者完全放松后，术者进一步内收患者右膝关节（沿白色箭头方向，**图 10-169**）至新的运动障碍点，同时向外牵拉右侧髂后上棘。

8. 重复步骤 5 至步骤 7，3～5 次。

9. 重新进行功能障碍评估，判断此技术的疗效。

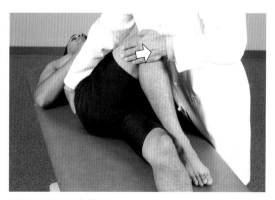

**图 10-169** 步骤 7

# 骨盆区域

## 骶髂关节（髋骨）功能障碍
## 举例：右侧髋骨内倾
## 收缩后放松

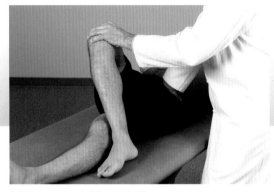

**图 10–170** 步骤 1 至步骤 3

### 诊断

> **站立屈曲试验：** 阳性（右髂后上棘抬高）。
>
> 右侧骶髂关节被动运动受限。
>
> **髂前上棘：** 右侧向内移位。
>
> **骶骨沟：** 右侧变宽。

### 技术

1. 患者仰卧，术者立于治疗床左侧。

2. 患者右侧髋关节和膝关节屈曲，右足置于左侧膝关节外侧。

3. 术者的头侧手（右手）置于患者左侧髂前上棘（**图 10–170**）。

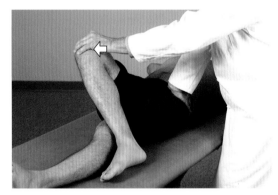

**图 10–171** 步骤 4

4. 术者用尾侧手（左手）置于患者右侧膝关节，使其右侧髋关节外旋（沿白色箭头方向，**图 10–171**），直至出现运动障碍点。

5. 嘱患者用力将右侧膝关节推向术者的手掌（沿黑色箭头方向，**图 10–172**），同时术者给予其同等力量的反作用力（沿白色箭头方向）。

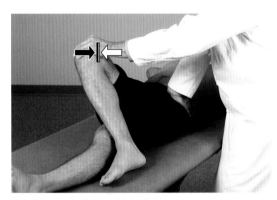

**图 10–172** 步骤 5，等长收缩

6. 嘱患者保持上述等长收缩 3～5 秒，然后放松。

7. 当患者完全放松后，术者进一步外旋患者髋关节（沿白色箭头方向，**图 10–173**）至新的运动障碍点。

8. 重复步骤 5 至步骤 7，3～5 次。

9. 重新进行功能障碍评估，判断此技术的疗效。

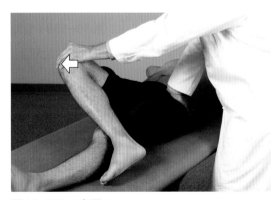

**图 10–173** 步骤 7

# 骨盆区域

## 耻骨向上剪切移位功能障碍
## 利用肌力的关节松动
## 举例：右侧耻骨向上剪切移位

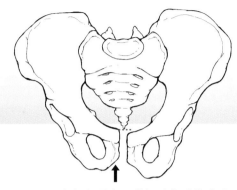

**图 10-174** 右侧耻骨向上剪切移位功能障碍

### 诊断

站立屈曲试验：阳性（右髂后上棘抬高）。

右侧骶髂关节被动运动受限。

耻骨结节：右侧偏高（**图 10-174**）。

### 技术

1. 患者仰卧，右侧肢体靠近治疗床边，术者面向患者，立于治疗床右侧。

2. 术者左手置于患者左侧髂前上棘以稳定骨盆，右手外展患者右侧下肢，使其悬挂于治疗床外。

3. 术者右手置于患者右侧膝关节近端，并对右侧膝关节向下施加压力（沿白色箭头方向，**图 10-175**），直至出现运动障碍点。

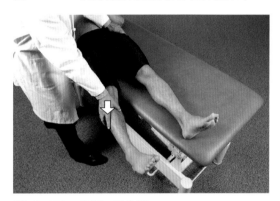

**图 10-175** 步骤1至步骤3

4. 嘱患者向上向内抬起右侧膝关节（沿黑色箭头方向，**图 10-176**），同时术者给予其同等力量的反作用力（沿白色箭头方向）。

5. 嘱患者保持上述等长收缩3～5秒，然后放松。

6. 当患者完全放松后，术者进一步下压患者下肢（沿白色箭头方向，**图 10-177**）至新的运动障碍点。

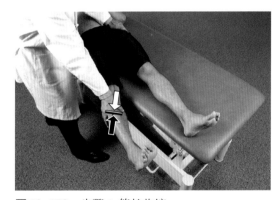

**图 10-176** 步骤4，等长收缩

7. 重复步骤4至步骤6，3～5次。

8. 重新进行功能障碍评估，判断此技术的疗效。

注意：左侧耻骨下移看上去类似于右侧耻骨上移，但会出现左侧骶髂关节运动受限，同时站立屈曲试验时左侧会表现出阳性体征。

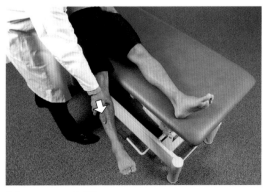

**图 10-177** 步骤6

## 骨盆区域

耻骨向下剪切移位功能障碍
利用肌力的关节松动
举例：右侧耻骨向下剪切移位

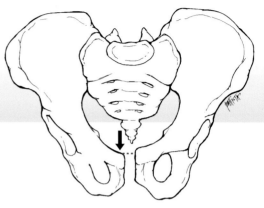

**图 10–178** 右侧耻骨向下剪切移位功能障碍

### 诊断

站立屈曲试验：阳性（右髂后上棘抬高）。

右侧骶髂关节被动运动受限。

耻骨结节：右侧偏低（**图 10–178**）。

### 技术

1. 患者仰卧，靠近治疗床左侧床边，术者面向患者，立于治疗床左侧。

2. 术者右手屈曲和内旋患者右侧髋关节，左手大鱼际置于患者右侧坐骨结节之下，作为支点（**图 10–179**）。

3. 术者将患者膝关节置于右侧腋窝之下，右手抓住治疗床的边缘，屈曲右侧髋关节（沿白色箭头方向，**图 10–180**），直至出现运动障碍点。

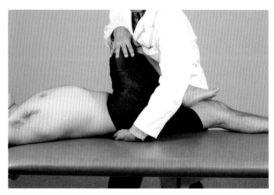

**图 10–179** 步骤 1 和步骤 2

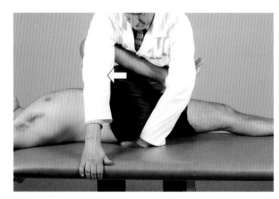

**图 10–180** 步骤 3

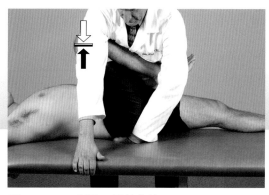

**图 10-181** 步骤4,等长收缩

4. 嘱患者将右侧膝关节推向术者的腋窝(沿黑色
   箭头方向,**图10-181**),同时术者给予其同等力
   量的反作用力(沿白色箭头方向)。

5. 嘱患者保持上述等长收缩3~5秒,然后放松。

6. 当患者完全放松后,术者屈曲患者右侧髋关节
   (沿白色箭头方向,**图10-182**)至新的运动障碍
   点。同时术者放在坐骨结节下方的手可以再向
   头侧调整,以保证杠杆的效果。

7. 重复步骤4至步骤6,3~5次。

8. 重新进行功能障碍评估,判断此技术的疗效。

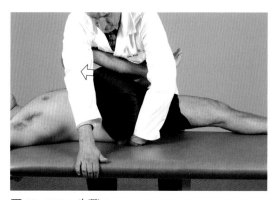

**图10-182** 步骤6

注意:左侧耻骨上移看上去类似于右侧耻骨
下移,但会出现左侧骶髂关节运动受限,同时站立
屈曲试验时左侧会表现出阳性体征。

## 骨盆区域

### 耻骨联合挤压功能障碍
### 利用肌力的关节松动
### 举例：耻骨联合挤压（内收）

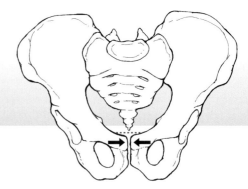

#### 诊断

询问既往史（外伤、怀孕、分娩）。

触诊耻骨联合软骨处隆起。

耻骨联合压痛。

可伴有泌尿系统症状（**图 10-183**）。

**图 10-183** 耻骨联合挤压功能障碍

#### 技术

1. 患者仰卧，术者立于治疗床边。

2. 患者双侧髋关节屈曲约45°，双侧膝关节屈曲90°，双足平置于治疗床上。

3. 术者将左前臂置于患者双侧膝关节之间，以分开患者双膝（**图 10-184**）。

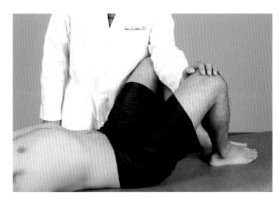

**图 10-184** 步骤1至步骤3

4. 嘱患者内收双侧膝关节（沿黑色箭头方向，**图 10-185**），同时术者给予其同等力量的反作用力（沿白色箭头方向）。

5. 嘱患者保持上述等长收缩3～5秒，然后放松。

6. 当患者完全放松后，术者再进一步轻轻分离患者双膝（沿白色箭头方向，**图 10-186**）。

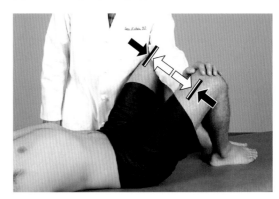

**图 10-185** 步骤4，等长收缩

7. 重复步骤4至步骤6，3～7次。

8. 重新进行功能障碍评估，判断此技术的疗效。

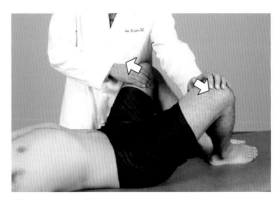

**图 10-186** 步骤6

# 骨盆区域

## 耻骨联合分离功能障碍
## 利用肌力的关节松动
## 举例：耻骨联合分离（外展）

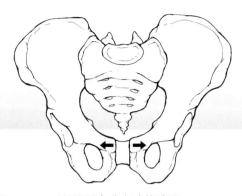

**图 10-187** 耻骨联合分离功能障碍

### 诊断

询问既往史（外伤、怀孕、分娩）。

可触及耻骨联合沟比正常更加深陷。

耻骨联合压痛。

可伴有泌尿系统症状（**图 10-187**）。

### 技术

**1.** 患者仰卧，术者立于治疗床边。

**2.** 患者双侧髋关节屈曲约45°，双侧膝关节屈曲90°，双足平置于治疗床上。

**3.** 患者双侧膝关节分开约46厘米（18英尺）。

**4.** 术者用腹部和双手分别置于患者双侧膝关节外侧（**图 10-188**）。

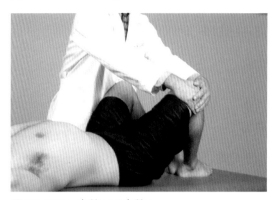

**图 10-188** 步骤1至步骤4

**5.** 嘱患者外展双侧膝关节（沿黑色箭头方向，**图 10-189**），同时术者给予其同等力量的反作用力（沿白色箭头方向）。

**6.** 嘱患者保持上述等长收缩3～5秒，然后放松。

**7.** 当患者完全放松后，术者缩小患者双膝间距7～10厘米（沿白色箭头方向，**图 10-190**）。

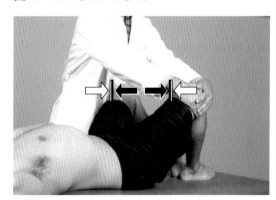

**图 10-189** 步骤5，等长收缩

**8.** 重复步骤5至步骤7，3～7次。

**9.** 重新进行功能障碍评估，判断此技术的疗效。

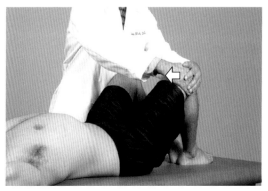

**图 10-190** 步骤7

# 骨盆区域

## 腰大肌、腰小肌

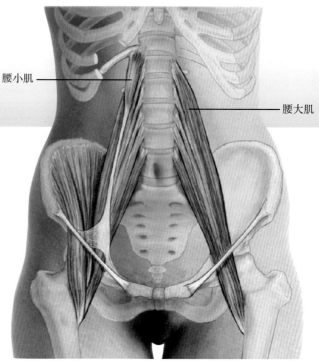

图10-191 腰大肌和腰小肌（经同意,修改自参考文献[8]）

### 腰大肌

**起点**

T12—L4椎体和椎间盘的外侧面、L1—L5的横突（**图10-191**）。

**止点**

股骨小转子。

**功能**

屈髋、屈曲和侧屈（同侧）腰椎。

**神经支配**

受L1—L3腰神经腹支支配。

### 腰小肌

**起点**

T12和L1椎体和椎间盘的外侧面。

**止点**

髂筋膜和髂耻隆起。

**功能**

辅助腰大肌屈曲髋关节和腰椎。

**神经支配**

受L1—L2腰神经腹支支配。

## 骨盆区域

### 髂肌

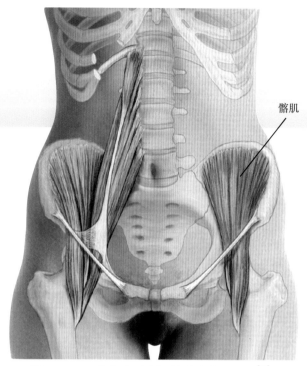

髂肌

**图 10-192** 髂肌(经同意,修改自参考文献[8])

**起点**

髂骨内侧面和骶骨外侧(**图 10-192**)。

**止点**

股骨小转子。

**功能**

屈髋,与髂腰肌一起稳定关节。

**神经支配**

受股神经(L2 和 L3)支配。

## 骨盆区域

腰肌功能障碍
仰卧位,交互抑制
举例:右侧腰肌,急性损伤

1. 患者仰卧,靠近治疗床尾部,患侧下肢悬挂床外,健侧下肢屈髋屈膝,靠近胸部,使腰椎弧度变平。

2. 术者立于治疗床尾部,双手置于患者患侧股骨下端,靠近膝关节处(**图 10-193**)。

3. 术者将患者右侧大腿向地面方向放置(沿白色箭头方向,**图 10-194**),伸直髋关节,直至出现阻力位。

4. 嘱患者缓慢下压右侧下肢(沿黑色箭头方向,**图 10-195**),同时术者给予其同等力量的反作用力(沿白色箭头方向)。

5. 让患者保持上述等长收缩3～5秒,然后放松。

6. 当患者完全放松后,术者可继续向下调整患者右侧下肢,伸展患者右髋关节至新的阻力位(沿白色箭头方向,**图 10-196**)。

7. 重复步骤4至步骤6,3～5次,或者直至患者髋关节和腰肌功能得到极大程度的改善。

8. 重新进行功能障碍评估,判断此技术的疗效。

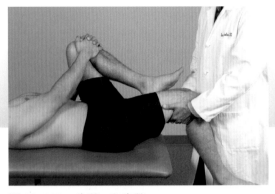

**图 10-193** 步骤1和步骤2

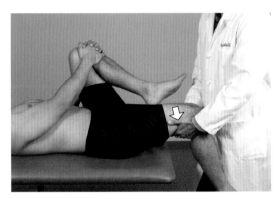

**图 10-194** 步骤3

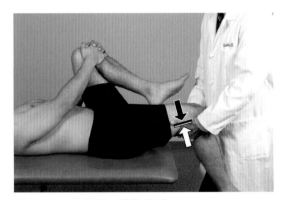

**图 10-195** 步骤4,等长收缩

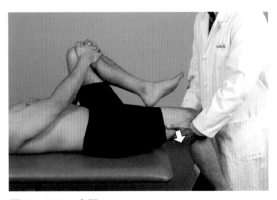

**图 10-196** 步骤6

# 骨盆区域

**腰肌功能障碍**
**俯卧位,等长收缩后放松术**
**举例:左侧腰肌,亚急性/慢性损伤**

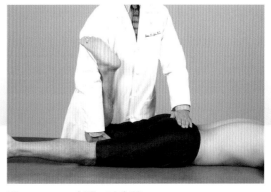

**图 10–197** 步骤 1 至步骤 3

1. 患者俯卧,术者立于治疗床边。

2. 术者将患者膝关节屈曲90°,右手置于膝关节处,向上托住患者下肢。

3. 术者头侧手(左手)置于患者骶骨处,以固定骨盆(**图 10–197**)。

4. 术者尾侧手(右手)轻轻抬起患者下肢(沿白色箭头方向,**图 10–198**),直至腰肌开始紧张,达到运动障碍点。

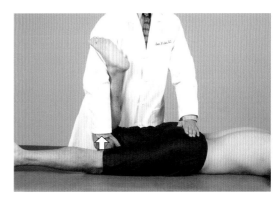

**图 10–198** 步骤 4

5. 嘱患者下压左侧下肢(沿黑色箭头方向,**图 10–199**),同时术者给予其同等力量的反作用力(沿白色箭头方向)。

6. 让患者保持上述等长收缩3~5秒,然后放松。

7. 当患者完全放松后,术者可进一步伸展患者左髋关节,至新的阻力位(沿白色箭头方向,**图 10–200**)。

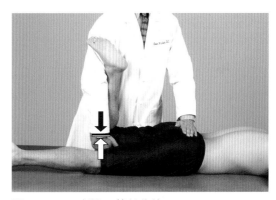

**图 10–199** 步骤 5,等长收缩

8. 重复步骤5至步骤7,3~5次,或者直至患者髋关节和腰肌功能改善,运动显著恢复。

9. 重新被动伸展髋关节,评估此技术的功效。

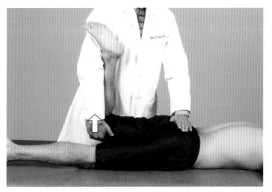

**图 10–200** 步骤 7

# 骨盆区域

## 梨状肌

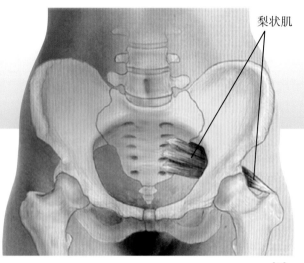

**图 10-201** 梨状肌前面(经同意,修改自参考文献[8])

### 起点

骶骨前面和坐骨大切迹上缘(**图 10-201**、**图 10-202**)。

### 止点

股骨大转子。

### 功能

髋关节外旋、外展,辅助股骨头稳定于髋臼内。

### 神经支配

受S1和S2骶丛神经腹支支配。

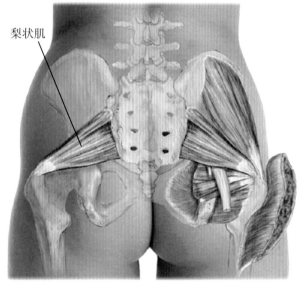

**图 10-202** 梨状肌后面(经同意,修改自参考文献[8])

## 骨盆区域

### 梨状肌功能障碍
### 俯卧位,交互抑制
### 举例:右侧梨状肌,急性损伤

1. 患者俯卧,术者立于治疗床边。

2. 术者头侧手(左手)触及患侧梨状肌,尾侧手(右手)抓握住患侧踝关节,将患者膝关节屈曲90°(**图10-203**)。

3. 术者缓慢将患者踝关节从中间向外侧移动(沿白色箭头方向,**图10-204**),直至出现运动障碍点。

4. 嘱患者轻轻将踝关节从中间向外侧推动术者置于踝关节外侧的尾侧手(右手)(沿黑色箭头方向,**图10-205**),同时术者给予其同等力量的反作用力(沿白色箭头方向)。

5. 让患者保持上述等长收缩3～5秒,然后放松。

6. 当患者完全放松后,术者进一步向外侧移动患者踝关节,内旋患者髋关节至新的运动障碍点(沿白色箭头方向,**图10-206**)

7. 重复步骤4至步骤6,3～5次,或者直至患者髋关节和梨状肌功能改善,运动显著恢复。

8. 重新进行功能障碍评估,判断此技术的疗效。

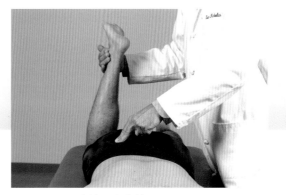

**图10-203** 步骤1和步骤2

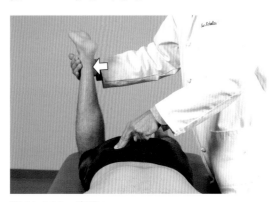

**图10-204** 步骤3

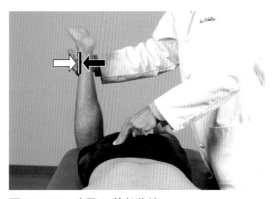

**图10-205** 步骤4,等长收缩

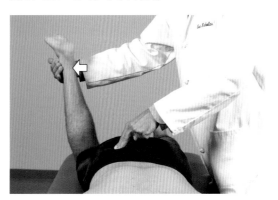

**图10-206** 步骤6

## 骨盆区域

**梨状肌功能障碍**
**仰卧位，交互抑制**
**举例：右侧梨状肌，急性损伤**

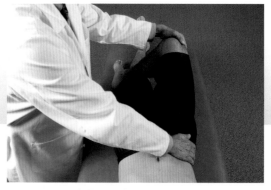

图 10-207　步骤1至步骤3

1. 患者仰卧，术者立于患者的健侧。

2. 患者右侧髋关节和膝关节屈曲，右足置于左侧膝关节的外侧。

3. 术者头侧手（右手）置于患者患侧的髂前上棘，以固定骨盆（**图10-207**）。

4. 术者尾侧手（左手）向内侧牵拉患者右侧膝关节，内旋髋关节，直至梨状肌紧张，出现运动障碍点（沿白色箭头方向，**图10-208**）。

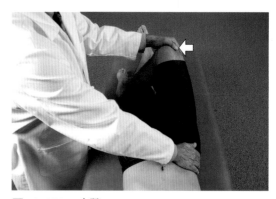

图 10-208　步骤4

5. 术者左手触及患者膝关节内侧，嘱患者轻轻将膝关节推向术者左手（沿黑色箭头方向，**图10-209**），同时术者给予其同等力量的反作用力（沿白色箭头方向）。

6. 让患者保持上述等长收缩3～5秒，然后放松。

7. 当患者完全放松后，术者进一步向内侧移动患者膝关节，内旋患者髋关节至新的运动障碍点（沿白色箭头方向，**图10-210**）。

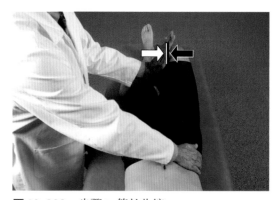

图 10-209　步骤5，等长收缩

8. 重复步骤5至步骤7，3～5次，或者直至患者髋关节和梨状肌功能改善，运动显著恢复。

9. 重新进行功能障碍评估，判断此技术的疗效。

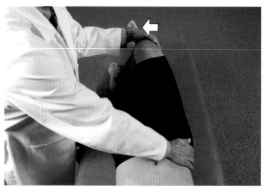

图 10-210　步骤7

## 骨盆区域

### 梨状肌功能障碍
### 俯卧位,等长收缩后放松术
### 举例: 右侧梨状肌,亚急性/慢性损伤

1. 患者俯卧,术者立于治疗床边。

2. 术者头侧手(左手)触诊患侧梨状肌,尾侧手(右手)抓握住患侧踝关节(**图10-211**)。

3. 术者右手将患者膝关节屈曲90°,缓慢向外侧移动患者踝关节,使髋关节内旋,直至梨状肌开始被拉伸,出现运动障碍点(沿白色箭头方向,**图10-212**)。

4. 嘱患者将右踝关节向中间推动术者右手(沿黑色箭头方向,**图10-213**),同时术者给予其同等力量的反作用力(沿白色箭头方向)。

5. 让患者保持上述等长收缩3～5秒,然后放松。

6. 当患者完全放松后,术者进一步向外侧移动患者踝关节,内旋患者髋关节至新的运动障碍点(沿白色箭头方向,**图10-214**)。

7. 重复步骤4至步骤6,3～5次,或者直至患者髋关节和梨状肌功能改善,运动显著恢复。

8. 重新进行功能障碍评估,判断此技术的疗效。

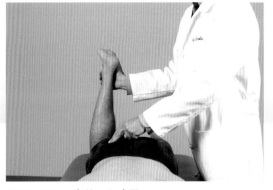

**图10-211** 步骤1和步骤2

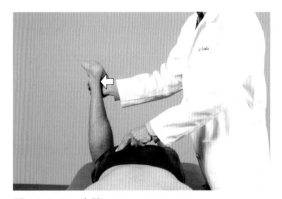

**图10-212** 步骤3

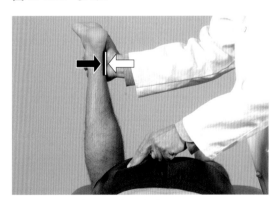

**图10-213** 步骤4,等长收缩

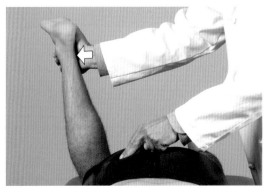

**图10-214** 步骤6

# 骨盆区域

梨状肌功能障碍
仰卧位,等长收缩后放松术
举例:右侧梨状肌,亚急性/慢性损伤

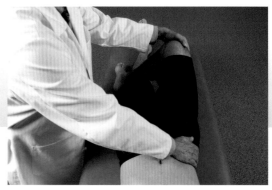

**图10-215** 步骤1至步骤3

1. 患者仰卧,术者立于患者的健侧。

2. 患者右侧髋关节和膝关节屈曲,右足置于左侧膝关节的外侧。

3. 术者头侧手(右手)置于患者患侧的髂前上棘,以固定骨盆(**图10-215**)。

4. 术者尾侧手(左手)向内侧牵拉患者右侧膝关节(沿白色箭头方向,**图10-216**),内旋髋关节,直至梨状肌紧张,出现运动障碍点。

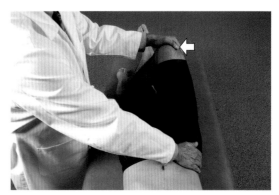

**图10-216** 步骤4

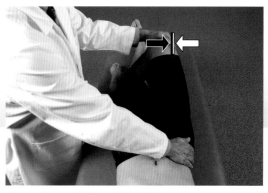

**图 10-217** 步骤5,等长收缩

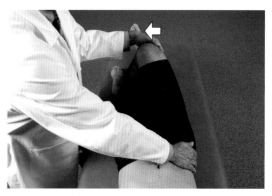

**图 10-218** 步骤7

5. 嘱患者将膝关节从中间向外推动术者左手(沿黑色箭头方向,**图 10-217**),同时术者给予其同等力量的反作用力(沿白色箭头方向)。

6. 让患者保持上述等长收缩3～5秒,然后放松。

7. 当患者完全放松后,术者进一步向内侧移动患者膝关节,内旋患者髋关节至新的运动障碍点(沿白色箭头方向,**图 10-218**)。

8. 重复步骤5至步骤7,3～5次,或者直至患者髋关节和梨状肌功能改善,运动显著恢复。

9. 重新进行功能障碍评估,判断此技术的疗效。

## 骶 区

### 沿斜轴向前扭转
### 联合运动机制
### 举例：骶骨沿左斜轴向左（向前）扭转
### （Left-on-Left）

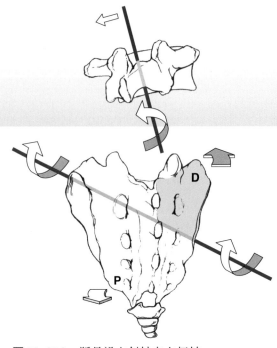

**诊断**

    **坐位屈曲试验：**右侧阳性。

    **右骶骨沟：**向前（腹侧），变深。

    **左骶骨下外侧角：**向后（背侧），变浅。

    **弹性试验：**阴性。

    **后弯/sphinx 试验：**骶骨沟不对称减轻。

    L5 中立位，左侧弯，右旋转。

    骶骨沿左斜轴向左扭转（**图 10-219**）。

**图 10-219** 骶骨沿左斜轴向左扭转

**操作**

1. 患者左侧改良 Sims 体位半俯卧位于治疗床上（与左侧斜轴一致），胸部尽可能贴在床上，右臂悬于床边缘。

2. 术者坐于患者右侧床旁，面向患者。

3. 术者轻轻抬起患者膝部，置于术者靠近患者前侧的大腿上，术者靠近患者的足置于低凳子或椅子横杆上，以便上抬患者膝关节，使 L5 相对于脊柱做更大的旋转。

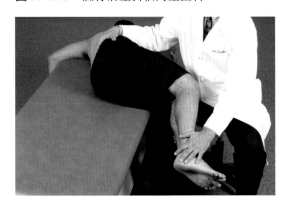

**图 10-220** 步骤 1 至步骤 4

4. 术者头侧手触摸患者 L5—S1 棘突间隙，尾侧手握住患者足跟，被动屈曲、伸展患者髋关节，直至 L5 与 S1 处于相对中立位（**图 10-220**）。

5. 患者深呼吸 3 次，每次呼气末时患者右手尽量伸向地面（**图 10-221**）。

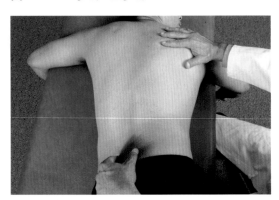

**图 10-221** 步骤 5

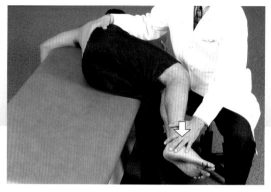

**图 10-222** 步骤 6

6. 术者尾侧手轻轻降低患者的足（**图 10-222** 白色箭头）至限制障碍点。

7. 术者指导患者用温和、持续的力量将双脚垂直抬向天花板（黑色箭头），以对抗术者手施于患者足部的垂直向下的力（**图 10-223** 白色箭头）。收缩的是右侧梨状肌的拮抗肌，右髋内旋肌群和左髋外旋肌群[6]。

8. 保持等长收缩 3～5 秒后，指示患者停止用力并放松休息。

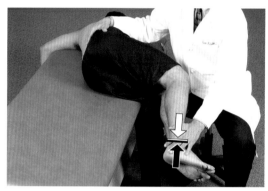

**图 10-223** 步骤 7，等长收缩

9. 待患者完全放松后，术者继续降低患者双足（**图 10-224** 白色箭头）至新的限制障碍点。

10. 步骤 7 至步骤 9 重复 3～5 次。

11. 为了确定该技术的有效性，术者需再次评估患者的功能障碍要素（TART）。

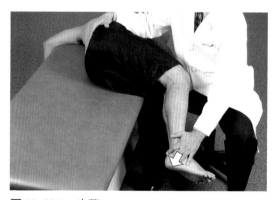

**图 10-224** 步骤 9

## 骶骨区

沿斜轴向前扭转
联合运动机制
举例：骶骨沿右斜轴向右（向前）扭转
（Right-on-right）

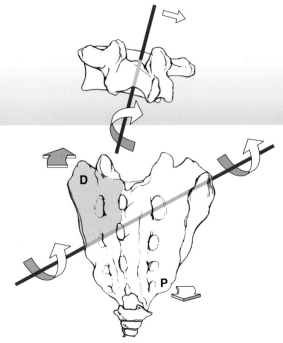

**诊断**

> **坐位屈曲试验**：左侧阳性。
>
> **左骶骨沟**：向前（腹侧），变深。
>
> **右骶骨下外侧角**：向后（背侧），变浅。
>
> **弹性试验**：阴性。
>
> **后弯/sphinx试验**：骶骨沟不对称减轻。
>
> L5中立位，右侧弯，左旋转。
>
> 骶骨沿右斜轴向右扭转（**图10-225**）。

图 **10-225** 骶骨沿右斜轴向右扭转

**操作**

1. 患者右侧改良Sims体位半俯卧位于治疗床上（与右侧斜轴一致），胸部尽可能贴在床上，右臂悬于床边缘。

2. 术者坐于治疗床上，将患者的膝关节轻置于术者右大腿前侧。

3. 术者头侧手触摸患者L5—S1棘突间隙，尾侧手握住患者足跟，被动屈曲、伸展患者髋关节，直至L5与S1处于相对中立位（**图10-226**）。

4. 患者深呼吸3次，每次呼气末时患者左手尽量伸向地面（**图10-227**）。

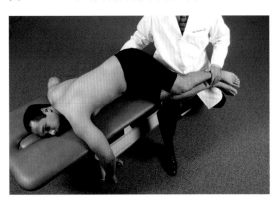

图 **10-226** 步骤1至步骤3

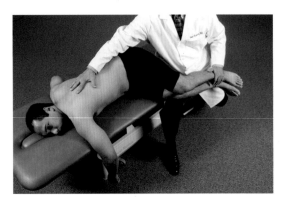

图 **10-227** 步骤4

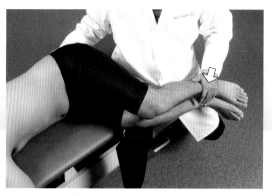

**图 10-228** 步骤 5

5. 术者尾侧手轻轻降低患者的双足（**图 10-228** 白色箭头）至限制障碍点。

6. 术者指导患者用温和、持续的力量将双脚垂直抬向天花板（**图 10-229** 黑色箭头）以对抗术者尾侧手垂直向下的力（白色箭头）。收缩的是左侧梨状肌的拮抗肌，左髋内旋肌群和右髋外旋肌群[6]。

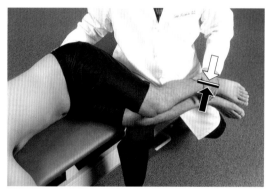

**图 10-229** 步骤 6，等长收缩

7. 这种等长收缩保持 3～5 秒后，指示患者停止用力并放松。

8. 待患者完全放松后，术者继续降低患者双足（**图 10-230** 白色箭头）至新的限制障碍点。

9. 步骤 6 至步骤 8 重复 3～5 次。

10. 为了确定该技术的有效性，术者须再次评估患者的功能障碍要素（TART）。

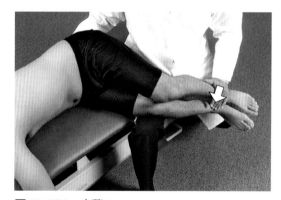

**图 10-230** 步骤 8

## 骶骨区

### 沿斜轴向后扭转
### 联合运动机制
### 举例：骶骨沿左斜轴向右（向后）扭转
### (Right-on-Left)

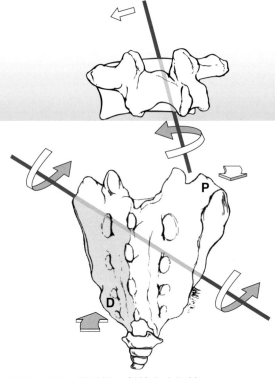

**诊断**

> **坐位屈曲试验**：右侧阳性。
>
> **右骶骨沟**：向后（背侧），变浅。
>
> **左骶骨下外侧角**：向前（腹侧），变深。
>
> **弹性试验**：阳性。
>
> **后弯/sphinx试验**：骶骨沟不对称更加明显。
>
> L5伸展/屈曲，左侧弯，左旋转。
>
> 骶骨沿左斜轴向右扭转（**图10-231**）。

**图10-231** 骶骨沿左斜轴向右扭转

**操作**

1. 患者左侧卧位，微屈髋屈膝。

2. 术者站于患者身前，面对患者，头侧手触摸L5—S1棘突间隙，尾侧手轻轻后移患者左腿，伸展左髋，直至感受到L5—S1之间的运动。

3. 术者尾侧手及前臂稳定患者骨盆，患者轻轻向右旋转躯干（**图10-232**）。

4. 患者深呼吸3次，每次呼气时，伸展右臂及右肩（**图10-233**白色箭头），右旋躯干，以矫正L5的旋转。

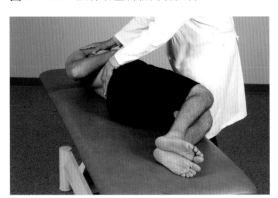

**图10-232** 步骤1至步骤3

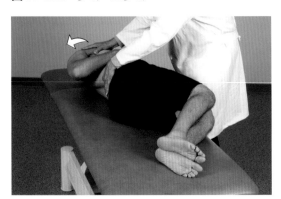

**图10-233** 步骤4

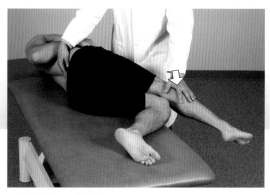

**图10-234** 步骤5

5. 术者尾侧手移动患者右下肢离开治疗床，置于左膝前方，并在患者右膝上施以温和的压力（**图10-234**白色箭头），直至触及限制障碍点。

6. 术者指导患者温和持续地用力向天花板方向抬起右膝（**图10-235**黑色箭头），对抗术者尾侧手在患者右膝上的作用力（白色箭头）。

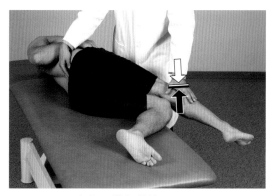

**图10-235** 步骤6，等长收缩

7. 这种等长收缩保持3～5秒后，指示患者停止用力并放松。

8. 待患者完全放松后，术者继续轻轻下压患者右膝（**图10-236**白色箭头）直至新的限制障碍点。

9. 步骤6至步骤8重复3～5次。

10. 为了确定该技术的有效性，术者须再次评估患者的功能障碍要素（TART）。

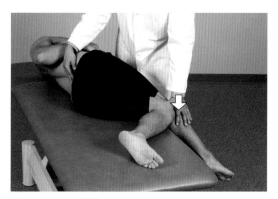

**图10-236** 步骤8

## 骶骨区

### 沿斜轴向后扭转
### 联合动作机制
### 举例：骶骨沿右斜轴向左（向后）扭转
### （Left on Right）

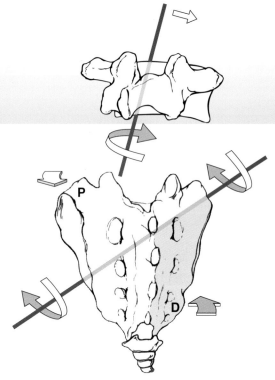

**图 10-237** 骶骨沿右斜轴向左扭转

### 诊断

**坐位屈曲试验**：左侧阳性。

**左骶骨沟**：向后（背侧），变浅。

**右骶骨下外侧角**：向前（腹侧），变深。

**弹性试验**：阳性。

**后弯/sphinx试验**：骶骨沟不对称更加明显。

L5伸展/屈曲，右侧弯，右旋转。

骶骨沿右斜轴向左扭转（**图10-237**）。

### 操作

1. 患者右侧卧位，稍屈髋屈膝。

2. 术者面朝患者骨盆站立，头侧手触摸L5—S1棘突间隙，尾侧手轻轻向后移动患者右腿，伸髋直至感觉到L5—S1之间的运动。

3. 术者尾侧手及前臂稳定患者骨盆，患者轻轻向左旋转躯干（**图10-238**）。

4. 患者深呼吸3次，每次呼气时，患者左肩及左臂尽量伸展，向左转动躯干，以减小L5相对于S1的旋转（**图10-239**白色箭头）。

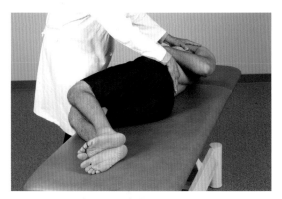

**图 10-238** 步骤1至步骤3

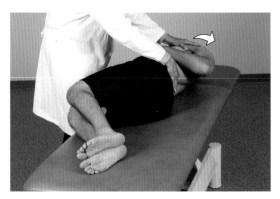

**图 10-239** 步骤4

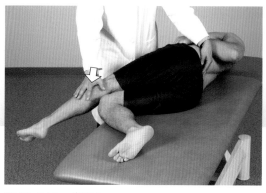

**图 10-240** 步骤 5

5. 术者尾侧手移动患者左下肢离开治疗床,置于左膝前方,并在患者左膝上施以温和的压力(**图 10-240**白色箭头),直至触及限制障碍点。

6. 术者指导患者温和持续地用力向天花板抬起左腿(**图 10-241**黑色箭头),对抗术者尾侧手施加在患者左膝上的作用力(白色箭头)。

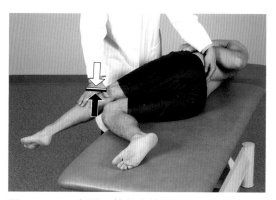

**图 10-241** 步骤 6,等长收缩

7. 这种等长收缩保持3～5秒后,指示患者停止用力并放松。

8. 待患者完全放松后,术者继续轻轻下压患者左膝(**图 10-242**白色箭头)直至新的限制障碍点。

9. 步骤6至步骤8重复3～5次。

10. 为了确定该技术的有效性,术者需再次评估患者的功能障碍要素(TART)。

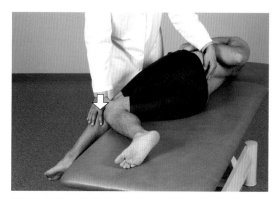

**图 10-242** 步骤 8

# 骶骨区

## 骶骨扭转功能障碍概述

参见美国整骨医学院协会网站上沿右斜轴向右扭转的视频（http://www.aacom.org/ome/councils/aacom-councils/ecop/motion-animations/Detail/right-on-right-torsion）

表10-1骶骨沿斜轴扭转功能障碍概述。

**表10-1** 骶骨沿斜轴扭转功能障碍

| | 站立位和坐位屈曲试验<br>右侧阳性 | 站立位和坐位屈曲试验<br>左侧阳性 |
|---|---|---|
| L5横突向后<br><br>L5功能障碍<br><br>骶骨轴<br><br>骶骨沟<br><br>骶骨下外侧角 | | |
| 腰椎弹性试验 | 阴性 | 阴性 |
| sphinx试验<br>（骶骨沟不对称） | 减弱（不对称减轻） | 减弱（不对称减轻） |
| 诊断 | 骶骨沿左斜轴向左（向前）扭转 | 骶骨沿右斜轴向右（向前）扭转 |

（续表）

| | 站立位和坐位屈曲试验<br>右侧阳性 | 站立位和坐位屈曲试验<br>左侧阳性 |
|---|---|---|
| | 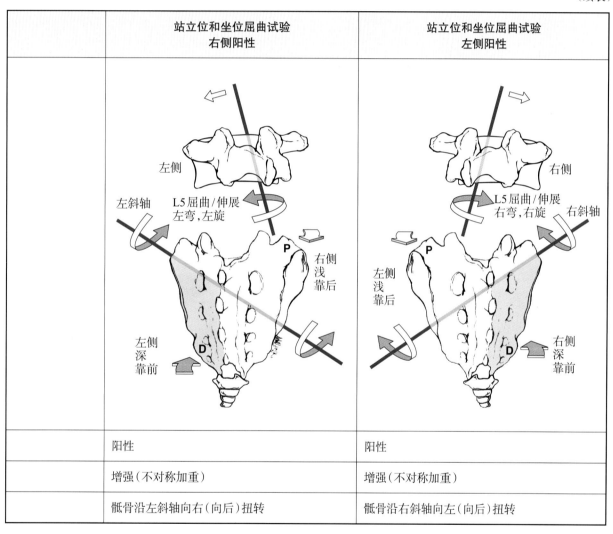 | |
| | 阳性 | 阳性 |
| | 增强（不对称加重） | 增强（不对称加重） |
| | 骶骨沿左斜轴向右（向后）扭转 | 骶骨沿右斜轴向左（向后）扭转 |

## 骶骨区

### 骶骨单侧屈曲（向下剪切移位）
### 辅助呼吸法
### 举例：单边左侧骶骨屈曲

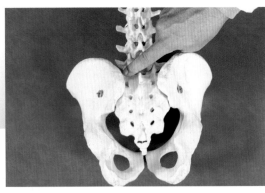

**图 10-243** 步骤1至步骤2

### 诊断

坐位屈曲试验：左侧阳性。

左骶骨沟：向前（腹侧），变深。

左骶骨下外侧角：向后（背侧），浅。

弹性试验：阴性。

后弯/sphinx试验：骶骨沟不对称减轻。

### 操作

1. 患者俯卧位，术者站于患者右侧。

2. 术者近头侧手示指触诊患者的左骶骨沟（**图 10-243**），尾侧手内收和外展患者左下肢，直至找到左骶髂关节最松弛的位置（通常外展大约15°）。

3. 术者内旋患者左髋关节，在治疗过程中，指示患者始终保持左下肢处于外展内旋体位（**图10-244**）。

4. 术者尾侧手掌根部置于左骶骨外下角处（**图 10-245**），并且头侧手在上加以稳定（**图10-246**）。

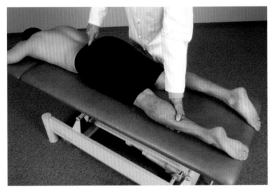

**图 10-244** 步骤1至步骤3

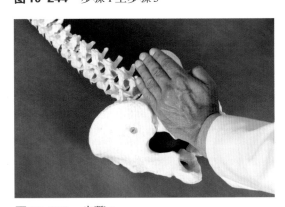

**图 10-245** 步骤4

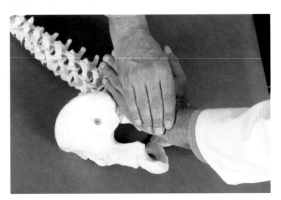

**图 10-246** 步骤4

5. 术者尾侧手施加于患者左骶骨外下角一个持续向下的压力,施力方向可由内侧向外侧或由头侧向尾侧,直至找到骶骨活动最自由的平面(**图10-247**)。

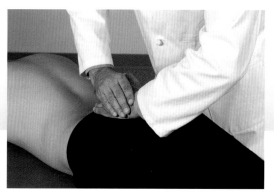

**图10-247** 步骤5

6. 患者最大限度吸气,同时术者尾侧手保持施加于左骶骨外下侧角向下的压力(**图10-248**白色箭头),以加强骶骨伸展。

7. 患者缓慢呼气。在呼气过程中,术者尾侧手增加左骶骨外下角向下的压力(**图10-249**),以阻止骶骨屈曲。

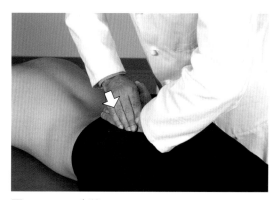

**图10-248** 步骤6

8. 步骤5至步骤7重复5～7次。

9. 为了确定该技术的有效性,术者需再次评估患者的功能障碍要素(TART)。

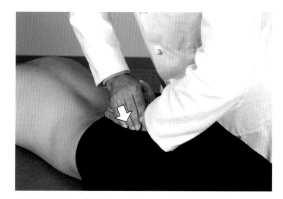

**图10-249** 步骤7

# 骶骨区

## 骶骨单侧伸展（向上剪切移位）
## 辅助呼吸法
## 举例：左侧骶骨伸展

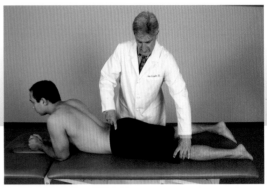

**图 10-250** 步骤 1 至步骤 3

### 诊断

坐位屈曲试验：左侧阳性。

左骶骨沟：向后（背侧），变浅。

左骶骨下外侧角：向前（腹侧），变深。

弹性试验：阳性。

后弯/sphinx试验：骶骨沟不对称更加明显。

### 操作

1. 患者俯卧呈 sphinx 体位（用肘部支撑上身），术者站于患者右侧床旁。

2. 术者头侧手示指触诊患者的左骶骨沟，尾侧手内收和外展患者左下肢，直至找到左骶髂关节最松弛的位置（通常外展15°左右）。

3. 术者内旋患者左侧髋关节，在治疗过程中，指示患者始终保持左下肢外展内旋体位（**图 10-250**）。

4. 术者头侧手小鱼际置于患者的左骶骨沟（**图 10-251**），尾侧手放在上面加以稳定（**图 10-252**）。

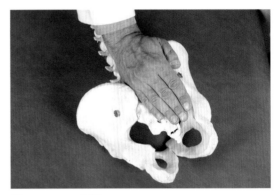

**图 10-251** 步骤 4

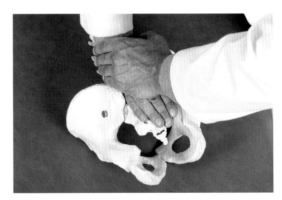

**图 10-252** 步骤 4

5. 术者的手在患者左骶骨沟上持续施加一个向前（向下）的力，使骶骨向前旋转，向尾侧分离腰骶关节（**图 10-253**）。

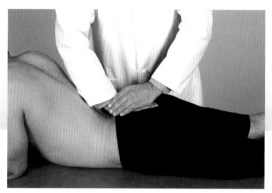

**图 10-253** 步骤 5

6. 患者先吸气，然后用力呼气。患者呼气时，术者的手帮助骶骨屈曲（**图 10-254** 白色箭头）。

7. 患者缓慢吸气，在吸气过程中，术者放在患者左骶骨沟上的手增加向前用的力，阻止骶骨伸展（**图 10-254** 白色箭头）。

8. 步骤 5 至步骤 7 重复 5～7 次。

9. 为了确定该技术有效性，术者需再次评估患者的功能障碍要素（TART）。

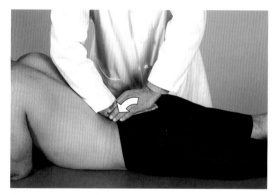

**图 10-254** 步骤 6 和步骤 7

# 骶骨区

## 双侧骶骨屈曲
## 辅助呼吸法

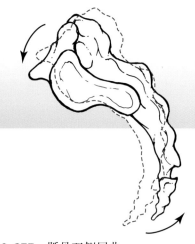

参见美国整骨医学院协会网站，双侧骶骨屈曲的演示视频（http://www.aacom.org/ome/councils/aacom-councils/ecop/motion-animations/Detail/bilateral-sacral-flexion）

**图10-255** 骶骨双侧屈曲

### 诊断

骶骨滚动试验：阳性。

双侧骶骨沟：向前（腹侧），变深。

双侧骶骨下外侧角：向后（背侧），变浅。

弹性试验：阴性。

双侧骶骨屈曲（**图10-255**）。

### 操作

1. 患者俯卧，术者站立于患者侧方。
2. 术者尾侧手的大小鱼际置于患者骶骨下外侧角（**图10-256**）。
3. 术者头侧手在上加以稳定（**图10-257**、**图10-258**）。
4. 术者在患者的两侧骶骨下外侧角施加一个持续向前（向下）的力。
5. 患者深吸气。
6. 在患者吸气时，术者施力增加骶骨伸展（**图10-259**白色箭头），患者呼气时，阻止骶骨屈曲。
7. 步骤4至步骤6重复7～10次。
8. 为确定该技术有效性，术者需再次评估患者的功能障碍要素（TART）。

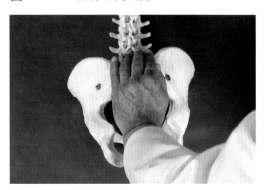

**图10-256** 步骤2

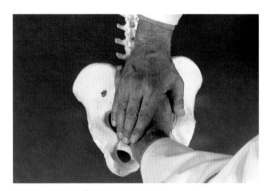

**图10-257** 步骤3

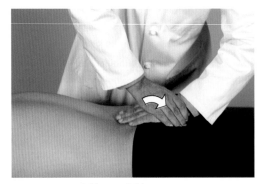

**图10-259** 步骤4至步骤6

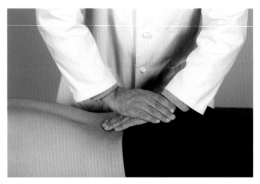

**图10-258** 步骤3

# 骶骨区

## 双侧骶骨伸展
## 辅助呼吸法

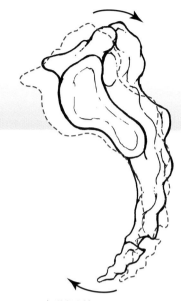

**图10-260** 双侧骶骨伸展

### 诊断

**双侧骶骨沟**：向后（背侧），变浅。

**双侧骶骨下外侧角**：向前（腹侧），变深。

**弹性试验**：阳性。

双侧骶骨伸展（**图10-260**）。

### 操作

1. 患者俯卧位，呈sphinx体位，术者站立于患者侧方。

2. 术者食指置于患者右骶骨沟处，中指置于患者左骶骨沟处（**图10-261**）。

3. 术者的另一手在上加以稳定（**图10-262**）。

4. 在骶骨沟处施以持续向前（向下）的力（**图10-263**白色箭头）。

5. 患者深呼吸。

6. 患者呼气时，术者施力增加骶骨屈曲，患者吸气时，则要阻止骶骨伸展。

7. 步骤4至步骤6重复7～10次。

8. 为确定该技术有效性，术者需再次评估患者的功能障碍要素（TART）。

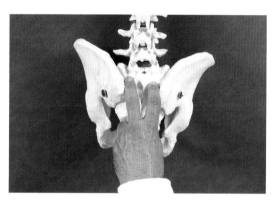

**图10-261** 步骤2

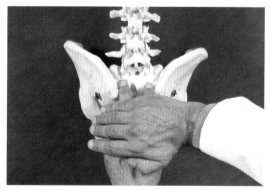

**图10-262** 步骤3

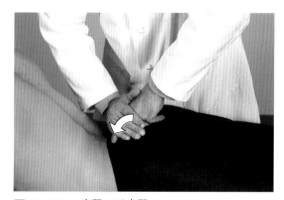

**图10-263** 步骤4至步骤6

# 上 肢

## 胸锁关节功能障碍
## 举例：右锁骨内侧端向前
## 联合运动机制

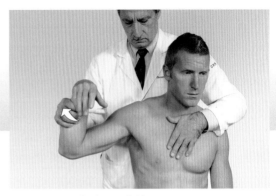

**图 10-264** 步骤1至步骤3

### 诊断

锁骨的胸骨端向前旋转，向后旋转受限，肩关节外展、外旋受限。

### 操作

1. 患者坐位，术者站立于患者后面。

2. 术者左手大鱼际置于患者功能障碍的锁骨内侧末端上方，右手抓握患者的手腕。

3. 术者使患者的肘关节屈曲至90°，肩关节外展至90°。然后，术者外旋患者肩关节，直至达到阻力点末端（**图 10-264** 白色箭头）。

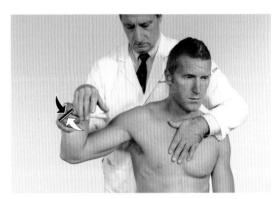

**图 10-265** 步骤4，等长收缩

4. 术者指示患者轻轻地向下、向前按压手腕（**图 10-265** 黑色箭头），术者的右手同时给予一个相等的反作用力（白色箭头）。这个动作产生肩关节的内收和内旋。

5. 这种等长收缩维持3～5秒，然后让患者停止并放松。

6. 待患者完全放松后，术者再继续外旋患者的肩关节，直至达到新的限制障碍点（**图 10-266** 白色箭头）。

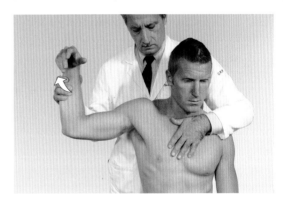

**图 10-266** 步骤6

7. 步骤3至步骤6重复3～5次，或者直至胸锁关节的运动达到最大限度提高。

8. 为确定该技术的有效性，需重新评估肩关节和胸锁关节的活动度。

# 上 肢

## 胸锁关节功能障碍
## 举例：右锁骨内侧端向上
## 联合运动机制

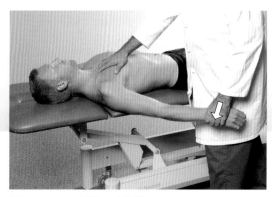

**图 10-267** 步骤1至步骤3

### 诊断

锁骨的胸骨端向上（头侧），肩关节伸展和内旋受限。

### 操作

1. 患者仰卧位，功能障碍侧上肢置于床边。

2. 术者站于患者功能障碍侧，用一只手的第二、三和四指触及功能障碍锁骨的内侧末端上方，用另一只手控制患者的腕/前臂。

3. 术者内旋并伸展患者功能障碍侧上肢（白色箭头），直至达到限制障碍点（**图10-267**）。

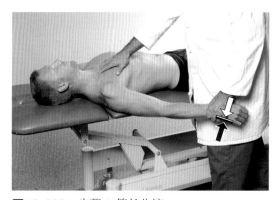

**图 10-268** 步骤4，等长收缩

4. 术者指示患者朝向天花板方向举起手臂（**图10-268**黑色箭头），同时术者给予一个相等的反作用力（白色箭头）。

5. 这种等长收缩维持3～5秒，然后让患者停止并放松。

6. 待患者完全放松，术者继续伸展患者上肢，直至达到新的限制障碍点。（**图10-269**白色箭头）。

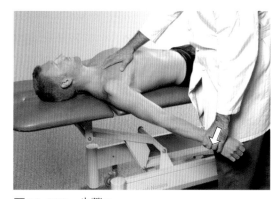

**图 10-269** 步骤6

7. 步骤3至步骤6重复3～5次，或者直至胸锁关节的运动达到最大限度提高。

8. 为确定该技术的有效性，需重新评估肩关节和胸锁关节的活动度。

## 上 肢

### 胸锁关节功能障碍
### 举例：右锁骨内侧端向下
### 联合运动机制

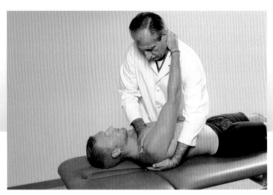

图 10–270　步骤1至步骤3

**诊断**

锁骨的胸骨端向下，肩关节水平屈曲受限。

**操作**

1. 患者仰卧，术者站立于患者健侧。

2. 术者头侧手的鱼际接触于功能障碍锁骨的胸骨端，尾侧手接触并控制肩胛骨区域。

3. 术者指示患者伸直肘关节，手向前伸，抓住术者的后颈部（**图10–270**）。

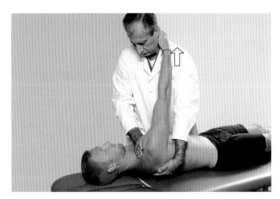

图 10–271　步骤4

4. 术者逐渐站直身体，直至达到限制障碍点（**图10–271**白色箭头）。

5. 指示患者将术者后颈部的手向下拉动（**图10–272**黑色箭头），术者同时给予一个相等的反作用力（白色箭头）。

6. 这种收缩维持3～5秒，然后让患者停止并放松。

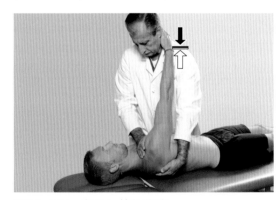

图 10–272　步骤5，等长收缩

7. 待患者完全放松，术者逐渐站直身体，同时维持功能障碍侧锁骨末端压力，直至到达新的限制障碍点（**图10–273**白色箭头）。

8. 步骤3至步骤6重复3～5次，直至胸锁关节运动度达到最大限度提高。

9. 为确定该技术的有效性，需重新评估肩关节和胸锁关节活动度。

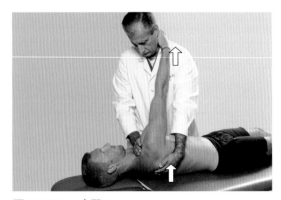

图 10–273　步骤7

# 上 肢

## 肩锁关节功能障碍
## 举例：右侧内收
## 等长收缩后放松术

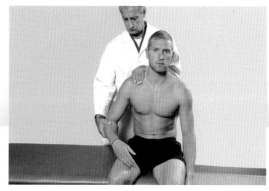

**图10-274** 步骤1至步骤2

1. 患者坐位，术者站立于患者后方。

2. 术者将左手置于患者的远端锁骨上，靠近肩锁关节，右手抓握住患者右肘部（**图10-274**）。

3. 术者左手施加一个温和的力来稳定肩锁关节的锁骨端，右手外展患者肩关节，直至限制障碍点（**图10-275**白色箭头）。

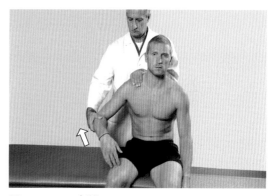

**图10-275** 步骤3

4. 术者指示患者向下压右肘关节（**图10-276**黑色箭头），同时术者给予一个相等的反作用力（白色箭头）。

5. 这种等长收缩保持3～5秒，然后让患者停止并放松。

6. 待患者完全放松，术者继续外展患者肩关节，直至到达新的限制障碍点（**图10-277**）。

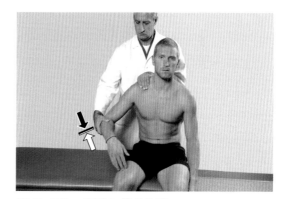

**图10-276** 步骤4,等长收缩

7. 步骤4至步骤6重复3～5次，直至肩锁关节功能障碍达到最大限度改善。

8. 为确定该技术有效性，需重新评估肩关节和肩锁关节活动度。

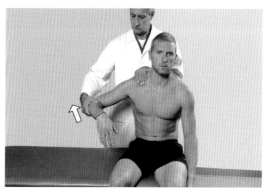

**图10-277** 步骤6

## 上 肢

### 肩锁关节功能障碍
### 举例：右侧内旋
### 等长收缩后放松术

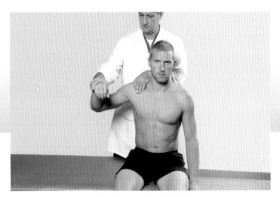

**图 10-278** 步骤1至步骤2

1. 患者坐位，术者站立于患者后方。

2. 术者将左手置于患者的远端锁骨上，靠近肩锁关节，右手抓握住患者的右手腕（**图 10-278**）。

3. 术者左手施加一个温和的力来稳定肩锁关节的锁骨端，右手屈曲、外展和外旋患者肩关节，直至达到限制障碍点（**图 10-279**白色箭头）。

4. 术者指示患者向前下方压右手腕（**图 10-280**黑色箭头），同时术者右手给予一个相等的反作用力（白色箭头）。

5. 这种等长收缩保持3～5秒，然后让患者停止并放松。

6. 待患者完全放松后，术者继续外旋患者的手臂及肩关节（**图 10-281**白色箭头），直至新的限制障碍点。

7. 步骤4至步骤6重复3～5次，直至肩锁关节功能障碍达到最大限度改善。

8. 为确定该技术有效性，需重新评估肩关节和肩锁关节活动度。

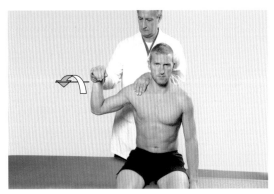

**图 10-279** 步骤3

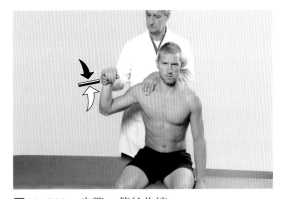

**图 10-280** 步骤4，等长收缩

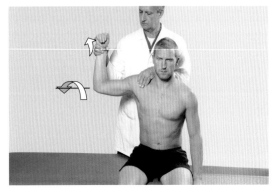

**图 10-281** 步骤6

## 上 肢

### 肩锁关节功能障碍
### 举例：右侧外旋
### 等长收缩后放松术

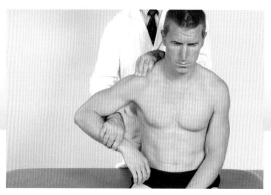

**图 10-282** 步骤1至步骤2

1. 患者坐位，术者站立于患者后方。

2. 术者将左手置于患者远端锁骨上，靠近肩锁关节，右手从患者腋下穿过后抓握住患者的右前臂（**图10-282**）。

3. 术者左手施加一个温和的力来稳定肩锁关节的锁骨端，右手屈曲、外展和内旋患者肩关节，直至达到限制障碍点（**图10-283**白色箭头）。

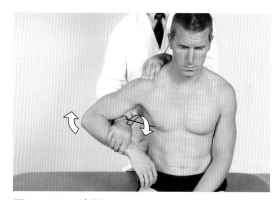

**图 10-283** 步骤3

4. 术者指示患者外旋肩关节，向天花板方向举起右手腕（**图10-284**黑色箭头），同时术者的右手给予一个相等的反作用力（白色箭头）。

5. 这种等长收缩保持3～5秒，然后让患者停止并放松。

6. 待患者完全放松后，术者继续内旋患者的手臂及肩关节（**图10-285**白色箭头），直至达到新的限制障碍点。

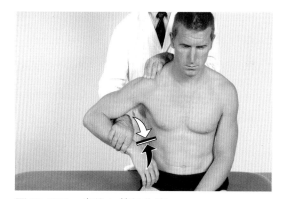

**图 10-284** 步骤4，等长收缩

7. 步骤4至步骤6重复3～5次，直至肩锁关节功能障碍达到最大限度改善。

8. 为确定该技术有效性，需重新评估肩关节和肩锁关节活动度。

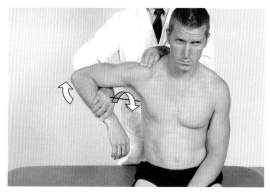

**图 10-285** 步骤6

# 上　肢

## 肘部：尺桡关节旋前功能障碍
## 等长收缩后放松术
## 举例：右桡骨头向后，前臂旋前（手掌向下）

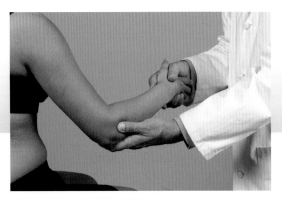

**图10-286** 步骤1至步骤3

1. 患者坐位，术者站立于患者功能障碍侧手臂的前方。

2. 术者抓握患者功能障碍侧的手（握手位），并以示指接触桡骨远端的掌侧。

3. 术者另一手的掌心向上，拇指置于桡骨小头的后外侧（**图10-286**）。

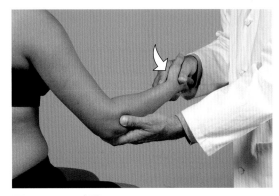

**图10-287** 步骤4

4. 术者后旋患者的前臂（**图10-287**白色箭头），直至到达桡骨头的限制障碍点。

5. 指示患者前臂旋前（**图10-288**黑色箭头），同时术者给予一个相等的反作用力（白色箭头）。

6. 这种等长收缩保持3～5秒，然后让患者停止并放松。

7. 待患者完全放松后，术者一手继续旋后患者前臂，另一手帮助增加桡骨头旋前，直至达到新的限制障碍点（**图10-289**）。

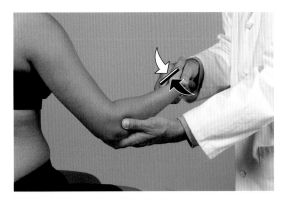

**图10-288** 步骤5，等长收缩

8. 步骤5至步骤7重复3～5次，或直到阻力点的末端不能够再进一步改善为止。

9. 为确定该技术有效性，需重新评估桡骨的关节活动度。

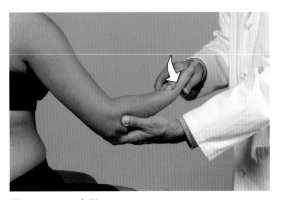

**图10-289** 步骤7

## 上 肢

### 肘部：尺桡关节旋后功能障碍
### 等长收缩后放松术
### 举例：右桡骨头向前（前臂旋后）

1. 患者坐位，术者面对患者站立。

2. 术者抓握患者功能障碍侧的手，并以拇指接触桡骨远端的背侧。

3. 术者的另一手掌心向上，拇指置于桡骨小头的前内侧（**图10-290**）。

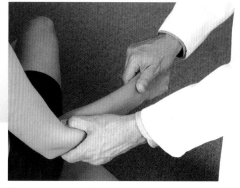

**图10-290** 步骤1至步骤3

4. 术者前旋患者前臂（**图10-291**白色箭头），直至到限制障碍点。

5. 指示患者前臂旋后（**图10-292**黑色箭头），同时术者给予一个相等的反作用力（白色箭头）。

6. 这种等长收缩保持3～5秒，然后让患者停止并放松。

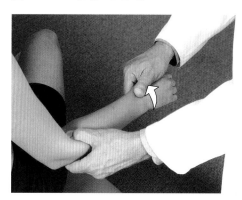

**图10-291** 步骤4

7. 待患者完全放松后，术者一手继续前旋患者前臂（**图10-293**白色箭头），另一手帮助增加桡骨头旋后（白色箭头），直至达到新的限制障碍点。

8. 步骤5至步骤7重复3～5次，或直到阻力点的末端不能够再进一步改善为止。

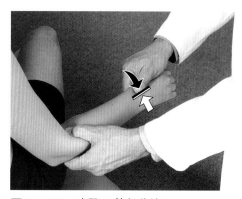

**图10-292** 步骤5，等长收缩

9. 为确定该技术有效性，需重新评估桡骨的关节活动度。

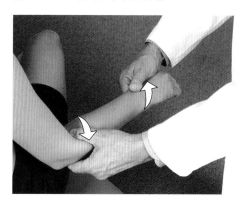

**图10-293** 步骤7

## 上 肢

### 腕关节：桡腕关节（内收）功能障碍
### 等长收缩后放松术
### 举例：左腕关节，内收/尺偏

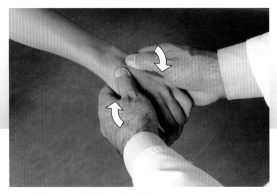

**图10-294** 步骤1至步骤2

1. 患者坐位，术者面向患者站立。

2. 术者外展患者的腕关节（桡偏），直至达到限制障碍点（**图10-294**白色箭头）。

3. 指示患者内收腕关节（黑色箭头），同时术者给予一个相等的反作用力（**图10-295**白色箭头）。

4. 这种等长收缩保持3～5秒，然后让患者停止并放松。

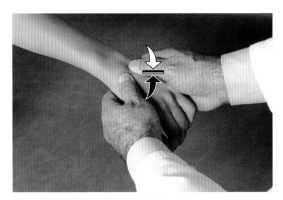

**图10-295** 步骤3，等长收缩

5. 待患者完全放松，术者继续外展（桡偏）患者的腕关节，直至达到新的限制障碍点（**图10-296**白色箭头）。

6. 步骤3至步骤5重复3～5次，或直到功能障碍的腕关节活动度达到最大程度改善。

7. 为确定该技术有效性，需重新评估腕关节的活动度。

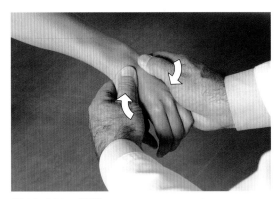

**图10-296** 步骤4

## 上 肢

### 腕关节：桡腕关节（外展）功能障碍
### 等长收缩后放松术
### 举例：左腕关节，外展/桡偏

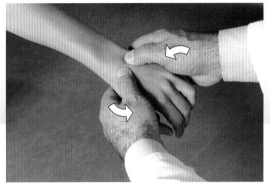

**图 10-297** 步骤1和步骤2

1. 患者坐位，术者面向患者站立。

2. 术者内收患者的腕关节（尺偏），直至达到限制障碍点（**图10-297**白色箭头）。

3. 术者指示患者外展腕关节（黑色箭头），同时术者给予一个相等的反作用力（**图10-298**白色箭头）。

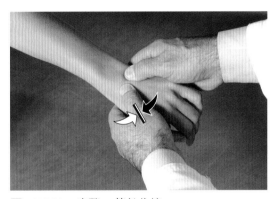

**图 10-298** 步骤3，等长收缩

4. 这种等长收缩保持3～5秒，然后让患者停止并放松。

5. 待患者完全放松后，术者继续内收（尺偏）患者的腕关节，直至达到新的限制障碍点（**图10-299**白色箭头）。

6. 步骤3至步骤5重复3～5次，或直到功能障碍的腕关节活动度达到最大程度改善。

7. 为确定该技术有效性，需重新评估腕关节的活动度。

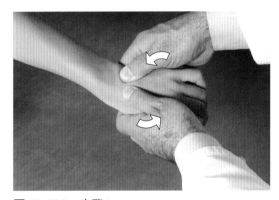

**图 10-299** 步骤5

## 上 肢

### 腕关节：桡腕关节屈曲功能障碍
### 等长收缩后放松术

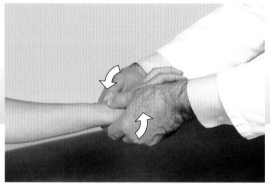

**图 10-300** 步骤1和步骤2

1. 患者坐位，术者面向患者站立。

2. 术者背伸患者的腕关节，直至达到限制障碍点（**图 10-300** 白色箭头）。

3. 指示患者屈曲腕关节（黑色箭头），同时术者给予一个相等的反作用力（**图 10-301** 白色箭头）。

4. 这种等长收缩保持3～5秒，然后让患者停止并放松。

5. 待患者完全放松后，术者继续背伸患者的腕关节，直至达到新的限制障碍点（**图 10-302** 白色箭头）。

6. 步骤3至步骤5重复3～5次，或直到功能障碍的腕关节活动度达到最大程度改善。

7. 为确定该技术有效性，需重新评估腕关节的活动度。

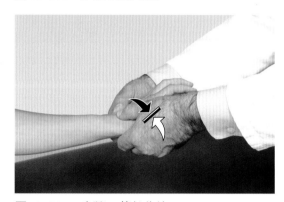

**图 10-301** 步骤3，等长收缩

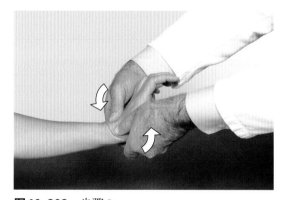

**图 10-302** 步骤5

## 上 肢

### 腕关节：桡腕关节伸展功能障碍 等长收缩后放松术

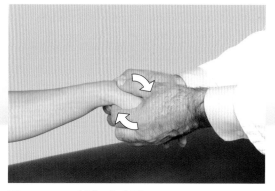

**图 10-303** 步骤1和步骤2

1. 患者坐位，术者面向患者站立。

2. 术者屈曲患者的腕关节，直至达到限制障碍点（**图 10-303** 白色箭头）。

3. 术者指示患者背伸腕关节（黑色箭头），同时术者给予一个相等的反作用力（**图 10-304** 白色箭头）。

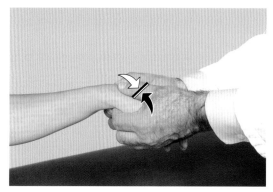

**图 10-304** 步骤3，等长收缩

4. 这种等长收缩保持3～5秒，然后让患者停止并放松。

5. 待患者完全放松后，术者继续屈曲患者的腕关节，直至到达新的限制障碍点（**图 10-305** 白色箭头）。

6. 步骤3至步骤5重复3～5次，或直到功能障碍的腕关节活动度达到最大程度改善。

7. 为确定该技术有效性，需重新评估腕关节的活动度。

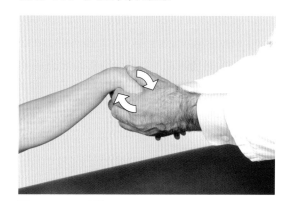

**图 10-305** 步骤5

# 下 肢

## 膝关节：腓骨头向后功能障碍
## 等长收缩后放松术
## 举例：左腓骨头向后

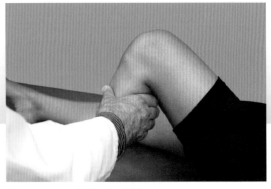

**图 10-306** 步骤 1 和步骤 2

1. 患者仰卧位（或坐位，小腿离开床面），术者站或坐于患者的功能障碍侧。

2. 术者一手置于患者患侧腘窝处，示指的掌指关节紧贴腓骨近端后侧（头侧）（**图 10-306**）。

3. 术者另一手控制患者的足及踝部，然后外旋患者小腿（**图 10-307** 白色箭头），直至腓骨头达到限制障碍点。

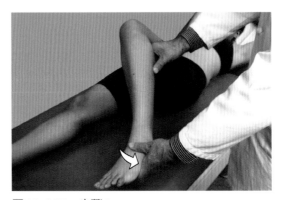

**图 10-307** 步骤 3

4. 术者指示患者内旋小腿（**图 10-308** 黑色箭头），同时术者给予一个相等的反作用力（白色箭头）。

5. 这种等长收缩保持 3～5 秒，然后让患者停止并放松。

6. 待患者完全放松后，术者继续外旋患者的小腿（足和踝）（**图 10-309** 白色箭头），直至腓骨头达到新的限制障碍点。

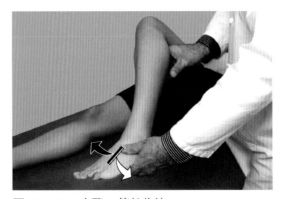

**图 10-308** 步骤 4，等长收缩

7. 步骤 4 至步骤 6 重复 3～5 次，或直到限制性障碍达到最大程度改善为止。

8. 为确定该技术疗效，需重新评估腓骨的运动。

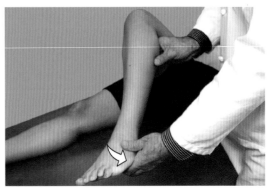

**图 10-309** 步骤 6

# 下 肢

## 膝关节：腓骨头向前功能障碍
## 等长收缩后放松术
## 举例：左腓骨头向前

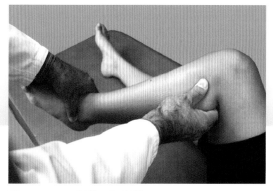

**图10-310** 步骤1和步骤2

1. 患者仰卧（或坐位，小腿离开床面），术者站或坐于患者的功能障碍侧。

2. 术者靠近患者膝关节手的拇指接触腓骨头的前外侧（**图10-310**）。

3. 术者另一手控制患者的足及踝部，然后内旋患者小腿（**图10-311**白色箭头），直至腓骨头达到限制障碍点。

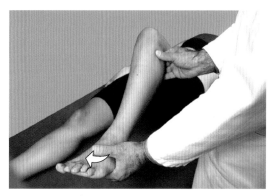

**图10-311** 步骤3

4. 术者指示患者外旋小腿（**图10-312**黑色箭头），同时术者给予一个相等的反作用力（白色箭头）。

5. 这种等长收缩保持3～5秒，然后让患者停止并放松。

6. 待患者完全放松，术者继续内旋患者小腿（**图10-313**白色箭头），直至腓骨头达到新的限制障碍点。

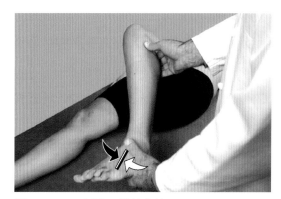

**图10-312** 步骤4,等长收缩

7. 步骤4至步骤6重复3～5次，或直到限制性障碍达到最大程度改善为止。

8. 为确定该技术疗效，需重新评估腓骨的运动。

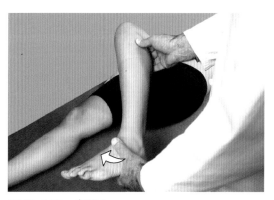

**图10-313** 步骤6

# 下 肢

## 胫骨：外旋功能障碍
## 俯卧位，等长收缩后放松术
## 举例：左侧，外旋/前内侧滑动

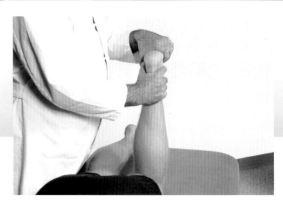

**图 10-314** 步骤1和步骤2

### 诊断

**外旋：**活动正常。

**内旋：**活动受限。

**前内侧滑动：**正常。

**后外侧滑动：**受限。

**触诊：**前内侧关节间隙压痛。

### 俯卧位操作

1. 患者俯卧位，膝关节屈曲90°，术者站于治疗床旁。

2. 术者一手抓握患者足部，另一只手控制胫骨和腓骨远端（**图10-314**）。

3. 术者背屈患者踝关节，内旋胫骨远端，直至达到限制障碍点（**图10-315**白色箭头）。

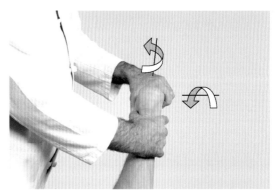

**图 10-315** 步骤3，背屈患者踝关节；内旋胫骨

4. 术者指示患者"把你的脚向外旋转"（**图10-316**黑色箭头），并外旋胫骨，同时术者给予一个相等的反作用力（白色箭头）。

5. 这种等长收缩保持3～5秒，然后让患者停止并放松。

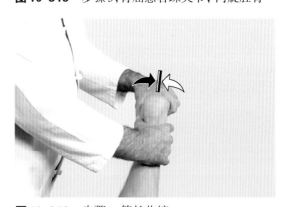

**图 10-316** 步骤4，等长收缩

6. 待患者完全放松后，术者继续内旋胫骨远端，直至达到新的限制障碍点（**图10-317**白色箭头）。

7. 步骤4至步骤6重复3～5次，或直到活动度达到最大程度改善为止。

8. 为确定该技术疗效，需重新评估胫骨的内旋程度。

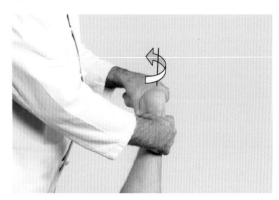

**图 10-317** 步骤6

# 下 肢

## 胫骨：外旋功能障碍
## 坐位，等长收缩后放松术
## 举例：左侧，外旋/前内侧滑动

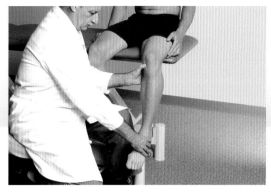

**图 10-318** 步骤 1 和步骤 2

**诊断**

外旋：活动正常。

内旋：活动受限。

前内侧滑动：正常。

后外侧滑动：受限。

触诊：前内侧关节间隙压痛。

**坐位操作**

1. 患者坐位，小腿悬于治疗床外，术者面向患者。

2. 术者一手抓握患者的足和踝关节外侧，另一手接触胫骨平台内侧，测试其运动（前内侧和后外侧滑动）（**图 10-318**）。

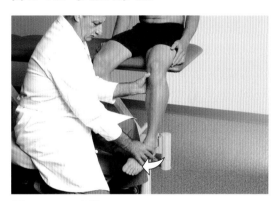

**图 10-319** 步骤 3

3. 术者背屈患者踝关节，并内旋胫骨远端，直至达到限制障碍点（**图 10-319** 白色箭头）。

4. 术者指示患者"把你的脚向外旋转"（**图 10-320** 黑色箭头），并外旋胫骨，同时术者给予一个相等的反作用力（白色箭头）。

5. 这种等长收缩保持 3～5 秒，然后让患者停止并放松。

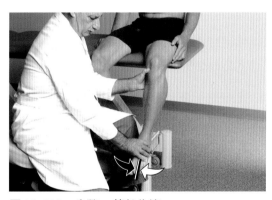

**图 10-320** 步骤 4，等长收缩

6. 待患者完全放松后，术者继续内旋胫骨远端，直至达到新的限制障碍点（**图 10-321** 白色箭头）。

7. 步骤 4 至步骤 6 重复 3～5 次，或直到活动度达到最大程度改善为止。

8. 为确定该技术疗效，需重新评估胫骨的内旋程度。

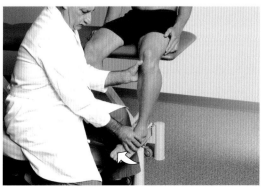

**图 10-321** 步骤 6

# 下　肢

## 胫骨：内旋功能障碍
## 俯卧位，等长收缩后放松术
## 举例：左侧，内旋/后外侧滑动

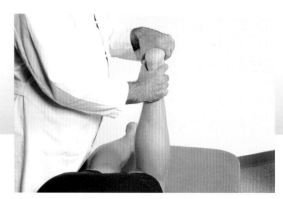

**图 10-322**　步骤1和步骤2

### 诊断

　　**内旋**：活动正常。

　　**外旋**：活动受限。

　　**后外侧滑动**：正常。

　　**前内侧滑动**：受限。

　　**触诊**：后外侧关节间隙压痛。

### 俯卧位操作

1. 患者俯卧位，膝关节屈曲90°，术者站立于治疗床边。

2. 术者用一只手抓握患者足内侧，另一只手控制跟骨（**图10-322**）。

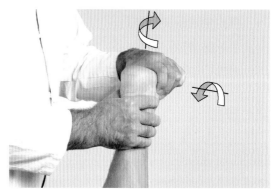

**图 10-323**　步骤3，背屈患者踝关节；外旋胫骨

3. 术者背屈患者踝关节，并外旋胫骨远端，直至达到限制障碍点（**图10-323**白色箭头）。

4. 术者指示患者"把你的脚向内旋转"（**图10-324**黑色箭头），并内旋胫骨，同时术者给予一个反作用力（白色箭头）。

5. 这种等长收缩保持3～5秒，然后让患者停止并放松。

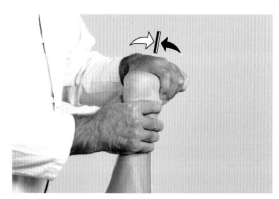

**图 10-324**　步骤4，等长收缩

6. 待患者完全放松后，术者继续外旋胫骨远端，直至达到新的限制障碍点（**图10-325**白色箭头）。

7. 步骤4至步骤6重复3～5次，或直到活动度达到最大程度改善为止。

8. 为确定该技术疗效，需重新评估胫骨的外旋程度。

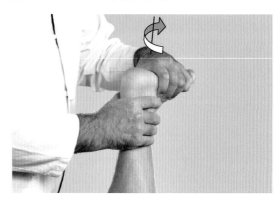

**图 10-325**　步骤6

## 下 肢

### 胫骨：内旋功能障碍
### 坐位，等长收缩后放松术
### 举例：左侧，内旋/后外侧滑动

**诊断**

> **内旋**：活动正常。
>
> **外旋**：活动受限。
>
> **后外侧滑动**：正常。
>
> **前内侧滑动**：受限。
>
> **触诊**：后外侧关节间隙压痛。

**坐位操作**

1. 患者坐位，小腿悬于治疗床外，术者面向患者。

2. 术者一手抓握患者的足和踝关节内侧，另一手接触胫骨平台内侧，测试其运动（前内侧和后外侧滑动）（**图10-326**）。

3. 术者背屈患者踝关节，并外旋胫骨远端，直至达到限制障碍点（**图10-327**白色箭头）。

4. 术者指示患者"把你的脚向内旋转"（**图10-328**黑色箭头），并内旋胫骨，同时术者给予一个相等的反作用力（白色箭头）。

5. 这种等长收缩保持3～5秒，然后让患者停止并放松。

6. 待患者完全放松后，术者继续外旋胫骨远端，直至达到新的限制障碍点（**图10-329**白色箭头）。

7. 步骤4至步骤6重复3～5次，或直到活动度达到最大程度改善为止。

8. 为确定该技术疗效，需重新评估胫骨的外旋。

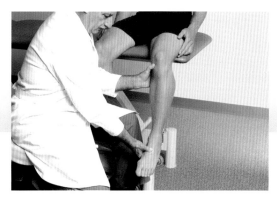

**图10-326** 步骤1和步骤2

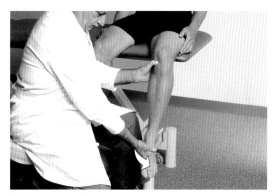

**图10-327** 步骤3

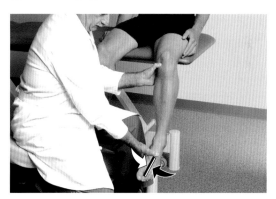

**图10-328** 步骤4，等长收缩

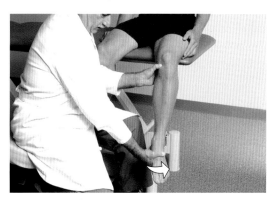

**图10-329** 步骤6

## 颞下颌关节

### 下颚骨/下颌关节侧偏功能障碍
### 等长收缩后放松术
### 举例：左下颚骨侧偏

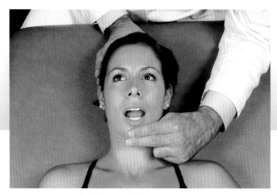

**图 10-330** 步骤 1 至步骤 3

**诊断**

1. 术者将示指置于患者头部两侧的外耳道前（颞下颌关节区）。

2. 指示患者按要求缓慢张口，术者触诊颞下颌关节，同时观察下颌是否偏离中线，如果偏向左侧，那么这一侧的颞下颌关节受限。

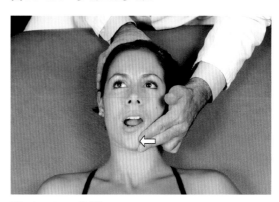

**图 10-331** 步骤 4

**操作**

1. 患者仰卧位，术者坐于患者头侧。

2. 术者右手支撑患者右侧头部，用左手接触患者下颌骨左侧。

3. 术者指示患者缓慢张口，当下颌骨出现左侧偏移时停止张口（**图 10-330**）。

4. 术者左手在患者下颌骨左侧施加一个温和的向右的力（**图 10-331**白色箭头）。

5. 术者指示患者主动将下颌骨往左偏移（黑色箭头），对抗术者的手给予的反作用力（**图 10-332**白色箭头）。

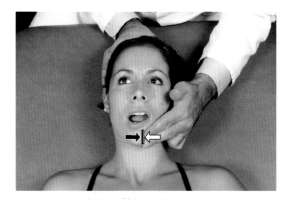

**图 10-332** 步骤 5，等长收缩

6. 这种等长收缩保持 3～5 秒，然后让患者停止并放松。

7. 待患者完全放松后，术者将患者下颌回到中线，并继续向右移动（白色箭头），直至达到新的限制障碍点（**图 10-333**）。

8. 步骤 5 至步骤 7 重复 3～5 次，直到活动度达到最大程度改善为止。

9. 为确定该技术疗效，需重新评估下颌骨的运动及颞下颌关节运动的对称性。

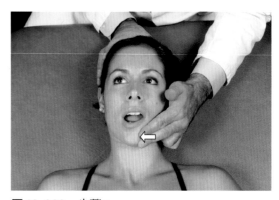

**图 10-333** 步骤 7

# 颞下颌关节

提升下颌的肌群痉挛
等长收缩后放松术
举例: 咬肌/翼内肌/颞肌

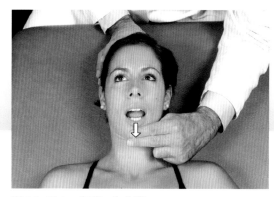

**图10-334** 步骤1和步骤2

## 治疗指征

　　放松闭合口部/提升下颌的咀嚼肌群(翼内肌、颞肌和咬肌)。

## 等长收缩后放松术

1. 患者仰卧位,术者坐于患者头侧。

2. 术者将两根手指或拇指放在患者下颌的前表面,患者放松后,轻轻张开患者的口部(下压下颌骨,直至限制障碍点)(**图10-334**白色箭头)。

3. 指示患者闭上嘴(黑色箭头),同时术者手指给予一个相等的反作用力(**图10-335**白色箭头)。

4. 这种等长收缩保持3～5秒,然后让患者停止并放松。

5. 待患者完全放松后,术者被动地张开患者的嘴巴(压低下颌),直至新的限制障碍点(**图10-336**白色箭头)。

6. 步骤3至步骤5重复3～5次,直到运动得到最大程度改善为止。

7. 为确定该技术疗效,需重新评估下颚骨/下颌的运动。

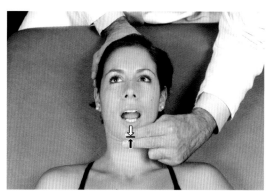

**图10-335** 步骤3,等长收缩

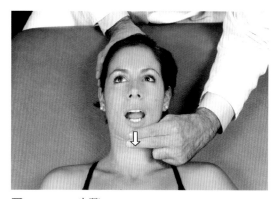

**图10-336** 步骤5

## 颞下颌关节

**下降下颌的肌群痉挛**
**等长收缩后放松术**
**举例：翼外肌/舌骨上肌群/舌骨下肌群**

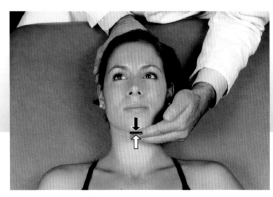

**图10-337** 步骤2

**治疗指征**

放松张开口部/下降下颌的咀嚼肌群（翼外肌、二腹肌、下颌舌骨肌和颏舌骨肌）。

1. 指示患者闭上嘴。

2. 术者将两手指放在患者下颌底部，指示患者张开嘴（**图10-337**黑色箭头），对抗术者手指给予的反作用力（白色箭头）。

3. 这种等长收缩保持3～5秒，然后让患者停止并放松。

4. 步骤2和步骤3重复3～5次，直至运动得到最大程度改善。

5. 为确定该技术疗效，需重新评估下巴/下颌骨的运动。

# 参考文献

［1］ Ward R, exec. ed. Foundations for Osteopathic Medicine. 2nd ed. Philadelphia, PA: Lippincott Williams & Wilkins, 2003.

［2］ Greenman P. Principles of Manual Medicine. 2nd ed. Baltimore, MD: Williams & Wilkins, 1996.

［3］ Mitchell FL Jr. The Muscle Energy Manual, Vol 1. EastLansing, MI: MET, 1995.

［4］ Neumann HD. Introduction to Manual Medicine. Berlin, Germany: Springer-Verlag, 1989.

［5］ Mitchell FL Jr. The Muscle Energy Manual, Vol 2. EastLansing, MI: MET, 1998.

［6］ Mitchell FL Jr. The Muscle Energy Manual, Vol 3. EastLansing, MI: MET, 1998.

［7］ Simons DG, Travell SG, Simon LS. Myofascial Pain and Dysfunction: The Trigger Point Manual. Baltimore, MD: Lippincott Williams & Wilkins, 1999.

［8］ Clay JH, Pounds DM. Basic Clinical Massage Therapy: Integrating Anatomy and Treatment. Baltimore, MD: Lippincott Williams & Wilkins, 2003.

# 第十一章

## 高速低幅技术

### 技术原理

整骨原则教育委员会（ECOP）将高速低幅技术（High-velocity, low-amplitude technique，HVLA）定义为"一种运用高速度—低振幅的外力，在一个或多个关节面碰触限制性障碍，使关节在解剖范围内做短促的移动，从而改善关节活动受限的一种整骨技术"[1]。HVLA同时列入ECOP词汇表中快速推冲治疗（thrust treatment）的参见词汇中。作者认为其类似"推冲关节松动术"，因为它更准确地表达了这项技术的操作特征。

为了帮助整骨医学院的学生了解这项技术的有效性和安全要素，以及在治疗肌肉骨骼功能障碍的过程中所起的作用，我们使用高加速度、短距离的技术（high-acceleration, low-distance technique，HALD）来更准确地描述此技术的特征。我们用这个术语描述此技术中使用的力，但"速度"是持续的，它并没有真正定义这个原始力的性质。因此我们认为用"加速度"来定义这原始力更精确（加速度a=dv/dt，相对时间上速度的短时迅速增加，加速朝向并随后最小程度通过限制性功能障碍点的外力能加速解除功能受限）。当我们教初学者使用这种技术时，他们对这种技术的理解很容易会被"速度"这一术语所影响。通常他们认为这种力是由术者施加的直线的、持续的快速推冲，这是不准确的。

我们认为距离比振幅更容易理解，因此为了教学目的，我们才将HVLA定义为HALD。然而，

为了统一术语，我们继续将技术的名称作为HVLA来推广，用HALD来解释发力。当使用这些整骨手法技术（与其他治疗技术一样）时，了解相关技巧和风险因素对于操作成功是很重要的。因为我们最关心的是如何操作一个安全有效的技术。所以记住以下基于HALD的关系定义是很重要的：

短距离=安全
高加速度=有效

我们可以把整骨手法看作是一种做功。在这个基础上，我们可以使用公式，功=力×距离（W=fd）。已知力=质量×加速度（f=ma），在公式中，我们可以用质量和加速度代替，得出结论：

功（W）=质量（m）×加速度（a）×距离（d），或W=mad。

在这个公式中，加速度是成功要素，距离是安全系数。因此，为了教学目的，我们可以将HALD（HVLA）公式的有效性和安全性表示为：W=mad。

因此，安全有效的操作HVLA技术（做功）时，术者必须将瞬间加速力和极小的运动幅度结合在关节标志（节段）处。高加速力操作时，组织的弹性（延展性）可能会减弱，所以会表现得更加僵硬。理论上这是很容易出现的，因为胶体（粘弹性）的成分具有非牛顿行为特性，即缓慢的作用力可以使组织发生拉伸、蠕变或变形，但在快速受力方向上不会有即时的位移变化[2]。这种现象类似于玉米淀粉溶液混合时，快速和缓慢的力量作用不一，

快速搅拌时出现的固体更多，而慢速搅拌时液体变得更多。因此，当摆位至限制性功能障碍点时，高加速力将迅速高效地带动软组织和功能障碍节段，减少了松动限制性障碍所需的距离。因此，在辨别限制性障碍时，术者也许能更好地判断松动该节段所需的距离，并清楚该节段将会与矫正力同步移动。此外快速的加速度也使患者难以抵抗或保护性地抗拒矫正力。

这个公式中，位移距离仅仅是功能障碍关节在受限范围内的移动，而不是超过它的生理限度。举例来说，如果一个节段的正常运动范围有7°，它在2°位置出现了受限，那么矫正技术只能用足够的力将这个部分移动额外的1°，而不是剩下的5°。在学习这种技术的早期阶段，更重要的是短距离操作以确保安全，而不是为了成功而追求高加速度。整骨医生戴维·海利希（David Heilig）指出给某部位施以"轻推"，因为在高加速发力时，很难控制该部位的移动[3]。当学生变得更加熟练，并且具备了在精确点上终止发力的能力（在极短的距离内快速通过限制性障碍点几毫米的距离），才能提高加速度达到更理想的松动水平。

大多数技术人员都知道，当他们试图使用这种技术来改善和（或）恢复关节功能时，经常会出现关节弹响。对这种弹响有许多解释，包括气穴现象（在关节滑液中发生气态改变）和真空现象[3]。然而，关节弹响并不意味着矫正的关节被松动了，而只是一个快速的运动作用到关节上了，没有弹响并不意味着矫正不成功。因此，术者在矫正过程中最应该关注功能障碍关节的运动质量和数量的触诊检查。

# 技术分类

## 直接技术

在美国整骨疗法中，HVLA经常被称为一种直接技术。也就是说，用于矫正躯体功能障碍的关节松动力是直接作用于限制性障碍方向。在进行这一矫正过程中，术者应该尽可能以该节段最小的位移来通过障碍点。包括关节畸形的躯体功能障碍常以其运动自由度和在x、y、z轴上的自由度位置来描述，因此，直接技术治疗的限制性功能障碍方向与功能障碍命名中的方向（以容易运动的方向命名）是相反的。

为了安全有效地使用直接技术治疗功能障碍，最好只关注一个或两个轴，而在其余轴上保留关节的自由活动度，因为将关节摆位到三个轴都受限的位置上，手法安全性就难以保证。此外，患者会更加想要保护性地对抗这种快速推冲力，可能导致疼痛和僵硬等治疗后反应。例如，治疗脊柱屈曲、右旋和右侧弯功能障碍时，术者将脊柱屈曲到这个障碍平面，然后在这个水平面上稍微伸展到限制性障碍点，向左旋转到限制性障碍点，但只轻微侧弯，保持使纵轴有较小的活动度（类似于第十章肌肉能量技术中提到的"羽毛边缘"）。矫正力只通过一个或两个轴才容易矫正成功，并且副作用最小。

## 间接技术

使用间接技术治疗患者，术者必须使功能障碍区域远离最严重的限制性障碍方向，移向功能障碍命名中描述的生物力学参数方向。间接的HVLA不是被认可的美国整骨医学课程中的经典技术，因为很难理解如何去通过关节容易运动的方向自由度来松动某一个节段，并能改善限制性功能障碍。这也可能会引发潜在创伤的出现。最近，德国同行提出此观点，引发我们重新思考这种方法。以前，一些美国学者（整骨专家）官方使用"过激夸大的方法"术语来描述间接技术。

如果以间接的方式使用HVLA，间接障碍点并不是与受限方向相反方向上的正常生理界限。这种容易运动方向的障碍点必然是功能障碍的额外（限制性）组成部分（**图6-2**）。它本身就是一种限制，但它并不是最受限的极限。如果这一障碍点是生理极限,那么间接技术将成为手法治疗的禁忌。这种方法处理最小限制性障碍点可能与尼尔森(Nelson)提出的原理(生理运动的第三个原理)相违背,即一个平面内运动的受限会导致在其他平面上的受限;因此改善一个平面的运动将会改善所有其他平面上的运动。

某种改善关节活动的方式可类比从一块玻璃上取下吸盘的方式。运用"直接"方式将吸盘从玻璃上取下时,只需从玻璃上向限制方向(障碍点)直接把它拉起。然而,如果吸盘在玻璃上被压紧,它可以很容易地在与受限的方向垂直角度上移动,然后轻松地从玻璃上移开,几乎没有阻力。同样,当一个矢量力作用在关节上和通过关节时,在表面和滑膜上造成一些挤压,任何垂直于其主要限制方向的运动都可以促进关节的活动,从而产生"间接"吸盘效应。

### 技术类型

在 HVLA 技术中,设定力的向量标准是由如何定义功能障碍的水平节段来确定的。对某些功能障碍中,术者可能使用以旋转为主的运动方式来调整功能障碍;对另一些功能障碍,术者可能选择侧弯作为治疗方向,而在这个平面上施加作用力;还有的功能障碍中,采用屈曲或伸展的方式。

大多数的 HVLA 技术是通过从上方施加作用力来实现的,一些技术施加的力来自下方。然而,对于直接技术来说,当外力源自下方时,下一节段一定朝向活动更容易的方向,而上一节段也肯定朝向功能受限的方向。例如,如果 L1 功能障碍,根据定义在 L2 上的 L1 活动受限,L1 下的 L2 功能正常。另外,L1 的功能障碍也不牵涉到 T12。为了治疗 L1 在 L2 上的功能障碍,无论 L2 是固定在中立位上还是通过 L1 的容易运动方向,L1 必须通过功能障碍点(束缚)。将下方节段移动到功能障碍节段容易运动的方向可以提高该技术的疗效。简单地说,如果 L1 右旋,用直

接技术,它必须向左旋转;这个左旋动作既可通过 L1 在 L2 上的向左旋转,或者通过 L2 在 L1 下的向右旋转来实现;在 L1 稳定的情况下将 L2 向左旋转是间接的 HVLA 技术。这常与侧卧位腰椎技术相混淆,如果侧卧位将旋转侧放在远离治疗床的上方,快速推冲力来自节段下方,带动它朝向受限处,这时的技术不是遵循功能障碍的定义规则,能有效果最多是因为无意的侧屈作用,而不是因为旋转向对侧的作用。如果上一节段进行反向旋转,则该技术的有效可能因为是间接作用而非直接作用。

描述 HVLA 技术的另一种方法是通过快速推冲/闪动力直接作用于功能障碍节段。如果施力的方向直接作用于功能障碍的水平,并将其骨性标记作为着力点,则被认为是一种"短杠杆"技术。然而,如果施力的方向由远处作用到功能障碍节段,利用肌筋膜被牵拉的力引发出的松动,则被称作"长杠杆"技术。

## 适应证

一般来说,HVLA 是用来恢复先前可动关节的活动,这些关节往往都有部分或全部节段间活动受限。

格林蔓(Greenman)描述了一些可能导致关节受限的病因,包括关节的相对关节面改变、关节囊或半月板改变、短缩性的肌肉紧张和痛觉感受器的变化[4]。关节功能障碍的诊断依据是关节节间运动的丧失或减少和(或)关节活动的质量或关节末端的感觉发生变化。可触及的组织结构变化可能出现在整个关节运动区或运动末端,但并不一定意味着功能障碍就是关节性的。疼痛是另一种可能的表现,但又不能明确表示关节性的功能障碍是否存在。伴随着运动减少的运动不对称是关节性功能障碍的明确信号。

如果是肌筋膜诱发的功能障碍导致关节活动受限,那么采用基于肌筋膜的技术可能更合适。

# 禁忌证

## 相对禁忌证

1. 待治疗部位有轻度到中度的拉伤或扭伤。
2. 轻度骨质疏松症或骨质疏松区域将受到按压、扭转或其他用于复位的外力和(或)快速推冲。
3. 有中度活动受限的骨性关节炎关节。
4. 除脊柱外的类风湿性疾病。
5. 伴有神经根性症状的轻度椎间盘膨出和(或)突出
6. 与先天性异常有关的非典型关节、关节面或其他情况。
7. 某些关节过度活动状态。

## 绝对禁忌证

1. 关节不稳定。
2. 严重的骨质疏松症。
3. 将会受到按压、扭转或其他用于复位的外力和(或)快速推冲的肿瘤转移区。
4. 关节僵硬的骨关节炎。
5. 伴有僵硬的严重椎间盘突出症。
6. 将会受到按压、扭转或其他用于复位的外力和(或)快速推冲的骨髓炎区域。
7. 将会受到按压、扭转或其他用于复位的外力和(或)快速推冲的组织感染区。
8. 将会受到按压、扭转或其他用于复位的外力和(或)快速推冲的关节置换区。
9. 伴有神经根性病的严重椎间盘突出。

10. 先天性异常,如klippel-feil综合征、融合椎、脊柱畸形等。
11. 如唐氏综合征(尤其是颈椎)等情况。
12. 颈椎类风湿关节炎(尤其是C1—C2)。
13. 软骨发育不全侏儒症(颈椎)。
14. 椎基底动脉供血不足。

# 一般注意事项与规则

HVLA技术是最传统的手法技术之一,也是在临床方面研究最多的技术,这种技术最快捷。另一方面,它要求使用者有一个相对较长时间的技能学习,并且要有信心。

## 要点

1. 诊断。
2. 定位,确定要治疗的节段。
3. 控制范围,使患者感到舒适和放松。
4. 摆位至功能受限位(受限边缘,即受限起始处,而不是受限的极限端)。
5. 如有必要,使用增强放松法(如利用患者呼吸、肌肉等长收缩、牙关紧闭等方法,然后放松)。
6. 当感到患者放松而无抵抗时,在关节的一个或多个平面施加一个加速的快速推动(松动力),保持关节在全活动范围内作最小的运动。
7. 重新评估功能障碍的要素[组织结构异常、位置不对称、活动受限、压痛(TART),尤其是节段间的关节运动]。

# 颈 部

## 寰枕关节（OA,C0—C1）功能障碍举例: OA,F/E or N-SLRR（寰枕关节,屈曲/伸展位或中立位-左侧弯右旋转）

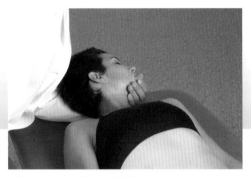

**图11-1** 步骤1至步骤3

1. 患者仰卧于治疗床,术者站或坐在患者右侧的床头侧。
2. 术者将患者的头部向左旋。
3. 术者将左前臂放在患者左旋的头部下方,同时用左手托住患者的下巴（**图11-1**）。
4. 术者将患者依靠在前臂的头向右侧轻轻侧弯,直到运动受限点。
5. 术者右手（示指的掌指关节,小鱼际或拇指）放在患者乳突的正后方（**图11-2**～**图11-4**）。
6. 术者用双手进行持续牵引（白色箭头,**图11-5**）。这是松动术成功的关键。
7. 在患者放松并无抵抗的状态下,术者向患者的左眼眶方向施加一个弧形而不是线性的快速推冲（白色箭头,**图11-6**）。
8. 重新评估寰枕关节的运动,来评定这项技术的疗效。

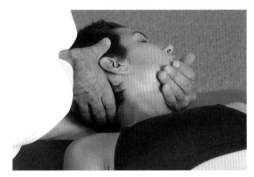

**图11-2** 步骤5,掌指关节位置

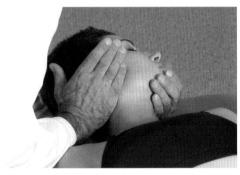

**图11-3** 步骤5,小鱼际变化

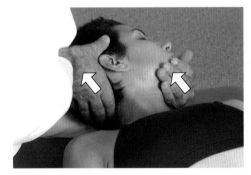

**图11-5** 步骤6,头侧牵引

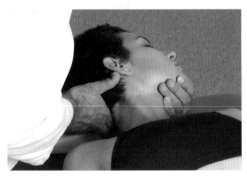

**图11-4** 步骤5,拇指变化

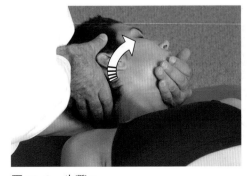

**图11-6** 步骤7

# 颈 部

## 寰枢关节（AA,C1—C2）功能障碍
## 举例: C1 RL（左旋转）

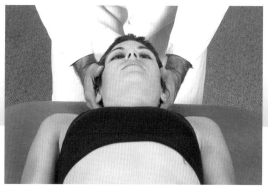

**图 11-7** 步骤 2

1. 患者仰卧于治疗床,术者站在或坐在床头侧。

2. 术者用双手抱住患者的双侧颞顶区域,夹住患者的头部(**图 11-7**)。

3. 术者将患者的头部向右旋转,直到限制障碍点(**图 11-8**)。旋转过程中确保颈部不出现侧弯或屈伸动作。

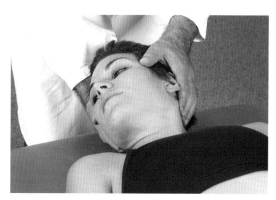

**图 11-8** 步骤 3

4. 让患者缓慢呼吸,在呼气时软组织可以进一步放松。

5. 患者放松和无抵抗时(可将呼气末端作为放松点),施加一个快速推冲,使头部产生一个(极小的)旋转,超过限制障碍点(白色箭头,**图 11-9**),实际上是一个只有几度的运动。

6. 重新评估寰枢关节运动,来评定这项技术的疗效。

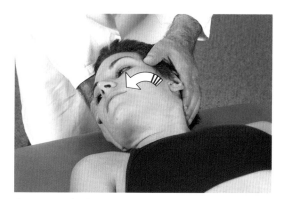

**图 11-9** 步骤 5

# 颈 部

## C2—C7功能障碍
## 短杠杆,加强旋转
## 举例: C4 FSLRL(屈曲位左侧弯左旋转)

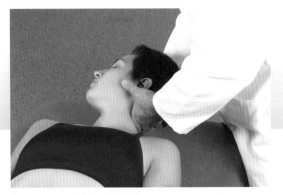

**图 11-10** 步骤1至步骤3

1. 患者仰卧于治疗床,术者站或坐在患者床头左侧。

2. 术者左手示指的掌指关节放在功能障碍节段的关节突关节后方。

3. 术者将患者颈部向左侧弯直到引出C4节段运动,将颈椎运动集中于本节段水平。在这个过程中,不需要单独做屈曲、伸展动作,因为侧弯和随后的旋转动作组合可以有效地抵消这些动作(**图 11-10**)。

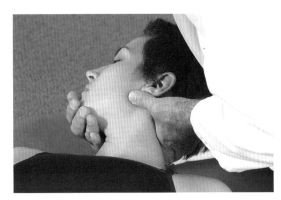

**图 11-11** 步骤4

4. 保持(头部)侧弯在合适的位置上,术者右手握住患者下颌,并向右旋头部,直到左手感觉到关节突关节的运动。患者头部放松躺在术者右侧前臂上,这可能会使C4在C5上略微抬高,从而进一步分离C4关节(**图 11-11**)。

5. 双手轻微地施加轴向牵引力(白色箭头,**图 11-12**)。

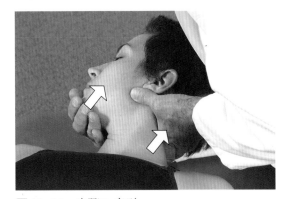

**图 11-12** 步骤5,牵引

6. 当患者放松并无抵抗时,术者左侧的掌指关节在C4关节突斜面上施加一个弧形快速推动(白色箭头,**图 11-13**)。

7. 重新评估功能障碍节段水平的节间运动,来评定这项技术的疗效。

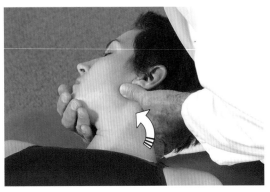

**图 11-13** 步骤6

## 颈 部

C2—C7功能障碍
长杠杆,加强旋转
举例: C5 ESRRR(伸展位右侧弯右旋转)

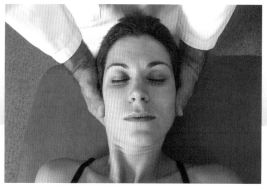

**图 11-14** 步骤1至步骤3

1. 患者仰卧于治疗床上,术者坐在床头侧。

2. 术者将右手示指的指腹或掌指关节放在C6右侧关节突关节的后方,以限制该节段的运动。

3. 术者左手托住患者的头部(**图11-14**)。

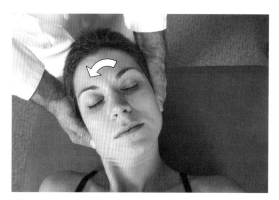

**图 11-15** 步骤4

4. 将患者头部向右侧弯(白色箭头,**图11-15**),直到C5开始活动,这样可以降低此处椎旁肌的张力。继续屈曲颈部,直到C5再次开始活动。

5. 术者将头部小心地向左旋转,直到限制障碍点,同时注意保持原来的右侧弯(**图11-16**)。

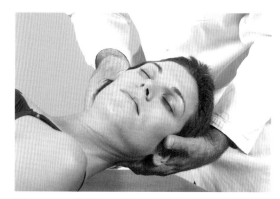

**图 11-16** 步骤5

6. 患者放松并无抵抗时,术者左手及腕快速加速前旋,在关节突斜面上施加一个向左旋的弧形快速推冲(白色箭头,**图11-17**)。这可使颈部向左侧弯和左旋转。

7. 术者的右手保持不动,作为防止颈椎移动的支点。

8. 重新评估功能障碍节段水平的节间运动,来评定这项技术的疗效。

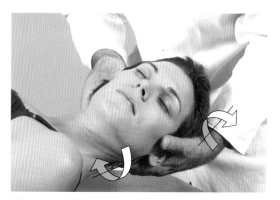

**图 11-17** 步骤6

## 颈 部

### C2—C7功能障碍
### 短杠杆,加强侧弯
### 举例: C5 NSLRL(中立位左侧弯左旋转)

1. 患者仰卧于治疗床,术者站或者坐在床头侧。

2. 术者把示指的指腹放在患者功能障碍椎体(C5)的关节突关节上,支撑患者的头部。

3. 术者轻轻地屈曲患者的头颈部,直到C5相对于C6出现活动(**图11-18**)。

4. 在监测C5后关节突关节的同时,术者轻轻向左旋转患者头颈部,直到感觉到C5开始运动。

5. 术者将患者头颈部轻轻地向右侧弯,达到C5在C6上侧弯的限制障碍点(**图11-19**)。

6. 术者将右示指掌指关节放在C5的右侧关节突关节后方(**图11-20**)。

7. 术者根据需要调整颈部的屈伸,使颈部运动的三个平面集中于障碍节段。

8. 在患者放松并无抵抗时,术者右手示指掌指关节向尾侧方向施加一个弧形的快速推冲,穿过C5水平关节斜面的中线(白色箭头,**图11-21**),达到右侧弯和左旋转的障碍点。

9. 重新评估功能障碍节段的节间运动,来评定这项技术的疗效。

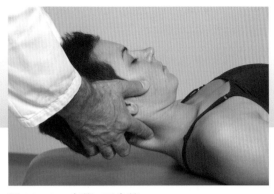

**图11-18** 步骤1至步骤3

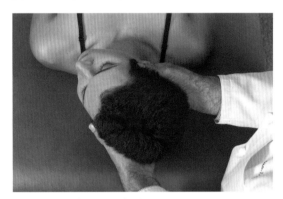

**图11-19** 步骤4和步骤5

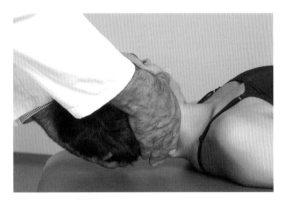

**图11-20** 步骤6

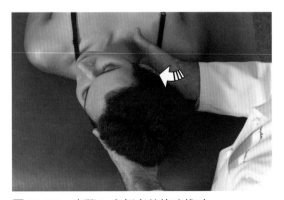

**图11-21** 步骤8,右侧弯的快速推动

## 胸 部

### T1—T12"中立位"功能障碍
### 短杠杆,加强旋转
### 举例: T5 NSRRL(中立位右侧弯左旋转)

1. 患者仰卧于治疗床,术者站在患者的右侧(和旋转方向相反)。

2. 术者将患者左臂跨过患者的胸部,右臂(同左臂)放在左臂的下方。患者双手分别抓住对侧的肩膀形成一个V形(**图11-22**)。

3. 术者扶住患者左肩胛带后方,轻柔地将患者转向自己。

4. 术者将右手鱼际放在功能障碍的脊柱单元(两个椎体)中上节椎体后方,即T5的左侧横突上(**图11-23**)。

5. 将患者的肘部置于术者的上腹部,即肋弓和剑突的正下方。

6. 术者将左手及前臂放在患者头颈部和上胸部下方,向功能障碍节段(T5)施加轻微的拉力。将患者的胸部轻轻向左侧拉,使胸椎向左侧弯,直到功能障碍的脊柱节段出现运动(白色箭头,**图11-24**)。

7. 嘱患者呼吸,呼气时,术者用腹部向侧下方,受累脊柱节段(T5)上方两个椎体的左侧横突上,施加一个轻微的压力(白色箭头,**图11-25**)。

8. 重新评估功能障碍区节段水平的节间运动,来评定这项技术的疗效。

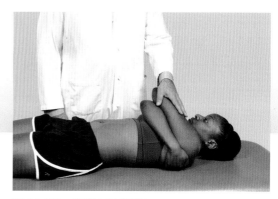

**图11-22** 步骤1至步骤2

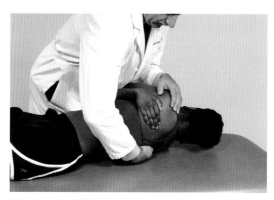

**图11-23** 步骤3和步骤4

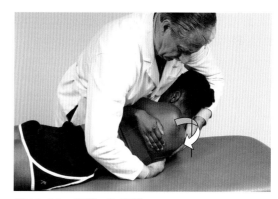

**图11-24** 步骤5和步骤6

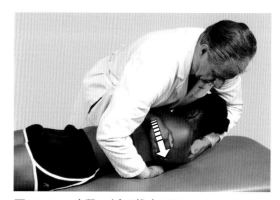

**图11-25** 步骤7,矫正推力至T5

## 胸　部

### T1—T12"屈曲"功能障碍
### 短杠杆,加强伸展
### 举例: T4 FSRRR(屈曲位右侧弯右旋转)

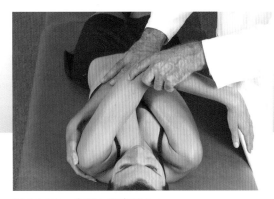

**图 11-26** 步骤1和步骤2

1. 患者仰卧于治疗床,术者站在患者的右边(和旋转方向相同)。

2. 术者将患者左臂拉过患者的胸部,右臂(同左臂)放在左臂的下方。患者双手分别抓住对侧的肩膀形成一个V形(**图 11-26**)。

3. 术者扶住患者左肩胛带后方,轻柔地将患者转向自己。

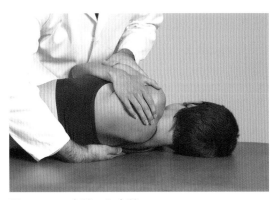

**图 11-27** 步骤3和步骤4

4. 术者将右手鱼际放在T5的左侧横突的后方(累及的功能障碍脊柱单元中的下节椎体)(**图 11-27**),术者将右手鱼际放在T5的左侧横突上。注意: 这个功能失调(脊柱节段),T5的左侧横突位置比功能障碍节段(T4)的左侧横突相对更靠后,相对地,右侧T4横突也比右侧T5横突更向后侧。

5. 将患者的肘部置于术者的上腹部,肋弓和剑突的正下方。

6. 术者将左手及前臂放在患者的头颈下方,施加轻微的拉力使患者头颈部向屈曲。将患者的胸部轻轻向左侧活动,使得包括T4在内的胸椎向左侧弯(白色箭头,**图 11-28**)。嘱患者呼吸。

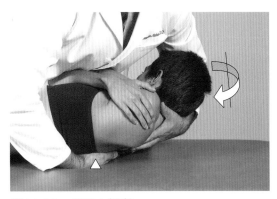

**图 11-28** 步骤6,侧弯

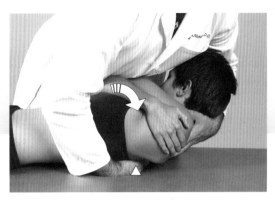

7. 在呼气时,术者腹部向功能障碍脊柱单元所涉及的两个椎体(T4—T5)的上节椎体(T4)施加快速推冲(大约0.45 kg的压力)(白色箭头,**图11-29**)。

**图11-29** 头部方向的快速推冲

8. 重新评估功能障碍节段的节间运动,评定这项技术的疗效。

**图11-30**显示了该技术中使用的支点原理。

由于仰卧位的屈伸HVLA技术可能与刚入门医学生的直觉相悖,所以可使用一些有助于记忆的缩略词。以下是用于术者施力的方向和术者对屈曲功能障碍的旋转成分的定位[1,2]。

FUEL=上方屈曲/下方伸展

屈曲——力量直接作用在两个受累节段的上节
伸展——力量直接作用在两个受累节段的下节
FOSOB=屈曲,对侧——下一节(Fuller D, personal communication 2014.)

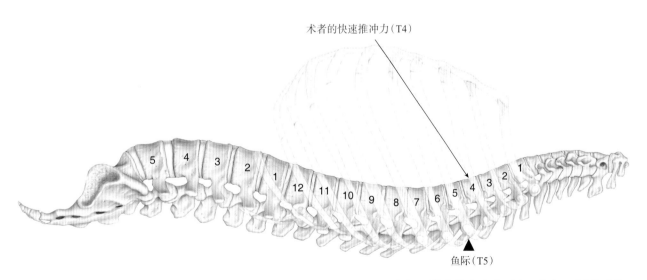

术者的快速推冲力(T4)

鱼际(T5)

**图11-30** 人体脊柱仰卧位侧向图图解,术者施加向T4的推力,鱼际放在T5横突作为支点,用以治疗T4屈曲功能障碍(经同意,修改自Tank PW, Gest TR. Lippincott Williams & Wilkins Atlas of Anatomy. Baltimore, MD: Lippincott Williams & Wilkins, 2009)

## 胸 部

### T1—T12 "伸展" 功能障碍
### 短杠杆,加强屈曲
### 举例:T9 ESRRR(伸展位右侧弯右旋转)

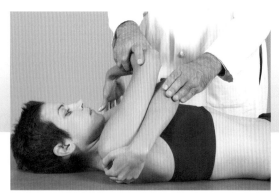

**图 11-31** 步骤1和步骤2

1. 患者仰卧于治疗床,术者站在患者的左边(与患者旋转方向相反)。

2. 术者将患者的左臂拉过患者的胸部,右臂(同左臂)放在左臂的下方。患者双手分别抓住对侧的肩膀形成一个V形(**图11-31**)。

3. 术者扶住患者左肩胛带后方,轻柔地将患者转向自己。

4. 术者将鱼际放在功能障碍脊柱单元涉及两个椎体中的上节椎体右侧横突(T9)上(**图11-32**)。

5. 患者的肘部顶住术者的上腹部,肋弓和剑突的正下方。

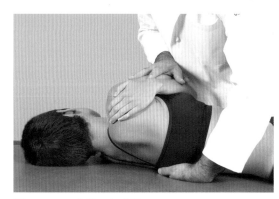

**图 11-32** 步骤3和步骤4

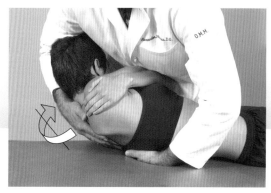

**图 11-33** 步骤6,左侧弯

6. 术者的右手及前臂放在患者的头颈部及上胸段下方,施加轻微的拉力使患者头颈部向屈曲。缓慢向左移动患者的胸部,使得受累胸椎向左侧弯至功能障碍节段(白色箭头,**图 11-33**)。嘱患者呼吸。

7. 在呼气时,术者腹部向功能障碍脊柱单元所涉及的两个椎体中的下节椎体(T10)施加快速推冲(白色箭头,**图 11-34**)。

8. 重新评估功能障碍水平的节间运动,来评定这项技术的疗效。

图 11-35 显示了该技术中使用的支点原理。

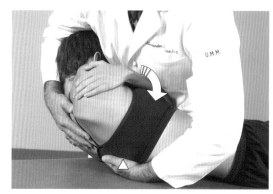

**图 11-34** 步骤7,向尾侧快速推冲

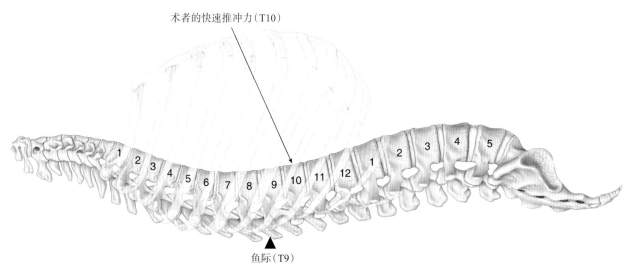

**图 11-35** 人体脊柱仰卧位侧向图图解,术者施加向T10的推力,鱼际放在T9横突作为支点,用以治疗T9伸展功能障碍(经同意,修改自 Tank PW, Gest TR. Lippincott Williams & Wilkins Atlas of Anatomy. Baltimore, MD: Lippincott Williams & Wilkins, 2009)

## 胸 部

### T1—T6"伸展"功能障碍
### 长/短杠杆,加强屈曲
### 举例: T4 ESRRR(伸展位右侧弯、右旋转)

1. 患者仰卧,术者站在患者的右侧(与椎体旋转的方向同侧)。

2. 术者将患者左上肢置于胸部,右上肢置于左上肢下方,两者呈V形。患者双手分别抓住对侧肩关节(**图11-36**)。

3. 术者抓住并抬起患者左侧肩胛带,轻柔地将患者转向自己。

4. 术者将右手鱼际放在功能障碍脊柱单元受累两个椎体的下节椎体(T5)的左侧横突后方(**图11-37**)。

5. 患者的肘部抵住术者的上腹部即肋弓和剑突的正下方。

6. 术者将左手或前臂放在患者的头颈部,将患者轻微屈曲。然后轻微向左侧弯患者胸椎,直到功能障碍脊柱单元受累两个椎体的上节椎体节段(**图11-38**)。

7. 让患者呼吸,在呼气末,术者左手及前臂将患者上段胸椎向上轻微屈曲的同时,用上腹部向T5椎体左侧横突施加一个快速推冲力(白色箭头,**图11-39**)。

8. 术者左手及前臂通过一个长杠杆的力使上胸段屈曲及向左侧弯,右手大鱼际通过一个短杠杆的力使T5向右旋,从而纠正右旋的T4。

9. 重新评估受累节段的节间运动,来评定这项技术的有效性。

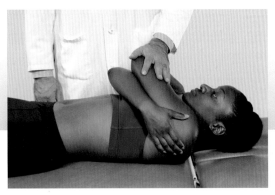

**图11-36** 步骤1和步骤2

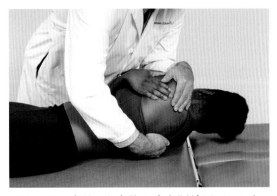

**图11-37** 步骤3和步骤4,大鱼际放置于T5下

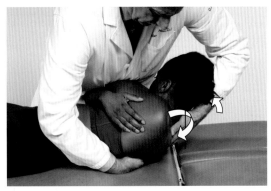

**图11-38** 步骤5和步骤6

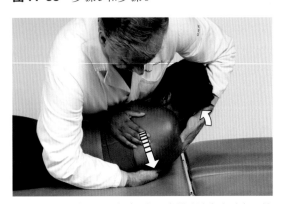

**图11-39** 步骤7,在牵引上胸椎的同时,矫正的快速推冲力朝向T5

# 胸 部

## T1—T8椎体"屈曲"功能障碍
## 短杠杆,加强伸展
## 举例：T2 FSLRL（屈曲位左侧弯、左旋转）

1. 患者仰卧于治疗床,术者站立于患者头侧。

2. 术者左下肢屈曲跪在治疗床上,患者T2椎体左侧倚靠在术者大腿上（**图11-40**）。因下胸段屈曲功能障碍,术者的大腿可以再向尾侧前伸（注意：受累部位旋转方向决定了大腿在椎旁的放置方向）。

3. 患者双手掌交叉向后置于后枕部,双肘朝外。

4. 术者双手穿过患者上臂和前臂形成的空隙。

5. 术者手掌包绕胸廓,手指放在肋角后侧方（**图11-41**）。

6. 嘱患者呼吸。

7. 在呼气末,术者轻快地将患者胸部向下按压,同时将上部躯干向头侧牵引（白色箭头,**图11-42**）。

8. 重新评估受累节段的节间运动,来评定这项技术的有效性。

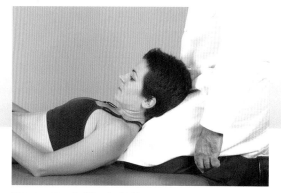

**图11-40** 步骤1和步骤2

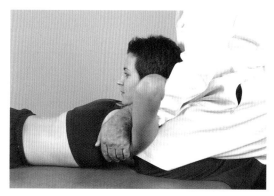

**图11-41** 步骤3至步骤5

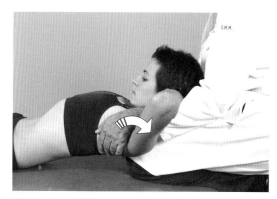

**图11-42** 步骤7

## 胸 部

### T3—T8"屈曲"功能障碍
### 短杠杆,加强侧弯、伸展
### 举例：T6 FSRRR(屈曲位右侧弯右旋转)

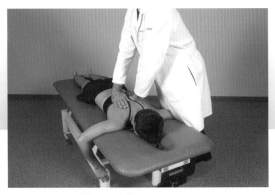

**图 11-43** 步骤 1 和步骤 2

可能仅尝试调整中立位功能障碍,并非伸展功能障碍。

1. 患者俯卧于治疗床,头颈部尽可能保持中立位。可在患者胸腹部下垫一枕头,以增大胸椎后凸曲线,增加患者的舒适感,这一体位对于在中立位的功能障碍进行复位操作时尤为重要。

2. 术者站立于患者左侧更有利于操作,实际上,两侧均可(**图 11-43**)。

3. 术者将右手大鱼际置于T6椎体右侧横突处,手指指向头侧。侧弯的受限决定了术者手指指向头侧还是尾侧。

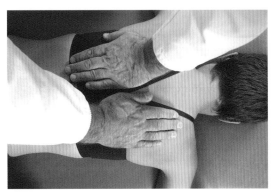

**图 11-44** 步骤 3 和步骤 4

4. 术者左手小鱼际置于T6椎体左侧横突处,手指指向尾侧(**图 11-44**)。

5. 嘱患者吸气及呼气,在呼气时,术者双手沿手指方向施加快速推冲(白色箭头,**图 11-45**),T6右侧横突处的力量稍微大于对侧。注意：在T6 FSLRL(屈曲位左侧弯、左旋转)功能障碍时,左手指指向头侧,右手指指向尾侧,T6左侧横突处的力量稍微大于对侧。在T6 NSRRL(中立位右侧弯左旋转)功能障碍时,双手操作与先前描述的一致。

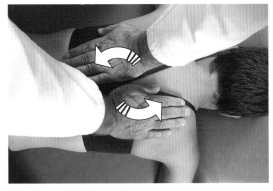

**图 11-45** 步骤 5

6. 重新评估功能障碍区节段的节间运动,来评定这项技术的有效性。

## 胸　部

### T1—T4"屈曲"功能障碍
### 长杠杆,加强旋转
### 举例:T2 FSRRR(屈曲位右侧弯右旋转)

1. 患者俯卧于治疗床,头颈部转向左侧。注意:可以将枕头放在患者胸和(或)腹部以增加胸椎后凸曲度。

2. 术者站在患者头侧,将患者头颈向左侧弯,直到能触及T2—T3椎间的活动(**图11-46**)。

3. 术者左手大鱼际放在T3左侧横突处作为固定点(**图11-47**)。

4. 术者右手置于患者头部左侧后枕区(**图11-48**)。

5. 嘱患者呼吸,在呼气时,术者右手施加快速的闪动力,使头颈部向左旋转(白色箭头,**图11-49**)。

6. 重新评估受累节段的节间运动,来评定这项技术的有效性。

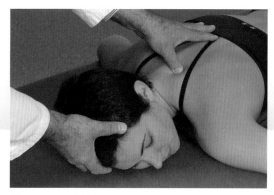

**图11-46**　步骤2

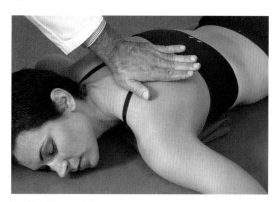

**图11-47**　步骤3

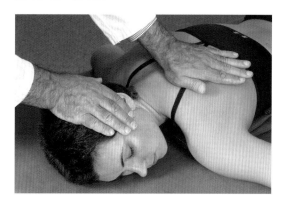

**图11-48**　步骤4

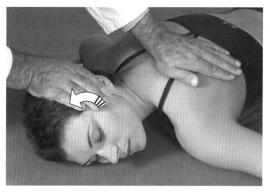

**图11-49**　步骤5,长杠杆向左侧旋转的闪动力

# 胸 部

## T1—T4"屈曲"功能障碍
## 短杠杆,加强侧弯/旋转
## 举例：T3 NSRRL(中立位右侧弯左旋转)

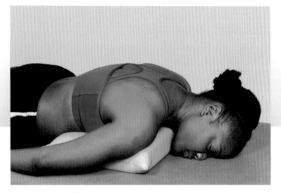

**图11-50** 步骤1

1. 患者俯卧于治疗床,头颈向左侧弯、向右旋转。将枕头放置于患者胸部下以增加胸椎曲度,增加矢状轴上的运动空间(**图11-50**)。

2. 术者站在患者头侧,用右手触摸T3、T4椎体右侧横突,左手掌置于患者头部右侧后枕区(**图11-51**)。

3. 术者用左手将患者头部向右旋转,直到右手触及T3椎体右侧横突的活动(白色弯曲箭头),并在触摸到T4右侧横突的活动前停止(白色直线箭头,**图11-52**)。

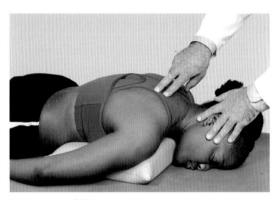

**图11-51** 步骤2

4. 嘱患者呼吸,在呼气时,术者用右手大鱼际在T4右侧横突处施加一个前下方向的快速推冲(白色箭头,**图11-53**),同时左手固定头颈部,使T1—T3节段形成左侧弯伴右旋转的耦合运动位置。

5. 以一种快速加速的方式完成受累椎体的矫正,通过外力使T4右侧横突产生相对于T3向前下的运动,从而使功能障碍的T3节段产生左侧弯、右旋转的效果,

6. 重新评估受累节段的节间运动,来评定这项技术的有效性。

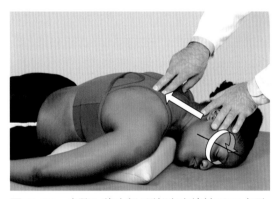

**图11-52** 步骤3,将头部/颈部向右旋转至T3水平

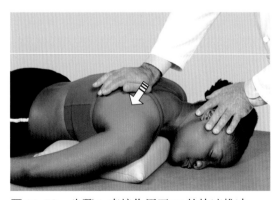

**图11-53** 步骤4,直接作用至T4的快速推冲

# 胸　部

## T8—T12 "伸展" 功能障碍
## 短杠杆,加强旋转
## 举例: T9 ESRRR (伸展位右侧弯右旋转)

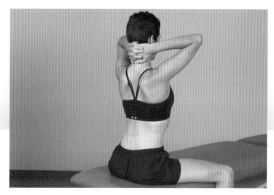

**图 11-54**　步骤1至步骤3

1. 患者两腿分开横跨坐于治疗床尾端,面朝向治疗床。

2. 术者站在患者受累椎体旋转方向对侧的身后(本例右旋转障碍站在左侧)。

3. 患者右手置于颈后部,左手(从躯干前面)握住右肘关节(**图 11-54**)(注意: 为了舒适也可以嘱患者将双手抱住颈后部)。

4. 术者左手从患者左腋下穿过置于患者右上臂。

5. 术者将右手大鱼际横向置于T9右侧横突处(**图 11-55**)。

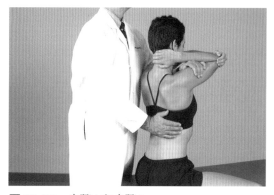

**图 11-55**　步骤4和步骤5

6. 嘱患者放松,术者将患者被动轻微屈曲,向左侧弯直到触及T9的活动。

7. 嘱患者深吸气,在呼气时使患者被动向左旋及向左侧弯。

8. 嘱患者再次吸气,在呼气时,术者轻巧地将患者躯干向左旋转同时(**图 11-56**),右手在T9右侧横突处施加一个快速推冲(白色箭头,**图 11-57**),使T9椎体向左侧旋转。

9. 重新评估功能障碍节段的节间运动,来评定这项技术的有效性。

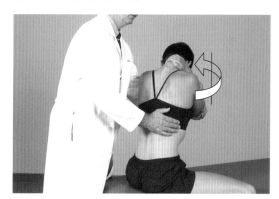

**图 11-56**　步骤8,障碍点

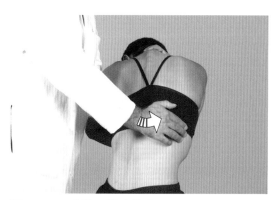

**图 11-57**　步骤8,快速推冲

# 胸　部

## T8—T12 "伸展" 功能障碍
## 长杠杆,加强旋转
## 举例: T10 ESRRR(伸展位右侧弯右旋转)

1. 患者两腿分开横跨坐于治疗床尾端,面朝向治疗床。

2. 术者站在患者受累椎体旋转方向对侧的身后(本例右旋转障碍站在左侧)。

3. 患者右手置于颈后部,左手(从躯干前面)握住右肘关节(**图 11-58**)(注意:为了舒适也可以嘱患者将双手抱住颈后部)。

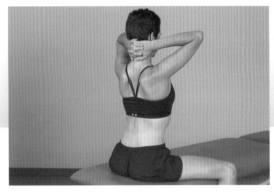

**图 11-58**　步骤1至步骤3

4. 术者左手从患者左腋下穿过放在患者右侧上臂。

5. 术者右手掌根置于功能障碍两个椎体中的下节椎体的棘突上(T11)(**图 11-59**)。

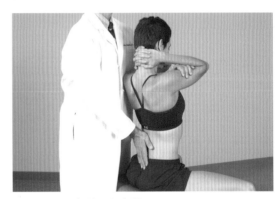

**图 11-59**　步骤4和步骤5

6. 嘱患者放松,术者将患者胸段被动轻微屈曲,向左侧弯直到触及T10椎体的活动。

7. 嘱患者深吸气,在呼气时进行被动左旋(白色箭头,**图 11-60**),同时保持轻微屈曲及左侧弯。

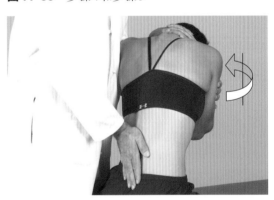

**图 11-60**　步骤7,障碍点

8. 达到限制性障碍点时,嘱患者呼吸,在呼气时,术者将患者向左旋转通过限制性障碍点,在T11椎体处右手维持压力使其固定,使T10椎体旋转通过限制性障碍点(白色箭头,**图 11-61**)。

9. 重新评估受累节段的节间运动,来评定这项技术的有效性。

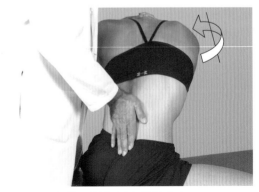

**图 11-61**　步骤8,长杠杆力量的方向

## 胸 部

### T4—T12"屈曲"功能障碍
### 短杠杆,加强伸展、旋转
### 举例:T6 FSRRR(屈曲位右侧弯右旋转)

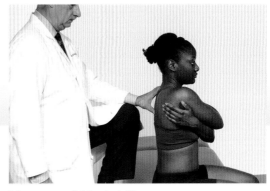

**图 11-62** 步骤1和步骤2

1. 患者坐在治疗床上,术者站立于患者身后。

2. 患者双手交叉环抱,右手置于左手上面(摆成V字形),以使右侧肩胛骨最大限度向侧方打开,术者将足放在患者身后的治疗床上(**图 11-62**)。

3. 术者的膝盖抵住功能障碍两个椎体中的下节椎体左侧横突处(T7),中间垫枕头或毛巾卷(**图 11-63**)。

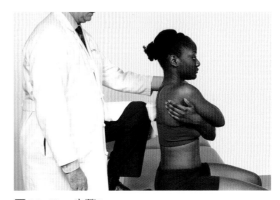

**图 11-63** 步骤3

4. 术者用双手向上托起患者的两侧尺骨鹰嘴处,控制患者躯干使其向左侧弯的同时,轻柔地向后上方牵拉(**图 11-64**),膝盖维持向前的压力。

5. 嘱患者呼吸。

6. 在呼气末,术者托住患者肘部施加一个轻巧的向后上方的力,将胸段伸展(白色虚线箭头)(**图 11-65**),同时膝盖向前顶住T7左侧横突(箭头)。使得T6相对T7椎体伸展,同时向左侧旋转和侧弯。

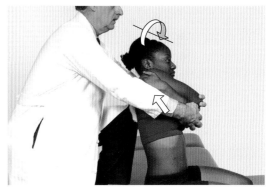

**图 11-64** 步骤4,左侧弯并轻微伸展

7. 重新评估受累节段的节间运动,来评定这项技术的有效性。

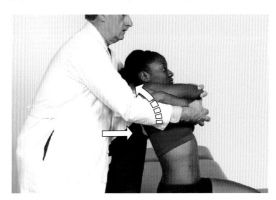

**图 11-65** 步骤6,T6伸展,并向左旋转和侧弯

# 胸 部

## T4—T12"伸展"功能障碍
## 短杠杆,加强屈曲、旋转
## 举例：T7 ESRRR（伸展位右侧弯右旋转）

1. 患者坐在治疗床上,术者站立于患者身后。

2. 患者双手交叉环抱,右手置于左手上面(摆成V字形),以使右侧肩胛骨最大限度向侧方打开,术者将足放在患者身后的治疗床上(**图11-66**)。可替换体位：患者双手交叉放在后颈部,术者的手臂穿过患者腋下,放在患者前臂上。小心！这个体位可以增加颈胸段肌筋膜及椎间盘的屈曲应力[5]。

3. 术者的膝盖抵住功能障碍两个椎体中的上节椎体右侧(T7),中间垫枕头或毛巾卷(**图11-67**)。

4. 术者用双手向上托起患者的两侧尺骨鹰嘴,控制患者躯干使其向左侧弯的同时,轻柔地向后上方牵拉(**图11-68**),膝盖维持向前的压力。

5. 嘱患者呼吸。

6. 在呼气末,术者托住患者肘部向T8方向施加一个轻巧的向后下方的力(白色虚线箭头)(**图11-69**),同时膝盖向前顶住T7右侧横突(箭头)。这使得T7相对T8椎体屈曲,同时T7向左侧旋转和侧弯。

7. 重新评估受累节段的节间运动,来评定这项技术的有效性。

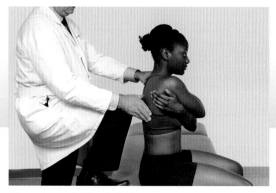

**图11-66** 步骤1和步骤2

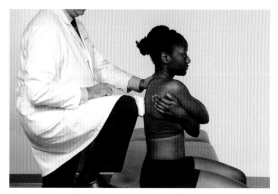

**图11-67** 步骤3,步骤3中,膝盖抵住T6右横突

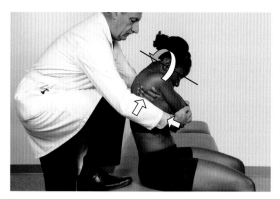

**图11-68** 步骤4,左侧弯并轻微伸展

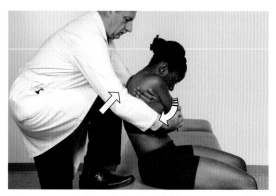

**图11-69** 步骤6,术者力量直接作用于T8,使得T8上的T7屈曲

# 肋骨区域

## 第1肋骨、第2肋骨吸气功能障碍
## 坐位短杠杆，加强呼气
## 举例：右侧第1肋骨上抬/吸气功能障碍

1. 患者坐在治疗床上，术者站在患者身后。

2. 术者左脚脱去鞋子，放置在患者左边的治疗床上，左侧大腿支撑患者左侧腋下（**图11-70**）。

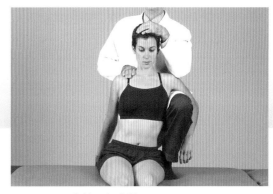

**图11-70** 步骤1和步骤2

3. 术者将左手置于患者的头顶，同时前臂靠近患者脸部。

4. 术者将右手拇指或示指掌指关节放在右侧功能障碍的第1肋骨的肋骨角后上方。

5. 术者向右侧弯并向左旋转患者的头和颈部，直至运动受限处（**图11-71**）（对于某些患者来说，向右旋转或许是合适的）。

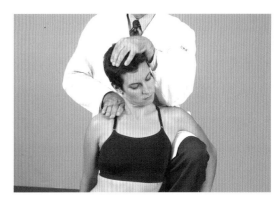

**图11-71** 步骤3至步骤5

6. 嘱患者进行吸气和呼气，在呼气过程中，进一步增加侧弯和旋转角度。

7. 在呼气末，术者用拇指（或示指的掌指关节）向前下方患者左侧乳头方向用力（白色箭头处，**图11-72**）。

8. 重新评估功能障碍的肋骨运动，确定该技术的有效性。

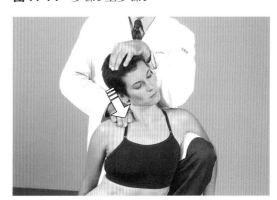

**图11-72** 步骤7，施加力量的方向

## 肋骨区域

### 第1肋骨、第2肋骨吸气功能障碍
### 仰卧位,短杠杆,加强呼气
### 举例:左侧第1肋骨上抬/吸气功能障碍

1. 患者仰卧位,术者站或坐在患者头侧。

2. 术者右手置于患者右侧颞顶部(**图11-73**)。

3. 术者左侧示指的掌指关节放在功能障碍的肋骨角的后上方。

4. 术者右手控制患者的头部,并轻微屈曲,向右旋转和向左侧弯(**图11-74**)。

5. 嘱咐患者主动吸气和呼气。

6. 在呼气末,术者左手向患者右侧乳头方向施加向下向内的快速推冲(白色箭头处,**图11-75**)。

7. 重新评估功能障碍的肋骨运动,确定该技术的有效性。

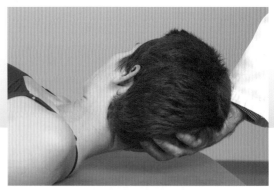

**图11-73** 步骤1和步骤2

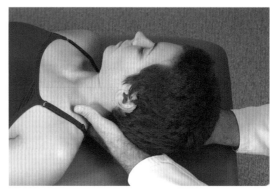

**图11-74** 步骤3和步骤4

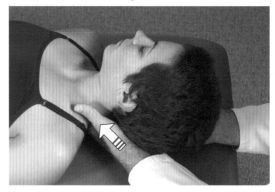

**图11-75** 步骤6,施加力量的方向

# 肋骨区域

## 第3～第10肋骨吸气功能障碍
## 短杠杆,加强呼气
## 举例:左侧第6肋骨上抬/吸气功能障碍

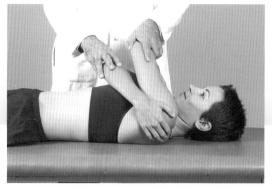

**图11-76** 步骤1和步骤2

1. 患者仰卧位,术者站在肋骨功能障碍侧对侧的治疗床旁。

2. 术者将患者双上肢环抱胸廓,将肋骨功能障碍侧的上肢置于非障碍侧上肢的上方,双上肢形成V形(**图11-76**)。

3. 术者通过轻柔地向前牵拉患者左侧肩胛带后部,使患者轻微转向术者。

4. 术者右手大鱼际放在功能障碍的肋骨角的后上方(**图11-77**)。

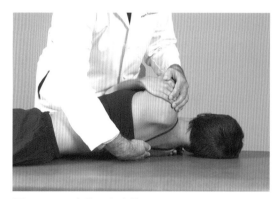

**图11-77** 步骤3和步骤4

5. 术者将患者的躯干转回,压在术者右手上;术者利用胸部或腹部固定患者交叉的双上肢,以形成治疗平面。

6. 压力从患者胸壁向下定位到术者右手大鱼际隆起处。

7. 嘱咐患者吸气和呼气,并在呼气的末端,术者通过患者胸壁向头侧右手大鱼际处施加快速推冲(白色箭头,**图11-78**和**图11-79**)。

8. 重新评估功能障碍的肋骨运动,确定该技术的有效性。

注:本技术的施力方向是通过"水桶柄"运动轴方向,而非"泵柄"轴向!

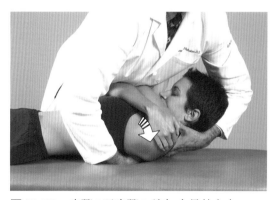

**图11-78** 步骤5至步骤7,施加力量的方向

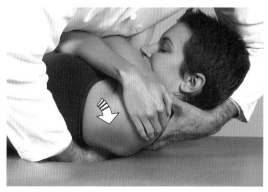

**图11-79** 步骤5至步骤7,施加力量的方向

## 肋骨区域

### 第3～第10肋骨呼气功能障碍
### 短杠杆,加强吸气
### 举例:左侧第8肋骨下降/呼气功能障碍

1. 患者仰卧位,术者站在肋骨功能障碍侧的对侧的治疗床边。

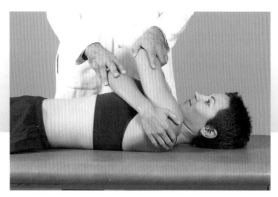

**图11-80** 步骤1和步骤2

2. 术者将患者双上肢环抱胸廓,将肋骨功能障碍侧的上肢置于非障碍侧上肢的上方,双上肢形成V形(**图11-80**)。

3. 术者通过轻柔地向前牵拉患者左侧肩胛带后部,使患者轻微转向术者。

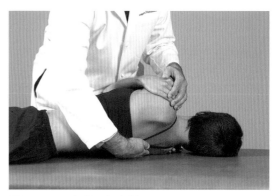

**图11-81** 步骤3和步骤4

4. 术者将右手大鱼际放在功能障碍肋骨角的后下方(**图11-81**)。

5. 术者将患者的躯干转回,压在术者右手上;术者利用胸部或腹部固定患者交叉的双上肢,以形成治疗平面。

6. 轻微施加一个通过患者胸壁的力,定位到术者右手大鱼际隆起处。

7. 嘱咐患者吸气和呼气,并在呼气的末端,术者通过患者胸壁向尾端右手大鱼际处施加快速推冲(白色箭头,**图11-82**和**图11-83**)。

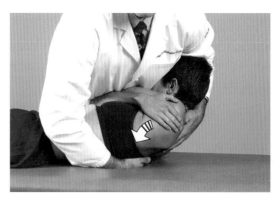

**图11-82** 步骤5至步骤7,施加力量的方向

8. 重新评估功能障碍的肋骨运动,确定该技术的有效性。

注:本技术的施力方向是通过"水桶柄"的运动轴,而非"泵柄"的运动轴!

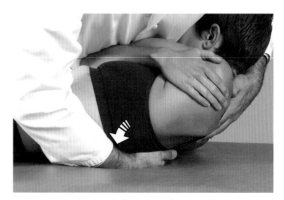

**图11-83** 步骤5至步骤7,施加力量的方向

## 肋骨区域

### 第11肋骨、第12肋骨吸气功能障碍
### 短杠杆,加强呼气
### 举例:右侧第12肋骨背侧移位/吸气功能障碍

1. 患者俯卧在治疗床上。

2. 术者站在治疗床的左边,将患者的双下肢向右摆15°～20°,以解除附着于第12肋内下部的腰方肌带来的张力(**图11-84**)。

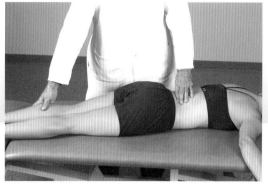

**图11-84** 步骤1和步骤2

3. 术者将左手小鱼际隆起处放置在功能障碍肋骨角的内下方,并施加一个轻微的持续向外向头侧的牵伸。

4. 术者右手握住患者的右侧髂前上棘,便于稳定骨盆(**图11-85**)。

5. 嘱咐患者深吸气和深呼气。

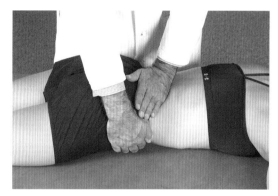

**图11-85** 步骤3和步骤4

6. 在呼气过程中,术者的左手施加一个向外向头侧方向的高速低幅的快速推冲(白色箭头,**图11-86**)。

7. 重新评估功能障碍的肋骨运动,确定该技术的有效性。

　　注:本技术通常在应用肌肉能量辅助呼吸技术治疗第11及第12肋骨吸气功能障碍。

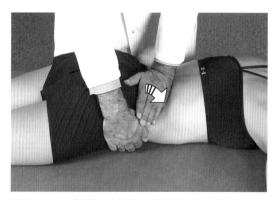

**图11-86** 步骤5至步骤6,施加力量的方向

## 肋骨区域

第11肋骨,第12肋骨呼气功能障碍
长杠杆,加强吸气
举例:右侧第12肋骨腹侧移位/呼气
功能障碍

1. 患者俯卧在治疗床上。

2. 术者站在治疗床左边,将患者双下肢向左摆15°～20°,以使附着于第12肋骨下内侧的腰方肌紧张(**图11–87**)。

3. 术者将左手大鱼际(或小鱼际)隆起处放置在功能障碍的肋骨角的外上侧,给予一个轻柔地向下的力以稳定肋骨,防止肋骨在松动过程中伴随运动。

4. 术者用右手握住患者的右侧髂前上棘,并给予一个轻柔的向天花板方向的牵引力(**图11–88**)。

5. 患者深吸气和深呼气。

6. 在呼气的过程中,术者左手持续固定上方非功能障碍的肋骨,同时右手快速地将右侧髂前上棘向天花板方向牵引(**图11–89**)。

7. 重新评估功能障碍的肋骨运动,确定该技术是否成功。

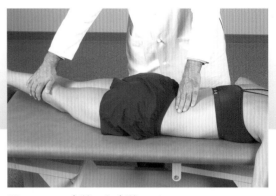

**图11–87** 步骤1和步骤2

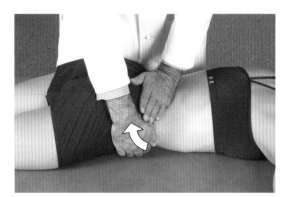

**图11–88** 步骤3和步骤4

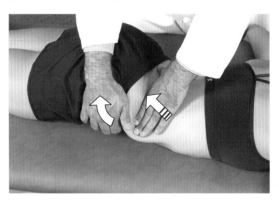

**图11–89** 步骤5和步骤6

## 腰椎区域

### L1—L5 "类型 I /中立位" 功能障碍
### 长杠杆,加强旋转/侧弯
### 举例: L5 NSLRR (中立位左侧弯右旋转)

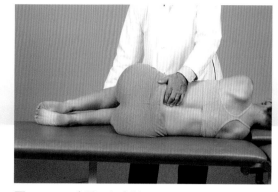

**图 11-90** 步骤 1 和步骤 2

1. 患者采取右侧卧位(靠近床边),术者站在床边,面对患者。

2. 术者用手触诊 L5 和 S1 的棘突间,同时屈曲双侧膝关节和髋关节,直至 L5 相对 S1 处于中立位(**图 11-90**)。

3. 术者进一步屈曲左腿,使左腿跨过右腿垂于床边,注意患者的左脚不能接触地面(**图 11-91**)。

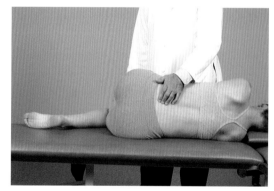

**图 11-91** 步骤 3

4. 术者右手触诊 L5 的同时,将头侧手置于患者左侧的肘前窝,并将左侧前臂放松地放在患者的前胸和肩部区域。

5. 术者将靠近患者尾侧前臂沿患者左侧髂后上棘和大转子之间连线放置(**图 11-92**)。

6. 将患者的骨盆向前旋转至限制性障碍点,同时将患者的肩部和胸椎向后旋转至限制性障碍点。患者吸气和呼气,在呼气的过程中,会进一步出现旋转后松弛。

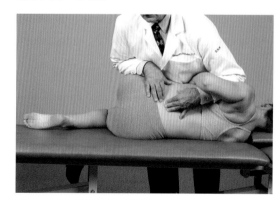

**图 11-92** 步骤 4 和步骤 5

7. 如果无法通过旋转达到松弛位,或者没有达到限制性障碍点,术者可以拉住患者的右侧上肢向前牵拉肩部,直到在 L5 和 S1 之间触及旋转动作。

8. 当患者放松并无抵抗时,术者右前臂在脊柱切线方向施加一个快速推冲力,同时将患者肩部向头侧移动,骨盆和骶骨向尾侧移动(白色箭头,**图 11-93**),产生脊柱右侧弯、左旋转的运动。

9. 重新评估该功能障碍水平的脊柱节段间活动,确定该技术的有效性。

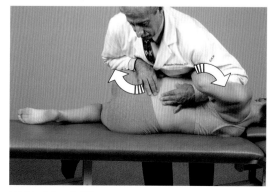

**图 11-93** 步骤 8

## 腰椎区域

### L1—L5 "类型 Ⅱ /非中立位" 功能障碍 长杠杆,加强旋转/侧弯 举例：L4 FRRSR(屈曲位右旋转右 侧弯)

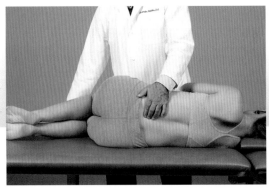

图 11–94　步骤 1 和步骤 2

1. 患者右侧卧位,术者面对患者站在床边。

2. 术者用手触诊L4和L5的棘突间,同时屈曲双膝关节和髋关节,直至L4相对L5处于中立位。此时不必达到伸展位的限制性障碍点(**图 11–94**)。

3. 术者进一步屈曲左腿,并使其跨过右腿垂于床边,注意患者的左脚不能接触地面(**图 11–95**)。

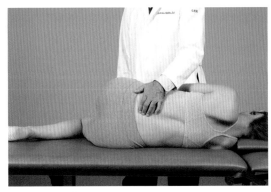

图 11–95　步骤 3

4. 术者右手触诊L4的同时,将头侧左手置于患者左侧的肘前窝,并将左侧前臂放松地放在患者肩部区域。

5. 术者的尾侧手即右手稳定L5(**图 11–96**)。

6. 将患者的肩和骨盆向相反的方向旋转,让患者吸气和呼气,在呼气的时候,会出现旋转后的松弛。

7. 如果无法通过旋转达到松弛位,或者没有达到限制性障碍点,术者可以通过将抓住患者右上肢,向前牵拉肩部,直到在L4和L5之间触及旋转动作。

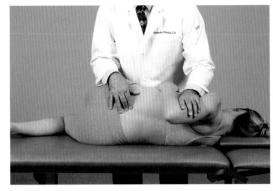

图 11–96　步骤 4 和步骤 5

8. 当患者放松并无抵抗时,术者用前臂施加一个快速推冲力,同时将患者肩部向尾侧移动,骨盆和骶骨向头侧移动(白色箭头处,**图 11–97**)。

9. 重新评估该功能障碍节段的节间运动,确定该技术的有效性。

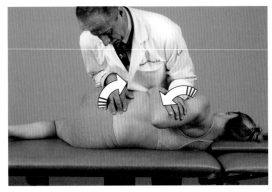

图 11–97　步骤 8

## 腰 部

### 伴有神经根症状的L1—L5功能障碍
### 长杠杆,加强牵引/分离
### 举例: 左侧,L5/S1 神经根炎

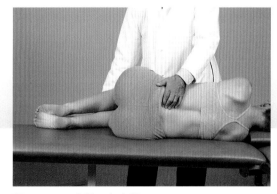

**图 11-98** 步骤1和步骤2

　　此技术可能禁用于一些症状严重或者有特殊神经损伤症状的患者。

1. 患者右侧卧位(靠近床边),术者站在床边,面对患者。

2. 术者用手触诊L5和S1的棘突间,同时屈曲双髋和双膝,直至L5相对S1处于完全屈曲位(**图 11-98**)。

3. 术者进一步屈患者左腿,使左腿跨过右腿垂于床边,注意患者的左脚不能触及地面(**图 11-99**)。

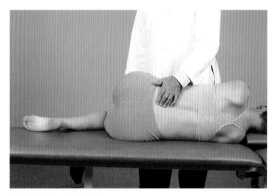

**图 11-99** 步骤3

4. 术者触及L5棘突的同时,靠近头侧手部位置于患者左肘窝,将手臂轻放于患者肩部。

5. 术者尾侧前臂放在患者左髂后上棘和大转子之间的连线上(**图 11-100**)。

6. 术者双臂用力将左侧的L5和S1分离,使得L5和S1关节间隙产生分离或牵伸。

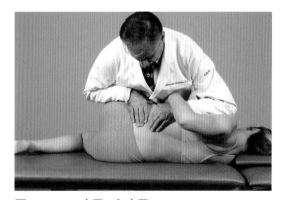

**图 11-100** 步骤4和步骤5

7. 患者放松无抵抗,做呼吸运动。在呼气的过程中,术者给予一个快速推冲使L5与S1分离(白色箭头处,**图 11-101**),同时避免躯干的旋转或扭转。

8. 重新评估神经根症状的严重程度,确定该技术的有效性。

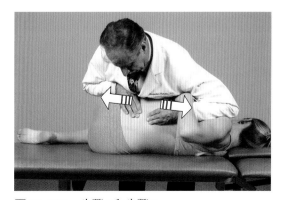

**图 11-101** 步骤6和步骤7

## 腰 部

### L1—L5"伸展/中立位"功能障碍
### 长杠杆,加强旋转
### 举例: L4 NSLRR(中立位左侧弯右旋转),"床边绕行"

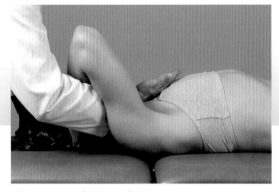

**图 11-102** 步骤1至步骤3

1. 患者仰卧在治疗床上,双手十指交叉放在颈后。

2. 术者站在患者右侧治疗床头侧,右前臂穿过患者屈曲的右上臂与肩关节形成的间隙。

3. 术者右手掌背侧小心放在患者胸骨上(**图11-102**)。

4. 术者从床头绕至患者的左侧。

5. 术者用尾侧手触诊的同时,使患者躯干向右侧弯,直至L4椎体出现活动。

6. 保持侧弯的同时,术者将患者躯干左旋(**图11-103**)。

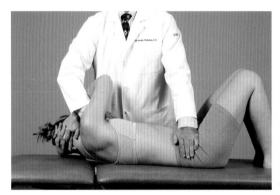

**图 11-103** 步骤4至步骤6

7. 术者的尾侧手放在患者右髂前上棘上以固定骨盆。

8. 患者完全放松无抵抗时,术者施加一个快速推冲,使其进一步向左轻微旋转(白色箭头,**图11-104**)。

9. 重新评估该功能障碍节段的椎体间活动,确定该技术的有效性。

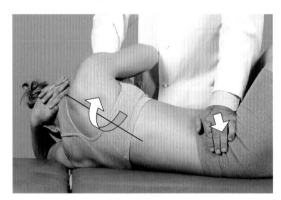

**图 11-104** 步骤7和步骤8

# 腰 部

## L1—L5功能障碍
## 短杠杆,加强旋转
## 举例: L2 ESRRR(伸展位右侧弯右旋转)

1. 患者坐位,最好双下肢横跨治疗床,面向治疗床的长轴,从而限制骶骨和骨盆的运动。

2. 术者站在患者的左后方。

3. 患者将右手放置在颈后,左手握住右肘关节以保持稳定(如果患者感觉舒适可以将双手同时放置在颈后)(**图11-105**)。

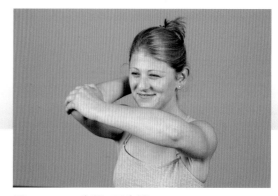

**图11-105** 步骤1至步骤3

4. 术者左手穿过患者的左腋下,握住患者的右上臂。

5. 术者将右手大鱼际或手掌放在L2右侧横突的椎旁肌(**图11-106**)。

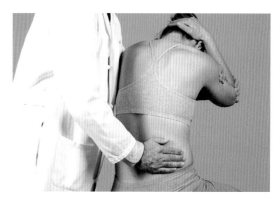

**图11-106** 步骤4和步骤5

6. 术者引导患者放松,让患者轻微屈曲同时左侧弯,直至可触及L2椎体的运动。

7. 患者深吸气,在呼气过程中,引导患者向左旋转(继续保持轻微屈曲和左侧弯)(**图11-107**)。

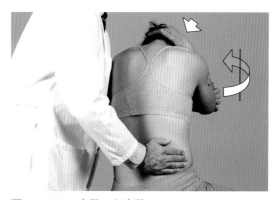

**图11-107** 步骤6和步骤7

8. 患者完全放松无抵抗时,术者在给予患者继续微小左旋的闪动拉力,同时右手给L2施加一个短杠杆的快速推冲力(白色箭头,**图11-108**)。

9. 重新评估该功能障碍节段的椎体间活动,确定该技术的有效性。

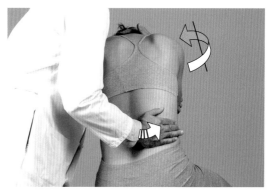

**图11-108** 步骤8

## 腰 部

### L1—L5功能障碍
### 长杠杆,加强旋转
### 举例: L2 ESRRR (伸展位右侧弯右旋转)

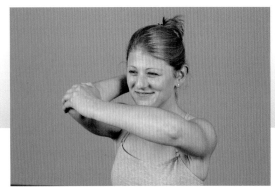

**图 11-109** 步骤1至步骤3

1. 患者坐位,最好双下肢横跨治疗床,面向治疗床的长轴,从而限制骶骨和骨盆的运动。

2. 术者站在患者的左后方。

3. 患者将右手放置在颈后,左手握住右肘关节以保持稳定(如果患者感觉舒适可以将双手同时放置在颈后)(**图 11-109**)。

4. 术者的左手跨过患者左臂上方,握住患者右上臂。

5. 术者将右手大鱼际或手掌正中放置在L2和L3棘突间(**图 11-110**)。

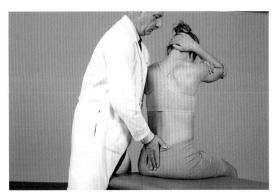

**图 11-110** 步骤4和步骤5

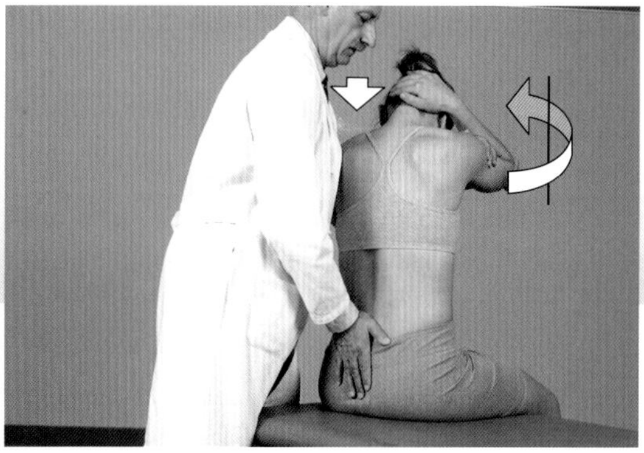

**图 11-111** 步骤6和步骤7

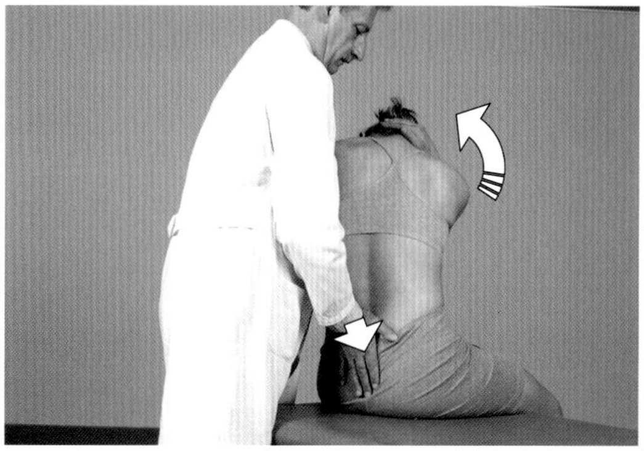

6. 术者引导患者放松，让患者轻微屈曲同时左侧弯，直至能触及L2椎体运动。

7. 患者深吸气，在呼气过程中，引导患者向左旋转（继续保持轻微屈曲和左侧弯）(**图11-111**)。

8. 患者完全放松无抵抗时，术者的右手固定L3椎体（白色箭头），同时术者左手继续拉动患者向左侧旋转（白色间断箭头）（这使L2椎体相对L3椎体左旋）(**图11-112**)。

9. 重新评估该功能障碍节段的椎体间活动，确定该技术的有效性。

**图 11-112** 步骤8

# 骨盆部

## 骶髂关节(髋关节)功能障碍
## 举例：左侧，髋骨后旋
## 短杠杆，加强前旋

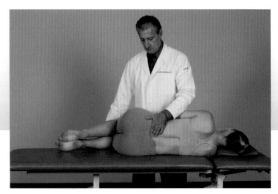

**图 11-113** 步骤1至步骤3

### 诊断

**站立位屈曲试验：**阳性(左侧髂后上棘抬高)。
左侧骶髂关节被动运动减弱。

**髂前上棘：**左侧向头侧(轻度向外)。

**髂后上棘：**左侧向尾侧(轻度向内)。

**骶骨沟：**加深，左侧向前。

### 技术

1. 患者右侧卧位，术者站在患者对面。

2. 术者头侧手触及患者L5和S1的棘突间。

3. 术者尾侧手屈曲患者的双膝和双髋，直至L5和S1的棘突出现分离(**图11-113**)。

4. 术者保持患者左腿位置，同时引导患者伸直右腿，并将左足放在右腘窝的远端。

5. 术者将头侧手放在患者的左肘窝，同时前臂放在患者左肩前(**图11-114**)。

6. 应用下面技术中的一种：

   **a.** 术者的尾侧手小鱼际掌侧放在患者左髂后上棘，同时第4、第5手指正好包绕在左髂嵴后部上(**图11-115**)。

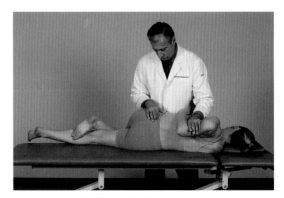

**图 11-114** 步骤4和步骤5

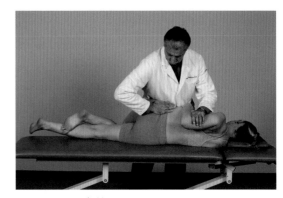

**图 11-115** 步骤6a

**b.** 术者将尾侧前臂的掌侧置于患者左髂后上棘和髂嵴后部（**图11-116**）。

**c.** 术者站在与患者肩同一水平的位置并面向患者的骨盆，将尾侧前臂放置在左侧髂后上棘和髂嵴后部（**图11-117**）。

7. 术者将患者左肩轻轻向后推，同时拉动左侧骨盆向前，引导患者躯干进行反向旋转。保持轴向的旋转至在左骶髂关节处可触及左骶骨的运动。

8. 患者完全放松无抵抗时，术者用右侧手或前臂向肚脐方向施加一个闪动力（白色箭头，**图11-118**）。

9. 重新评估左侧骶髂关节的运动，以确定此技术的有效性。

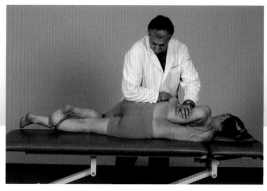

**图11-116** 步骤6b

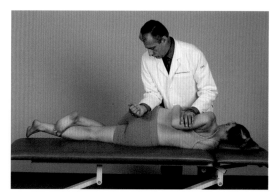

**图11-117** 步骤6c

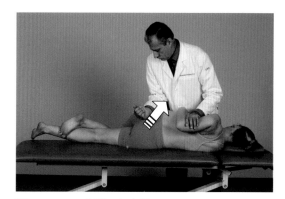

**图11-118** 步骤7和步骤8

# 骨盆部

## 骶髂关节(髋关节)功能障碍
举例:右侧,髋骨后旋
牵引,加强前旋

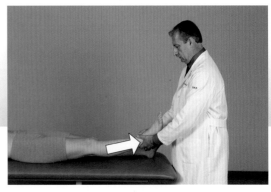

**图 11-119** 步骤 1 至步骤 3

### 诊断

**站立位屈曲试验**:阳性(右侧髂后上棘上抬)。
右侧骶髂关节被动运动减弱。

**髂前上棘**:右侧向头侧(轻度向外)。

**髂后上棘**:右侧向尾侧(轻度向内)。

**骶骨沟**:加深,右侧向前。

### 技术

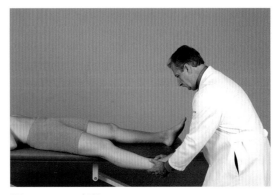

**图 11-120** 步骤 3a

1. 患者仰卧位,术者站于治疗床的足侧。

2. 术者握住患者的右踝。

3. 术者将患者的右腿抬高不超过30°,并沿右腿长轴给予向下的牵引力(白色箭头,**图11-119**)。

   a. 有些术者更偏爱将患者的下肢向床边外展10°~20°(**图11-120**)。

4. 嘱咐患者进行3~5次的缓慢呼吸,同时保持下肢的牵拉力。

5. 在最后一次呼吸的末端,术者向牵引的方向给予一个快速拉动(白色箭头,**图11-121**)。

6. 重新评估右侧骶髂关节的运动,以确定此技术是否有效。

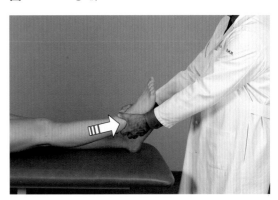

**图 11-121** 步骤 5

## 骨盆部

骶髂关节（髋关节）功能障碍
举例：左侧，髋骨后旋
利用支点的长杠杆原理，加强旋转

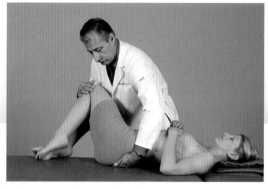

**图11-122** 步骤1至步骤4

### 诊断

**站立位屈曲试验**：阳性（左侧髂后上棘上抬）。
左侧骶髂关节被动运动减弱。

**髂前上棘**：左侧向头侧（轻度向外）。

**髂后上棘**：左侧向尾侧（轻度向内）。

**骶骨沟**：加深，左侧向前。

### 技术

1. 患者取仰卧位，术者站在患者的右侧。

2. 术者屈曲患者的双膝和双髋。

3. 术者将患者的双下肢转向术者。

4. 术者头侧手大鱼际放在患者左侧髂后上棘的下面，作为髋关节运动的支点（**图11-122**）。

5. 术者转动患者回到原来位置，使患者的体重完全通过左髂后上棘落在支点上（白色箭头，**图11-123**）。

6. 患者伸直左膝，然后缓慢地将下肢放到治疗床上（白色箭头，**图11-124和图11-125**），使左侧髋骨形成一个短—长杠杆。

7. 重新评估左侧骶髂关节的运动，以确定此技术是否有效。

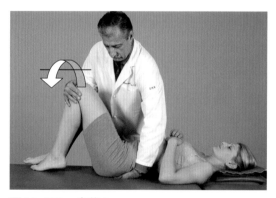

**图11-123** 步骤5

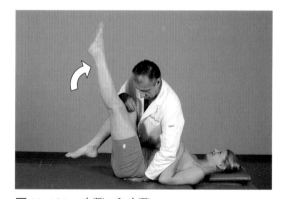

**图11-124** 步骤5和步骤6

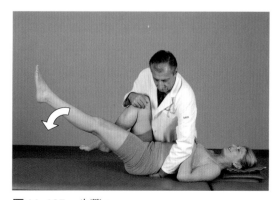

**图11-125** 步骤6

## 骨盆部

### 骶髂关节（髋关节）功能障碍
### 举例：左侧，髋骨前旋
### 短杠杆，加强旋转

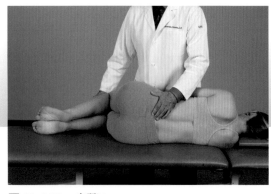

**图 11-126** 步骤 1

### 诊断

**站立位屈曲试验**：阳性（左侧髂后上棘上抬）。
左骶髂关节被动运动减弱。

**髂后上棘**：左侧向头侧（轻度向外）。

**髂前上棘**：左侧向尾侧（轻度向内）。

**骶骨沟**：左侧向后。

### 技术

1. 患者右侧卧位，术者站在床边，面对患者（**图11-126**）。

2. 术者用头侧手触及L5—S1棘突间。

3. 术者尾侧手屈曲患者的双髋和双膝，直至L5—S1棘突出现分离。

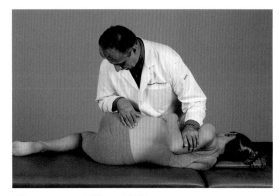

**图 11-127** 步骤 2 至步骤 5

4. 术者将患者的左腿再轻微屈曲，并跨过右腿悬于到床边，患者的右脚不能碰到地面。

5. 术者将尾侧前臂放在患者的左侧髂后上棘和大转子连线间，同时将头侧手或前臂放在患者左肩（**图11-127**）。

6. 术者引导患者轴向旋转，将患者左肩向背后推动，同时将骨盆向腹前反向旋转（白色箭头，**图11-128**），直至在左骶髂关节处能触及骶骨的运动。

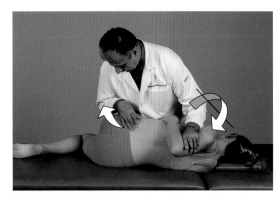

**图 11-128** 步骤 6

7. 如果没有触及骶骨运动，术者抓住患者右上肢向前拉动，直至在左骶髂关节处诱发出旋转运动。

8. 患者放松无抵抗时，术者沿股骨长轴给予一个快速推冲（白色箭头，**图11-129**）。

9. 重新评估左侧骶髂关节的运动，以确定此技术是否有效。

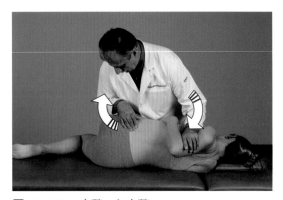

**图 11-129** 步骤 7 和步骤 8

# 骨盆部

## 骶髂关节（髋骨）功能障碍
## 举例：右侧，髋骨前旋
## 加强牵引/后旋

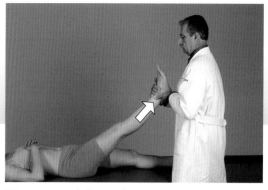

**图 11-130** 步骤 1 至步骤 3

### 诊断

> **站立位屈曲试验：**阳性（右侧髂后上棘上抬）。
> 右侧骶髂关节被动运动减弱。
>
> **髂后上棘：**右侧向头侧（轻度向外）。
>
> **髂前上棘：**右侧向尾侧（轻度向内）。
>
> **骶骨沟：**右侧向后。

### 技术

1. 患者仰卧位，术者站在治疗床的尾端。

2. 术者握住患者的右侧踝关节。

3. 术者将患者右侧下肢抬高45°或者更高，同时沿股骨长轴方向给予牵引力（白色箭头，**图11-130**）。

4. 维持牵引的同时，嘱咐患者进行3～5次的缓慢呼吸，在每一次呼气的末端，加大牵引的力量（**图11-131**）。

5. 在最后一次呼气末，术者在牵引的方向在施加一个快速拉动（白色箭头，**图11-132**）。

6. 重新评估右侧骶髂关节的运动，以确定此技术是否有效。

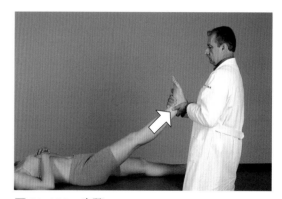

**图 11-131** 步骤 4

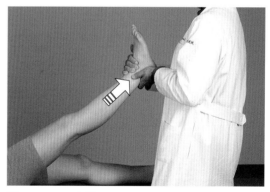

**图 11-132** 步骤 5

## 上 肢

腕部：腕关节屈曲功能障碍
短杠杆，加强伸展
举例：腕关节远端，屈曲（腕背）

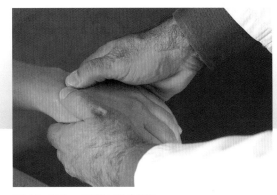

**图 11-133** 步骤 1 和步骤 2

### 诊断

**症状**：腕关节不适，伴不能完全伸腕。

**触诊**：腕背部可触及骨性隆起，和（或）单独一块腕骨压痛。

### 技术

1. 患者坐在椅子上，术者面对患者站立。

2. 术者握住患者的腕关节，同时用双手大拇指握住腕背部（**图 11-133**）。

3. 术者用双手大拇指找出腕背部有功能障碍的腕骨。

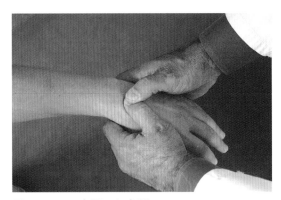

**图 11-134** 步骤 3 和步骤 4

4. 术者用一手拇指按住移位的腕骨，并用另一手拇指按压在此拇指上增加固定，其余手指环绕在手掌侧面（**图 11-134**）。

5. 在维持对受累腕骨压力的同时（白色箭头，**图 11-135**），给予挥鞭样抖动（本技术中不需要牵引）。

6. 重新评估突出的腕骨和腕关节活动范围，以确定此技术是否有效。

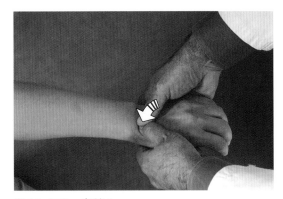

**图 11-135** 步骤 5

# 上　肢

## 肘部：肱尺关节屈曲功能障碍
## 短杠杆,加强伸展
## 举例：右侧,肱尺关节屈曲

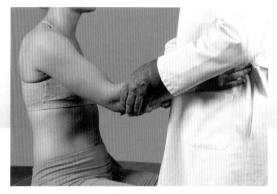

**图11-136** 步骤1和步骤2

### 诊断

　　**症状**：肘关节不适。

　　**运动**：不能完全伸肘。

　　**触诊**：肘关节充分伸直时可触及肱骨鹰嘴窝变平。

### 技术

1. 患者坐在治疗床上,术者站在患者的面前。

2. 术者用肘和腰部夹住患侧的腕关节(**图11-136**)。

3. 术者将双手大拇指按压在患者肘前窝区域。

4. 朝向地面方向进行牵引,使肘关节进一步屈曲(白色箭头,**图11-137**)。

5. 从下而上朝向肩关节方向给肘关节施加挤压力(白色箭头,**图11-138**),保持压力直至肘关节完全被伸直(白色箭头,**图11-139**)。

6. 重新评估肘关节的活动范围,以确定此技术的有效性。

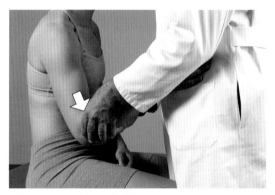

**图11-137** 步骤3和步骤4

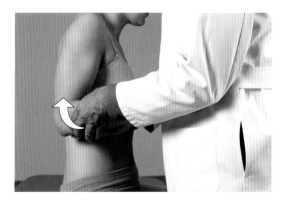

**图11-138** 步骤5

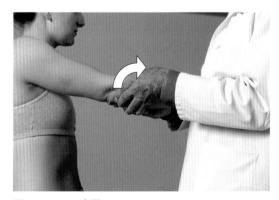

**图11-139** 步骤5

# 上 肢

## 肘部：肱尺关节伸展功能障碍
## 短杠杆，加强屈曲
## 举例：右侧，肱尺关节伸展

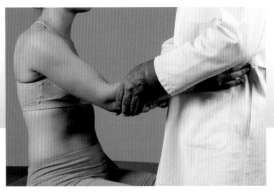

**图11-140** 步骤1至步骤3

### 诊断

症状：肘关节不适。

运动：肘关节不能完全屈曲。

触诊：肘关节伸直时未能触及尺骨鹰嘴窝。

### 技术

1. 患者坐在治疗床上，术者站在患者的面前。

2. 术者用肘和腰部固定患侧的腕关节。

3. 术者将双手大拇指按在患者肘前窝区（**图11-140**）。

4. 术者给予患侧肘关节向地面的牵引力（白色箭头，**图11-141**），并嘱咐患者做轻微抵抗（黑色箭头处，**图11-141**～**图11-143**）。患者肘关节完全被伸直的过程中持续给予牵引（白色箭头，**图11-142和图11-143**）。

5. 重新评估肘关节伸展运动，以确定此技术的有效性。

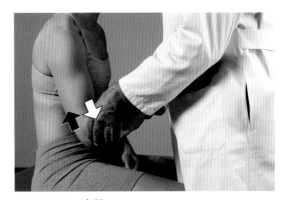

**图11-141** 步骤4

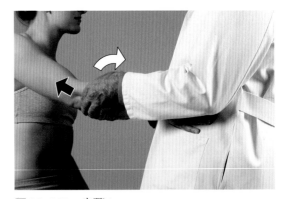

**图11-142** 步骤4

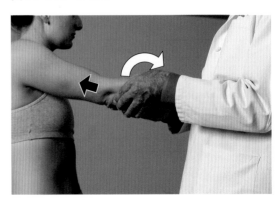

**图11-143** 步骤4

# 上 肢

肘部：桡骨头向前功能障碍
长杠杆/支点，加强旋前
举例：右侧桡骨头，向前（旋后）

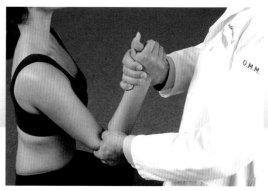

**图11-144** 步骤1和步骤2

## 诊断

**症状**：桡骨头不适。

**运动**：前臂被动旋前缺失。

**触诊**：桡骨头前向突出伴压痛。

## 技术

1. 患者坐在椅子上，术者站在患者的面前。

2. 术者用一只手握住患者受累手臂，如同和患者握手一样，用另一手大拇指放置在桡骨头的前方（**图11-144**）。

3. 术者将前臂旋前直至达到受限区域。

4. 患者完全放松，术者将患者的前臂轻微屈曲和旋前，同时保持大拇指对于桡骨头前侧的压力（**图11-145**）。

5. 重新评估前臂的旋前角度和触诊桡骨头突出的改善程度，以确定本技术的有效性。

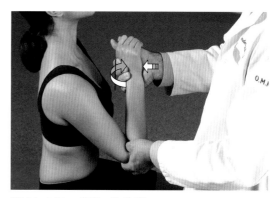

**图11-145** 步骤3和步骤4

# 上 肢

## 肘部：桡骨头向后功能障碍
## 长杠杆/支点，加强旋后
## 举例：右侧桡骨头，向后（旋前）

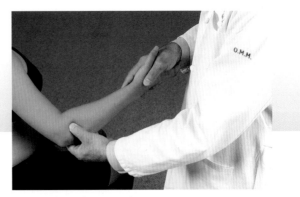

**图 11-146** 步骤 1 和步骤 2

### 诊断

> **症状**：桡骨头不适。
>
> **运动**：前臂被动旋后缺失。
>
> **触诊**：桡骨头后向突出伴压痛。

### 技术

1. 患者坐在治疗床上，术者站在患者的面前。

2. 术者用一只手握住患者受累的手臂，如同和患者握手一样，用另一手大拇指放置在桡骨头的后方（**图 11-146**）。

3. 术者将前臂旋后直至达到受限区域。

4. 患者完全放松，术者将患者的前臂逐渐伸展和旋后，同时保持大拇指对于桡骨头后侧的压力（**图 11-147**）。

5. 重新评估前臂的旋后角度和触诊桡骨头突出的改善程度，以确定本技术的有效性。

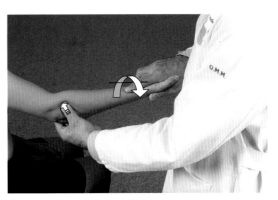

**图 11-147** 步骤 3 和步骤 4

# 上 肢

## 肘部：肱尺关节"外展"功能障碍
## 长/短杠杆,加强内收/外侧滑动
## 举例：右侧尺骨,外展伴内侧滑动

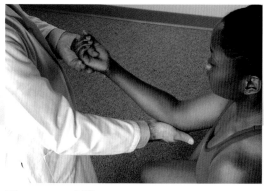

**图11-148** 步骤3

### 诊断

**症状**：肘关节内侧或外侧（桡骨头）不适。

**视诊**：提携角增大。

**运动**：内收时尺骨近端向外侧滑动受限。

**触诊**：尺骨远端向外,鹰嘴向内。

### 技术

1. 患者坐在治疗床上,术者站在患者的面前（仰卧位也可以）。

2. 术者左手握住患者的右侧前臂远端,并保持其解剖体位。

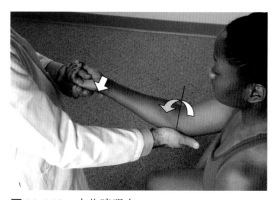

**图11-149** 内收障碍点

3. 术者右手或手掌"扣"在患者右尺骨鹰嘴,同时大鱼际放在尺骨内侧（**图11-148**）。

4. 术者缓慢伸展患者的肘关节,达到伸展受限的"羽毛边缘",然后按住肘关节内侧,将前臂远端向内达到尺骨远端内收受限的"羽毛边缘"（白色箭头,**图11-149**）。

5. 患者完全放松,术者用左手固定患者尺骨远端（或腕关节）,迅速将患者的肘关节（或前臂）小幅伸展（白色短曲线箭头）和内收（白色箭头）。与此同时,术者右手在尺骨鹰嘴的内侧给予从内到外的快速推冲（白色间断箭头,**图11-150**）。

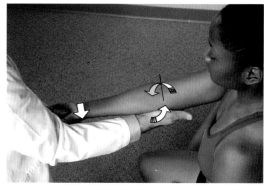

**图11-150** 步骤5,对尺骨鹰嘴的内侧给予从内到外的快速推冲

6. 重新测试肱尺关节运动,评估肘关节提携角,以确定本技术的有效性。

## 上 肢

### 肘部：肱尺关节"内收"功能障碍
### 长/短杠杆,加强外展/内侧滑动
### 举例：右侧,尺骨内收伴外侧滑动

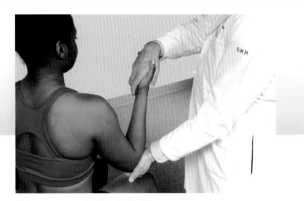

**图 11-151** 步骤 1 至步骤 3

**诊断**

**症状：** 肘关节内侧或外侧（桡骨头）不适。

**视诊：** 提携角减小。

**运动：** 外展时尺骨近端向内侧滑动受限。

**触诊：** 尺骨远端向内,鹰嘴向外。

**技术**

1. 患者坐在治疗床上,术者站在患者的面前（仰卧位也可以）。

2. 术者右手握住患者的右侧前臂远端,并保持在解剖体位。

3. 术者左手或手掌"扣"在患者右尺骨鹰嘴下,同时大鱼际放在尺骨外侧（**图 11-151**）。

4. 术者缓慢伸展患者的肘关节达到伸展受限的"羽毛边缘",然后按住肘关节内侧,使远端前臂向外达到远端尺骨外展障碍的"羽毛边缘"（白色箭头,**图 11-152**）。

5. 患者完全放松,术者迅速将患者的肘关节（或前臂）小幅伸展（白色轴向弧形箭头处）,同时在尺骨鹰嘴的外侧给予从外到内的快速推冲（白色间断箭头处）,并且术者用右手给患者尺骨远端（或腕关节）外向的推力（白色短弯箭头处,**图 11-153**）。

6. 重新测试肱尺关节运动,评估肘关节提携角,以确定本技术的有效性。

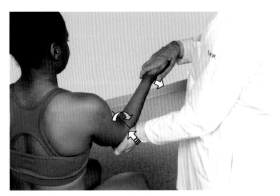

**图 11-152** 步骤 4,外展障碍点

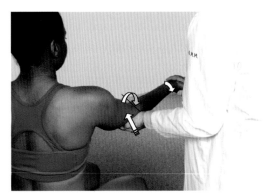

**图 11-153** 步骤 5,尺骨鹰嘴的外侧给予从外到内的快速推冲

## 下 肢

### 胫骨近端向前功能障碍
### 短杠杆,加强胫骨向后
### 举例:右侧胫骨,向前(股骨向后)

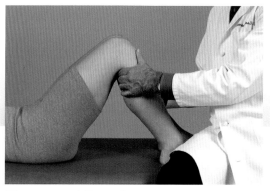

**图 11-154** 步骤1至步骤3

#### 诊断

　　**症状**:膝关节不适,不能舒适伸展膝关节。

　　**运动**:胫骨向后滑动受限(类似抽屉试验),伴向前自由活动缺失。

　　**触诊**:胫骨粗隆处凸起。

#### 技术

1. 患者仰卧位,功能障碍一侧的膝关节屈曲90°,脚放在治疗床上。

2. 术者坐在患者的脚上,将其固定在治疗床上。

3. 术者双手大鱼际放在胫骨平台的前方,其余手指环绕小腿(**图11-154**)。

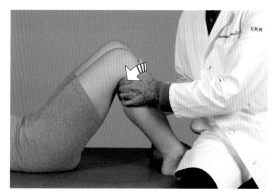

**图 11-155** 步骤4

4. 膝关节向后充分自由运动后,在胫骨平台处给予平行股骨长轴的快速推动(箭头,**图11-155**)。

5. 重新评估膝关节的向前滑动范围和膝关节活动范围,以确定本技术的有效性。

## 下　肢

### 胫骨近端向前功能障碍
### 短杠杆/牵引,加强胫骨向后
### 举例:右侧胫骨向前(股骨向后)

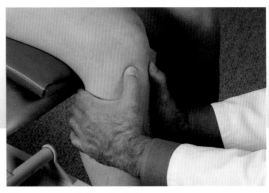

**图 11-156** 步骤 1 和步骤 2

### 诊断

　　**症状:** 膝关节不适,不能舒适地伸膝。

　　**运动:** 胫骨向后滑动受限(抽屉试验),伴向前自由活动缺失。

　　**触诊:** 胫骨粗隆处凸起。

### 技术

1. 患者坐在治疗床边,大腿下垫软枕作为垫子。

2. 术者双手大拇指放置在胫骨平台的前方,其余手指环绕小腿(**图 11-156**)。

3. 术者上下弹动大腿以使大腿肌肉完全放松(白色箭头,**图 11-157**)。

4. 给予膝关节一个垂直朝向地面的快速牵拉,同时,用双侧大拇指给予向后的快速推动(白色箭头,**图 11-158**)。

5. 重新评估膝关节的向前滑动程度和关节活动范围,以确定本技术的有效性。

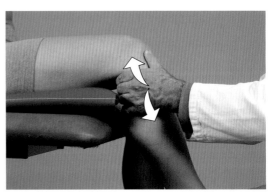

**图 11-157** 步骤 3

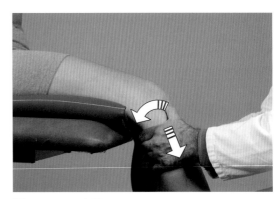

**图 11-158** 步骤 4

# 下 肢

## 胫骨近端向后功能障碍
## 短杠杆,加强胫骨向前
## 举例:左侧胫骨,向后(股骨向前)

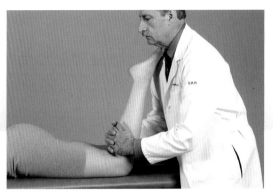

**图 11-159** 步骤 1 至步骤 3

### 诊断

**症状**:膝关节不适,不能舒适地屈膝。

**运动**:胫骨向前滑动受限(抽屉试验),伴膝关节向后自由活动缺失。

### 技术

1. 患者俯卧位,受累侧膝关节屈曲尽可能达到90°。

2. 术者站或坐在治疗床尾侧,患者受累侧足背放置在术者的肩前内侧。将患者的足放在术者肩上可以跖屈踝关节,放松腓肠肌,降低肌张力。

3. 术者双手十指交叉,环绕腘窝远侧的胫骨平台近端(**图 11-159**)。

4. 术者用双手给予朝向自己、与治疗床平行的快速拉动(白色箭头,**图 11-160**)。

5. 重新评估胫骨向后滑动范围,并检查膝关节活动范围,以确定本技术的有效性。

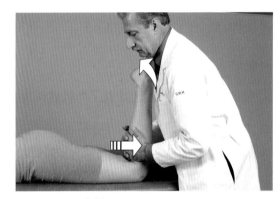

**图 11-160** 步骤 4

## 下 肢

### 胫骨近端向后功能障碍
### 短杠杆,加强胫骨向前
### 举例：右侧胫骨,向后（股骨前向）

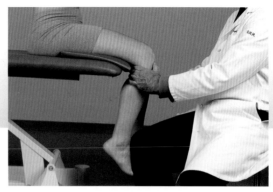

**图11-161** 步骤1和步骤2

### 诊断

**症状**：膝关节不适,不能舒适地屈膝。

**运动**：胫骨向后滑动受限（类似抽屉试验）,伴膝关节向前自由活动缺失。

### 技术

1. 患者坐在治疗床边上,大腿下垫软枕作为垫子。

2. 术者双手大拇指放置在胫骨平台的前方,其余手指环绕小腿并且接触到腘窝,同时给予膝关节轻微屈曲,使足可以放在治疗床边的下方（**图11-161**）。

3. 术者上下弹动大腿以使大腿肌肉完全放松。

4. 牵拉膝关节并给予垂直朝向地面的快速牵拉（白色箭头,**图11-162**）,同时用按住腘窝的手指给予向前的闪动力。

5. 重新评估膝关节的向前滑动范围和关节活动范围,以确定本技术的有效性。

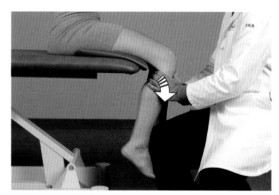

**图11-162** 步骤3和步骤4

# 下 肢

## 腓骨近端向前功能障碍
## 短杠杆,加强内翻时向后运动
## 举例:右侧,腓骨向前

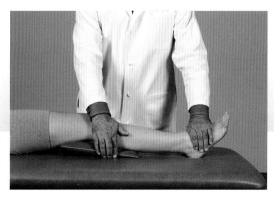

**图 11-163** 步骤1至步骤3

### 诊断

**症状**:下肢外侧酸痛、肌肉痉挛伴腓骨近端压痛。

**运动**:腓骨近端前向滑动增加,后向滑动受限。

**病史**:常继发于内踝扭伤,迫使踝关节背屈和膝过伸等损害。

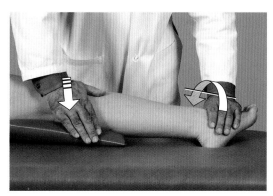

**图 11-164** 步骤4至步骤5

### 技术

1. 患者仰卧位,受累侧的膝关节下方垫一软枕以保持膝关节微屈位。

2. 术者尾侧手内旋患者的踝关节,使近端腓骨更向前。

3. 术者将头侧手的掌根部放置在腓骨近端的前部(**图 11-163**)。

4. 术者施加从腓骨头直向治疗床的快速推冲(白色脉冲箭头处,**图 11-164**)。

5. 同时,在踝关节处给予内旋推力(白色弯曲箭头处,**图 11-164**)。

6. 重新评估近端腓骨向前滑动运动,以确定本技术的有效性。

# 下 肢

## 膝关节:腓骨头功能障碍
## 长杠杆,加强支点/外翻
## 举例:左侧,腓骨头向后

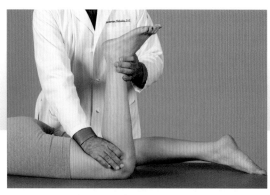

**图 11-165** 步骤1至步骤4

### 诊断

**症状:** 膝外侧疼痛、踝关节超过正常恢复时间的持续疼痛。

**运动:** 腓骨头向后滑动增加,向前滑动减少。

**触诊:** 腓骨头疼痛;腓骨头后方突起。

**病史:** 常继发于踝关节内翻扭伤。

### 技术

1. 患者俯卧位,受累膝关节屈曲90°。

2. 术者站在受累膝关节的对侧床边。

3. 术者头侧手的示指掌指关节放在受累腓骨头的后方,同时小鱼际卡在腘绳肌之间,在膝关节后方形成一个楔形。

4. 术者尾侧手握住受累侧的踝关节,逐渐屈曲膝关节直至达到限制性障碍点(**图 11-165**)。

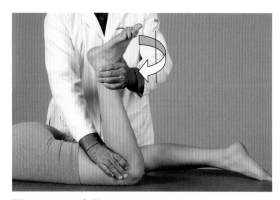

**图 11-166** 步骤5

5. 将患者的足和小腿缓慢外旋使腓骨头向后移动,对抗术者头侧手形成的支点(白色箭头,**图 11-166**)。

6. 术者尾侧手控制患者足和小腿,给予患者足向臀部的快速推动,从某种程度上可使膝关节屈曲增加(白色箭头,**图 11-167**)。而术者头侧手形成的楔形支点用于阻止此类活动。

7. 重新评估腓骨头的运动,触诊腓骨是否恢复正常位置,以确定本技术的有效性。

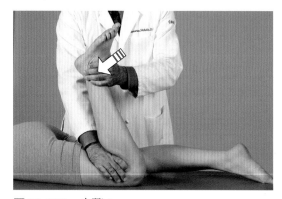

**图 11-167** 步骤6

# 下 肢

## 膝关节：内侧半月板功能障碍
## 长杠杆,加强牵引
## 举例：右侧,内侧半月板内前位

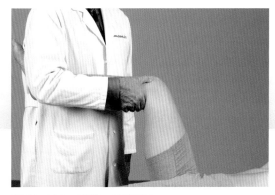

**图 11-168** 步骤1至步骤3

### 诊断

症状：膝关节内侧不适,膝关节有交锁感且完全伸展受限。

阳性体征：髌腱内侧可触及凸起的半月板,半月板回旋挤压试验阳性,研磨试验阳性。

### 技术

1. 患者仰卧位屈髋屈膝。

2. 术者站在受累侧的床边。

3. 术者用腋下夹住受累侧下肢的踝关节,抵在侧胸壁(**图11-168**)。

4. 术者内侧手拇指按压凸起的半月板,外侧手的手指按压在内侧手拇指上,以加强固定。术者也可以用手指的掌面加强拇指,但必须固定在髌骨远端(**图11-169**)。

5. 术者在膝关节上给予一个外翻力,并且外旋足部(白色箭头,**图11-170**)。

6. 保持此姿势,用拇指对内侧半月板给予中等到重度压力,保持压力直至膝关节完全被动伸直(**图11-171**)。

7. 重新评估膝关节活动范围,以确定本技术的有效性。

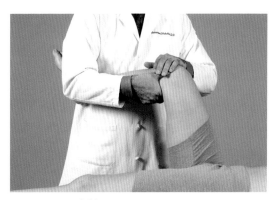

**图 11-169** 步骤4

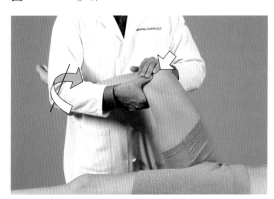

**图 11-170** 步骤5

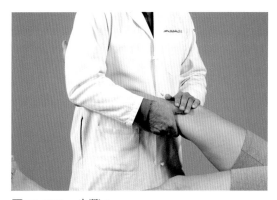

**图 11-171** 步骤6

## 下 肢

### 胫骨远端向前功能障碍
### 短杠杆,加强胫骨向后
### 举例:左侧,胫骨相对距骨向前

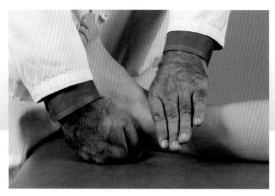

**图 11-172** 步骤1至步骤3

**诊断**

　　**踝关节抽屉试验:**向前滑动缺失(自由活动),
伴后抽屉试验减弱

**技术**

1. 患者仰卧位,术者站在治疗床的尾端。

2. 术者用一只手握住跟骨以固定足部(可以进行
   轻度的牵伸)。

3. 术者用另一只手握住踝关节近端胫骨前部
   (**图 11-172**)。

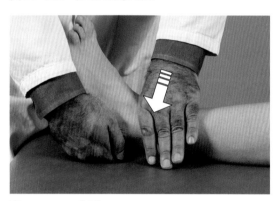

**图 11-173** 步骤4

4. 施加胫骨垂直治疗床方向的闪动力(白色箭头,
   **图 11-173**)。

5. 重新评估踝关节活动范围,以确定本技术的有
   效性。

## 下 肢

### 胫骨远端向后功能障碍
### 短杠杆,加强牵引
### 举例：左侧,胫骨相对距骨向后

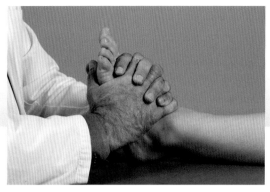

**图 11-174** 步骤 1 至步骤 3

**诊断**

　　**踝关节抽屉试验**：向后的滑动丧失（自主活动），伴前抽屉试验减弱

**技术**

1. 患者仰卧位,术者站在治疗床的尾端。

2. 术者双手环绕患者的足部,手指交叉放在脚背处。

3. 术者双手拇指在足前部持续加压,直至足部背屈至运动障碍点（**图 11-174**）。

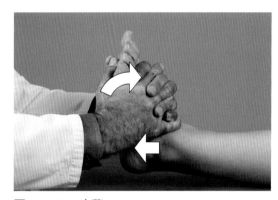

**图 11-175** 步骤 4

4. 沿小腿施加牵引力,同时增加足部背屈角度（白色箭头,**图 11-175**）。

5. 术者给予足部施加快速牵引,同时增加足部背屈角度（白色箭头,**图 11-176**）。

6. 重新评估踝关节活动范围,以确定本技术的有效性。

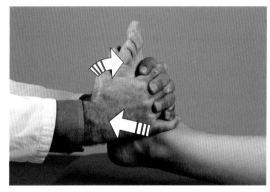

**图 11-176** 步骤 5

## 下 肢

### 楔骨,足底功能障碍
### 短杠杆(挥鞭样),向足背侧加强
### 举例:右侧,第1楔骨跖屈

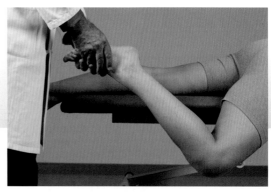

**图 11-177** 步骤1至步骤3

**诊断**

**症状**:足底不适。

**运动**:纵弓和前足不容易内翻。

**触诊**:在足底可触及功能障碍楔骨的突起,伴有疼痛。

**技术**

1. 患者俯卧位,受累侧下肢屈膝放在床边。

2. 术者站在治疗床尾侧。

3. 术者的双手环绕足部,双手拇指放置在下移的楔骨上(**图11-177**)。

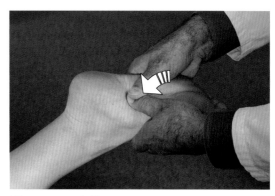

**图 11-178** 步骤4

4. 在受累楔骨上,用双手拇指向足底方向给予挥鞭样快速推冲(白色箭头,**图11-178**)。

5. 重新评估前足运动和触诊下移的楔骨,以确定本技术的有效性。

本技术同样适用于近端跖骨的跖屈功能障碍。

# 下 肢

跖骨, 足底功能障碍
利用支点的长杠杆, 向足背侧加强
举例: 左侧, 第5跖骨底

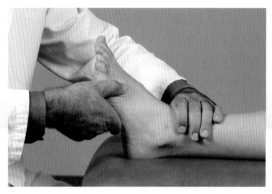

**图 11-179** 步骤1至步骤4

**诊断**

　　**病史**: 通常继发于踝关节内翻扭伤后。

**技术**

1. 患者仰卧位。

2. 术者坐在治疗床尾侧, 稳定患者的脚踝。

3. 术者用一手拇指放置在第五跖骨的远端背侧。

4. 术者将示指掌指关节放置在第5跖骨基底部的下方 (**图 11-179**)。

5. 两侧手指同时给予快速推冲, 拇指向足底部施加按压力, 示指从足底部向足背部给予按压力 (白色箭头, **图 11-180**)。

6. 重新评估第5跖骨基底部的位置和疼痛, 以确定本技术的有效性。

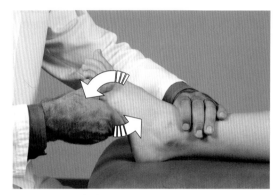

**图 11-180** 步骤5

## 下 肢

### 骰骨,足底功能障碍
### 短杠杆(挥鞭样),向足背侧加强
### 举例：右侧,足底旋转

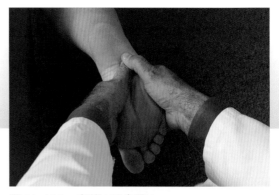

**图 11−181** 步骤1至步骤4

#### 诊断

**疼痛**：足外侧跖面靠近第5跖骨基底部的近端,并有腓骨长肌肌腱附着。

**触诊**：第5跖骨茎突远端沟槽较正常更深；足底面外侧可触及骰骨的突起。

**病史**：通常继发于踝关节内翻扭伤后。

#### 技术

1. 患者俯卧位,膝关节屈曲30°。

2. 术者站在治疗床尾侧。

3. 术者将拇指放在足内侧骰骨足底突出部。

4. 术者另手拇指放在足外侧,以加强内侧拇指固定力(**图11−181**)。

5. 内收前足以增加足外侧的间隙(**图11−182**)。

6. 朝向足外侧施加挥鞭样的快速推动(白色箭头,**图11−183和图11−184**)。

7. 重新评估骰骨的位置和压痛,以确定本技术的有效性。

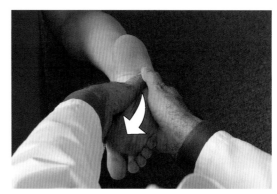

**图 11−182** 步骤5

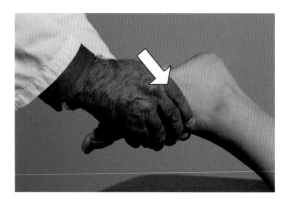

**图 11−183** 步骤6

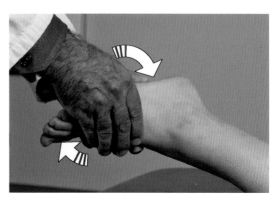

**图 11−184** 步骤6

# 参考文献

［1］ Chila AG, exec.ed. Foundations of Osteopathic Medicine. 3rd ed. Baltimore, MD: Lippincott Williams & Wilkins, 2011.

［2］ Iatridis JC, Weidenbaum M, Selton LA, et al. Is the nucleuspulposus a solid or fluid? Mechanical behavior of thenucleus pulposus of the human intervertebral disc. Spine 1996; 21(10): 1174−1184.

［3］ Heilig D. The thrust technique. J Am Osteopath Assoc 1981; 81: 244−248.

［4］ Greenman P. Principles of Manual Medicine. 2nd ed. Baltimore, MD: Williams & Wilkins, 1996.

［5］ Kimberly P. Outline of Osteopathic Procedures: The Kimberly Manual. Marceline, MO: Walsworth Publishing Co., 2006.

# 第十二章

## 协调位放松技术

### 技术原理

协调位放松（Facilitated positional release, FPR）技术是一种患者被动接受的间接技术，因此，它与其他间接整骨技术，特别是肌筋膜放松技术、平衡韧带张力技术、关节韧带应力平衡技术等遵循相同的原则。其体位非常类似于摆位放松技术和Still技术初始阶段的间接体位。整骨原则教育委员会（ECOP）将FPR定义为"由整骨医生斯坦利·希厄维茨（Stanley Schiowitz）发展起来的一个间接的肌筋膜放松治疗体系。将躯体需治疗的部分摆在中立位上，减少组织和关节在各个平面上的张力，逐渐施加一个外力（压力或扭转力）"[1]。该技术的主要目标是减少异常的肌张力增高（浅层和深层肌肉），并恢复受限关节的运动。

与摆位放松技术一样，FPR的主要神经生理学机制可能是调节 I α 传入纤维和 γ 传出纤维活动的相互关系[1-3]。如果将机体功能失调的部分摆放在适当的体位，梭内纤维可能恢复正常长度，随之降低了梭外肌纤维的张力；这样就可以减少该部位肌梭的张力，从而进一步减少 I α 传入冲动，持续这种有益的交互作用，最终会使肌肉放松恢复到其正常长度和张力[4]。这种治疗方式还有其他的益处，可能是治疗体位改善了淋巴和静脉回流的继发效用，还可能与生物电影响体液动力学分布和局部代谢过程有关。

在这种技术中，体位摆放原则是间接治疗的基础，因此，术者要试着将有功能障碍的节段、肌肉或其他肌腱韧带结构顺着其容易运动或减少张力的方向摆放。首先试着将功能障碍的筋膜或关节置于中立位，希厄维茨将其描述为平展脊柱的曲度（小关节平面处于脊柱开始屈曲和伸展之间的位置）。对于屈曲或伸展功能障碍的患者，初始体位的目的使脊柱的曲度平展并找到躯体的功能障碍的中立位。这对于 II 型功能障碍是常用的；而针对 I 型功能障碍，较小的屈曲和（或）伸展位置是必需的。

如果治疗重点是肌张力增高和肌紧张（张力在 x，y 和 z 轴任一维度上都不占主导），就要将高张力的肌群置于易放松的体位。这种观点是建立在对异常组织结构的触诊以及它们对于不同体位反应的基础上的。如果功能障碍的肌群引起了胸部前方肌肉的紧张，屈曲可能是最容易放松的体位。胸后肌群张力增高通常会在伸展位下舒缓放松[2]。

这种技术与其他间接技术比较最主要差别就是其强化放松的机制。迪焦万纳（DiGiovanna）和希厄维茨将此描述为促进肌肉的力[1-3]。这可能是一种压力，但这种压力可以使各方向的运动更容易或肌张力降低。因为躯体（脊柱和四肢）大部分功能障碍都含有侧弯和旋转成分，术者在采用该技术调整体位时，通常需要施加某种形式的扭转力（即侧弯结合旋转）。通过助力手法调整好合适的放松体位后，术者往往要保持治疗体位3～5秒，再将患者恢复到中立位（治疗前体位），接着通过触诊感受组织结构质地变化、活动受限程度、不对称性和疼痛(敏感性)等,重新评估功能障碍情况。患者保持放松体位3~5秒后,术者可有选择地施加一个非常快速的关节(断续的)弹动力。这是通过快速间接/直接的闪动力产生极小的位移而实现的。希厄维茨博士原来的描述中并不包括此内容,但后来他在费城整骨学院Heilig研讨会上演讲时描述了这个"秘籍"。(SchiowitzS. Personal communication. Heilig Symposium, 2007. Philadelphia, PA:PhiladelphiaCollege of osteopathic Medicine.)

## 技术分类

### 间接

与所有间接技术一样,术者尝试着将患者体位调整到肌筋膜组织张力减少的方向或是可自由活动的方向。

## 技术类型

### 肌筋膜(肌张力增高)

用FPR治疗肌张力增高,术者需要平展治疗区域的脊椎曲度或四肢,并向关节施加压力;然后术者评估组织结构的质地变化(如紧张、缺乏弹性、松软),并调整患者体位,直到这些功能障碍的指标尽可能降低;接着,术者施加适当的助力(额外的压力和扭转力),保持3~5秒,最后将受累区域恢复到中立位,重新评估。当术者难以确定功能障碍的首要原因(如肌筋膜因素,还是关节因素)时,建议开始先使用这种技术。它的疗效类似于间接肌筋膜松解术和摆位放松技术。

## 关节的(椎间和节段间x,y,z轴)功能障碍

在关节技术中,术者采用触诊方法探查节段间(关节)功能障碍的原发因素。这些因素通常包括组织质地的变化、运动受限、不对称性运动(也可能是对称性运动的减少)、末端感觉或关节自由运动质量和疼痛,节段间运动受限和不对称是最明显的特性。术者需先平展待治疗区域脊柱的前后曲度。平展脊柱曲线的目的不是要减少该脊柱区局部的生理前凸或后凸,而是帮助形成长杠杆的束缚效应,以便施加的助力能定向达到特定的功能障碍位置,正如其他技术(如HVLA、ME等)那样,能确保施加的助力定向地穿过功能障碍受限区。功能障碍节段应该被摆放在所有受累平面都可容易活动的体位。接下来,术者施加适当的轴向助力(压力和扭转力),保持静止3~5秒。

## 适应证

肌筋膜或关节的躯体功能障碍。

## 禁忌证

1. 中度至重度的关节不稳。
2. 体位摆放可能会加重的椎间盘突出。
3. 中度至重度椎间孔狭窄,尤其是治疗节段有神经根刺激症状者,如果体位摆放可能导致椎间孔进一步缩小引起症状加重。
4. 体位摆放可能加重损伤的严重扭伤和拉伤。
5. 某些先天性畸形或其他问题,需要治疗功能障碍部位不可能完成的一些体位(如关节强直)。
6. 椎基底动脉供血不足。

## 一般注意事项与规则

术者必须做出准确的诊断,并尽可能区分是肌筋膜问题还是关节功能障碍。术者应先平展患者脊柱前后曲度,然后摆放至一个最放松的体位,或可最大限度地减少肌筋膜紧张的体位。施加一个同时伴有侧屈和(或)旋转(扭转)和压力的助力,保持3~5秒;也可以使用弹拨力。

## 规则要点

### 原发性肌筋膜功能障碍

1. 做出诊断(组织质地异常)。

2. 平展脊柱前后曲度,减少肌筋膜紧张。

3. 施加按压或扭转的助力(注意:这可以在这一步或在步骤4之后完成)。

4. 将功能障碍的肌筋膜结构摆放至最放松(缩短、放松)的体位。

5. 持续3~5秒,然后缓慢释放压力,同时返回中立位。

6. 术者重新评估功能障碍的要素[组织质地异常、体位的不对称、活动受限、压痛(即四大指征TART)]。

### 原发性关节(x轴,y轴,z轴)Ⅰ型和Ⅱ型功能障碍

1. 做出诊断(如区分Ⅰ型或Ⅱ型)。

2. 平展(屈曲或伸展)治疗区域脊柱前后曲度。

3. 施加助力(压力或扭转力)。

4. 将功能障碍区域朝着更容易屈曲或伸展的方向活动。

5. 将功能障碍区域朝着更容易侧弯和旋转的方向运动。

6. 持续3~5秒(可能会加入几个快速、断续的推冲力),缓慢释放压力,同时返回中立。

7. 重新评估功能障碍的要素(四大指征TART)。

# 颈 部

## 右侧枕下肌肌张力增高

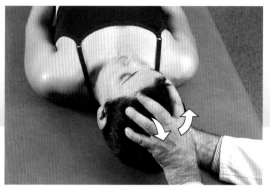

**图 12-1** 步骤 1 至步骤 5

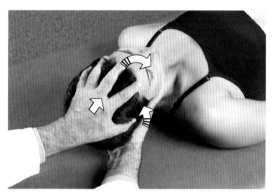

**图 12-2** 步骤 1 至步骤 5

1. 患者仰卧,术者坐在治疗床的头侧。

2. 术者右手轻轻托起患者头枕部和上颈部。

3. 术者左手放在患者的头上,通过轻轻平展颈椎前后曲度(轻度屈曲),使颈椎更接近中立位。

4. 术者左手施加一个轻柔[0.45 kg(1磅)或更小]轴向挤压。

5. 在保持压力的同时,术者轻轻调整患者的头颈部,使其伸展并向右侧弯和旋转(箭头,**图 12-1和图 12-2**),直到组织和肌肉张力最大限度地降低。

6. 术者保持这个体位3～5秒,然后缓慢释放压力,同时返回中立位。

7. 如果在几秒钟内没有触摸到肌肉的放松,应释放轴向压力,再重复步骤3至步骤6。

8. 术者重新评估治疗部位功能障碍的要素(四大指征)。

## 颈 部

### C2—C7功能障碍
### 举例：C4 FSRRR（屈曲位右侧弯右旋转）

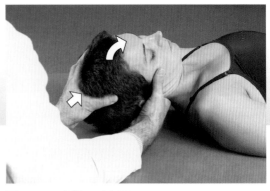

**图 12-3** 步骤1至步骤5

1. 患者仰卧，术者坐在治疗床的头侧。

2. 术者右手轻轻地支撑颈区。

3. 术者左手放在患者的头上，通过轻轻平展颈椎前后曲度（轻度屈曲），使颈椎更接近中立位。

4. 用左手施加柔和（0.45 kg或更小）的轴向（箭头）挤压。

5. 保持压力的同时，术者轻轻地将患者的头部屈曲右侧弯和旋转（箭头），直到组织和肌肉张力最大限度地降低（**图 12-3**、**图 12-4**）。

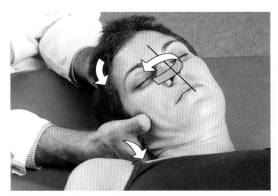

**图 12-4** 步骤1至步骤5

6. 术者保持3～5秒，然后缓慢释放压力，同时恢复到中立位。

7. 如果在几秒钟内没有触摸到肌肉的放松，应释放轴向压力，并重复步骤3至步骤6。

8. 术者重新评估治疗部位功能障碍的要素（四大指征）。

## 胸 部

### T4—T12"伸展"功能障碍
### 举例：T6 ESRRR(伸展位右侧弯右旋转)

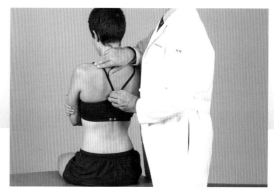

**图12-5** 步骤1至步骤3

1. 患者坐在治疗床边缘，术者站在患者右侧，稍靠后。

2. 术者左手监控患者T6和T7棘突及T6右侧横突的功能障碍。

3. 术者右前臂后部放在患者右上斜方肌(肩胛带)处，右前臂前部和手跨过患者上背部放在患者颈后(**图12-5**)。

4. 患者坐直，挺胸，使正常胸椎曲度变直变平，在T6水平可触及胸椎的伸展。

5. 术者的右前臂施加一个温和(0.45 kg或以下)的挤压。

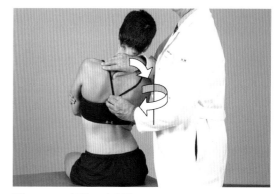

**图12-6** 步骤4至步骤6

6. 在保持挤压的同时，术者右前臂(白色箭头，**图12-6**)向T6水平施加一个向尾侧向后的力，使得胸椎进一步伸展、右侧弯和右旋转。身体应被置于张力最小的平衡点。

7. 术者保持这个姿势3～5秒，然后缓慢放松挤压，同时返回中立位。

8. 如果在几秒钟内没有触及组织的放松，应释放轴向压力，并重复步骤3至步骤6。

9. 术者重新评估治疗部位功能障碍的要素(四大指征)。

# 胸 部

## 右侧,斜方肌肌张力增高

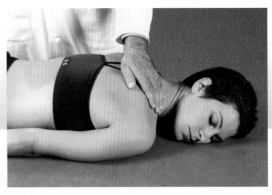

**图12-7** 步骤1至步骤3

1. 患者俯卧在治疗床上,头颈转向右侧。

2. 术者站在左侧,面对患者。

3. 术者左手触摸患者右侧张力增高的斜方肌（**图12-7**）。

4. 术者右手伸到患者肩前,握住患者右肩三角肌前部和肩锁关节区（**图12-8**）。

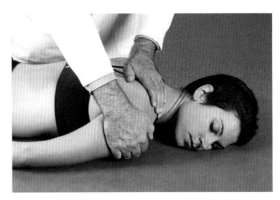

**图12-8** 步骤4

5. 术者施加一个向后向尾侧的力量（白色箭头,**图12-9**）,使得右斜方肌到达一个肌张力最小的平衡点。

6. 达到合适的位置后,术者右手再施加一个温和（0.45 kg或更少）的挤压助力（白箭头,**图12-10**）,保持3～5秒。

7. 如果在几秒内没有触及组织的放松,应停止挤压,并重复步骤3至步骤6。

8. 术者重新评估治疗部位功能障碍的要素（四大指征）。

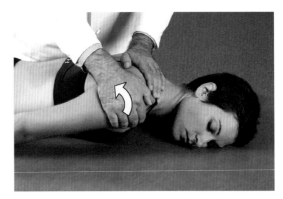

**图12-9** 步骤5

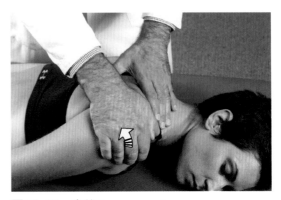

**图12-10** 步骤6

# 胸肋部

## 第1肋骨"抬高"功能障碍
## 非生理模型,重点是肌筋膜
## 举例:左侧,第1肋抬高(向后)功能障碍

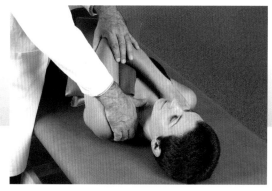

**图 12-11** 步骤1至步骤3

1. 患者仰卧,术者面对患者站在患侧。

2. 患者左臂屈肘,上臂下夹一枕头或毛巾卷。

3. 术者左手控制鹰嘴,右手示指和中指触及第1肋骨后方,监测组织质地变化(**图 12-11**)。

4. 术者左手将患者肩关节屈曲90°,然后轻轻外展内旋肩关节,达到肩周组织最放松的位置(**图 12-12**)。

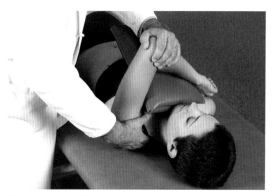

**图 12-12** 步骤4

5. 术者将患者左臂内收,同时通过左上肢向监测第1肋的示指和中指实施挤压(直线箭头,**图 12-13**),将患者的肘部向胸部枕头上推按(弯曲箭头)。

6. 保持这个位置3~5秒,可使用轻柔断续的按压。

7. 3~5秒后,将手臂内收,然后下摆,放回到体侧。

8. 术者重新评估治疗部位功能障碍的要素(四大指征)。

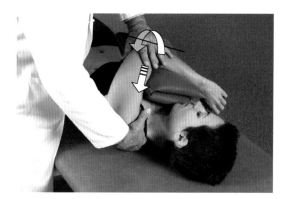

**图 12-13** 步骤5

## 胸肋部

### 第3～第10肋骨吸气功能障碍
### 举例：左第7肋，吸气/抬高功能障碍

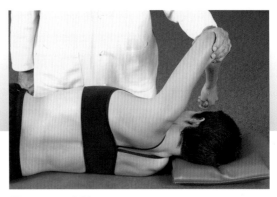

图 12-14　步骤1

1. 患者右侧卧位（侧躺），手臂屈曲和外展到大约90°，术者面向患者，站或坐在治疗床边。（**图 12-14**）。

2. 术者右手示指和（或）第三指指腹放在第7肋骨后侧方，于肋横突关节相交处。拇指放在同一肋外侧的下缘。

3. 术者右手包绕（拇指外展）第7肋的前外侧，注意不要对软肋部位施加过重的压力（**图 12-15**）。

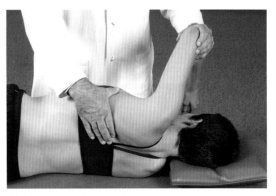

图 12-15　步骤2至步骤3

4. 术者轻轻向后方推动肋骨（箭头），试着通过这种压力使肋骨与椎骨分开（**图 12-16**）。

5. 术者通过水桶柄方向，施加一个朝向头侧即吸气更容易方向的作用力（桶柄），（箭头，**图 12-17**）。

6. 保持这个体位3～5秒，可以使用轻微断续的按压。

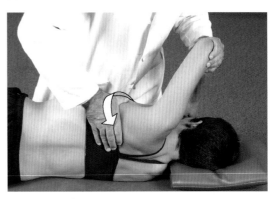

图 12-16　步骤4

7. 3～5秒后，将肋骨慢慢推回到中立位，手臂内收回落，放回体侧。

8. 术者重新评估该部位功能障碍的要素（四大指征）。

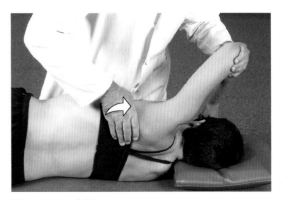

图 12-17　步骤5

## 腰 部

### L1—L5 "中立/伸展"功能障碍
### 举例：L3 NSLRR（中立位左侧弯右旋转）

1. 患者俯卧在治疗台上，腹部下可放一枕头以减少腰椎曲度。

2. 术者站在患者左侧，面对患者。

3. 术者左手监测患者L3—L4棘突和L3右侧横突（**图12-18**）。

4. 术者将左膝放在治疗床上，抵住患者的左侧髂骨。

5. 术者抓住患者右膝，将患者右踝交叉到左侧，同时将患者的右腿移动到左侧（**图12-19**）。

6. 术者重新调整右手，抓住患者右大腿，施加一个朝向背侧和外旋的力（白色箭头，**图12-20**）。当术者将这种复合运动达到一个平衡点时，左手可感受到L3—L4棘突的肌张力最小。

7. 达到合适的位置时，术者左手（箭头，**图12-21**）在L4右横突处微微施加一个（0.45 kg或更小）轴向按压，保持3～5秒。

8. 如果在几秒钟内没有触及肌肉的放松，应停止按压，并重复步骤3至步骤7。

9. 术者重新评估治疗部位功能障碍的要素（四大指征）。

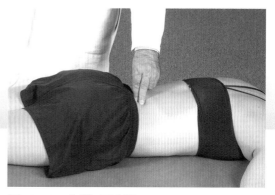

**图12-18** 步骤1至步骤3

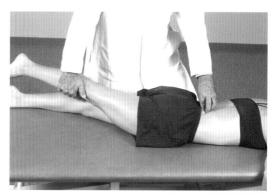

**图12-19** 步骤4至步骤5

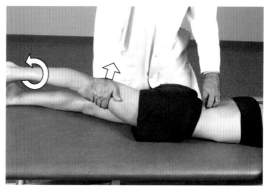

**图12-20** 步骤6

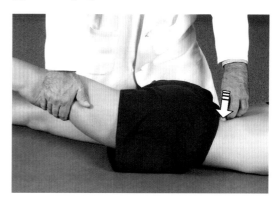

**图12-21** 步骤7

## 腰 部

### L1—L5功能障碍
### 举例：L4 FSRRR（屈曲位右侧弯右旋转）

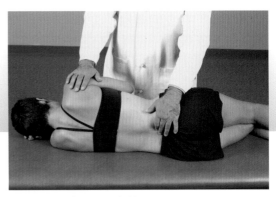

**图 12-22** 步骤1和步骤2

1. 患者左侧卧位，术者站在治疗床旁，面对患者。

2. 术者用右前臂和手控制患者右前外侧胸壁，左前臂和手控制右侧骨盆和腰部（**图12-22**）。

3. 术者右示指和中指指腹监测并控制L4横突，左示指和中指指腹监测并控制L5横突（**图12-23**）。

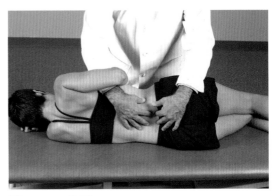

**图 12-23** 步骤3

4. 术者轻轻地屈曲患者的髋关节，直到右示指和中指指腹感到L4在L5上充分屈曲。

5. 术者小心向后推动患者右肩，直到感觉到L4在L5上向右旋转到限制性障碍点。

6. 术者然后轻轻向前推动患者骨盆和腰部，直到L5在L4上向左旋转到限制性障碍点。

7. 患者进行深呼吸。呼气时，术者两个前臂和在横突上手指同时施加一组相反的旋转力（弯箭头，**图12-24**），同时两前臂向中间挤压（直箭头），从而加强向右侧弯。

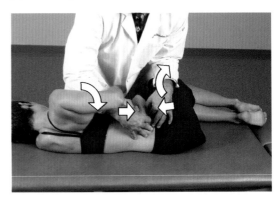

**图 12-24** 步骤4至步骤7

8. 达到合适体位后，术者利用指腹施加一个温和（0.45 kg或更小）的轴向挤压（箭头，**图12-25**）3～5秒。

9. 如果在几秒钟内没有触及肌肉放松，应停止挤压，并重复步骤3至步骤8。

10. 术者重新评估治疗部位功能障碍的要素（四大指征）。

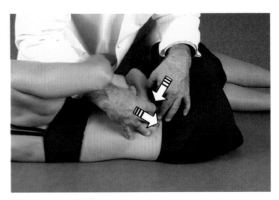

**图 12-25** 步骤8

## 腰 部

### 左竖脊肌肌张力增高

1. 患者俯卧在治疗床上,可在腹下放一枕头以降低正常的腰椎曲度。术者站在患者左侧,面对患者。

2. 术者用左手监测患者有功能障碍的竖脊肌的张力(**图 12-26**)。

3. 术者左膝放在治疗床上抵住患者的左髂骨。

4. 术者抓住患者右膝,将患者右踝交叉到左踝,将患者双腿移向左侧(**图 12-27**)。

5. 术者重新调整右手,抓住患者的右大腿,向背侧和外旋角度发力(白色箭头,**图 12-28**)。术者将这种复合运动达到一个平衡点时,左手可感受到肌张力减低到最小。

6. 达到合适的位置后,术者左手施加一个温和(0.45 kg 或更少)(白色箭头,**图 12-29**)轴向挤压,持续 3~5 秒。

7. 如果在几秒内没有触及肌肉的放松,应当停止挤压,并重复步骤 3 至步骤 6。

8. 重新评估治疗部位功能障碍的要素(四大指征)。

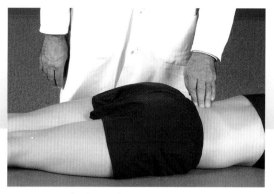

**图 12-26** 步骤 1 和步骤 2

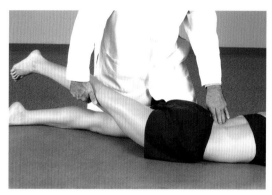

**图 12-27** 步骤 3 和步骤 4

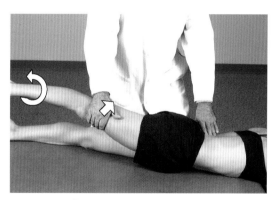

**图 12-28** 步骤 5

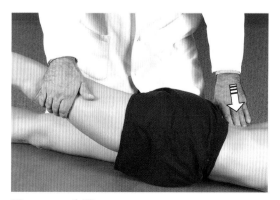

**图 12-29** 步骤 6

## 骨 盆

### 骶髂（髋骨）功能障碍
### 举例：左侧，髋骨后旋

1. 患者右侧卧位，术者站在治疗床边，面对患者。

2. 术者右臂伸到患者左大腿下，将其外展约30°。术者利用手臂和肩控制大腿（**图12-30**）。

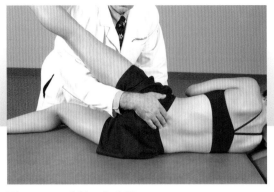

**图12-30** 步骤1和步骤2

3. 术者的左手掌置于髂嵴上缘，用拇指控制髂前上棘（ASIS），用手控制髂嵴上缘。

4. 术者右手放在髂嵴后部和髂后上棘（PSIS），前臂置于大转子后外侧（**图12-31**）。

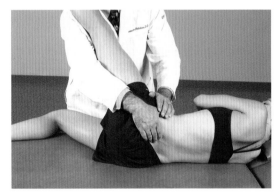

**图12-31** 步骤3和步骤4

5. 当术者右手和前臂向前下方牵拉髋部（向上箭头）时，左手（向下箭头）施加一个略带弧线向后的推力（右转方向）的力（**图12-32**）。

6. 当骨盆向后旋时，术者在接近骶髂关节面处，向治疗床面方向施加一个压力（0.45 kg或更小）（箭头，**图12-33**）。

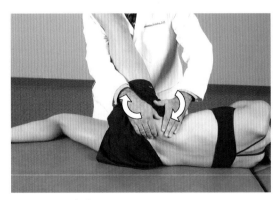

**图12-32** 步骤5

7. 术者保持这个体位3～5秒，同时可以使用断续的压力。

8. 如果在几秒内没有触及肌肉的放松，应停止按压，并重复步骤3至步骤8。

9. 术者重新评估治疗部位功能障碍的要素（四大指征）。

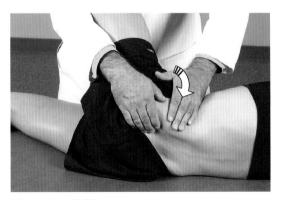

**图12-33** 步骤6

## 骨 盆

### 骶髂（髋骨）功能障碍
### 举例：左侧，髋骨前旋

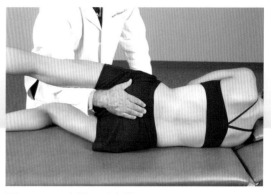

**图 12-34** 步骤1至步骤2

1. 患者右侧卧位，术者站在治疗床一侧，面对患者。

2. 术者右臂伸到患者左大腿下，将其外展30°～40°。术者用手臂和肩控制大腿（**图12-34**）。

3. 术者将左手掌放到髂嵴上缘，拇指控制髂前上棘，手掌控制髂嵴上缘。

4. 术者右示指指腹放在髂后上棘水平的髂嵴后上方，右手掌根放在坐骨结节水平（**图12-35**）。

5. 当术者左手向前上方牵拉骨盆时，右手施加一个略带弧线（左转方向）的前向力（箭头，**图12-36**）。

6. 当骨盆前旋时，术者在接近骶髂关节面处，向治疗床面方向挤压（0.45 kg或更小）（箭头，**图12-37**）。

7. 保持这个体位3～5秒，同时可以应用轻微的断续压力。

8. 如果在几秒内没有触及肌肉的放松，应停止挤压，并重复步骤3至步骤8。

9. 术者重新评估治疗部位功能障碍的要素（四大指征）。

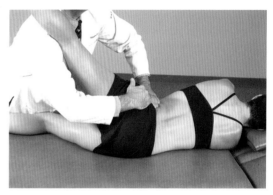

**图 12-35** 步骤3至步骤4

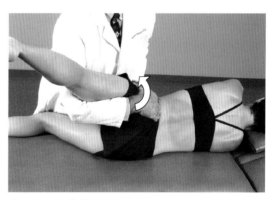

**图 12-36** 步骤5

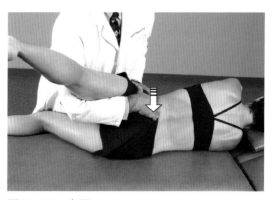

**图 12-37** 步骤6

# 参考文献

［1］Chila AG, ed. Foundations of Osteopathic Medicine. 3rd ed. Baltimore, MD: Lippincott Williams & Wilkins, 2011.

［2］Jones L, Kusunose R, Goering E. Jones Strain-Counterstrain. Boise, ID: Jones Strain-Counterstrain, Inc., 1995.

［3］DiGiovanna E, Schiowitz S. An Osteopathic Approach to Diagnosis and Treatment. 3rd ed. Philadelphia, PA: Lippincott Williams & Wilkins, 2005.

［4］Carew TJ. The Control of Reflex Action: Principles of Neural Science. 2nd ed. New York: Elsevier, 1985.

# 第十三章

## Still 技术

## 技术原则

如前所述,许多整骨技术整体上有相似,但却属于不同分类。Still技术(以整骨医学创始人斯蒂尔的名字命名)也同样如此;它是若干技术经过整合、变革形成一种新技术的典型例子。总体而言,Still技术是间接、作用于关节、长杠杆、高速—低振幅(HVLA)技术的组合。在美国费城整骨学院(PCOM),这些技术多年来都归类于其他类别操作(HVLA,关节),并被广泛用于治疗肋骨、腰椎、骶骨和四肢的功能障碍(如《整骨技术图谱》,1974)。里查德·L.万·布斯克里克(Richard L. Van Buskirk)博士在2000年出版的《Still技术手册》一书中将许多临床治疗手法进行了规范总结。因此,我们将以前的HVLA技术重新分入此类。

需要说明的是在里查德·L.万·布斯克里克之前教授的这些技术不包含挤压和牵伸,而是依赖对功能受限节段进行准确定位,使用适当大小和方向的作用力,沿着运动轨迹,进行先间接、再直接的活动。需要明确的是,斯蒂尔本人并没有以书面形式系统论述大部分技术,而是将其留给整骨医生思考整骨术的原理,并利用解剖学和生理学为患者制订个体化的治疗方案。从历史沿革看,整骨技术一直在细微变化发展,Richard Van Bruskirk为代表的当代Still技术也是如此。

## 技术分类

### 先间接,后直接技术

Still技术的诊断要点与所有整骨技术是相同的(组织结构异常、位置不对称、运动受限、压痛,简称TART)。

本技术与协调位放松技术(FPR)等其他间接技术相同,都是从间接位置开始施治,因此关节活动度、紧张受限程度的不对称尤其需要注意。例如,L4的功能障碍为屈曲、右旋、右侧弯(L4 FRRSR),起始(间接)体位是将L4屈曲、右旋和右侧弯,这是在基本运动平面(x, y, z)上舒适或最易活动的位置。

在此间接体位的作用原则基础上,如同FPR技术,可以施加轻微的按压。然后通过患者的身体结构(如躯干和四肢)来产生一个长杠杆力矢量,向着紧张受限位置点,沿着关节运动弧形或阻力最小的路径活动。之所以要沿着阻力最小的路径活动,是因为关节面及其他部位(如骨骼、韧带)不能受挤压,否则会产生疼痛等不良反应。这个运动的终末期类似于长杠杆HVLA;然而功能障碍节段并不一定非要向受限的位置继续运动,可以通过在舒适和受限的范围之间运动来消除功能障碍。这是与HVLA技术不同之处,HVLA会达到受限位置并通过受限位置(尽管是很小幅度)。因此,这项技术被定义为"一种特殊的、非重复的、先间接后直接的关节治疗技术"[1,2]。

# 技术方式

## 挤压

将患者置于受限的间接位置，术者在试图向受限位置移动前，先对关节面施加一个轻微的挤压。这个挤压可能会轻微减轻功能障碍，挤压力应该<2 kg（<5磅）[3]。然而，挤压需要根据治疗部位的健康状况和功能水平而定，有时在动作的起始就向受限的方向做挤压是不明智的，因为挤压产生的剪切效应可能会损伤关节软骨。如果患者有椎间孔狭窄，挤压会刺激到神经根，从而产生不良反应。我们发现，对于患有诸如退行性关节病患者，持续的挤压治疗会让患者感到不适，因此，通常在关节开始运动后，就应释放挤压力。如前所述，这可能和Richard Van Bushirk博士的论述略有不同，如果能正确运用长杠杆技术锁定功能障碍节段，控制好功能障碍节段也是一种安全有效的变化。另外，尽管没有在每个施治步骤中都强调从间接到直接运动弧中可以施加挤压（或牵引）力，甚至可以持续施力，但这是根据患者个体情况实施该技术的关键。

## 牵拉

将患者的体位置于功能受限的间接位置，术者在开始向受限位置移动前，先对关节面进行轻微的牵拉。此法可轻微缓解功能障碍，而且有些患者觉得牵拉比挤压更舒适。

# 适应证

1. 与关节功能相关的节间运动受限。
2. 与肌张力过高或筋膜紧张相关的肌筋膜功能障碍。

# 禁忌证

1. 因颈椎病、骨关节炎和类风湿关节炎导致的关节活动严重受限的患者。
2. 施治区域存在中度到重度关节不稳定。
3. 急性损伤或扭伤，因为治疗可能会对受损组织造成进一步损害。

# 颈 部

## 寰枕关节（C0—C1，OA）功能障碍 举例：C0 ESRRL（伸展位右侧弯左旋转）

1. 患者坐位（也可采用患者仰卧位，术者坐于治疗床头侧）。

2. 术者站在患者身后，左手放于患者头顶。

3. 术者将右手示指指腹（或拇指指腹）放在右枕骨基底部（**图 13-1**）。

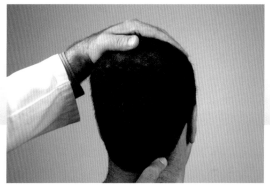

**图 13-1** 步骤 1 至步骤 2，准备

4. 术者轻度伸展患者枕部，然后在头顶施加轻微挤压（直箭头，**图 13-2**）并将头向右侧弯（弯箭头），以寰椎为轴使枕骨侧弯 5°～7°。

5. 然后术者将头左旋（箭头，**图 13-3**），以使枕骨相对于寰椎活动 5°～7°。

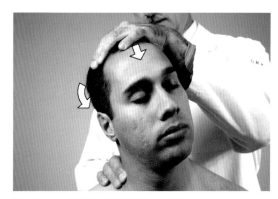

**图 13-2** 步骤 4，按压并向右侧弯

6. 术者先轻微按压头部，然后以中等速度屈曲头部（10°～15°）（**图 13-4**），再向左侧弯和向右旋转（箭头，**图 13-5**），施治的同时要关注右枕骨基底部，以此确保 C1 以下节段不产生活动。

7. 术者重新评估功能障碍的要素（四大指征）。

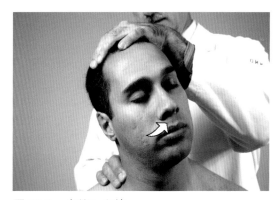

**图 13-3** 步骤 5，左旋

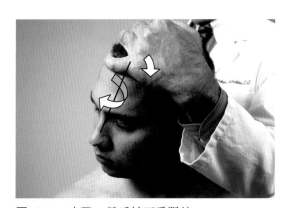

**图 13-5** 步骤 6，最后转至受限处

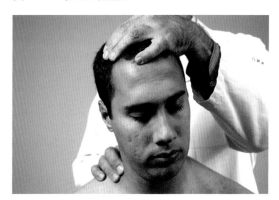

**图 13-4** 步骤 6，屈曲

## 颈 部

### 寰枢（C1—C2）功能障碍
### 举例：C1 RL（左旋）

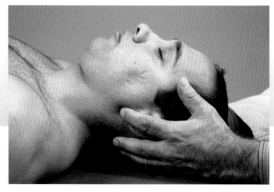

**图13-6** 步骤2，手的摆放

1. 患者仰卧于治疗床，术者坐或站在治疗床头侧。患者也可采用坐位。

2. 术者将手放于患者颞顶区，且左手示指指腹触及C1左侧横突（**图13-6**）。

3. 术者将患者头部按箭头方向向容易运动的左侧旋转（箭头，**图13-7**）。

4. 术者向C1方向轻柔地按压头部（箭头，**图13-8**），然后以中等速度向受限位置右旋头部（箭头，**图13-9**）。

5. 在达到受限位置前应感觉到患者放松，否则，术者不要将患者头部和功能障碍的C1段进行旋转。

6. 术者重新评估功能障碍的要素（四大指征）。

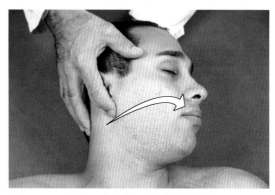

**图13-7** 步骤3，向容易运动方向旋转

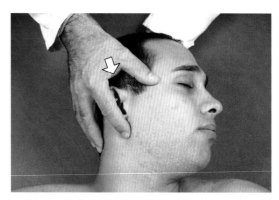

**图13-8** 步骤4，挤压

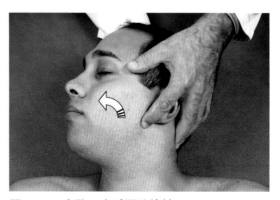

**图13-9** 步骤4，向受限处旋转

## 颈 部

### C2—C7功能障碍
### 举例：C4 ESRRR（伸展位右侧弯右旋转）

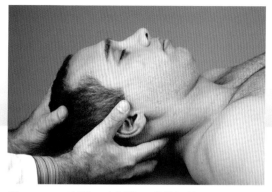

**图 13-10** 步骤1至步骤3，手的摆放

1. 患者仰卧位。

2. 术者的右手示指指腹触及患者的C4右关节突。

3. 术者把左手放在患者的头顶，以便控制头颈部活动（**图13-10**）。

4. 术者使患者做伸展动作（箭头，**图13-11**）直到感觉到C4活动为止。

5. 然后术者旋转并侧弯患者头部，仍以感到C4活动为止（**图13-12**）。

6. 术者从头顶向C4方向施加挤压力（直箭头，**图13-13**），然后以中等速度向左旋转和侧弯（弯箭头），同时逐渐屈曲。

7. 在达到受限位置前应感觉到患者放松，否则，术者不要将患者头部和功能障碍的C4段进行旋转。

8. 术者重新评估功能障碍的要素（四大指征）。

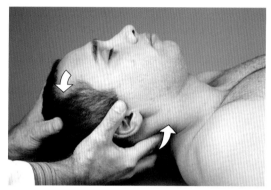

**图 13-11** 步骤4，向容易运动方向伸展

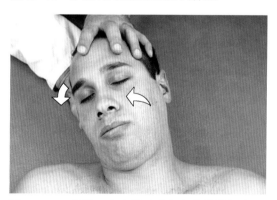

**图 13-12** 步骤5，向容易运动方向旋转并侧弯

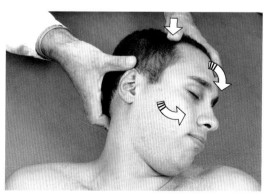

**图 13-13** 步骤6，按压，向受限处左旋转和侧弯（SLRL）

## 胸 部

### T1,T2功能障碍(坐位)
### 举例: T1 ESRRR(伸展位右侧弯右旋转)

1. 患者坐位(或仰卧位)。

2. 术者站在患者身前或身后。

3. 术者一手示指指腹触及功能障碍节段(T1),另一手控制患者的头部(**图 13-14**)。

4. 术者用控制患者头部的手轻轻伸展患者头部,直到感觉到T1运动为止(箭头,**图 13-15**)。

5. 术者向右侧弯和旋转患者头部(箭头,**图 13-16**),直到感觉到T1运动为止。

6. 接着,术者在头部向T1方向施加轻微压力,然后以中等速度将头部向左侧弯和旋转(箭头,**图 13-17**),同时逐步增加屈曲幅度。

7. 此动作是向受限位置活动。在到达受限位置前,应感觉到患者放松。否则,头部不能继续做此活动。

8. 术者重新评估功能障碍的要素(四大指征)。

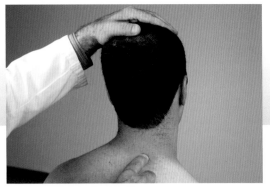

**图 13-14** 步骤3,准备

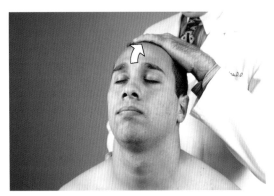

**图 13-15** 步骤4,向容易运动方向伸展

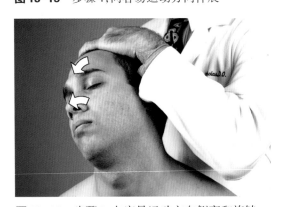

**图 13-16** 步骤5,向容易运动方向侧弯和旋转

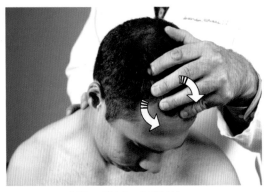

**图 13-17** 步骤6,按压,至受限处

## 胸 部

### T1,T2功能障碍(仰卧位)
### 举例: T2 FSLRL(屈曲位左侧弯左旋转)

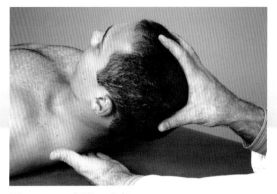

**图 13-18** 步骤3,准备

1. 患者仰卧(或坐位)。

2. 术者坐或站在治疗床头侧。

3. 术者左手示指指腹触及功能障碍部位(T2),另一手控制患者的头部(**图13-18**)。

4. 术者用控制头部的手轻轻屈曲患者颈部(箭头,**图13-19**),直到感觉到T2运动为止。

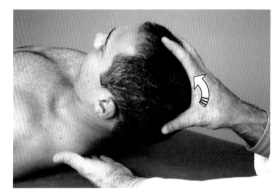

**图13-19** 步骤4,向容易运动方向屈曲

5. 术者将患者头部向左旋转和侧弯(箭头,**图13-20**),直到感觉到T2运动为止。

6. 术者在患者头顶向T2方向施加轻微压力(直箭头,**图13-21**),然后以中等速度向右旋转和侧弯头部(弯箭头,**图13-21**),同时做逐渐伸展动作(**图13-22**)。

7. 此动作是向受限位置活动。在到达受限位置前,应感觉到患者放松。否则,头部不能继续做此活动。

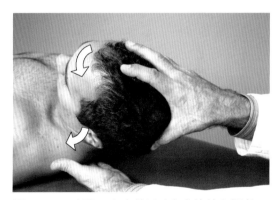

**图13-20** 步骤5,向容易运动方向旋转和侧弯

8. 术者重新评估功能障碍的要素(四大指征)。

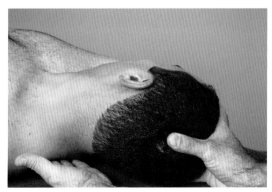

**图13-22** 步骤6,伸展至受限处,右旋转和侧弯(ERRSR)至受限处

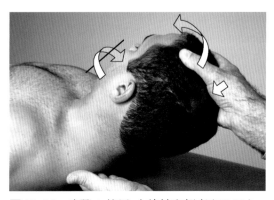

**图13-21** 步骤6,挤压,右旋转和侧弯(RRSR)

## 胸　部

### T3—T12 (坐位)
### 举例: T5 NSLRR (中立位左侧弯右旋转)

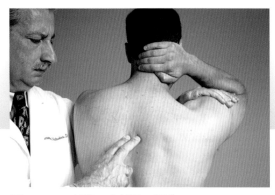

**图 13-23** 步骤 1 至步骤 4, 摆位

1. 患者坐于治疗床。

2. 术者站或坐在患者左侧。

3. 术者指导患者右手放在后颈部, 左手掌放在右侧肘前窝处。

4. 术者左手伸到患者左臂的下面, 或将手掌放在患者右侧肱骨上 (**图 13-23**)。

5. 术者把右手大鱼际放在 T6 左侧横突处, 拇指和示指分别放在 T5 的左右横突处 (**图 13-24**)。

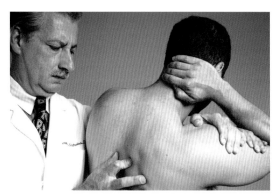

**图 13-24** 步骤 5, 监测 T5—T6 活动

6. 术者轻柔地左侧弯和右旋转患者胸椎, 直至感到 T5 运动为止 (**图 13-25** 箭头)。

7. 同时, 术者使脊柱 T5—T6 保持中立位, 通过 (箭头, **图 13-26**) 轻柔地牵拉或倾斜脊柱对 T5 施加压力, 同时引导脊柱右侧弯 (弯曲摆动箭头) 和左旋转 (**图 13-27** 弯曲箭头)。

8. 此动作是向受限位置活动, 在到达受限位置前, 应感觉到患者放松。否则, 头部不能继续做此活动。

9. 术者重新评估功能障碍的要素 (四大指征)。

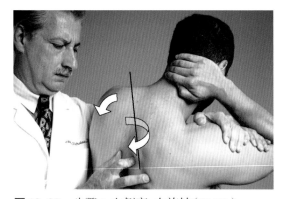

**图 13-25** 步骤 6, 左侧弯, 右旋转 (SLRR)

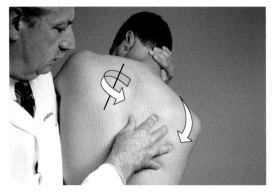

**图 13-27** 步骤 7, 向运动受限方向加速右侧弯、左旋转 (SRRL)

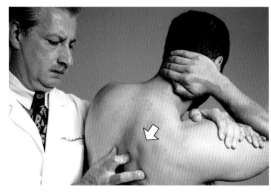

**图 13-26** 步骤 7, 施压

## 肋 部

### 第1肋骨上升功能障碍
### 非生理性,加强下降
### 举例: 右后第1肋上升功能障碍

1. 患者坐位,术者立于患者后面。

2. 术者左手呈握杯状,越过患者左肩和胸部,掌心按于患者右肩,并用第2和第3指指腹固定第1肋(**图13-28**)。也可采用类似HVLA技术的操作位置(**图13-29**)。

3. 术者以右手使患者头部向左侧弯(箭头,**图13-30**),同时左臂固定患者躯干不动。

4. 术者右手向右侧第1肋施加轻微压力(箭头,**图13-31**)。

5. 术者指导患者吸气和呼气。

6. 呼气时,术者将患者头部推向右侧(箭头,**图13-32**),同时头部手和肋骨部手指持续按压。

7. 此动作是向受限位置活动,在到达受限位置前,应感觉到患者放松。否则,头部不能继续做此活动。

8. 术者重新评估功能障碍的要素(四大指征)。

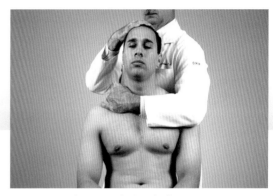

**图13-28** 步骤1和步骤2,摆位

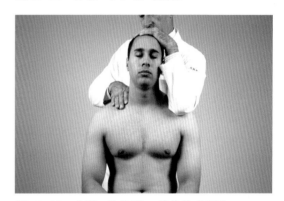

**图13-29** 步骤1和步骤2,替代技术摆位

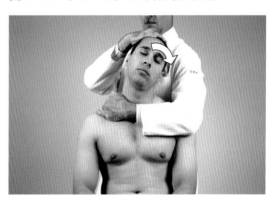

**图13-30** 步骤3,左侧弯

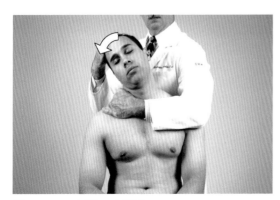

**图13-32** 步骤6,右侧弯

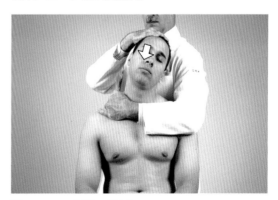

**图13-31** 步骤4,挤压

# 肋 部

## 第1,第2肋骨呼气功能障碍
## 肩关节环转运动,加强吸气
## 举例: 左侧第1肋骨呼气/下降功能障碍

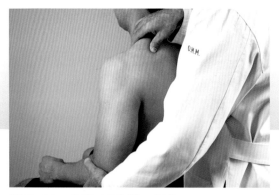

**图13-33** 步骤1至步骤3,摆位

1. 患者坐位,术者站立患者功能障碍肋骨一侧的后方。

2. 术者的左手抓住患者的左前臂。

3. 术者将另一只手(拇指)放在有功能障碍的左第1肋后方,T1肋横关节旁(**图13-33**)。

4. 术者向前、向内引导患者左臂越过胸部,然后向下牵拉(**图13-34**箭头)。

5. 术者适度加速抬高患者手臂,同时屈曲和外展患者手臂做旋转运动(**图13-35**)。

6. 持续向后方加速,然后回到患者的一侧(**图13-36**)。

7. 术者重新评估功能障碍的要素(四大指征)。

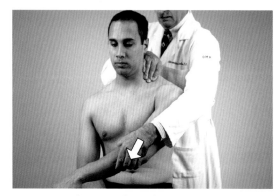

**图13-34** 步骤4,下拉左臂

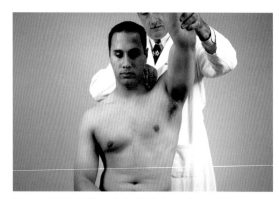

**图13-35** 步骤5,向受限方向加速

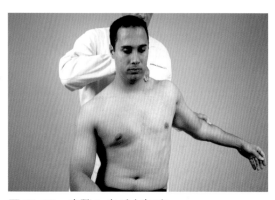

**图13-36** 步骤6,向后方加速

## 肋 部

### 第1肋骨呼气功能障碍
### 头/颈为杠杆,加强吸气
### 举例: 右第1肋呼气/下降功能障碍

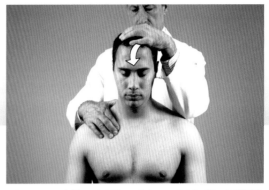

**图13-37** 步骤1至步骤4,准备,T1和第1肋至受限处

1. 患者坐位,术者站立于患者后方。

2. 术者右手触摸第1肋骨后部的肋横突关节附近处。

3. 术者将左手放在患者的头顶。

4. 术者以左手缓慢使患者头部屈曲(弯曲箭头,**图13-37**),直到定位到T1和第1肋。

5. 然后将患者的头部向右侧弯和旋转(弯曲箭头,**图13-38**),直到触及T1和第1肋活动,这是增大呼气功能障碍的体位。

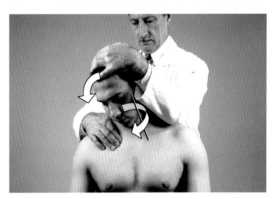

**图13-38** 步骤5,右侧弯和旋转

6. 嘱患者呼气和吸气,在反复吸气时,使患者头部向左侧弯和旋转(弯曲箭头,**图13-39**)。

7. 当运动到功能障碍肋骨节段时,轻微伸展头部,通过泵柄(小桶柄)轴向运动带动肋骨运动(**图13-40**)。

8. 此动作是向吸气受限位置活动,在到达受限位置前,应感觉到患者放松。否则,头部不能继续做此活动。

9. 术者重新评估功能障碍的要素(四大指征)。

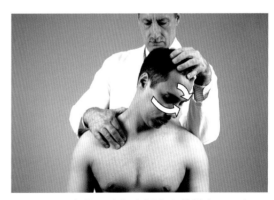

**图13-39** 步骤6,头部左侧弯和旋转(SLRL)

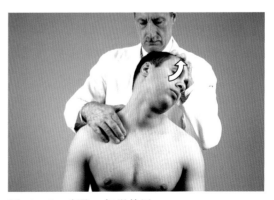

**图13-40** 步骤7,轻微伸展

## 腰 部

### L1—L5功能障碍
### 加强骨盆/髋关节的环转运动
### 举例：L4 NSRRL（中立位右侧弯左旋转）

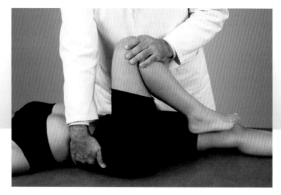

**图13-41** 步骤1至步骤4，准备向容易运动方向旋转

1. 患者仰卧位，术者立于患者的旋转侧（左侧）。

2. 术者将右手放置于患者的腰背部，监测L4和L5横突。

3. 术者令患者屈曲右髋和右膝。

4. 术者的另一只手置于屈曲腿的胫骨粗隆，同时屈曲髋关节直至处于L4下方的L5节段活动，并向右旋转（**图13-41**）。

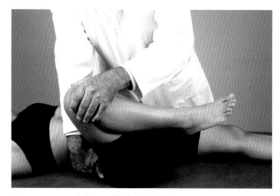

**图13-42** 步骤5，外旋髋关节

5. 术者外旋外展患者髋关节，同时在L4—L5处的另一只手监测运动。由于L4相对于L5处于功能障碍位置，所以L4节段被间接置于［右侧弯左旋转（SRRL）］位，此时L5处于右旋位置（**图13-42**）。

6. 术者适度加速将患者右腿内收内旋至左侧（**图13-43**），然后完全伸展下肢并跨越中线至左侧（**图13-44**）。

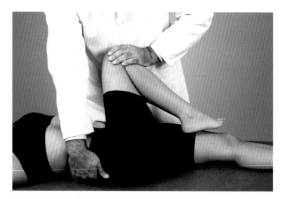

**图13-43** 步骤6，加速内收内旋

7. 该动作使处于L4（左侧弯右旋转）下方的L5（右侧弯左旋转）向L4—L5的受限点运动，在到达受限位置前，应感觉患者已放松。

8. 术者重新评估功能障碍的要素（四大指征）。

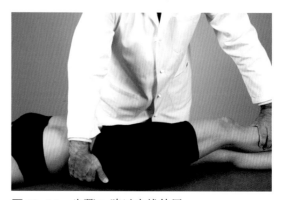

**图13-44** 步骤6，跨过中线伸展

# 腰 部

## L1—L5功能障碍
## 侧卧位,侧弯/旋转
## 举例: L3 ESRRR(伸展位右侧弯右旋转)

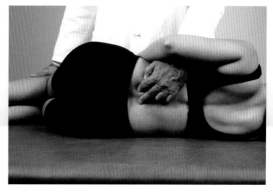

**图13-45** 步骤1至步骤4,屈曲髋关节至治疗节段

1. 患者右侧卧位。

2. 术者站于患者前方。

3. 术者尾侧手控制患者下肢并屈髋,头侧手在 L3—L4位置监测脊柱的运动。

4. 屈曲患者下肢直至感到L3活动(**图13-45**)。

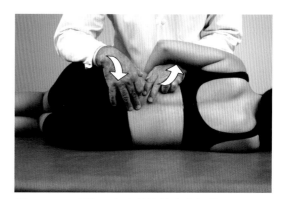

**图13-46** 步骤5,向容易旋转方向摆位

5. 术者的前臂向前牵拉患者的左肩胛带(箭头, **图13-46**),尾侧手将患者髂骨向后推(箭头), 同时手指持续监测L3—L4椎体的运动。

6. 术者在肩胛带和骨盆之间施加轻微的牵引(箭 头,**图13-47**),然后再适度加速进行反向挤压 (直箭头,**图13-48**),同时将肩向后推(右侧间 断箭头,**图13-48**),将骨盆向前推(左侧间断箭 头,**图13-48**),做左侧弯和左旋转。

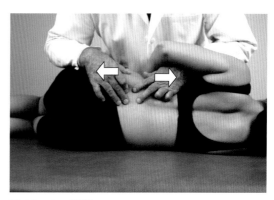

**图13-47** 步骤6

7. 在到达受限位置之前,应感觉到患者放松。否 则,此节段不能继续做此活动。

8. 术者重新评估功能障碍的要素(四大指征)。

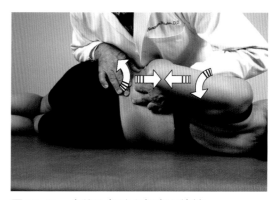

**图13-48** 步骤6,加速左侧弯左旋转

## 骨盆区

### 骶髂（髋骨）功能障碍
### 举例：右髋骨前旋
### 改良的Sims卧位，加强后旋

注意：以前认为这项技术是间接/直接长杠杆HVLA技术。

#### 诊断

**站立屈曲实验**：阳性（右髂后上棘［PSIS］抬高）。右侧骶髂关节被动运动减弱。
**髂后上棘（PSIS）**：右侧偏向头侧（稍微外偏）。
**髂前上棘（ASIS）**：右侧偏向尾侧（稍向内侧）。
**骶股沟**：右侧向后。

#### 技术

1. 患者左侧改良Sims体位，术者站在患者后侧（**图13-49**）。
2. 术者头侧手放到患者的骶骨以对抗骶骨的活动。
3. 术者尾侧手握住患者的右腿膝部远端（胫骨结节）（**图13-50**）。
4. 术者靠尾侧手屈曲患者的右髋和膝关节（**图13-51**），然后回复到伸展位置（**图13-52**）。
5. 这个运动重复3次，并在第3次屈曲末，向头侧方向施加快速推冲（闪动力）加速屈曲髋关节（弧形白色箭头），同时，左手固定骶骨（直线白色箭头，**图13-53**）。
6. 伸展患者右腿和髋关节，复检右骶髂关节运动的范围，评估该技术的有效性。

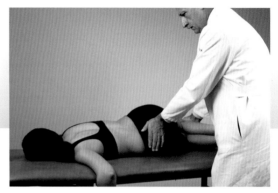

**图13-49** 步骤1，摆位

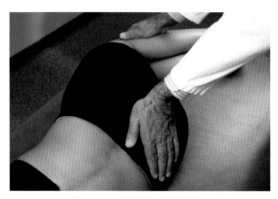

**图13-50** 步骤2和步骤3，手的摆放

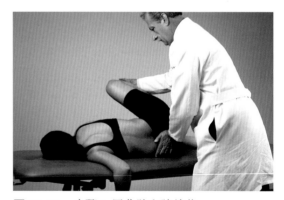

**图13-51** 步骤4，屈曲髋和膝关节

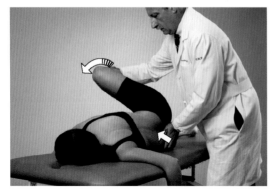

**图13-53** 步骤5，向头侧推冲

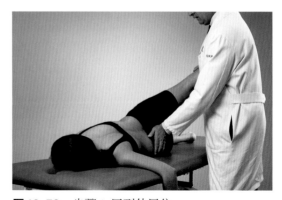

**图13-52** 步骤4，回到伸展位

# 骨盆区

## 骶髂关节（髋骨）功能障碍
## 举例：右侧髋骨后旋
## 改良 Sims 卧位，加强前旋

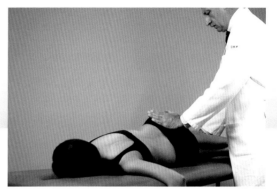

**图 13-54** 步骤 1 和步骤 2，准备

注意：这种技术以前被定义为间接 / 直接长杠杆 HVLA。

### 诊断

站立屈曲试验：阳性（右侧髂后上棘上移）。
右骶髂关节被动运动减弱。

**髂前上棘**：右侧偏向头侧（略靠外侧）。

**髂后上棘**：右侧偏向尾侧（略靠内侧）。

**骶骨沟**：加深，右侧向前。

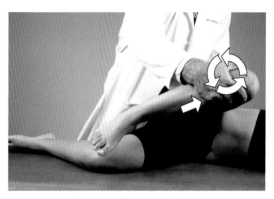

**图 13-55** 步骤 3，髋关节的圆周运动

### 技术

1. 患者左侧改良 Sims 位，术者站在患者的身后。

2. 术者将左手置于患者右侧髂后上棘，同时右手抓住患者右侧膝关节远端（胫骨结节）（**图 13-54**）。

3. 患者的右腿被动向上、向外做圆周运动（白色箭头，**图 13-55**），同时，髋关节屈曲、外展、外旋再伸展，以评估髋关节活动范围（**图 13-56**）。

4. 该圆周运动做 3 次，在第 3 次末，令患者蹬腿，使髋关节、膝关节处于伸展位。

5. 在患者蹬腿过程中（左侧箭头，**图 13-57**），术者的左手在患者右侧髂后上棘向患者肚脐的方向施加快速推冲（箭头在右）。

6. 重新评估右骶髂关节运动，评估技术的有效性。

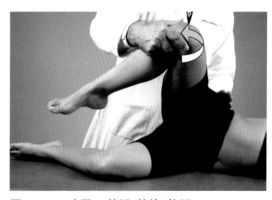

**图 13-56** 步骤 3，外展、外旋、伸展

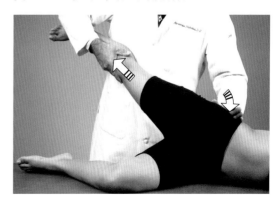

**图 13-57** 步骤 4 至步骤 5，令患者蹬腿并在髂后上棘施加快速推冲

## 上肢部分

### 肘关节：尺桡骨旋前功能障碍
### 桡骨头，加强旋后
### 举例：左侧桡骨头，旋前

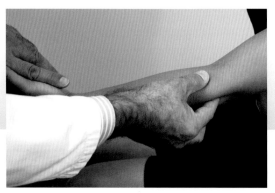

**图13-58** 步骤1至步骤3，准备，手的摆放

注意：这种技术最初被定义为间接/直接长杠杆HVLA。

#### 诊断

**症状：** 肘部不适感伴有前臂不能完全旋后。

**活动：** 前臂旋后受限。

**触诊：** 桡骨头向后突并有压痛。

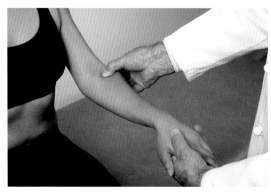

**图13-59** 步骤4，旋前至桡骨头容易运动方向的障碍点

#### 技术

1. 患者坐位，术者站在患者面前。

2. 术者像握手一样握住患者患侧的手。

3. 术者将另一手的拇指放在桡骨头的前方，示指指腹置于桡骨头的后方（**图13-58**）。

4. 术者将患者的手旋转至间接的旋前位，并用拇指向后推桡骨头，直到容易运动方向的障碍点（**图13-59**）。

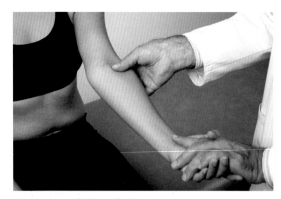

**图13-60** 步骤5，旋后

5. 最后，术者以中等加速度向限制性障碍点方向旋后前臂，通过阻力最小的弧形路径（**图13-60**），并用示指指腹增加向前的反作用力（箭头，**图13-61**）。

6. 在触到限制性障碍点之前应感觉到患者放松。否则，桡骨头不能继续做此活动。

7. 术者重新评估功能障碍的要素（四大指征）。

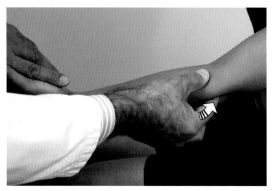

**图13-61** 步骤5，前向的反作用力

# 上肢部分

## 肘关节：尺桡骨旋后功能障碍
## 桡骨头，加强旋前
## 举例：左侧桡骨头，旋后

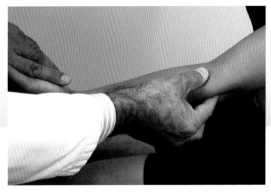

**图 13-62** 步骤1至步骤3，准备：手的摆放

注意：这种技术以前被确定为间接/直接长杠杆HVLA。

### 诊断

**症状**：肘部不适伴有前臂不能完全旋前。

**运动**：前臂旋前受限。

**触诊**：桡骨头向前突出并有压痛（腹侧）。

### 技术

1. 患者坐位，术者站在患者前面。

2. 术者像握手一样握住患者患侧手。

3. 术者将另一手拇指放在桡骨头前方，将示指指腹放在桡骨头后方（**图 13-62**）。

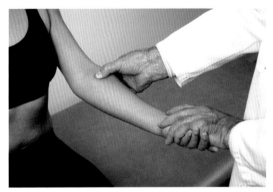

**图 13-63** 步骤4，手位旋后至障碍点

4. 术者将患者的手旋转至旋后位（**图 13-63**），并用示指指腹向前推桡骨头（**图 13-64**），直到容易运动方向的障碍点。

5. 最后，术者以中等加速度向限制性障碍点方向前旋前臂，通过阻力最小的弧形路径，并用拇指指腹增加向后的反作用力（箭头，**图 13-65**）。

6. 在触到限制性障碍点之前应感觉患者放松。否则，桡骨头不能继续做此活动。

7. 术者重新评估功能障碍的要素（四大指征）。

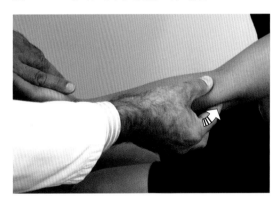

**图 13-64** 步骤4，桡骨头向容易运动方向至障碍点

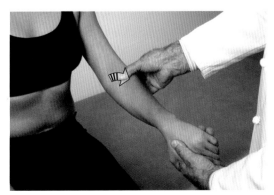

**图 13-65** 步骤5，旋前并用拇指施加后向的反作用力

# 上肢部分

## 肩锁关节功能障碍
## 举例：右侧锁骨远端，抬高

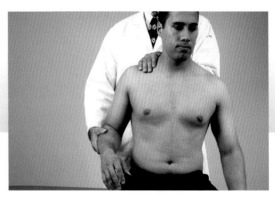

**图 13-66** 步骤1至步骤4，准备：手的摆放

注意：这种技术以前被定义为间接/直接长杆HVLA。

### 诊断

**症状**：肩锁关节不适伴有肩关节不能完全外展和屈曲。

**体征**：锁骨远端明显高于肩峰，并有压力抵抗感。

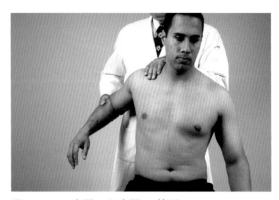

**图 13-67** 步骤4和步骤5，伸展

### 技术

1. 患者坐位，术者站在患侧后面。

2. 术者使用最接近患者的手，第二掌指关节放置在锁骨远端的1/3处。

3. 在整个治疗过程中，术者在患者锁骨保持持续的压力。

4. 术者的另一只手抓住患者患侧肘部稍下方（**图13-66**）。

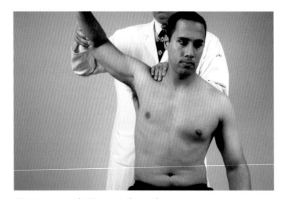

**图13-68** 步骤5，过头运动

5. 用类似于扔球的动作，连续地将患者手臂向下拉，然后向后拉到伸展位（**图13-67**），旋转手臂（**图13-68**），直至再次回到身前，以手臂内收跨过胸部动作结束（**图13-69**）。

6. 在到达受限位置前应感到患者放松。

7. 术者重新评估功能障碍的要素（四大指征）。

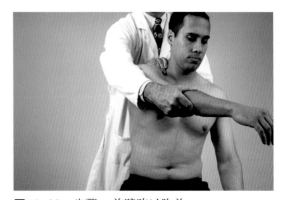

**图13-69** 步骤5，前臂跨过胸前

# 上肢部分

## 胸锁关节功能障碍
## 举例：右侧锁骨近端，抬高功能障碍

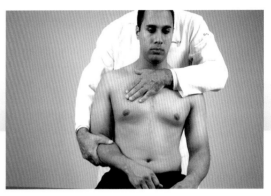

**图13-70** 步骤1至步骤4,准备：手的摆放

注意：这种技术以前被定义为间接/直接长杠杆HVLA。

### 诊断

**症状**：胸锁关节压痛,肩关节不能完全外展。

**活动**：锁骨外展受限。

**触诊**：锁骨近端突出、抬高。

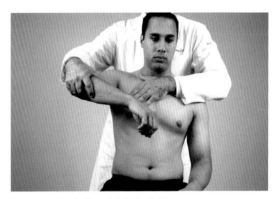

**图13-71** 步骤5,屈曲和外展

### 技术

1. 患者坐位,术者站于患者后方。

2. 术者的左手绕到患者身前,并将拇指置于患者右锁骨近端。

3. 在整个治疗过程中,术者的左手拇指对患者的锁骨持续向尾侧按压。

4. 术者的右手抓住患者右侧肘关节的稍下方（**图13-70**）。

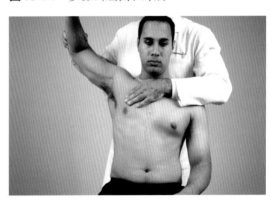

**图13-72** 步骤5,仰泳样运动

5. 患者的手臂由内收到外展屈曲（**图13-71**）。手臂连续作仰泳样动作（**图13-72**）,向伸展方向环转,最后放置于身旁（**图13-73**）。如果患者感觉舒适,手臂可环绕胸前。

6. 在达到受限位置前应感觉患者放松。

7. 术者重新评估功能障碍的要素（四大指征）。

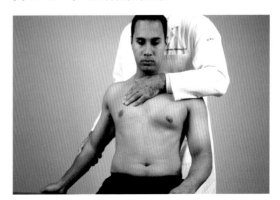

**图13-73** 步骤5,向伸展方向环转

# 参考文献

［1］ Van Buskirk RL. The Still Technique Manual: Applications of a Rediscovered Technique of Andrew Taylor Still, MD. Indianapolis, IA: American Academy of Osteopathy, 2000.

［2］ Ward R, exec. ed. Foundations for Osteopathic Medicine. 2nd ed. Philadelphia, PA: Lippincott Williams & Wilkins, 2003.

［3］ Chila AG, exec.ed. Foundations of Osteopathic Medicine. 3rd ed. Baltimore, MD: Lippincott Williams & Wilkins, 2011.

# 第十四章

## 韧带张力平衡及韧带关节紧张技术

## 技术原理

平衡韧带张力技术(BLT)和韧带关节紧张技术(LAS)被认为是两种独立的治疗技术,有时也被认为是同一种治疗技术。追溯其发展历史,这些治疗技术起源于A.T.斯蒂尔时代,并通过W.G.萨瑟兰(W.G. Sutherland)、H.A.利平科特(H.A. Lippincott)、R.利平科特(R. Lippincott)、R.贝克尔(R. Becker)和A.威尔士(A. Wales)等一大批整骨医生得到了极大的发展[1-3]。由于地理上的阻隔及缺乏沟通,导致同一技术被冠以两种命名。在美国中部地区(如得克萨斯州)将这种治疗方法称为韧带关节紧张技术(LAS),而在美国东北部地区(如新泽西州、新英格兰州)将这种治疗方法称为平衡韧带张力技术(BLT)。为此,这两种技术的发展过程不同,施术者的治疗也存在差别。韧带关节紧张技术(LAS)着重功能障碍,而平衡韧带张力技术(BLT)着重治疗过程或目的。ECOP术语表中将这些治疗技术做了以下定义[4]:

**平衡韧带张力技术(BLT):** ① 根据萨瑟兰模型,人体所有关节都可以用平衡韧带关节机制解释。韧带提供本体感觉信息,引导肌肉根据关节位置做出反应,韧带自身也是引导关节运动的基本构件。② 首次描述该技术是在1949年出版的《整骨应用学术年鉴》一书中"威廉姆·G.萨瑟兰(William G. Sutherland)整骨技术"一文。

**韧带关节紧张技术(LAS):** ① 一种操作于张力异常韧带的对侧,以达到平衡两侧张力的手法。

② 整骨医生霍华德·利平科特(Howard Lippincott)和丽贝卡·利平科特(Rebecca Lippincott)描述的一套肌筋膜松解(MFR)技术。③ 整骨医生康拉德·思皮斯(Conrad Speece)和威廉姆·托马斯·克劳(William Thomas Crow)为文献冠名。

萨瑟兰是对早期整骨技术教育贡献最大的人。从1940年代起,他开始讲授一种以颅骨治疗为原则来治疗身体和四肢疾病的方法。他讲授关节及其韧带、筋膜等的关系(关节韧带机制),据此我们可推断,在功能障碍状态中激发机械感受器的潜在作用。萨瑟兰理论中的一个重要思想就是:关节的正常运动不会导致韧带产生不对称张力,任何关节韧带分布的张力都是平衡的[5]。当韧带或者关节受到的机械力改变时(紧张或者变形),张力也会发生改变。在这种情况下,"紧张"术语是指有作用在物体上的压力引起的牵伸,此定义需要与临床定义的拉伤(肌腱的)和扭伤(韧带)相鉴别,以及对应的一级、二级、三级损伤严重程度。当今这种原理类似于建筑学和生物力学(结构)的张力平衡结构原理,参见R.巴克敏斯特·富勒(R. Buckminster Fuller)及其学生肯尼思·斯纳尔森(Kenneth Snelson)的穹顶测量理论[6-8]。该原理是基于人体前侧弓弦状解剖结构(筋膜)的假设。这种理论认为主要的功能障碍会同时产生近端和远端影响,可导致身体前后出现症状。

在一些整骨手法技术形式里提到"释放—增强"机制。这种机制可能是某块肌肉的等长收缩;

**455**

膈肌的呼吸运动、眼睛和舌的运动,或者在平衡韧带张力技术(BLT)和韧带关节紧张技术(LAS)中使用的内在力量,如循环(Traube-Hering-Mayer)、淋巴或其他因素(如主要呼吸机制)。术者通过摆放患者体位,确定支点。这个支点与随后组织(韧带)形成杠杆配对,结合流体动力学和其他因素,可以改变机体的功能障碍状态。在某些情况下,可使用该技术去影响肌筋膜结构。

当治疗肌筋膜结构时,BLT/LAS技术和肌筋膜松解术(MFR)的区分要点是:BLT/LAS的内在力量(流体模型)是"释放—增强"机制,而肌筋膜松解术(MFR)主要由压力产生热力学反应而达到松解作用。

## 技术分类

### 间接技术

采用BLT/LAS治疗时,术者将患者功能障碍的部位向症状减轻的方向摆放。这种间接摆位是这种治疗的经典方法。

开始治疗时,术者通常试图使患者关节产生一定的自由活动。这种试图在没有阻力情况下允许的最大范围活动,称为非受限运动(disengagement)。它可以通过按压或牵引产生。在我们的实际操作中,使用最多的是按压,从而达到自由运动的目的。第二步是扩大活动范围,这是通过向容易运动方向或受损原发位置容易移动方向移动产生的。

这种"扩大"摆位等同于关节功能障碍描述中非对称的容易运动方向(如C5、FRRSR)。最后一步是将软组织置于关节或功能障碍区域中最能达到张力平衡的点(即平衡点、still点)。

有些人把这个点称为摆动点(wobble point)。这类似于在指尖上保持物体平衡的感觉。摆动点是所有张力辐射的中心,如果位置不对会有不对称感。保持这个位置,术者等待患者的放松。这种松解首先是朝容易运动的方向运动,然后再慢慢地朝平衡点运动(潮起潮落般),最终越过运动

受限位置达到正常的生理位置。

例如,功能障碍为L4, F SL RL(屈曲位左侧弯左旋转),则治疗运动方向是屈曲、左侧弯和左旋转。L4(在稳定的L5上)沿此方向运动,被描述为远离限制性障碍点,因此将这种治疗技术定义为间接技术。

### 直接技术

一些人将本技术归类为直接治疗技术,因为它遵循直接肌筋膜松解术或者软组织抑制术的方法。而另一些人将本技术归为直接技术,因为对于某些功能障碍,术者必须"直接"渗透高张力的肌筋膜结构,达到更深的关节和关节囊。但是,这种整骨治疗的描述形式(BLT, LAS)都包括了韧带术语,并且确定并介绍了平衡点的理念,尤其是在关节/关节囊水平,该技术本质上是间接的。

## 技术分类

### 呼吸法诊断和治疗

此法中,术者采用极其轻柔的触诊技术触按相关区域,以分辨功能障碍的不同类型。此过程可描述为呼吸运动过程中,沿着X、Y、Z轴轻推不同节段。因此,用于诊断和治疗功能障碍时,操作幅度非常小。

### 节间运动测试的诊断和治疗(术者动作)

在节间运动测试/治疗模式中,轻微增加运动和(或)力量可以用来测试功能障碍部位的运动参数,并开始将该部位移向张力平衡的适当间接位置。根据功能障碍的状态、定位或术者的偏好,也可以采用更多的压力或牵拉力。

## 适应证

1. 关节引起的躯体功能障碍。
2. 淋巴肿大或局部水肿部位(注意:参见淋巴技

术、下肢和髋部LAS治疗技术,以上两种情况中使用俱佳)。

## 禁忌证

1. 治疗区域中存在骨折、脱位或者严重的不稳定。
2. 治疗区域中存在恶性肿瘤、感染或严重骨质疏松。

## 一般注意事项与规则

该技术是一种保持关节及其周围固有组织或相关肌筋膜平衡的特殊触诊技术。目的是维持关节面或相关组织在正常关节运动方向上的平衡。术者不会引起患者身体太大的改变,只是帮助患者身体的自我调整。从这个角度看,它非常具有整骨特色,应用神经肌肉骨骼系统的流体及其他动力学以达到全面的正常化或平衡状态。非常重要的一点是在操作技术中不应施加太多压力;组织不能超越其自身弹性范围,术者不得使患者产生不适感从而引起保护性抵抗,通常是患者耐受的程度。

## 功能障碍总述

### 体位

1. 术者在所有可产生运动的平面上做出躯体功能障碍的诊断。
2. 术者在所有运动平面上,相对于稳定的下位节段(下段或远端),将患者的上位节段(上端或近端)置于BLT平衡点,所有平面上尽可能同步。

a. 这通常意味着从一个限制性障碍点移动到一个放松(容易运动)的位置。
b. 所有平面必须调整到最佳平衡点。

3. 精确调整:让患者缓慢呼吸,评估呼吸时相,感受最松弛状态(放松、柔软等);患者在最平衡点位置屏住呼吸(吸气或呼气可能仅能部分完成),此体位平衡能力最大。

### 治疗

1. 在BLT的平衡点上,术者调整上下两节段的相对位置从而保持平衡。
   a. 这通常意味着持续将上节段向远离限制性障碍点的方向运动(受限的反方向),随着组织的放松,也缓解了组织的紧张。
   b. 下节段或远端可被固定或向功能障碍节段命名的反方向运动,从而减少该节段的运动幅度。
   c. 当组织放松时,常常被描述为"熔化感"或"软化"。
   d. 放松过程中,组织质地会发生变化;如果触诊感觉不到这种变化,就说明未达到韧带张力平衡点。

2. 当施术完成后,术者再次评估躯体功能障碍的要素(组织质地异常、位置不对称、运动受限、压痛点[TART])。如有必要,术者可重复以上操作。

简要规则如下[1]:

1. 非受限运动(鼓励自由活动或额外的放松)。
2. 扩大运动范围(向功能障碍方向运动)。
3. 保持平衡直至达到放松(达到张力在所有方向都相等的平衡点)。

# 颈 部

## 寰枕关节功能障碍（OA,C0—C1）举例：C0 ESLRR（伸展位左侧弯右旋转）

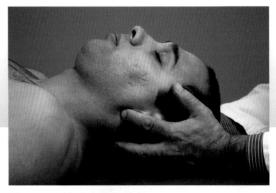

**图 14-1** 触及头部与椎骨

1. 患者仰卧，术者坐于治疗床头侧。

2. 患者与术者保持足够距离，可让术者前臂和肘部置于治疗床上。

3. 术者掌心朝上置于患者头下，掌根至小鱼际置于小脑幕水平位置[1]。

4. 术者用示指或中指触诊患者的C1横突（**图 14-1**、**图 14-2**）。

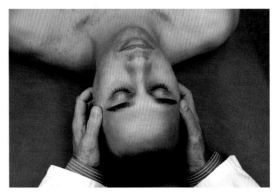

**图 14-2** 步骤3和步骤4

5. 术者触诊手指同时将C1横突向上方和头侧推动（箭头，**图 14-3**），使其在枕骨下向易于伸展的方向运动，同时向右侧弯、左旋转。这样枕部会产生一个相对向左侧弯、右旋转的运动。

6. 术者通过矢量作用力，使患者头部轻微左侧弯并右旋转（**图 14-4**箭头方向），直到达到张力平衡点。

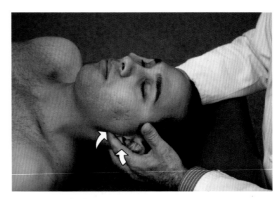

**图 14-3** 步骤5

7. 当达到平衡点，会自发出现一种节律般缓慢起伏的压力变化，术者保持住这个位置对抗，直到容易运动方向产生松解。

8. 术者重新评估功能障碍的要素（四大指征）。

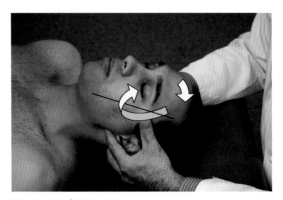

**图 14-4** 步骤6

# 颈 部

## 寰枕关节功能异常 (AA, C1—C2)
## 举例: C1RR (右旋)

1. 患者仰卧,术者坐于治疗床头侧。

2. 患者与术者保持足够距离,以便术者前臂和肘部能放置于治疗床。

3. 术者将掌心朝上置于患者头下,让掌根至小鱼际放置于小脑幕水平。

4. 术者的示指或者中指触诊患者C2横突处 (**图14-5**、**图14-6**)。

5. 术者触诊手指将C2关节突向头侧和上方移动,以分离C1—C2 (弯曲箭头, **图14-7**),同时在C1下方将C2左旋 (挥动箭头)。这个动作产生相对的C1右旋效果。

6. 术者施加定向力,使患者头部和C1轻微右旋 (箭头, **图14-8**),直到达到张力平衡点。

7. 当达到平衡点,会自发出现一种节律般缓慢起伏的压力变化,术者保持住这个位置对抗,直到容易运动方向产生松解。

8. 术者重新评估功能障碍的要素 (四大指征)。

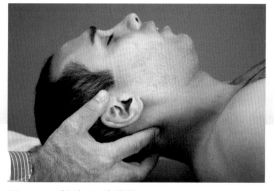

**图14-5** 触诊C2关节柱

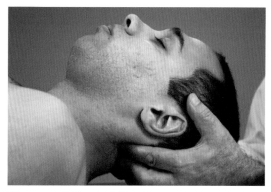

**图14-6** 步骤3和步骤4

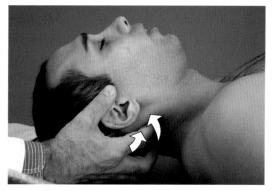

**图14-7** 步骤5,右旋效果

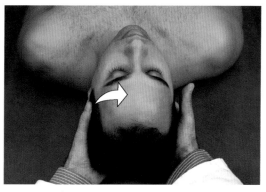

**图14-8** 步骤6

## 颈 部

### 寰枕关节功能异常（AA，C1—C2）
### 举例：C1右侧侧方移位

1. 患者仰卧，术者坐于治疗床头侧。

2. 术者双手紧贴患者顶颞部。

3. 术者将示指指腹置于C1横突上（**图14-9**）。

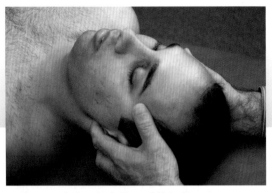

**图14-9** 步骤2和步骤3，手的摆放

4. 术者向容易运动方向轻柔地施加从左向右的平移力（箭头，**图14-10**），术者可能需要前后左右移动以确定平衡位置（**图14-10**、**图14-11**）。

5. 当达到平衡点，会自发出现一种节律般缓慢起伏的压力变化，术者保持住这个位置对抗，直到容易运动方向产生松解。

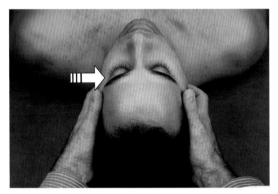

**图14-10** 步骤4，由左向右移动

6. 如愿意或有指征，本方法也可以用作一种直接技术。

7. 术者重新评估功能障碍的要素（四大指征）。

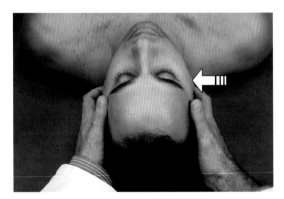

**图14-11** 步骤4，由右向左移动

# 颈 部

## C2—C7功能障碍
## 举例: C4 ESRRR(伸展位右侧弯右旋转)

1. 患者仰卧,术者坐在治疗床头侧。

2. 患者与术者保持足够距离,以便术者前臂和肘部能放置于诊床上。

3. 术者将掌心朝上置于患者头下,以便接触到小脑幕水平,多数情况下是用掌根至小鱼际部位(**图14-12**)[1]。

4. 术者的示指或者中指触诊患者C5横突处(箭头,**图14-13**)。

5. 术者触诊手指将C5关节突向头侧及上方移动,以分离C4—C5(弯曲箭头,**图14-14**),同时将C5在C4下方进行左旋、左侧弯(挥动箭头)。这个动作产生相对的C4右侧弯和右旋效果。

6. 术者施加定向力,使患者头部和C1—C4作为一个整体,轻微地向功能障碍节段施加压力,然后右旋(箭头,**图14-15**),直到达到张力平衡点。

7. 当达到平衡点,会自发出现一种节律般缓慢起伏的压力变化,术者保持住这个位置对抗,直到容易运动方向产生松解。

8. 术者重新评估功能障碍的要素(四大指征)。

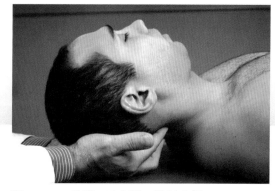

**图14-12** 步骤1至步骤3,接触头部

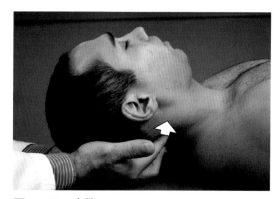

**图14-13** 步骤4

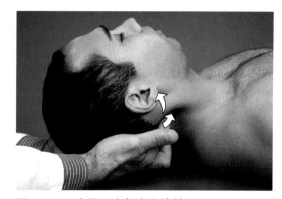

**图14-14** 步骤5,右侧弯右旋转

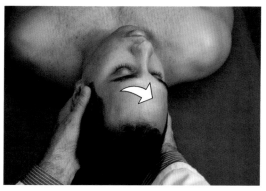

**图14-15** 步骤6

## 胸　椎

### T1—T2功能障碍
### 举例: T1 FSRRR(屈曲位右侧弯右旋转)

1. 患者仰卧,术者坐在治疗床头侧。

2. 患者与术者保持足够距离,以便术者前臂和肘部能放置于治疗床上。

3. 术者将手掌置于患者颈椎C2或C3节段,让脊柱处于放松的位置。

4. 术者将示指指腹放在T1横突上,将中指指腹放在T2横突上(**图14-16、图14-17**)。

5. 术者触诊手指上下推动患者T2横突(箭头,**图14-18**),寻找屈曲和伸展障碍的分离点。

6. 术者用中指指腹轻柔地将T2向左侧弯(弯曲箭头)并左旋(挥动箭头),引起T1相对于T2做右侧弯和右旋(**图14-19**)。

7. 术者施加定向力,示指指腹置于T1节段轻缓地推动T1做右旋转和右侧弯,直到达到张力平衡点(**图14-20**)。

8. 当达到平衡点,会自发出现一种节律般缓慢起伏的压力变化,术者保持住这个位置对抗,直到容易运动方向产生松解。

9. 术者重新评估功能障碍的要素(四大指征)。

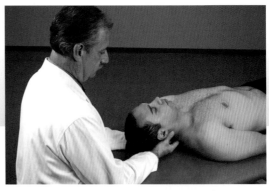

**图14-16**　步骤3和步骤4,手和手指的摆位

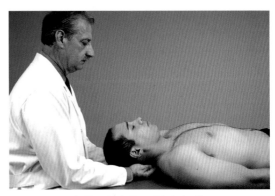

**图14-17**　步骤3和步骤4,触诊患者

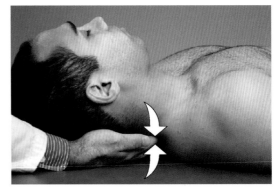

**图14-18**　步骤5,中立位平衡点

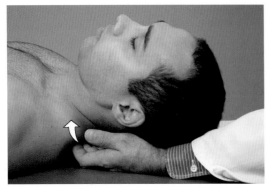

**图14-20**　步骤7,T1,右侧弯右旋转

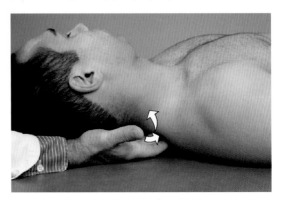

**图14-19**　步骤6,T2,左侧弯左旋转

## 胸 椎

### T4—T12"中立位"功能障碍
### 举例：T6 NSRRL(中立位右侧弯左旋转)，坐位

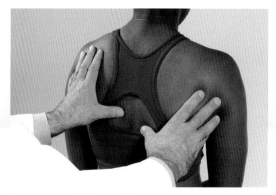

**图14-21** 步骤1至步骤3

1. 患者坐位，术者坐或站在患者后面。

2. 术者左拇指放置在患者T6左侧横突上(涉及两个节段的上方节段)。

3. 术者右拇指直接放置在T7右侧横突上(涉及两个节段的下方节段)(**图14-21**)。

4. 嘱患者俯身直到两个节段的上方节段开始屈曲(长箭头)，然后嘱患者停止俯身，并缓慢伸展(短箭头)，直到术者感觉到屈伸之间的中立位或平衡点(**图14-22**)。

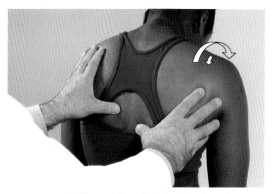

**图14-22** 步骤4，寻找屈伸之间的"中立位"

5. 嘱患者向右倾斜肩膀，使身体右侧弯(箭头)，然后再转向左侧做左旋运动(箭头)，直到术者发现在这些运动平面上各受限点之间平衡点(**图14-23**)。术者维持这个平衡点可能比较困难，可能会感觉到此点沿着平面"摆动"(类似在示指末端保持物体平衡的感觉)。

6. 嘱患者做呼吸运动，以达到平衡点并维持此姿势，然后让患者尽可能舒适地"屏住呼吸"。在功能障碍节段可能会自发出现一种节律般缓慢起伏的压力变化，术者保持住这个位置，直到容易运动方向产生松解。

7. 术者重新评估功能障碍的要素(四大指征)。

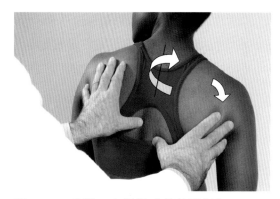

**图14-23** 步骤5，右侧弯/左旋转平衡点

# 胸 椎

## T4—T12"中立位/伸展位"功能障碍举例: T8 NSLRR(中立位左侧弯右旋转),仰卧

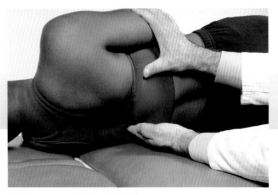

图 14-24 步骤 1 和步骤 2

1. 患者仰卧,术者坐在治疗床的右侧(旋转功能障碍侧)。

2. 术者将左手放置在患者背部,示指或中指触诊 T8 左侧横突(涉及两个节段的上方节段)(**图 14-24**)。

3. 术者将右手和手臂放于患者胸壁前侧,术者开始将左胸壁拉向右侧(箭头)从而引起左侧弯。嘱患者下压左肩(箭头),直到术者放在身后的左手触及 T8 开始左侧弯,在 T9 开始移动前停止(**图 14-25**)。如果感觉舒适的话,术者双手也可相反方向放置!

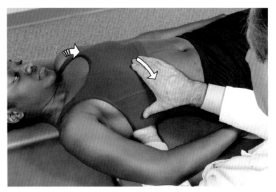

图 14-25 步骤 3,左侧弯

4. 术者用放置在后方的手指向上推动 T8 左侧横突产生右旋,在拉向术者的同时屈曲手指可以轻微增加左侧弯幅度(**图 14-26**)。

5. 嘱患者做呼吸运动,以达到平衡点并维持此姿势,然后让患者尽可能舒适地"屏住呼吸"。在功能障碍节段可能会自发出现一种节律般缓慢起伏的压力变化,术者保持住这个位置,直到容易运动方向产生松解。

6. 术者重新评估功能障碍的要素(四大指征)。

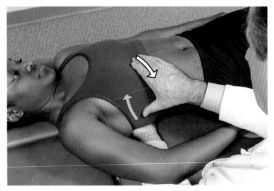

图 14-26 步骤 4,T8,右旋转

## 胸腰椎部

### T3—L4"伸展"功能障碍
### 举例：T12 ESLRL（伸展位左侧弯左旋转）

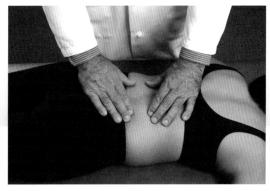

**图14-27** 步骤1至步骤3

1. 患者俯卧位，术者站于治疗床旁。

2. 术者将左拇指放在T12左侧横突上，左手示指和中指指腹放在T12右侧横突上。

3. 术者将右拇指放在L1左侧横突上，示指和中指指腹放在L1右侧横突上（**图14-27**）。

4. 嘱患者呼气吸气，在呼气时术者随着这两个节段的运动而移动。

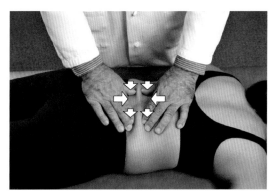

**图14-28** 步骤5

5. 术者在T12和L1之间施加压力（长箭头），然后施加向治疗床方向的下压力（短箭头），至伸展受限点（**图14-28**）。

6. 随后，术者拇指置于T12和L1的左侧横突附近，做左侧弯运动（水平箭头），同时将T12左旋（左示指箭头），并将L1右旋（右拇指，向下箭头）（**图14-29**）。

7. 当达到平衡点，功能障碍节段会自发出现一种节律般缓慢起伏的压力变化，术者保持住这个位置对抗，直到容易运动方向产生松解。

8. 术者重新评估功能障碍的要素（四大指征）。

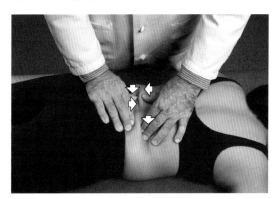

**图14-29** 步骤6

## 胸腰椎部

### T8—L5功能障碍
### 加强脊柱—骶骨链
### 举例: L5 FSRRR (屈曲位右侧弯右旋转)

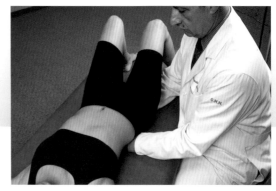

**图 14-30** 步骤2和步骤3,手的摆放

如无骶骨部分问题,术者可触诊功能障碍的每一个脊柱节段(如L2和L3)。

1. 患者仰卧位,术者坐在患者的旁边。

2. 术者将尾侧手置于患者骶骨,指腹放于骶骨基底部,掌根指向骶尾部。

3. 术者将头侧手跨过脊柱,到达功能障碍节段,将掌根与指腹分别放在L5左右两侧横突(**图14-30**、**图14-31**)。

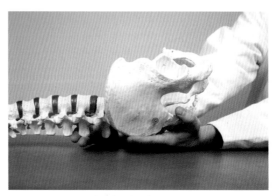

**图 14-31** 腰骶部手的摆放

4. 放在骶部的手沿着脊柱纵轴上下移动骶骨(**图14-32**箭头)寻找一个舒适点,放于腰部的手也做同样的动作。

5. 置于腰部的手上下移动以寻找屈伸之间的平衡点(箭头,**图14-33**)。

6. 然后,触及腰部的手使L5右侧弯并右旋(箭头),以找到该方向的张力平衡点(**图14-34**)。

7. 当整体达到平衡点时,功能障碍节段会自发出现一种节律般缓慢起伏的压力变化,术者保持住这个位置对抗,直到容易运动方向产生松解。

8. 术者重新评估功能障碍的要素(四大指征)。

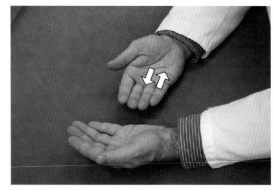

**图 14-32** 步骤4

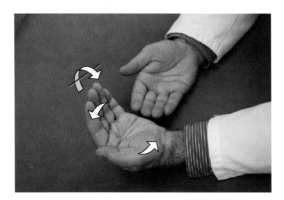

**图 14-34** 步骤6,L2,右侧弯右旋转

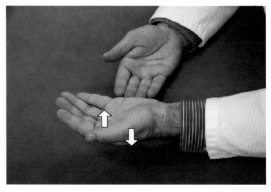

**图 14-33** 步骤5

## 肋骨部

### 第1肋非生理性功能障碍
### 举例：左侧第1肋抬高
### 加强非生理性/非呼吸

1. 患者坐位或仰卧位，术者坐在治疗床头侧。

2. 术者左拇指放在抬高的左侧第1肋后面的肋横突关节处（**图14–35**）。

3. 术者通过上方的软组织向抬高的左侧第1肋骨施加一个向尾侧的力（**图14–36**箭头）。

4. 施加的力应当适度，不可太大。

5. 保持压力，直至产生松解，以拇指感觉到可以移动通过限制性障碍点为止。

6. 术者重新评估功能障碍的要素（四大指征）。

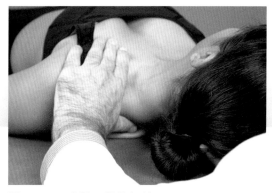

**图14–35** 步骤2，拇指摆放

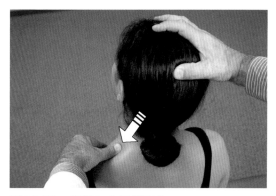

**图14–36** 步骤3，向尾侧施力

## 肋骨部

### 膈肌呼气功能障碍
### 举例：右侧第9肋呼气功能障碍（下降）

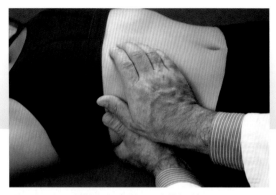

**图14-37** 步骤2和步骤3，手的摆放

1. 患者仰卧，术者坐或站于患者旁边。

2. 术者一手手掌向上，手指置于胸廓后缘肋骨角上。

3. 另一只手手掌向下，手指置于胸廓前缘肋骨角上（**图14-37**）。

4. 术者双手向剑突方向施加一个适中的力（箭头，**图14-38**）。

5. 术者向肋骨及周围软组织容易活动方向调整施加的力量，直到达到张力平衡点。

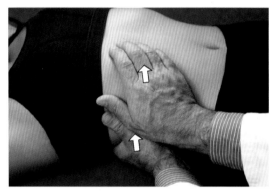

**图14-38** 步骤4，压力

6. 当整体达到平衡点时，功能障碍节段会自发出现一种节律般缓慢起伏的压力变化，术者保持住这个位置对抗，直到容易运动方向产生松解。

7. 术者重新评估功能障碍的要素（四大指征）。

## 肋骨部

### 第4～第12肋呼气功能障碍
### 举例：右侧第7肋呼气功能障碍（下降）

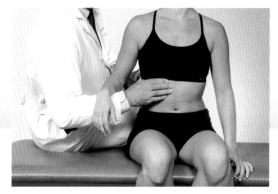

**图14-39** 步骤1至步骤3，坐位

1. 患者坐位或仰卧，术者站或坐于患者右侧。

2. 术者将左手置于患者胸壁右后侧第7肋上缘，以示指或中指指腹置于右肋横突关节侧方控制肋骨。

3. 术者右手置于患者胸壁右前方，将拇指、虎口和示指放在第7肋骨软骨交界处上缘（**图14-39**、**图14-40**）。

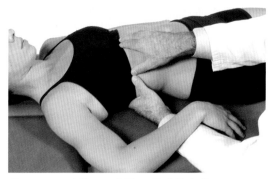

**图14-40** 步骤1至步骤3，仰卧位变化

4. 嘱患者向右侧倾斜，靠近术者（白色弯曲箭头），产生进一步促进"呼气效应"的抗衡力，术者用双手同时在第7肋（白色直箭头）施加一个向下向内的压力（**图14-41**）。

5. 嘱患者轻轻向左或右旋转，充分松解肋骨与椎体附属物。

6. 嘱患者做深呼吸运动，在第7肋呼气和吸气障碍点之间寻找平衡点，并让患者屏住呼气以维持。在功能障碍节段可能会自发出现一种节律般缓慢起伏的压力，术者保持住这个位置对抗，直到容易运动方向产生松解。

7. 术者重新评估功能障碍的要素（四大指征）。

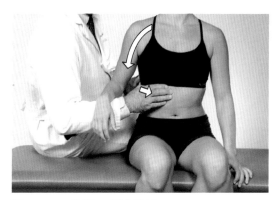

**图14-41** 步骤4，促进呼气

## 骨盆区

**髂骶（髋骨）功能障碍**
**举例：左侧髋骨后旋**
**加强常规代偿模式**

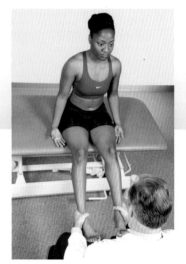

**图14-42** 步骤1和步骤2

1. 患者坐位，术者坐在患者前方。

2. 术者抓握患者下肢远端或距胫关节处，该位置最容易控制（**图14-42**）。

3. 术者缓慢地向上推动患者的左腿（向头部，容易运动方向），同时向下拉动右腿（向远端，容易运动方向）（**图14-43**）。

4. 术者尝试在左右运动起始位置寻找平衡点，然后嘱患者左旋胸腰段（箭头），直到术者感觉到患者左腿随着该运动出现上抬（**图14-44**）。

5. 术者在患者左旋位置找到新的平衡点。

6. 让患者保持在此位置的同时，术者可嘱患者深吸气后屏住，保持在这个平衡点5～10秒。

7. 当达到平衡点后，患者骨盆和下肢可能自发出现一种节律般缓慢起伏的压力变化，术者尽量保持在此点直到容易运动方向松解。

8. 术者重新评估功能障碍的要素（四大指征）。

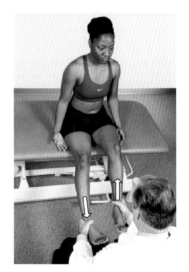

**图14-43** 步骤3，左后/右前髋骨旋转

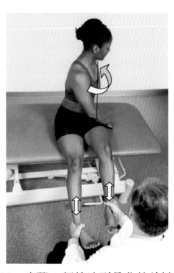

**图14-44** 步骤4，间接达到骨盆的关键控制点

# 上肢区

## 胸锁关节功能异常
## 举例：左锁骨近端，受压
## 直接法

**症状和诊断**

症状为锁骨两端疼痛。

**操作**

1. 患者坐在治疗床旁。

2. 术者坐在稍矮的凳子上，面朝患者。

3. 术者将左拇指放在患者胸锁关节外侧，锁骨胸骨端内下方（**图14-45**）。

4. 术者将右拇指放在锁骨外侧，肩锁关节内下方（**图14-46**）。

5. 患者可以把功能障碍的前臂放在术者的上臂上。

6. 当患者后缩健侧肩膀时（挥动箭头），术者双手拇指向侧方、上方、轻微向后方移动（箭头，**图14-47**）。

7. 术者双手拇指保持向外、向上和向后的压力直至松解（箭头，**图14-48**）。

8. 术者重新评估功能障碍的要素（四大指征）。

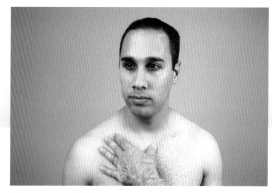

**图14-45** 步骤3

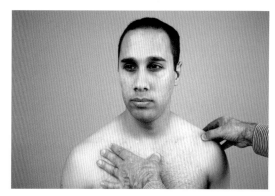

**图14-46** 步骤4

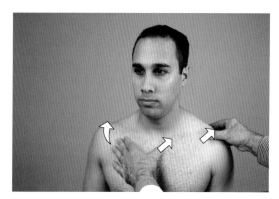

**图14-47** 步骤6

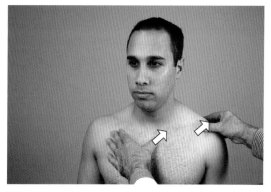

**图14-48** 步骤7

# 上肢部

## 盂肱关节功能障碍
## 区域性限制,加强淋巴循环
## 举例:右纤维性粘连性关节囊炎

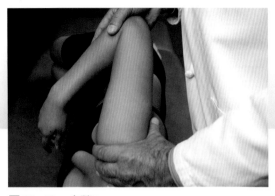

**图14-49** 步骤3

**症状和诊断**

适应证为三角肌下滑囊炎或冻结肩。

**操作**

1. 患者侧卧,患侧肩膀向上。

2. 术者站在患者身后的治疗床旁。

3. 术者用远端手掌托住患者屈曲放松的肘关节鹰
嘴处,另一只手抓住患者肩膀(**图14-49**)。

4. 术者通过患者肘关节控制肱骨,向肩关节窝施
加压力(箭头,**图14-50**)。

5. 术者将患者肘部向外侧牵拉,然后做轻微前后
牵拉直到肩部张力平衡点(箭头,**图14-51**)。

6. 术者前后牵伸患者肩膀,同时朝对侧肱盂关节
下压(箭头,**图14-52**)。

7. 术者保持在此张力平衡位置直到感到松动。

8. 达到平衡点后,功能障碍节段可能会自发出现
一种节律般缓慢起伏的压力变化,术者尽量保
持在该位置并对抗,直到容易运动方向松解。

9. 术者重新评估功能障碍的要素(四大指征)。

当放松后,患者肱骨可被动运动至上方和前
方,做通过耳朵并向下到脸前方的挥动动作[1]。

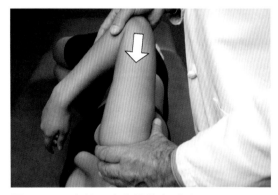

**图14-50** 步骤4,向肩关节窝下压

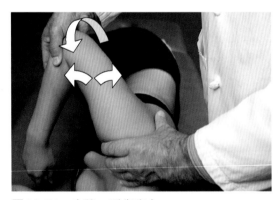

**图14-51** 步骤5,平衡张力

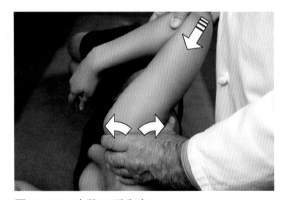

**图14-52** 步骤6,平衡点

## 上肢部

### 桡尺和(或)肱尺关节功能障碍
### 加强联合直接/间接技术
### 举例: 左侧屈曲伴桡骨小头后移

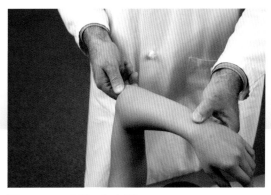

**图 14-53** 步骤 2 和步骤 3

**症状和诊断**

　　症状为肘关节疼痛或僵硬。

**操作**

1. 患者仰卧,术者站或坐在患者侧方。

2. 术者用拇指(外侧)和示指(内侧)抓住患者近端鹰嘴突的双侧凹槽。

3. 术者另一手抓住患者屈曲手腕的手背(**图14-53**)。

4. 术者将患者的前臂充分旋前(弯曲箭头,**图14-54**),并使患者的手充分屈曲(短箭头)。

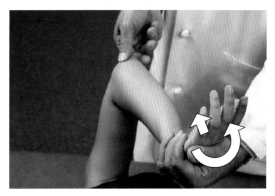

**图 14-54** 步骤 4,旋前和屈曲

5. 术者用手下压患者前臂(直线箭头,**图14-55**),同时缓慢伸展患者肘部(弯曲箭头)。

6. 术者持续施加平衡稳定的压力对抗障碍直到肘关节伸直,术者拇指和示指划过鹰嘴突两侧的沟槽。

7. 本疗法可治疗桡骨小头扭转和鹰嘴窝外或内偏移(如肱尺联合处尺骨朝外或朝内的偏移)。

8. 术者重新评估功能障碍的要素(四大指征)。

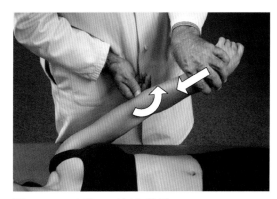

**图 14-55** 步骤 5,下压和伸展

## 上肢部

### 腕骨—掌骨功能障碍
### 加强联合直接/间接技术
### 举例：左侧腕管综合征

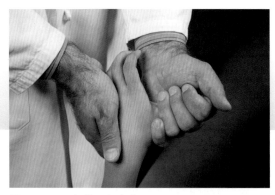

**图 14-56** 步骤 1 和步骤 2

1. 患者仰卧，功能障碍侧手臂外展，术者站在患侧。

2. 术者内侧手控制患者的拇指和大鱼际（**图 14-56**）。

3. 术者的另一只手抓住患者的小鱼际，然后前臂旋后（箭头，**图 14-57**）。

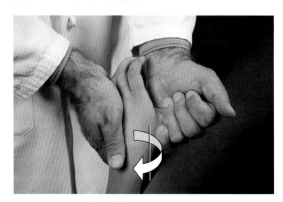

**图 14-57** 步骤 3，旋后

4. 充分旋后，然后将患者手腕屈曲到可忍耐的极限（长箭头，**图 14-58**），将其拇指推到背侧（短箭头）。

5. 术者持续用力，缓慢将患者手臂旋前直到舒适限度，然后向尺偏方向施力（箭头，**图 14-59**）。

6. 术者重新评估功能障碍的要素（四大指征）。

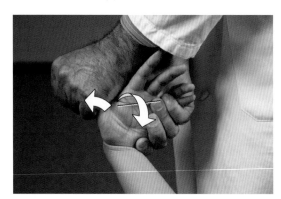

**图 14-58** 步骤 4，屈曲腕部

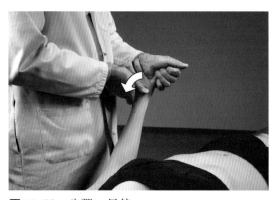

**图 14-59** 步骤 5，尺偏

## 下肢部

### 腓骨（内翻）功能障碍
### 举例：左侧腓骨头后移

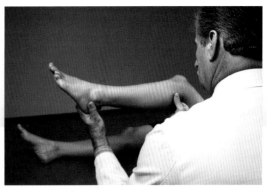

**图 14-60** 步骤 1 至步骤 4

1. 患者仰卧位，术者坐在患腿旁。

2. 患者的髋部和膝关节均屈曲至约90°。

3. 术者头侧手的拇指放于腓骨头外上方。

4. 术者的另一只在腓骨远端下方手控制患者足部（**图 14-60**）。

5. 术者拇指在腓骨近端施加一个朝向足部的压力（右侧箭头，**图 14-61**），同时另一只手（左箭头）使足和踝做内翻动作。

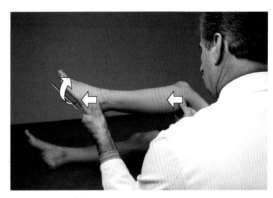

**图 14-61** 步骤 5

6. 术者尝试在腓骨近端寻找张力平衡点，并保持此位置。

7. 当达到平衡点后，功能障碍节段可能会出现一种节律般缓慢起伏的压力变化，术者尽量保持在该位置并对抗，直到容易运动方向松解。

8. 术者重新评估功能障碍的要素（四大指征）。

## 下肢部分

### 扭伤后胫股骨功能障碍
### 加强旋转/扭转
### 举例：交叉韧带扭伤

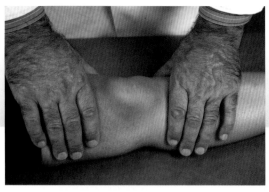

**图14-62** 步骤1至步骤3

1. 患者仰卧,术者站在患侧膝关节一侧。

2. 术者将头侧手手掌放在股骨远端前侧。

3. 术者将尾侧手手掌放在胫骨粗隆上(**图14-62**)。

4. 术者身体前倾,朝诊床方向患者腿部施力(箭头,**图14-63**)。

5. 术者施加一个(箭头,**图14-64**)使股骨和胫骨接近的压力。

6. 术者尾侧手内旋或外旋胫骨(箭头,**图14-65**)以判断哪一侧更加松动。术者尝试保持住该位置。

7. 当达到平衡点后,功能障碍节段可能会出现一种节律般缓慢起伏的压力变化,术者尽量保持在该位置并对抗,直到容易运动方向松解。

8. 术者重新评估功能障碍的要素(四大指征)。

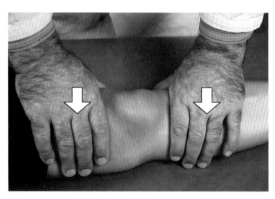

**图14-63** 步骤4,向下用力

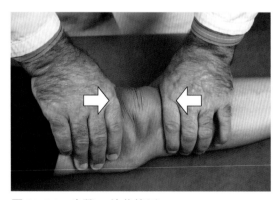

**图14-64** 步骤5,关节挤压

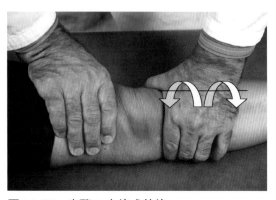

**图14-65** 步骤6,内旋或外旋

# 下肢区

## 踝关节（胫距）功能障碍
## 举例：左侧胫骨后移（距骨前移）

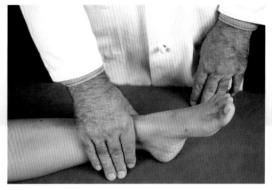

**图14-66** 步骤1至步骤3

1. 患者仰卧，足跟放在治疗床上。

2. 术者站在患侧踝关节旁。

3. 术者近端手掌掌心向下放在胫骨远端，示指掌指关节接近胫骨远端（**图14-66**）。

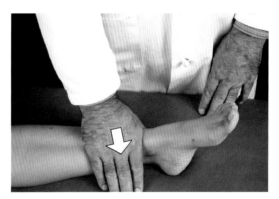

**图14-67** 步骤4，下压

4. 术者朝床面施加向下的压力（箭头，**图14-67**），并保持踝关节和胫距关节的张力平衡。

5. 术者的另一只手也可以放在治疗手上方以增加压力，术者轻微地内旋（**图14-68**）或外旋患者胫骨造成挤压（**图14-69**），从而达到张力平衡点。

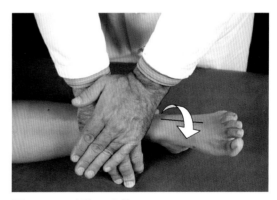

**图14-68** 步骤5，内旋

6. 当达到平衡点后，功能障碍节段可能会出现一种节律般缓慢起伏的压力变化，术者尽量保持在该位置并对抗，直到容易运动方向松解。

7. 术者重新评估功能障碍的要素（四大指征）。

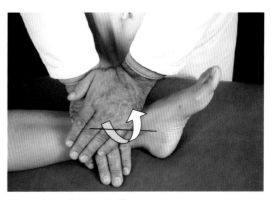

**图14-69** 步骤5，外旋

# 下肢部分

## 足踝功能障碍
## 举例：左跟骨跖屈
## "脱鞋器"技术

1. 患者仰卧，术者站在治疗床左侧，面朝床尾。

2. 将患者较低的左侧大腿和膝关节放在术者右侧腋窝下，通过倚靠胸壁保持平衡和控制动作。

3. 术者用右拇指和示指握住患者左侧跟骨（**图14-70**）。

4. 术者将患者左侧髋关节和膝关节屈曲大约90°，轻柔地外展外旋患者股骨（箭头，**图14-71**）。

5. 术者将右侧肱骨远端和肘关节置于患者腘窝上方股骨远端，作为产生近端压力的支点。

6. 术者手指包绕患者足内侧面，以控制患者左足。

7. 术者后倾，进一步屈曲患者左髋和膝，同时紧握患者左侧跟骨。这样可以分离跟骨与距骨（箭头，**图14-72**）。

8. 术者左手轻微跖屈患足（箭头，**图14-73**），直到患者左距骨和跗骨的张力达到平衡点。

9. 当达到平衡点后，功能障碍节段可能会出现一种节律般缓慢起伏的压力变化，术者尽量保持在该位置并对抗，直到容易运动方向松解。

10. 术者重新评估功能障碍的要素（四大指征）。

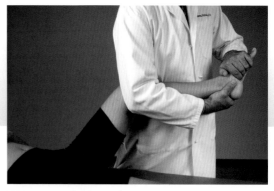

**图14-70** 步骤1至步骤3

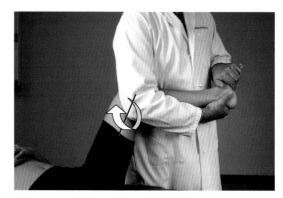

**图14-71** 步骤4，外旋/外展股骨

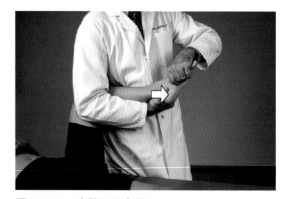

**图14-72** 步骤5至步骤7

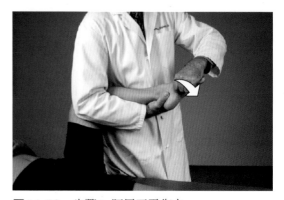

**图14-73** 步骤8，跖屈至平衡点

## 下肢部分

### 楔跖骨功能障碍
### 举例：右侧跖骨屈曲

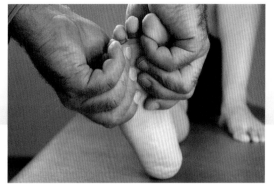

**图 14-74** 步骤1至步骤2，手指置于足底

1. 患者仰卧，术者站或坐在床尾。

2. 术者用双手抓住患足，手指置于跖骨远端的足底面（**图 14-74**），拇指置于足背侧（**图 14-75**）。

3. 术者轻微收缩足底手指，使远端足掌屈曲（箭头，**图 14-76**）。

4. 然后术者用拇指朝向治疗床下压跖骨（箭头，**图 14-77**）。

5. 术者尝试将患足放置于张力平衡点。

6. 当达到平衡点后，功能障碍节段可能会出现一种节律般缓慢起伏的压力变化，术者尽量保持在该位置并对抗，直到容易运动方向松解。

7. 术者重新评估功能障碍的要素（四大指征）。

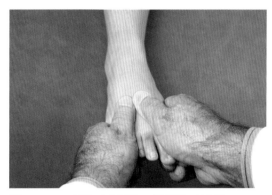

**图 14-75** 步骤1至步骤2，拇指置于足背

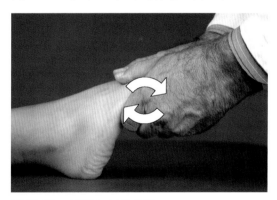

**图 14-76** 步骤3，屈曲前足

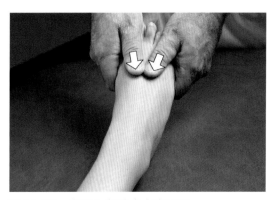

**图 14-77** 步骤4，朝诊床方向下压

## 下肢部

### 足趾伸展功能障碍
### 下压,继发扭伤
### 举例:右侧足大趾,背屈

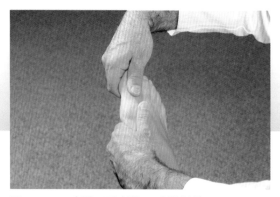

**图14-78** 步骤1至步骤3,手的摆放

1. 患者仰卧,术者坐在右侧治疗床尾。

2. 术者一手的示指和拇指握住患者足趾跖面和背面(避免握住内/外侧缘和挤压,以免激惹神经)。

3. 术者另一只手环绕患者右足的足底和足背,以控制第1跖骨远端(**图14-78**)。

4. 然后术者施加按压或牵拉的力(箭头),以确定跖趾关节最舒适的分离点(增加活动度)(**图14-79**),也可采用轻微的屈或伸摆位来促进分离运动。

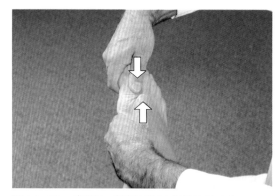

**图14-79** 步骤4,分离(按压或牵拉的力)

5. 术者将足趾保持在分离点,然后在各方向施加旋转(转动/扭转)运动,直到找到向容易活动方向(间接方向)的平衡点(**图14-80**)。

6. 将患者足趾保持在此位置,然后术者做侧弯(内收/外展)运动直至旋转平衡点,达到最终的平衡点(**图14-81**)。

7. 当达到平衡点后,功能障碍节段可能会出现一种节律般缓慢起伏的压力变化,术者尽量保持在该位置并对抗,直到容易运动方向松解。

8. 术者重新评估功能障碍的要素(四大指征)。

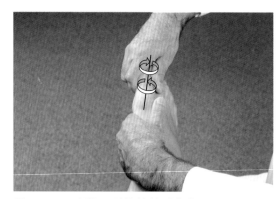

**图14-80** 步骤5,寻找旋转平衡点

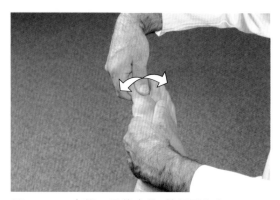

**图14-81** 步骤6,寻找内收/外展平衡点

## 颅骨部

### 颞下颌关节功能障碍
### 举例：双侧颞下颌关节，"闭口"功能障碍

检查发现颞下颌关节功能障碍可自由闭口，但是不能正常张口。

1. 患者仰卧，术者坐在治疗床头侧。

2. 术者双手指腹放置在患者下颌骨下，环绕并且置于颌下，以控制下颌骨的运动（**图 14-82**）。

3. 术者通过屈曲手指增加压力，使上下牙齿闭合（白色弯曲箭头），同时向颞下颌关节施加向后的力（白色直线箭头）（**图 14-83**）。

4. 然后术者左右移动下颌骨以评估是否存在侧向松紧不对称（箭头），尝试寻找间接平衡点（**图 14-84**）。

5. 当达到平衡点后，患者下颚（颞下颌关节）可能会出现一种节律般缓慢起伏的压力，术者尽量保持在该位置并对抗，直到容易运动方向松解。

6. 术者重新评估功能障碍的要素（四大指征）。

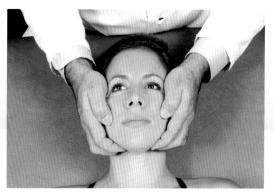

**图 14-82** 步骤 1 和步骤 2

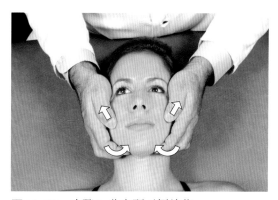

**图 14-83** 步骤 3，分离颞下颌关节

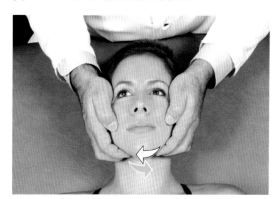

**图 14-84** 步骤 4，评估侧向不对称

## 颅骨部

### 颞下颌关节(TMJ)功能障碍
### 举例:双侧颞下颌关节,"张口"功能障碍

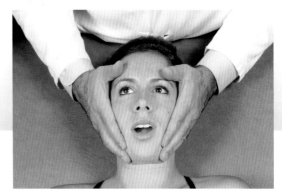

**图 14-85** 步骤 1 和步骤 2

检查发现颞下颌关节功能障碍可自由张口,但是不能正常闭口。

1. 患者仰卧,术者坐在诊床床头。

2. 术者双手放在患者脸和下颚的两侧,接触面从患者颞部到下颚下外侧(**图 14-85**)。

3. 然后术者将患者下颚打开,通过伸直手指将下颚下推以分离颞下颌关节(白色箭头),同时术者保持掌根固定于颞区(**图 14-86**)。

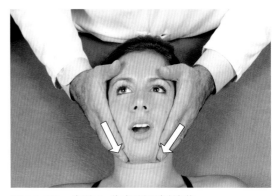

**图 14-86** 步骤 3,分离颞下颌关节

4. 接着术者左右移动下颌骨以评估是否存在侧向松紧不对称(箭头),尝试寻找间接平衡点(**图 14-87**)。

5. 当达到平衡点后,患者下颚(颞下颌关节)可能会出现一种节律般缓慢起伏的压力,术者尽量保持在该位置并对抗,直到容易运动方向松解。

6. 术者重新评估功能障碍的要素(四大指征)。

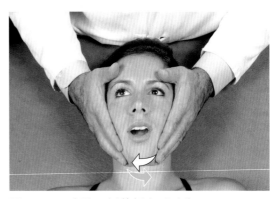

**图 14-87** 步骤 4,评估侧向不对称

# 参考文献

［1］ Speece C, Crow T. Ligamentous Articular Strain: Osteopathic Techniques for the Body. Seattle, WA: Eastland, 2001.

［2］ Ward R, ed. Foundations for Osteopathic Medicine. 2nd ed. Philadelphia, PA: Lippincott Williams & Wilkins, 2003.

［3］ Chila, AG, ed. Foundations of Osteopathic Medicine. 3rd ed. Baltimore, MD: Lippincott Williams & Wilkins, 2011.

［4］ Glossary of Osteopathic Terminology, Educational Council on Osteopathic Principles of the American Association of Colleges of Osteopathic Medicine. http://www.aacom.org.

［5］ Sutherland WG. Teachings in the Science of Osteopathy. Wales A, ed. Portland, OR: Rudra, 1990.

［6］ Fuller RB. Synergetics. New York, NY: Macmillan, 1975.

［7］ Snelson K. Frequently Asked Questions (FAQ) and Structure & Tensegrity. Accessed February 4, 2007, http://www.kennethsnelson.net/.

［8］ Ingber DE. The architecture of life. Sci Am 1998; 278: 48-57.

# 第十五章

## 内脏技术

### 技术原则

整骨原则教育委员会（ECOP）将整骨内脏（Osteopathic visceral, VIS）技术定义为"直接作用于内脏，以改善其生理功能的一种诊断和治疗体系；典型方式是将内脏向其筋膜附着方向移动，达到筋膜平衡的一个点；也称腹部技术"[1]。从斯蒂尔时期开始，内脏技术就已成为整骨疗法体系中的组成部分，因为斯蒂尔发展并促进了内脏疾病的诊断和相关临床手法技术体系，整骨疗法已经不再局限于肌肉骨骼疼痛方面。事实上，斯蒂尔的大部分文章与循环系统（动脉、静脉和淋巴的）、神经系统、内脏及免疫系统相关。他从来没有写过治疗腰痛或其他疾病的专著。所有整骨干预技术都是建立在运用更温和、有效的方式治疗患者的基础上。

在许多整骨医学院中，VIS技术的内容被削减了，更注重直接涉及头、颈、腰部和肢端疼痛引发的肌肉—骨骼功能障碍相关治疗技术课程的教学。然而，许多对内脏和整体健康状况具有积极治疗作用的技术（肝、脾、胃肠、肺和淋巴结）仍然被教授。此外，在所有整骨医学课程中，躯体—内脏、内脏—躯体的关系以及自主神经异常的影响是非常重要的。因为疾病的躯体原因很多，关注内脏器官节前神经元的脊髓节段水平非常重要[2]。了解这些脊髓节段的水平，以及躯体的感受信号可以沿着引发躯体反应的运动神经，在相对宽泛的区域内移动，术者可以运用整骨医学逐层触诊方法，获得更多的信息[3]（表15-1）。在躯体—内脏模式下，用整骨手法治疗（OMT）可能会减轻这些相关区域的症状，然而，从内脏—躯体角度思考，作为诊断的标准可能更好。整骨临床非常关注交感神经反应，但是，副交感神经（颅骨—骶骨）间关系的观察和治疗对患者整体健康方面具有重要临床意义。影响内脏系统的躯体功能障碍部位可以通过本书介绍的各种整骨手法治疗（OMTs）。如果OMT直接作用于疾病的躯体成分，并且能够改善患者的病情，则该技术可以被认为是一种内脏技术。因此，本章介绍了对内脏系统具有间接作用或远端效应的部分技术，但更多介绍了一些具有直接针对性的相关技术。

其他章节讨论了用于检测躯体功能障碍的整骨触诊诊断技术。同样用于诊断和治疗的组织张力和运动的容易—紧张非对称性，也适用于内脏系统。多数医生应该了解内脏器官活动的特性；然而，越来越多关于内脏器官运动的思考扩展到整骨治疗领域。术者通过临床实践不仅触诊出肿胀和能动性下降的器官，还可以体验到器官本身内在动力的细微变化。

最近，巴拉勒（Barral）的著作再次引起了那些忽略内脏治疗手法者的关注[4]。任何整骨诊断检查都应包括逐层触诊方法，当应用于内脏区域时，可以判断组织质地变化、结构和（或）运动（移动和活动）的不对称性、活动性限制，及疼痛（敏感性）。

**表15-1** 椎旁交感神经内脏/躯体内脏反射水平

| | |
|---|---|
| 头部和颈部 | T1—T5 |
| 心脏 | T1—T5 |
| 心肌 | T1—T5(L) |
| 冠状动脉 | C3—C5 |
| 肺部 | T2—T5 |
| 支气管的反射 | T1—T3 |
| "哮喘反射" | T2(L) |
| 支气管黏膜反射 | T2—T3 |
| 肺实质的反射 | T3—T4 |
| 胸膜顶 | T1—T12 |
| 上肢 | T2—T7 |
| 上消化道 | T3—T10 |
| 食管 | T5—T6 |
| 食管下段和胃 | T5—T10(L) |
| 十二指肠 | T6—T8(R) |
| 下消化道 | T5—L3 |
| 胰 | T5—T9(B/L to right) |
| 脾 | T7—T9(L) |
| 肝和胆 | T5—T10(R) |
| 肾上腺 | T8—T10 |
| 小肠 | T8—T11(B/L) |
| 升结肠和横结肠 | T10—L1 |
| 阑尾盲肠 | T9—T12(R) |
| 降/乙状结肠、直肠 | L1—L3(L) |
| 泌尿道 | T9—L3 |
| 肾脏 | T9—L1, ipsilateral |
| 输尿管（近端） | T10—L3(B/L) |
| 输尿管（远端） | L1—L2 |
| 膀胱 | L1—L2(B/L) |
| 尿道 | T11—T12(B/L) |
| 生殖道 | T9—L2 |
| 卵巢/睾丸 | T9—T11, ipsilateral |
| 前列腺癌和前列腺尿道 | T10—L2(B/L) |
| 子宫颈 | T10—L2 |
| 外生殖器 | T12(B/L) |
| 子宫 | T9—L2(B/L) |
| 输卵管 | T10—L2(B/L) |
| 下肢 | T10—L3 |

来源：Chila AG,exec.ed.Foundations of Osteopathic Medicine.3rd ed.Baltimore,MD:Lippincott Williams & Wilkins,2011;Nelson KE,Glonek T.Somatic Dysfunction in Osteopathic Family Medicine.Baltimore,MD:Lippincott Williams & Wilkins,2007.

## 技术分类

### 直接、间接、或联合技术

根据患者的病史和身体现状，医生可以选择任何上述方法进行治疗。使用这些方法的原理在于功能障碍的主要成分以及获得最大功能改善的原则。

1. 诊断肠系膜周边组织受限，并使用直接的针对肌筋膜的技术来改善组织的弹性质地。

2. 诊断脊柱功能障碍，这些障碍继发引起心脏交感神经亢奋，从而导致心律失常，采用间接BLT治疗技术来缓解脊柱功能障碍，因而减少心脏继发性反应。

## 技术类型

### 缓解躯体功能障碍

躯体功能障碍似乎会直接导致器官功能异常，治疗躯体功能障碍的相关区域有时可以减轻或消除内脏异常。这是一个躯体—内脏反射被应用于消除躯体功能障碍的范例。异常的躯体传入信号被消除，导致了先前相关（异常）的内脏传出神经正常化。

### 反射导向技术

这些技术试图通过影响自主神经系统（通常是交感神经，但有时是副交感神经）引发器官系统中的继发性反应。这类似于使用其他自主神经反射技术，例如颈动脉按摩，怒责现象（Valsalva maneuver）、按压眼球、冰水浸泡等引发的迷走神经反射。这些治疗集中在可影响自主神经系统的区域中，以特定方式与交感神经或副交感神经反应相联系。该技术试图增加或降低损伤部位的自主神经输出水平。通常，我们倾向于减小躯体功能障碍的面积，而不是增加或减少自主神经活动水平。然而，在某些病例中，这会产生相应的临床反应，例如哮喘患者，自主神经系统中的交感神经部分可被上胸部的胸泵刺激，表现出气道反应减弱。

查普曼反射（Chapman reflex）是确定精确诊断和关键功能障碍的另一种潜在的辅助诊断方法。在ECOP的整骨学术语词汇表中被定义为①是一种假设为内脏功能障碍或病理反射点的系统，表现为身体前面和后面可预测的筋膜组织结构质地异常（涉及组织的斑块状或线性改变）；②最早为整骨医生Charles Owens描述、Frank Chapman应用[1]。除了Chapman和Owens之外，许多整骨医生都推广使用这种诊断和治疗方法（如Kimberly; Kuchera, W; Kuchera, M; Arbuckle; Lippincott和Patriquin），每个人都将自己的经验或理论补充进来，推动其理论和（或）治疗的发展[2]。

查普曼最早的著作关注于内分泌系统，并将甲状腺视为体内最重要的腺体。身体其他部位的问题也被认为与内分泌系统问题有关；欧文斯认为，"未知的……（功能障碍）总是表明体内内分泌系统紊乱"。随着医学对内脏反射研究的深入，查普曼的这些发现被更多人所接受。查普曼最初将这些组织质地异常情况描述为节段性收缩的淋巴组织结节（节段性的），之后又描述为神经淋巴样结节。但是，潜在的致病因素主要集中在内脏和自主神经反射（主要是交感神经），由此导致局部充血和特定位置的各种组织反应。

各种触诊描述已经被用于帮助学生如何寻找及定位病变部位，包括近年来"BB镜像"法、豌豆形状和豌豆大小、米粒状、木薯状、串珠状。鉴别的因素通常是触诊时中等到严重的疼痛（急性），虽然有时患者一点都不痛（慢性）(2)。当尝试对整骨医学疾病模块进行正确分类，以便对这些结节进行正确诊断和治疗时，最好将它们采用"神经—内分泌—免疫系统"方式进行整合分类，那样呼吸—循环系统就与神经系统模型更加协调。通常先触诊躯体前方点，然后通过触诊躯体后方的相关反射点来确定其内脏—躯体病因。这些查普曼点的治疗顺序通常是从前方的点开始，然后移动到后方的点[2,5]。

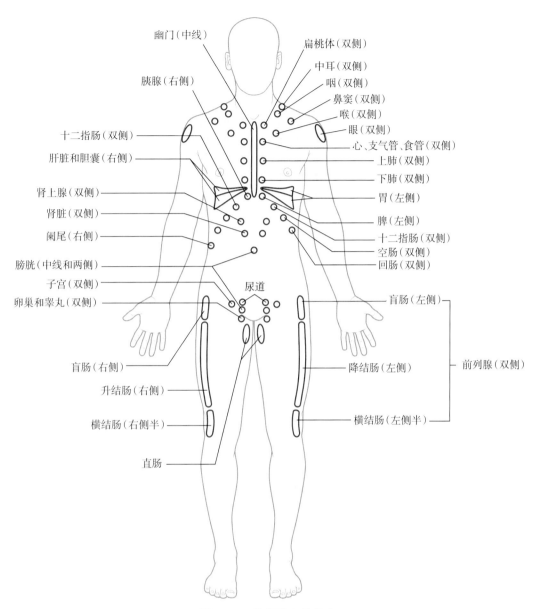

幽门（中线）
扁桃体（双侧）
中耳（双侧）
咽（双侧）
胰腺（右侧）
鼻窦（双侧）
喉（双侧）
十二指肠（双侧）
眼（双侧）
肝脏和胆囊（右侧）
心、支气管、食管（双侧）
上肺（双侧）
下肺（双侧）
肾上腺（双侧）
胃（左侧）
肾脏（双侧）
脾（左侧）
阑尾（右侧）
十二指肠（双侧）
空肠（双侧）
膀胱（中线和两侧）
回肠（双侧）
子宫（双侧）
尿道
卵巢和睾丸（双侧）
盲肠（左侧）
盲肠（右侧）
降结肠（左侧）
前列腺（双侧）
升结肠（右侧）
横结肠（右侧半）
横结肠（左侧半）
直肠

**图 15-1** 前部的查普曼点

随着整骨学专家们开始整合这些想法,设计了许多图纸和图表来帮助学生和医生记住它们的位置,并如何正确诱发出它们的表现(**图 15-1 和图 15-2**)。然而,由于图表有助于更容易记住这些点的位置,这就可能导致不完全理解它们出现的条件。过去其他学者描述反射点与器官有关,而与症状或病症无关,同时早期著作也提倡诊断相关的描述,如结膜炎、中耳炎、支气管炎和膀胱炎[2,5]。目前,欧文斯最初的临床思维又重新流行。查普曼(欧文斯)还认为对其他躯体区域的治疗应该与其自身的反射点相关,同时推荐其他疗法的配合,

比如营养支持,但指出"在任何情况下都不应该将常规的整骨疗法归属于局部反射点疗法[5]"。

与 80 ～ 100 年前查普曼的实践相比,现代诊断方法在疾病鉴别诊断方面更加容易,但当时的方法现在有时仍可帮助诊断。最近的一个例子,一名女性患者,在当地急诊主诉有一周的腹胀和疼痛史,在体检、实验室血液检查、CT增强扫描后,被诊断为卵巢肿瘤。她被从普通外科转到妇产外科,当外科医生进行手术探查时,结果证明只是阑尾破裂(Mahon VN。Personal Communication,2012)。其实这两个器官在各自的查普曼反射中显示不同的位

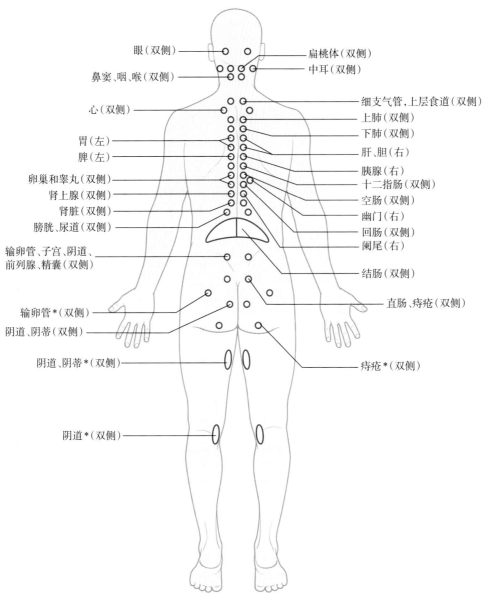

眼（双侧）
扁桃体（双侧）
中耳（双侧）
鼻窦、咽、喉（双侧）
细支气管，上层食道（双侧）
心（双侧）
上肺（双侧）
下肺（双侧）
胃（左）
肝、胆（右）
脾（左）
胰腺（右）
卵巢和睾丸（双侧）
十二指肠（双侧）
肾上腺（双侧）
空肠（双侧）
肾脏（双侧）
幽门（右）
膀胱、尿道（双侧）
回肠（双侧）
阑尾（右）
输卵管、子宫、阴道、
前列腺、精囊（双侧）
结肠（双侧）
直肠、痔疮（双侧）
输卵管＊（双侧）
阴道、阴蒂（双侧）
痔疮＊（双侧）
阴道、阴蒂＊（双侧）
阴道＊（双侧）

**图15-2** 后部的查普曼点
＊表示一个在身体后方发现的不典型前点。

置，并且通过触诊这些反射组织的质地变化，外科医生能够更准确地诊断患者的病症。

## 肌筋膜定向技术

本技术中，内脏活动的筋膜成分是诊断和治疗的重要方面。（标记为韧带张力平衡或韧带关节张力平衡［BLT/LAS］的方式是单独列出的，因为其对诊断和治疗有不同的触诊表述，尽管其功效像肌筋膜释放技术［MFR］一样使相同组织出现了有效变化）。使用逐层触诊的方法，医生对特定器官区域的不同层次触诊，并确定是否有和容易—紧张障碍概念相关的粘连发生。然后，医生再决定是否使用直接或间接的类似MFR的技术。这可以直接影响内脏器官（包括组织间隙）处静脉和淋巴的回流，以获得减轻炎症反应、疼痛或其他方面的临床效应。

## 韧带张力平衡手法或关节韧带张力手法

BLT/LAS诊断和治疗方法是试图辨别容易—紧张不对称性（运动）的一种方法。使用触诊技术来感知器官固有的移动，医生试图通过间接（有时是直接的）技术来平衡组织张力，使器官从受限的位置分离（按压，牵引），扩大其自由运动模式，然后平衡在 x、y 和 z 轴张力都相等的位置上。

### 振动或刺激技术

振动或刺激技术是对器官进行重复运动，对器官进行轻度到中度的振动、摇动或敲击，以促进体液通过动脉、静脉和淋巴管，有助于解除器官充血状态。这种技术经常用来解决脾脏和肝脏问题，同时这种力学形式也没有什么禁忌证。

## 适应证

振动或刺激技术的适应证是器官功能障碍，其有许多临床表现，包括但不限于以下几种[6]：
1. 心律失常、充血性心力衰竭和高血压。
2. 哮喘、支气管炎、肺炎、肺不张和肺气肿。
3. 胃食管反流、胃炎和食管裂孔疝。
4. 肝炎、胆石症、胆囊炎、胰腺炎、慢性疲劳和激素失衡。
5. 肠憩室病、溃疡性结肠炎、肠易激综合征、便秘、腹泻和痔疮。
6. 肾盂肾炎和肾结石。
7. 复发性膀胱炎、间质性膀胱炎和压力性尿失禁。
8. 痛经、性交痛和不育症。

## 禁忌证

这种治疗并不存在绝对的禁忌证；然而临床诊断是必须参照的准则。在局部炎症、严重感染或出血的器官上施加压力、进行挤压或者牵拉是不合适的。

## 一般注意事项与规则

医生必须确定疾病状态中是否包括躯体障碍成分。根据疾病和相关功能障碍的性质（躯体—内脏、内脏—躯体等），医生必须制订治疗计划，以安全、温和的方式缓解躯体功能障碍。医生还必须注意是否存在自主神经系统的并发症（例如，易化节段），如果有尽可能优先处理。

# 反射定向技术

## 乳突枕骨缝加压

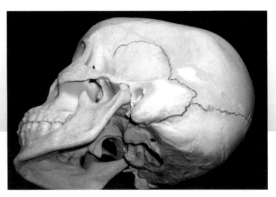

**图15-3** 枕骨乳突缝

### 适应证

枕乳突缝压力释放技术的适应证是心动过速（副交感神经抑制状态）和心动过缓（副交感神经兴奋状态）。

### 生理目标

目标是通过第10对颅神经（迷走神经）影响心率，应用反射性（副交感神经）降低患者的脉搏或通过在此区域（**图15-3**）治疗颅骨躯体功能障碍引起继发性心动过缓（躯体—内脏型）。

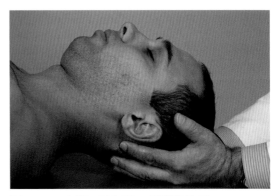

**图15-4** 步骤3至步骤4，手指的放置

### 技术

1. 患者仰卧，术者坐于治疗床的头侧。

2. 术者双手触诊到乳突后方枕骨缝处。

3. 术者将示指放在枕骨缝前方的乳突近端处。

4. 术者将中指放在枕骨缝后方邻近的枕骨处（**图15-4**）。

5. 术者运用手指指腹在枕骨乳突缝上施加轻微的轴向牵引力,以及远离中线的横向扩张力(箭头,**图15-5和图15-6**)。

6. 保持温和的压力,直至达到所需的效果,或直到确定该方法无效为止。

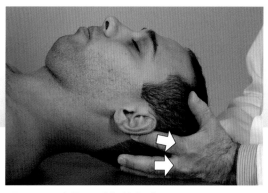

**图15-5** 步骤5,手指的牵引

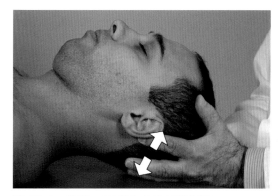

**图15-6** 步骤5,手指分离枕骨乳突缝

# 反射定向技术

## 交替施压,左第2肋

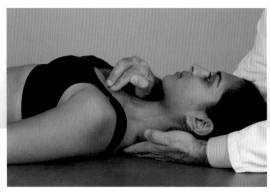

**图 15-8** 步骤1至步骤3,手指的前后部摆放

### 适应证

心动过速(交感神经兴奋状态)和心动过缓(交感神经抑制状态)。

### 生理目标

目标是利用交感神经反射,通过刺激交感神经链(**图 15-7**)增加患者的脉搏,或通过治疗局部胸肋区躯体功能障碍达到影响心率的目标。

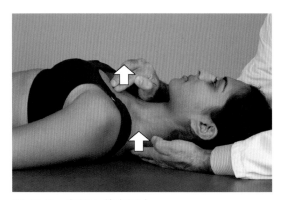

**图 15-9** 步骤4,前向压力

### 技术

1. 患者仰卧,术者坐于治疗床头侧。

2. 术者将手插入患者躯干下方,将示指和中指指腹置于左侧第2肋近肋横突关节的肋骨角上。

3. 术者将另一只手的示指和中指指腹置于胸前左第2肋骨,近肋骨软骨关节部位(**图 15-8**)。

4. 术者下方的手向上施压,同时上方的手放松(**图 15-9**)。

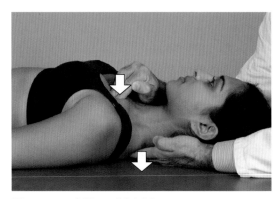

**图 15-10** 步骤5,后向压力

5. 术者保持此位置数秒后,下方的手停止施压,上方的手向下施压(**图 15-10**)。

6. 上方的手施压保持数秒后,再切换到下方手施压。持续交替施压直至取得期望的效果,或确定该方法无效时终止。

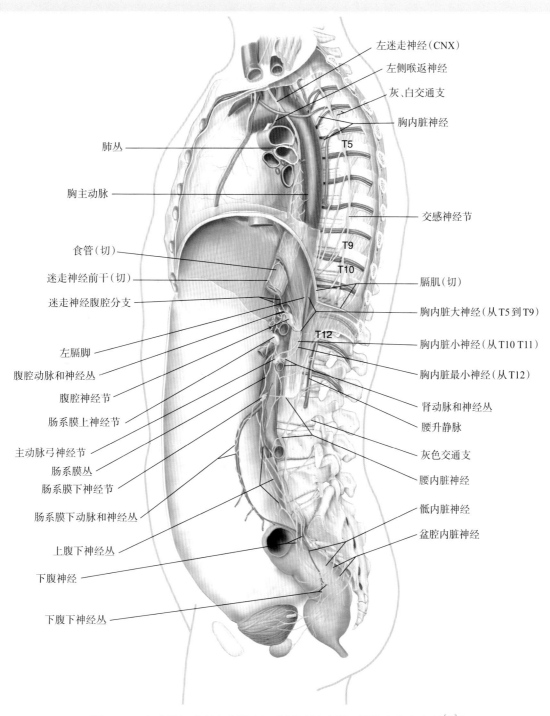

左迷走神经（CNX）

左侧喉返神经

灰、白交通支

胸内脏神经

肺丛

胸主动脉

T5

交感神经节

食管（切）

T9

迷走神经前干（切）

T10

迷走神经腹腔分支

膈肌（切）

胸内脏大神经（从T5到T9）

左膈脚

T12

胸内脏小神经（从T10 T11）

腹腔动脉和神经丛

胸内脏最小神经（从T12）

腹腔神经节

肾动脉和神经丛

肠系膜上神经节

腰升静脉

主动脉弓神经节

灰色交通支

肠系膜丛

腰内脏神经

肠系膜下神经节

骶内脏神经

肠系膜下动脉和神经丛

盆腔内脏神经

上腹下神经丛

下腹神经

下腹下神经丛

**图 15-7** 交感神经节的解剖位置，后视图（经同意，转载自参考文献[7]）

## 反射定向技术

### 呃逆（打嗝）

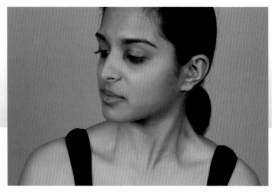

**图15-12** 步骤1至步骤2

膈神经主要起自C4，但也受C3和C5的支配。它从肩胛舌骨肌深处和前斜角肌表面穿过，是支配膈肌运动的唯一运动神经（**图15-11**）。

### 技术

1. 患者坐位或者仰卧。

2. 术者定位由左胸锁乳突肌的胸骨支和锁骨支形成的三角形区域（**图15-12**）。

3. 术者使用拇指、示指或中指，对胸锁乳突肌三角区进行深部按压（**图15-13**、**图15-14**）。

4. 按压可引起轻度疼痛（可耐受），在打破呃逆反射弧后呃逆会停止，应再维持至少1分钟。

5. 如果左侧无法取得效果，可在右侧重复上述操作。

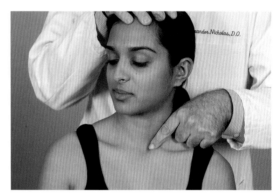

**图15-13** 手指施压

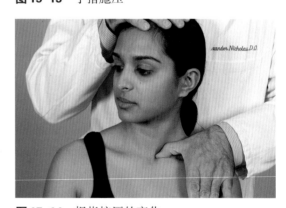

**图15-14** 拇指按压的变化

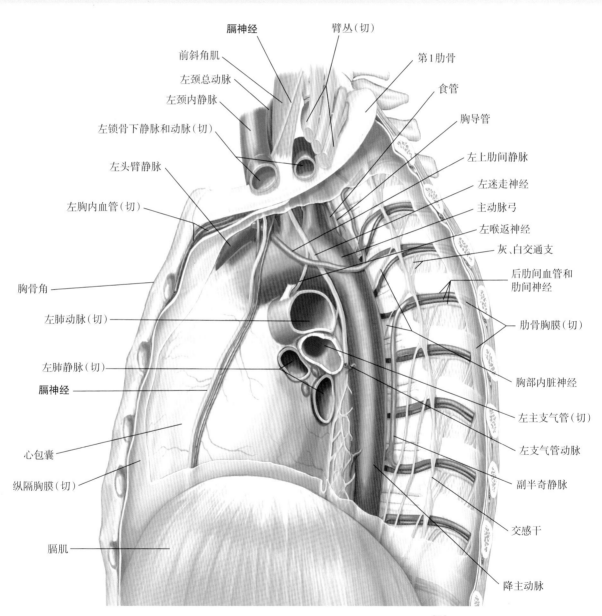

膈神经　　　　　臂丛（切）

前斜角肌　　　　　　　　第1肋骨

左颈总动脉　　　　　　　　食管

左颈内静脉　　　　　　　　胸导管

左锁骨下静脉和动脉（切）　　　左上肋间静脉

左头臂静脉　　　　　　　左迷走神经

左胸内血管（切）　　　　　主动脉弓

　　　　　　　　　　左喉返神经

胸骨角　　　　　　　　灰、白交通支

左肺动脉（切）　　　　　后肋间血管和肋间神经

左肺静脉（切）　　　　　肋骨胸膜（切）

膈神经　　　　　　　　胸部内脏神经

心包囊　　　　　　　左主支气管（切）

纵隔胸膜（切）　　　　左支气管动脉

膈肌　　　　　　　　副半奇静脉

　　　　　　　　　交感干

　　　　　　　　　降主动脉

**图 15-11**　膈神经的解剖位置（经同意，转载自参考文献[7]）

# 反射定向技术

## 肋骨提升

见第十六章。

### 适应证

缓解术后麻痹性肠梗阻。

改善肋骨的呼吸性偏移。

促进淋巴回流。

### 禁忌证

肋骨骨折。

脊髓损伤和手术。

恶性肿瘤。

### 技术

1. 患者仰卧,术者坐在患者一侧。

2. 术者双手插入患者的胸腰部区域(**图15-15**、**图15-16**)。

3. 术者手指指腹置于靠近术者侧的肋横突关节处椎旁组织上(**图15-17**)。

4. 术者俯身,肘支撑,手指向上用力,深入到椎旁组织中,同时将手指向术者方向牵拉(箭头,**图15-18**)。

5. 此技术将脊柱从治疗床上顶起,并对椎旁组织进行侧向牵拉。

6. 此技术可以作为间歇式揉捏技术或持续性深部压力抑制技术。

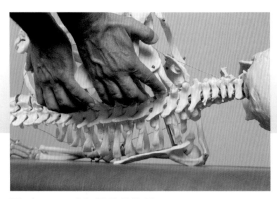

**图15-15** 手与骨骼的接触

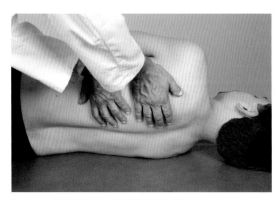

**图15-16** 手与患者接触的位置

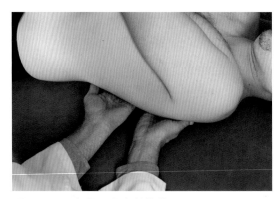

**图15-17** 术者和患者的体位

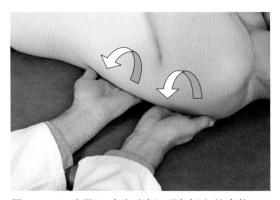

**图15-18** 步骤4,先向腹侧,再向侧方的牵拉

# 反射定向技术

## 骶骨滚动

### 适应证

痛经。

盆腔静脉瘀血综合征。

骶髂关节功能障碍。

### 禁忌证

不明原因的盆腔疼痛。

盆腔恶性肿瘤。

### 技术

1. 患者俯卧,术者站在治疗床的一侧。

2. 术者将头侧手掌根置于骶骨底部,手指指向尾骨(**图 15-19**)。

3. 术者将尾侧手以相反方向放在头侧手上,加强其力量(**图 15-20**)。

4. 术者保持肘部伸直,对骶骨施加轻微的压力。

5. 术者施加一个使患者骶骨滚动的力量,且其动作节奏与患者的呼吸同步,吸气时使骶骨伸展(箭头,**图 15-21**),呼气时使骶骨屈曲(箭头,**图 15-22**)。

6. 将此技术持续数分钟。

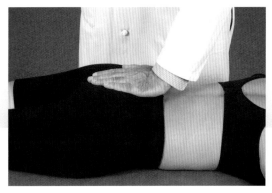

**图 15-19** 头侧手的位置

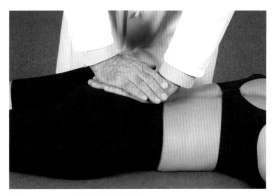

**图 15-20** 尾侧手的位置

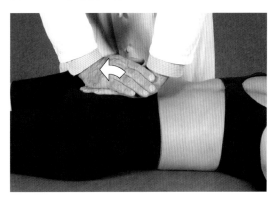

**图 15-21** 骶骨伸展(仰头)

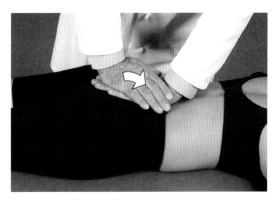

**图 15-22** 骶骨屈曲(垂头)

# 刺激/振动技术

## 结肠刺激

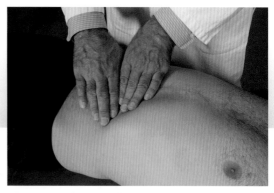

**图 15-23** 步骤1和步骤2

### 适应证

便秘。

### 禁忌证

肠梗阻。

腹部肿瘤。

不明原因腹痛。

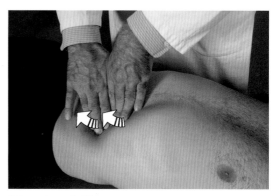

**图 15-24** 步骤3

### 技术

1. 患者仰卧,术者站于患者的一侧。

2. 术者将手指指腹放在结肠脾曲处的腹壁上
   (**图 15-23**)。

3. 术者顺着结肠走行的方向沿着肠道滚动手指
   (箭头,**图 15-24**)。

4. 术者释放压力,然后再将双手放置于离上述起
   始点一手掌宽度处,沿结肠向乙状结肠方向
   滚动。

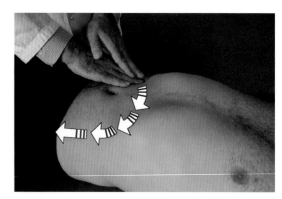

**图 15-25** 步骤5

5. 沿降结肠重复数次操作后,术者将手指放置于
   结肠肝曲处,重新沿横结肠和降结肠走行方向
   滚动(**图 15-25**)。

6. 重复数次操作后,术者将手指重新从盲肠区域
   开始,沿着升结肠、横结肠和降结肠走行方向滚
   动(箭头,**图 15-26**)。

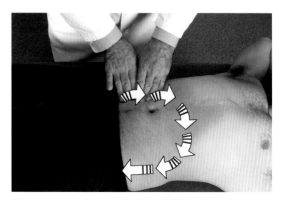

**图 15-26** 步骤6,大肠整个路径

# 刺激/振动技术

## 脾脏刺激

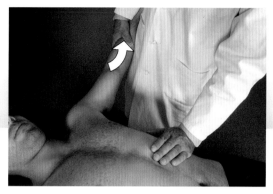

**图 15-27** 步骤1至步骤3

### 适应证

传染性疾病的治疗或预防。

### 禁忌证

传染性单核细胞增多症。
脾脏肿大。
肿瘤浸润的脾脏。

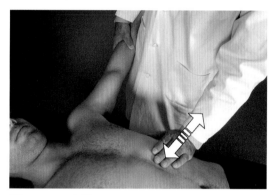

**图 15-28** 步骤5

### 方法

1. 患者仰卧,术者站于患者左侧。

2. 术者的右手将患者的左臂外展至90°,并施加轻微的牵引力(箭头,**图 15-27**)。

3. 术者将左手放在脾脏投影区的较低肋软骨上,使手指位于肋间隙处(**图 15-27**)。

4. 术者左手直接向患者身体中心施加压力,使肋骨向体腔弹动。

5. 以每秒2次的频率弹动肋骨(箭头,**图 15-28**),每次治疗可持续30秒至几分钟。

6. 另一个改良的手法是术者用双手缓慢按压左下肋骨,再突然释放(也称为间歇性释放技术)(**图 15-29**、**图 15-30**)。

7. 第二个改良手法是术者一只手放在较低的肋软骨上,用另一手拳头或前臂敲击其手背(箭头,**图 15-31**)。

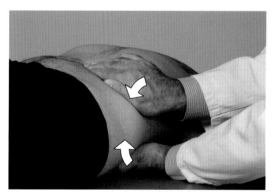

**图 15-29** 步骤6,第二种突然释放的改良手法(按压)

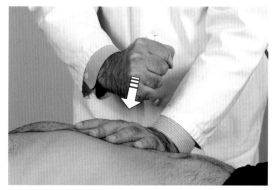

**图 15-31** 步骤7,敲击改良手法

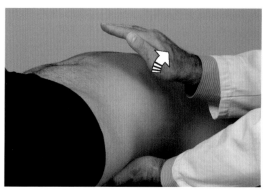

**图 15-30** 步骤6,释放技术

# 肌筋膜释放/BLT技术

## 胃脏器筋膜释放技术

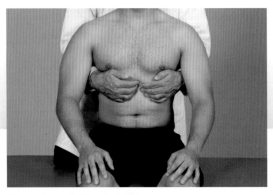

**图 15-32** 步骤1和步骤2

### 适应证

> 胃食管反流。
>
> 胃下垂。

### 技术

1. 患者坐位,术者站于患者身后。

2. 术者将左手和右手分别放置在左前和右前肋骨和剑突下区域(**图 15-32**)。

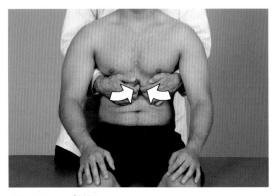

**图 15-33** 步骤3

3. 术者将双手放在上腹部区域,指尖稍微弯曲并向内加压(箭头,**图 15-33**)。

4. 术者轻微向内加压,以测试组织质地变化和活动时容易—紧张运动方向上的不对称性。

5. 术者根据患者的忍耐力和术者的偏好,向容易运动(间接力作用)或不易运动(直接作用)方向施加一个恒定的压力(**图 15-34**、**图 15-35**)。

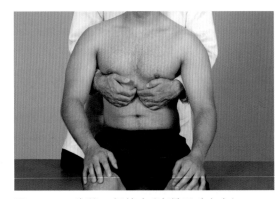

**图 15-34** 步骤5,间接力(容易运动方向)

6. 术者维持此姿势,直到触诊到组织放松,并持续到组织无进一步的放松和改善。

7. 结合深吸气和呼气的释放—强化机制,可能会效果更好。

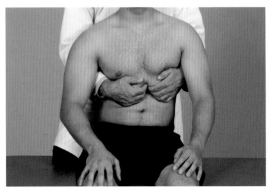

**图 15-35** 步骤5,直接力(不易运动方向)

# 肌筋膜释放/BLT技术

## 肝脏筋膜放松技术

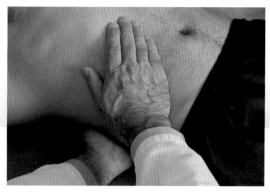

**图 15-36** 步骤1至步骤3

### 适应证

肝炎。
肝硬化。
胆石症。

### 技术

1. 患者仰卧,术者坐于右侧,面对患者。

2. 术者将左手置于平肝脏水平的胸廓下方。

3. 术者将右手放在患者腹部右上象限的肋下角正下方(**图 15-36**)。

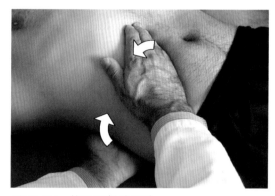

**图 15-37** 按压以触诊肝脏

4. 术者用双手轻柔按压患者(箭头,**图 15-37**),并尝试触诊肝脏。

5. 术者接下来测试容易—紧张运动方向上的组织质地和运动不对称性。

6. 当检测到有任何不对称时,术者根据患者的耐受性和自己的偏好,施加一个恒定的压力作用于容易运动方向(间接作用)或不易运动方向(直接作用)(**图 15-38**)。

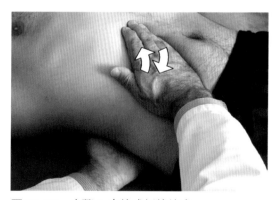

**图 15-38** 步骤6,直接或间接施力

7. 术者保持此姿势,直到触诊到组织放松,并持续到组织无进一步的放松和改善。

8. 结合深吸气和呼气的释放—强化机制,可能会效果更好。

# 肌筋膜释放/BLT技术

## 胆囊筋膜放松技术

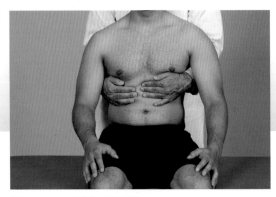

图 15-39 步骤1至步骤3

### 适应证

胆囊炎。

胆汁郁积。

慢性上腹部疼痛。

### 技术

1. 患者坐位,术者站在患者身后。

2. 术者将左手的示指、中指和环指放置于剑突部分以下,中线稍偏右。

3. 术者将右手的示指、中指和环指置于肋缘下、中线偏右、靠近胆囊处(**图 15-39**)。

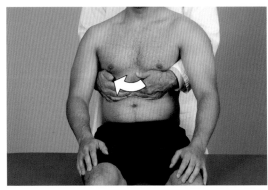

图 15-40 步骤5,间接施力(容易运动方向)

4. 术者测试容易—紧张运动方向上的组织质地和运动不对称性。

5. 当检测到有任何不对称时,术者根据患者的耐受性和自己的偏好,施加一个恒定的压力(箭头,**图 15-40**、**图 15-41**)作用于容易运动方向(间接作用)或不易运动方向(直接作用)。

6. 术者保持此姿势,直到触诊到组织放松,并持续到组织无进一步的放松和改善。

7. 结合深吸气和呼气的释放—强化机制,可能会效果更好。

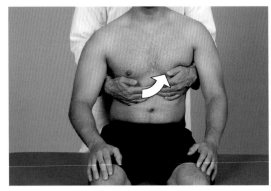

图 15-41 步骤5,直接施力(不易运动方向)

# 肌筋膜释放/BLT技术

## 肾脏筋膜放松技术

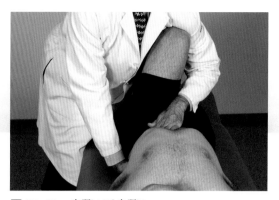

**图 15-42** 步骤1至步骤3

### 适应证

肾盂肾炎。

肾结石。

侧腹部及腹股沟疼痛。

### 技术

1. 患者仰卧位,患侧屈髋屈膝。

2. 术者站于患侧,靠近髋关节。

3. 患者膝关节屈曲,并将胫骨粗隆顶在术者腋窝前方,进一步屈曲髋关节,使腹部区域得到放松(**图 15-42**)。

4. 术者将外侧手掌放在患者背部浮肋下缘。

5. 术者将内侧手由患者大腿内侧,向上置于上腹部,向下(后方)按压(顶部箭头,**图 15-43**),直到触诊到肾脏。

6. 术者将后面的手向上抬起(底部箭头,**图 15-43**)向上(前方),以便于更好地触诊肾脏。

7. 术者测试容易—紧张运动方向上的组织质地和运动不对称性。

8. 当检测到有任何不对称时,术者根据患者的耐受性和自己的偏好,施加一个恒定的压力(箭头,**图 15-44**)作用于容易运动方向(间接作用)或不易运动方向(直接作用)。

9. 术者保持此姿势,直到触诊到组织放松,并持续到组织无进一步的放松和改善。

10. 结合深吸气和呼气的释放—强化机制,可能会效果更好。

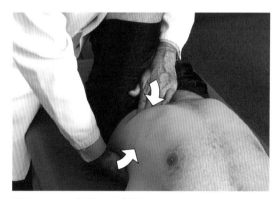

**图 15-43** 步骤4至步骤6

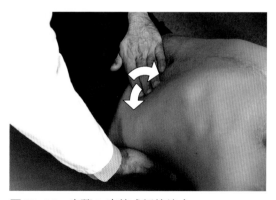

**图 15-44** 步骤8,直接或间接施力

# 参考文献

［1］ American Association of Colleges of Osteopathic Medicine. Glossary of Osteopathic Terminology, http://www.aacom.org, 2013.

［2］ Chila AG, exec. ed. Foundations of Osteopathic Medicine. 3rd ed. Baltimore, MD: Lippincott Williams & Wilkins, 2011.

［3］ Nelson KE, Glonek T. Somatic Dysfunction in Osteopathic Family Medicine. Baltimore, MD: Lippincott Williams & Wilkins, 2007.

［4］ Barral JP, Mercier P. Visceral Manipulation. Seattle, WA: Eastland, 1988.

［5］ Owens F. An Endocrine Interpretation of Chapman's Reflexes. Chattanooga, TN: Chattanooga Printing & Engraving Co., 1937.

［6］ Ward R, exec. ed. Foundations for Osteopathic Medicine. 2nd ed. Philadelphia, PA: Lippincott Williams & Wilkins, 2003.

［7］ Agur AMR, Dalley AF. Grant's Atlas of Anatomy. 11th ed. Baltimore, MD: Lippincott Williams & Wilkins, 2005.

## 淋巴技术

## 技术原理

直到最近,淋巴技术才被认为是一种特定类别的整骨手法。它们通常被包含在整骨疗法原理与实践中的内脏部分。整骨原则教育委员会(ECOP)没有把淋巴定义为整骨手法中一个单独的部分。在ECOP的术语表中,唯一具体提到淋巴技术的是淋巴泵[米勒(Miller)]和足泵[达尔林普尔(Dalrymple)]。这些技术包括在本章中,也可参照《整骨医学基础》一书[1]。

原则上所有的整骨技术对淋巴都有一些影响。这可以是通过直接刺激淋巴流动,或间接缓解躯体功能障碍和恢复植物神经系统(副交感神经或交感神经)的正常或平衡来实现。然而,某些技术似乎比其他技术对淋巴系统有更直接的影响,因此在本章中对此进行了描述。淋巴增效技术在其他章节中也介绍过。激发淋巴自身潜能的技术包括平衡韧带张力或韧带关节紧张疗法(BLT/LAS)、软组织、内脏、肌筋膜松弛术(MFR)和关节技术,这些会在它们各自的章节中描述。

许多整骨医生都试图影响淋巴系统。畅通血管理论已广为提倡,并且大多数整骨疗法的学生听说过A. T. 斯蒂尔引用的动脉规则;然而,斯蒂尔也认为淋巴系统是维持健康的首要因素,并且当它受压时是导致疾病和增加发病率的主要因素。在谈到这个体系时,他用"生和死"等词来表达他的哲学思想[2]。

费城整骨医生对于淋巴系统的解读和影响其技术发展是非常重要的。威廉·加尔布雷思(William Galbreath)(费城整骨医学院[PCOM],1905)发展了下颌引流术,这一技术包括在本文中[3,4]。另一个费城整骨医学院校友J.戈登·津克(J. Gordon Zink)是对淋巴管阻塞中肌筋膜影响及治疗方面的杰出讲师。我们相信对于体液系统来说,低压的淋巴系统可以说是最容易受到阻碍的,同时也是临床受益最多的。我们正试图使用对这个系统有较强效果的技术来治疗由自身免疫和其他炎症性疾病所导致的一些复杂难治的慢性病例。

整骨疗法学生都特别清楚在1918年和1919年流感大爆发的可怕影响。这方面很多学生都学过淋巴(胸腔)泵技术,该技术由毕业于芝加哥整骨医学院,在费城北部行医的整骨医生C.米勒伯爵发明。他在20世纪20年代中期开始使用这种技术并将其推广给其他整骨医生。然而,米勒的技术在流感流行期间并没有被使用,而那个时期被广泛使用的可能是软组织和关节技术。

几年前,米勒的儿子(他自己也是一个医学博士)和我们讨论了他看到的他父亲治疗过的许多病例,以及他父亲所用过的并且他目前在自己的内科治疗之中也在使用的技术。他还慷慨地捐赠了他父亲的一些设备给费城整骨学院的档案馆。我们最感兴趣的是他父亲的技术在许多不同条件之下产生的积极疗效。这其中有些并不是传统的应用指征。因此这对我们有较为深远的影响,我们正试图在这一领域进行更多探索(如帕金森病、多发性硬化症)。当考虑到用这个技术治疗贝尔面瘫的临床价值时,激起了我们极大的兴趣。米勒用这种技术治疗贝尔面瘫时明显具有极其快速的临床疗效。这改变了我们对症状相关过程的观点，以及为何胸壁和胸腔的刺激可对集中于颅面症状的综合征迅速产生临床反应。我们认为，体液的刺激作用可以缓解面神经孔的充血，从而减轻症状。

淋巴技术的临床效果可能是继发于躯体功能障碍的消除，通过相关的自主神经变化和潜在的促进损伤节段恢复正常。这种正常化不仅对躯体和内脏反射、伤害性感受和血管张力有影响，也会影响接收自主神经刺激的淋巴系统。较大的淋巴管在交感刺激后甚至会在管径上发生变化[5]。

## 技术分类

### 消除淋巴流动限制的技术

与特定躯体功能障碍相关的淋巴流动受限可以通过多类技术来消除[例如，BLT/LAS；高速—低振幅（HVLA）]。这好比是摧毁了一座堤坝，让水流倾泻而出。以第1肋骨功能障碍为例，它除了引起疼痛、运动受限等外，还有可能限制淋巴流经胸廓入口。活动肋骨，恢复其正常的运动范围和功能，可以起到消除限制淋巴流动的作用。因此，任何适用于治疗第1肋骨功能障碍[如MFR、肌肉能量技术（MET）]的技术也可能是一种潜在的淋巴技术。另一个重要原则是消除那些可导致继发性自主神经影响的躯体功能障碍（例如，胸部功能障碍导致交感神经紧张，进一步引起淋巴管收缩）。在尝试发展一种临床循序渐进治疗方案的过程中，消除直接导致交感反应亢进（如易化节段）的躯体功能障碍，在逻辑上可能是治疗的第一步。在治疗中绕过这一步和试图改善胸廓入口的肌筋膜状态时，治疗作用不一定能纠正自主神经异常的病因，因此，"脉管收缩"效应将继续导致淋巴流动受限，就像堵塞的下水道排水不畅一样。

这种技术也适用于其他一些常见区域的功能障碍，如下颌下腺阻塞、继发于肌筋膜紧张的胸廓入口受限、膈肌功能障碍、腰大肌功能障碍，以及影响腋窝、肘窝、腘窝和跖筋膜的功能障碍。

### 促进淋巴流动的技术

促进淋巴流动的技术通常包括刺激、按抚、摆动或振动。轻抚法和揉捏法是这类技术常见的按摩手法变化。胸泵、足泵、下颌引流、颈前链引流是整骨技术刺激淋巴流动的经典例证。

有关这种方法治疗恶性肿瘤患者的方式已经在讨论之中。有些人认为促进淋巴流动是不明智的，而另一些人则认为这是合适的，因为促进淋巴正常流动可以清除更多的异常细胞。虽然还需要更多的研究证实，但我们相信如果恶性肿瘤患者可以进行运动训练的话，那么淋巴流动刺激也应该适用于这些患者。

## 技术方式

各种淋巴技术的方式隶属于它们自身的整骨手法治疗（OMT）分类。一种类型的亚类还包括那些影响内源性和外源性淋巴泵的技术。

### 内源性淋巴泵

这些技术改变了自主神经张力或组织间隙内的组织质地。在间质中，体液会积聚，并最终破坏正常的淋巴流动。这种类型的例证包括胸腰部节段的治疗，以及针对骨间膜的间接肌筋膜松解术。

### 外源性淋巴流动

外源性淋巴泵与肌肉收缩及运动对淋巴系统产生的影响有关。因此，任何影响这种机制的技术都可以被看作是外源性的方式。这些例子包括用MFR和MET进行的膈肌或盆底治疗，或是用HVLA治疗躯体功能障碍的部分（例如，C3—C5功能障碍影响膈肌的功能）。任何影响肌肉功能的运动方法或技术形式（例如，直接按压、按抚法、轻抚法）均属于这种类型。

## 适应证

淋巴阻塞和术后水肿（例如，乳房切除术）。

轻度的充血性心力衰竭。

上、下呼吸道感染以及其他部位的感染。

哮喘和慢性阻塞性肺病。

由淋巴阻塞和水肿导致的疼痛。

## 禁忌证

### 绝对禁忌证

坏死性筋膜炎（累及区域）。

### 相对禁忌证

1. 急性硬化淋巴结（不直接进行治疗）。
2. 操作方式会导致病情恶化的骨折、脱位或骨质疏松症。
3. 脆弱器官，如传染性单核细胞增多症患者的脾脏。
4. 急性肝炎。
5. 恶性肿瘤。
6. 有细菌性感染传播的危险。
7. 有复发风险的慢性感染（脓肿、慢性骨髓炎）。
8. 病变的器官（治疗甲亢患者的甲状腺）。
9. 凝血功能障碍或使用抗凝剂的患者。
10. 不稳定的心脏疾病。
11. 中至重度充血性心力衰竭。
12. COPD（用胸泵技术激活）。

## 一般注意事项与规则

淋巴技术与内脏技术的原理类似。术者在决定使用一种特别的技术前必须考虑与患者呈现特殊症状相关的健康状况。实施治疗的区域必须是稳定的，并且表面必须能够承受探查或摩擦等压力形式。在振动或挤压技术时，必须确保患者的肌肉骨骼状态中的骨密度和运动能力相对正常。如果患者有自主神经紊乱的淋巴后遗症，相应的躯体部分必须给予治疗，此时术者可采用任何适宜的技术。

除了影响淋巴循环之外，这些技术也可能影响内分泌系统、自身免疫系统以及神经肌肉骨骼系统，达到增加活动、减少疼痛、提升整体舒适程度的目的。如上所述，本章节后面所提及的技术并不是唯一能影响淋巴系统的技术。请参照其他章节中能够起到增强淋巴流动、减少阻塞，或使自主神经支配正常化的技术和方法。

## 淋巴治疗的方案（程序）

为了制定淋巴治疗的方案，术者应该从调控机制、解剖关系以及淋巴技术的操作原理（例如，刺激还是消除阻塞）等方面掌握淋巴流动的本质。总的原则是首先治疗人体最中央位置（近心端）的阻塞。这种情况可能是由于神经控制的组织（例如交感兴奋反应导致大管腔淋巴管的收缩），或是物理性阻塞导致。当然，术者也应该具备辨别水肿是来自其他脏器病变（例如充血性心衰）还是淋巴系统的自身损伤。术者最常遇到的问题就是辨别单侧肢体水肿产生的原因。在这种情况，不宜直接进行胸廓入口的淋巴治疗，因为梗阻可能是属于外周的，例如一个脚踝水肿的患者其梗阻位置位于腘窝。

这里举一个采用分步技术治疗耳、鼻、喉（ENT）水肿的例子，具体如下：

1. 如果存在任何相关胸/肋、和（或）上腰部的躯体功能障碍，用"促进"技术治疗。
2. 放松胸廓入口/出口的肌筋膜限制（例如，颈胸交界处的MFR、肌肉能量技术），然后采用分步实施的方式，按下列步骤操作/治疗：
   - 颈前弓
   - 颈淋巴链引流（"挤奶样"）
   - 下颌下松解和枕骨下松解
   - 下颌骨引流（Galbreath技术）
   - 耳郭引流
   - 交替压鼻/额鼻牵伸
   - 三叉神经刺激
   - 额（面）颞颌引流：轻抚法

## 头颈部

### 颈前弓
### 舌骨、环状软骨、甲状软骨松解术

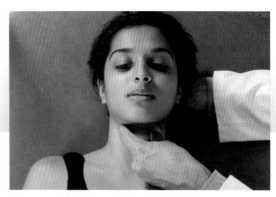

**图 16-1** 步骤1至步骤3,准备

#### 适应证

喉炎。

咽炎。

咳嗽。

任何耳鼻喉区域的功能障碍或淋巴阻塞。

#### 技术

1. 患者仰卧位,术者坐于患者一侧,靠近床头。

2. 术者将头侧手置于患者头下或轻按患者前额以固定其头部。

3. 术者将尾侧手的示指和拇指形成一个马蹄形（倒转的C）,置于颈前弓上方（**图 16-1**）。

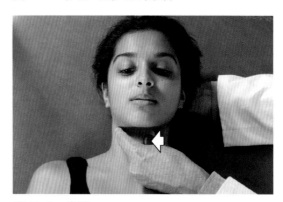

**图 16-2** 步骤4

4. 术者从侧面交替按压（箭头,**图 16-2 和图 16-3**）舌骨、甲状软骨、包绕气管软骨环的环状软骨,轻柔地将它们从一侧推向另一侧。

5. 术者在患者颈前沿纵轴从上到下持续交替按压。

6. 如果在软骨结构前段和颈椎之间出现捻发音,患者颈部应轻微屈曲或伸展以避免过度摩擦（有些捻发音是正常的）。

7. 本操作持续30秒至2分钟。

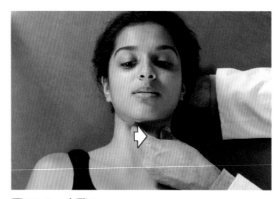

**图 16-3** 步骤4

# 头颈部

## 颈淋巴链引流技术

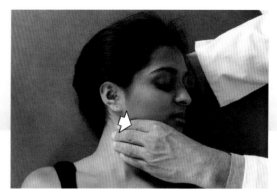

**图 16-4** 步骤1至步骤3,手的摆放

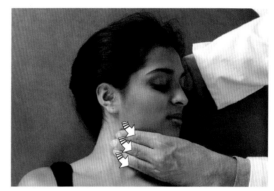

**图 16-5** 步骤4,挤奶样动作

### 适应证

这种技术适用于任何耳鼻喉部位的功能障碍或淋巴阻塞。在进行这项技术前,术者应先着手处理处于中央位置的各种功能障碍(胸廓入口、第1胸椎、第1肋骨等)以保障淋巴流动不会受阻。注:操作原则是从下至上,起始按压应从锁骨附近颈淋巴链的底端开始,随后慢慢按压至上颈部;然后再交替从尾端向头端操作。

### 技术

1. 患者仰卧位,术者坐在患者一侧,靠近床头。

2. 术者将头侧手置于患者头下轻轻将其抬起或轻按患者前额以固定其头部。

3. 术者尾侧手(手指掌侧)尽量大范围接触下颌角附近的胸锁乳突肌(SCM)(箭头,**图16-4**)。

4. 术者的手指顺着肌肉方向从头侧向足侧,以挤奶的方式揉动肌肉(箭头,**图16-5**)。操作手沿肌肉尽可能向尾侧多移动,然后从头侧向尾侧反复揉动。

5. 对胸锁乳突肌的前缘和后缘可采取相同的方式进行,以作用于前后淋巴链。

   注意:不要在疼痛及坚硬的淋巴结上直接操作。

# 头颈部

## 下颌下松解术

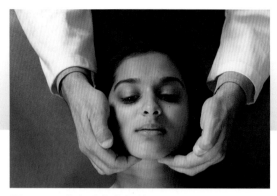

图 16-6 头和手指的摆放

### 适应证

这种技术适用于任何耳鼻喉部位的功能障碍或淋巴阻塞,尤其是影响舌、唾液腺、下牙和颞下颌的功能障碍。

### 技术

1. 患者仰卧,术者坐在治疗床头侧。

2. 术者将示指和中指(也可包括环指)指尖直接置于下颌骨下缘(**图 16-6**)。

3. 术者将手指直接按压下颌下筋膜来判断是否有松—紧的不对称(箭头,**图 16-7**)。

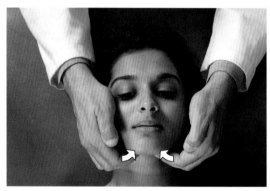

图 16-7 步骤 3,手指指向上方

4. 然后术者施加直接(箭头,**图 16-8**)或间接(箭头,**图 16-9**)的力量,直至容易运动方向(间接技术)或不易运动方向(直接技术)的障碍点。

5. 施加力量可从轻柔至中等程度。

6. 术者持续按压直至触及放松(筋膜蠕变),并且持续至蠕变不再发生。这个操作可能需要 30 秒至 2 分钟。

7. 术者应避免对肿大疼痛的下颌下淋巴结进行过重的按压。

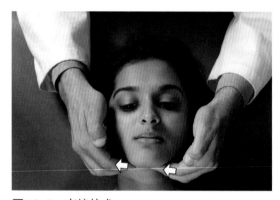

图 16-8 直接技术

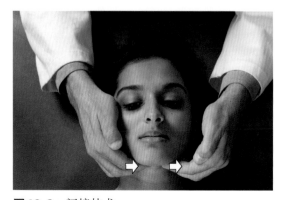

图 16-9 间接技术

## 头颈部

### 下颌引流,Galbreath 技术

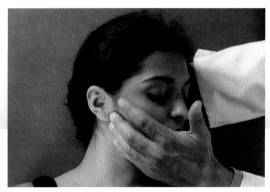

**图 16-10** 步骤1至步骤3,准备和手的摆放

#### 适应证

这种技术适用于任何耳鼻喉或下颌部位的功能障碍或淋巴阻塞,尤其是咽鼓管功能障碍。伴有严重活动障碍和(或)绞锁的进行性颞颌关节(TMJ)功能障碍的患者(例如,疼痛弹响)必需要小心使用。

#### 技术

1. 患者仰卧,头略微偏向术者,术者坐于患者一侧,靠近床头。

2. 术者头侧手置于患者头下,轻轻将其抬起,并固定头部。

3. 术者尾侧手的3、4、5指尖置于下颌骨后支,将小鱼际放置于下颌骨体(**图16-10**)。

4. 患者微微张口。

5. 术者尾侧手按住下颌骨颞颌关节处轻轻向前并向中线推动(箭头,**图16-11**)。

6. 以较慢的节奏推动和放松,持续30秒至2分钟。可以在对侧重复以上动作。

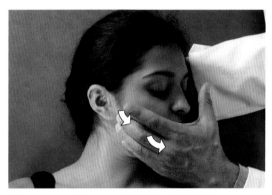

**图 16-11** 步骤5,在下颌骨向尾侧按压

# 头颈部

## 耳郭引流技术

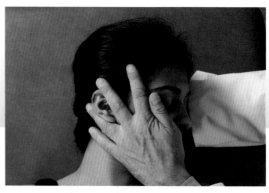

**图 16-12** 步骤 1 至步骤 3,手的摆放

### 适应证

耳部的任何功能障碍或淋巴阻塞。

中耳炎。

外耳炎。

### 技术

1. 患者仰卧位,头略微偏向术者,术者坐于患者一侧,靠近床头。

2. 术者头侧手置于患者头下,轻轻将其抬起,并固定头部。

3. 者将尾侧手伸展抵住头部侧面,手指指向头侧,将患者耳朵置于第3、第4指之间(**图16-12**)。

4. 术者将尾侧手做顺时针和逆时针的运动(箭头,**图16-13和图16-14**),推动颅骨表面的皮肤和筋膜。皮肤与手之间不应有滑动和摩擦。

5. 操作过程持续30秒至2分钟。

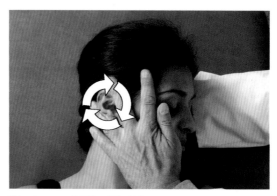

**图 16-13** 步骤 4,顺时针

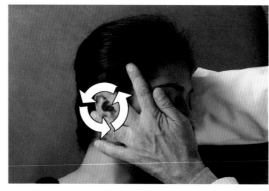

**图 16-14** 步骤 4,逆时针

## 头颈部

### 鼻部交替按压技术

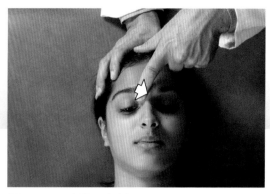

**图16-15** 步骤4,左侧

#### 适应证

这种技术适用于任何耳鼻喉区域的功能障碍或淋巴阻塞,尤其是筛窦。

#### 技术

1. 患者仰卧位,术者坐在治疗床头侧。

2. 术者示指沿对角线方向按压对侧鼻骨和额骨结合处(箭头,**图16-15和图16-16**),两侧交替进行。

3. 操作过程持续30秒至2分钟。

4. 基于个人偏好,手的摆位有所调整的替代方法也可以(**图16-17**)。

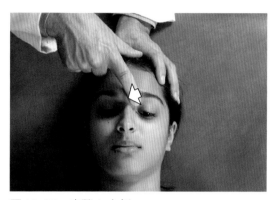

**图16-16** 步骤4,右侧

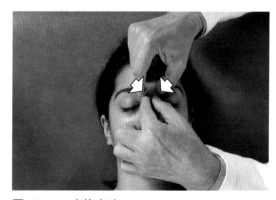

**图16-17** 变换方法

## 头颈部

### 三叉神经消肿术/松解术
### 眶上、眶下和颏孔
### 加强淋巴引流

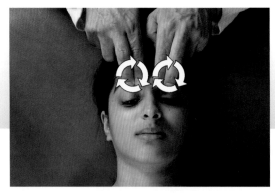

**图16-19** 步骤2和步骤3,眶上孔

**适应证**

　　这种技术适用于三叉神经炎症所致的耳鼻喉区域的任何功能障碍或淋巴阻塞(**图16-18**)。

**技术**

1. 患者仰卧,术者坐在治疗床头侧。

2. 术者沿眶上嵴触诊,确定眶上孔的位置。

3. 术者将示指和中指指腹放置于上眼眶的下方,双手手指做圆周样揉动(箭头,**图16-19**)。

4. 术者沿眶下嵴触诊,确定眶下孔的位置。

5. 术者将示指和中指指腹放置于眶下孔的下方,双手手指做圆周样揉动(箭头,**图16-20**)。

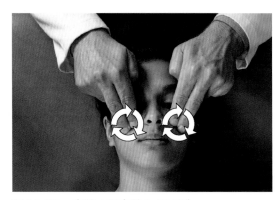

**图16-20** 步骤4和步骤5,眶下孔

6. 眶上孔、眶下孔和颏孔成一直线,术者沿下颌骨触诊,确定颏孔的位置。

7. 术者把示指和中指指腹放置于三叉神经下颌支的上方,用双手的手指做圆周样揉动(箭头,**图16-21**)。

8. 在三个孔的部位,这种三叉神经刺激术应在每个部位持续操作30秒至2分钟。

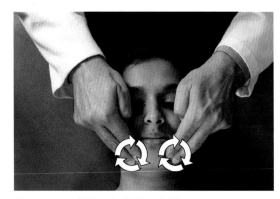

**图16-21** 步骤6和步骤7,颏孔

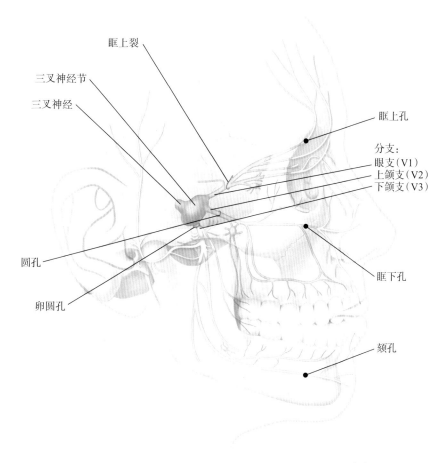

**图 16-18** 第5颅神经分布(经同意,重印自参考文献[6])

## 头颈部

### 上颌窦引流,轻抚法

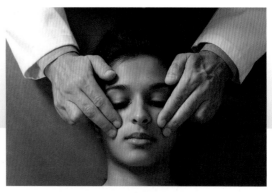

**图 16-22** 步骤 2,手指位置

**适应证**

这种技术适用于耳鼻喉区的任何功能障碍或淋巴阻塞,特别是累及上颌窦者。

**技术**

1. 患者仰卧位,术者坐在治疗床头侧。

2. 术者把示指指腹(可能包括中指)直接置于眶下孔下缘(**图16-22**)。

3. 术者的手指开始在患者面部皮肤上进行缓慢、轻柔的抚摸(轻抚法),与鼻外侧平行,直至触到牙龈上的牙嵴(箭头,**图16-23**)。

4. 手指持续轻柔地横向移动至颧骨翼状面(**图16-24**)。

5. 这种操作可重复30秒至2分钟。

6. 在步骤3和步骤4中,可以改良手法,轻柔地滚动皮肤或轻轻提拉皮肤及皮下组织,每种力度分别保持20~30秒(**图16-25**)。

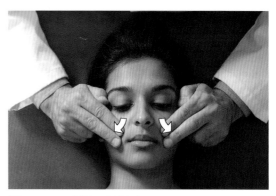

**图 16-23** 步骤3,轻抚法

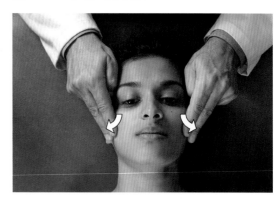

**图 16-24** 步骤4,向颧骨移动

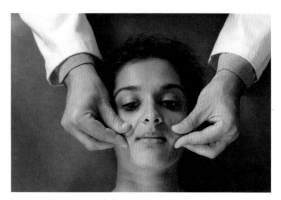

**图 16-25** 改良手法

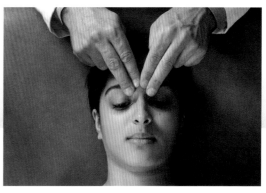

**图16-26** 步骤2,手指摆放

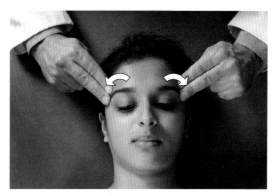

**图16-27** 步骤3,轻抚法

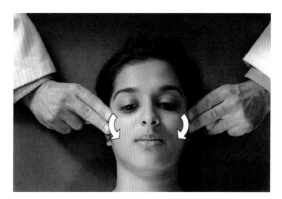

**图16-28** 步骤4,向颞下颌关节移动

## 头颈部

### 额(面部)颞颌下引流
### 淋巴增强

**适应证**

这个技术适用于耳鼻喉部位的任何功能障碍或淋巴阻塞,尤其是影响额窦到下颌区引流的功能障碍或张力性头痛。

**技术**

1. 患者仰卧位,术者坐在治疗床头侧。

2. 术者把双手示指指腹(可能包括中指)直接置于眉弓内侧(**图16-26**)。

3. 术者的手指开始缓慢、轻柔地,横向抚摸(轻抚法),与眶上嵴平行,直至触及翼点区域(箭头,**图16-27**)。

4. 术者的手指持续轻柔按抚颞下颌关节并向下移动至下颌骨下方(**图16-28**)。

5. 这个操作重复30秒至2分钟。

## 胸 部

胸廓出/入口松弛
坐位"转方向盘"技术
肌筋膜松弛/淋巴增强

### 适应证

这项技术适用于任何由胸廓出入口筋膜张力不对称引起或加重的功能障碍或淋巴阻塞。

### 禁忌证

这项技术没有绝对禁忌证。

### 技术

详见第八章。

# 胸 部

## 胸廓出/入口松弛
## 直接肌筋膜/淋巴强化
## 举例：右侧胸廓出口，张力亢进

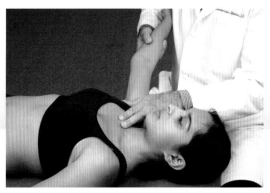

**图 16-29** 步骤1和步骤2，准备

### 适应证

这项技术适用于任何由胸廓出入口筋膜张力不对称引起或加重的功能障碍或淋巴阻塞。

### 禁忌证

患者若出现肩部疼痛，严重的肩部活动受限则不能使用该技术（例如：纤维粘连性关节囊炎，肩袖撕裂）。

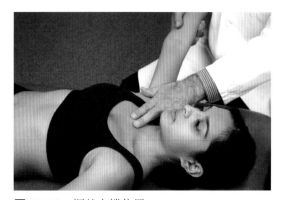

**图 16-30** 调整支撑位置

### 技术

1. 患者仰卧位，患侧上肢外展近90°。

2. 术者在靠近患者头部或靠近患者足部，取站位或坐位，在有功能障碍的胸廓入口一侧面对或背对外展的上肢（**图16-29**）。如有需要患肢可以支撑在术者的腿上（**图16-30**）。

3. 术者将头侧手的示指和中指指腹置于胸廓入口上，以触摸附着于胸骨柄处的第1肋和锁骨上的筋膜张力（**图16-31**）。

4. 术者用尾侧手握住患者的前臂。

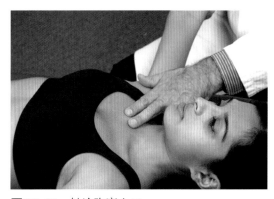

**图 16-31** 触诊胸廓入口

5. 术者通过一系列动作缓慢移动患者前臂使其置于使胸廓入口紧张的位置（箭头，**图16-32**）指向胸廓入口的紧张处。成功后术者可触摸患处的紧张度。

6. 术者待这部分肌肉松弛（筋膜蠕变）后继续上述操作直至受限区域没有新的松弛。深吸气或其他放松增强机制有助于本项操作，如摇动患者手腕产生的震动。

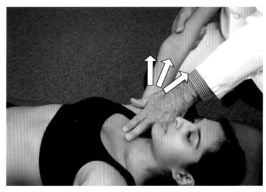

**图 16-32** 步骤5，手臂一系列运动

## 胸 部

### Miller 胸腔（淋巴）泵技术
### 男性/女性患者的变化

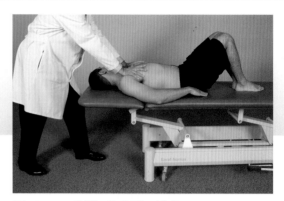

**图 16-33** 步骤1和步骤2，准备

#### 适应证

这项技术适用于感染、发热、淋巴阻塞、肺部啰音和慢性排痰性咳嗽；也适用于预防，可以增加免疫后抗体滴度[7-11]。

#### 禁忌证

如果患者有骨折、骨质疏松、中度至重度呼吸困难、局部切口、锁骨下线、转移癌等则不适用这项技术。

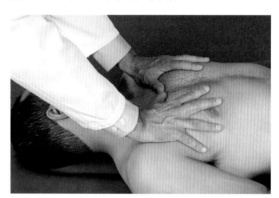

**图 16-34** 手的摆放

#### 生理目标

本操作的目标是加强胸腔内负压，增加淋巴回流，通过震动松动黏液阻塞，并潜在激发自身免疫系统。

#### 技术

1. 患者仰卧位，头偏向一侧（避免面朝术者呼气或咳嗽），屈膝屈髋，双足平放于治疗床上。

2. 术者双脚一前一后放置，站于床头侧（**图 16-33**）。

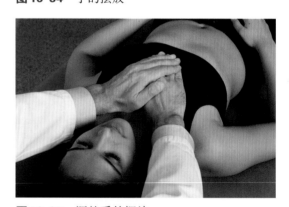

**图 16-35** 调整手的摆放

3. 术者将双手鱼际置于患者锁骨下方，十指展开放于胸腔上方肋骨处（**图 16-34**）。对于女性患者，术者可以把手置于胸骨中线上（**图 16-35**）。

4. 嘱患者深吸气，完全呼出。

5. 在患者呼气时，术者在患者胸廓前壁增加压力，以加大呼气运动幅度。

6. 在呼气末，术者给予胸廓每秒2次按压频率的震动（脉冲箭头，**图 16-36**）。

7. 当患者吸气时，轻轻地减轻压力，但按压要持续几分钟。

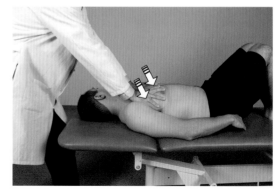

**图 16-36** 每秒2次按压

# 胸 部

## Miller胸腔(淋巴)泵技术
## 增强呼吸疗法
## 男性/女性患者的变化

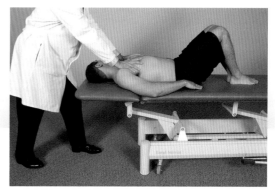

**图16-37** 手的摆放

### 适应证

　　这项技术适用于感染、发热、淋巴阻塞、肺部啰音和慢性排痰性咳嗽;也可用于预防保健。

### 禁忌证

　　如果患者有骨折、骨质疏松、中重度呼吸困难、局部切口、锁骨下线、转移癌或类似情况则不适用这项技术。

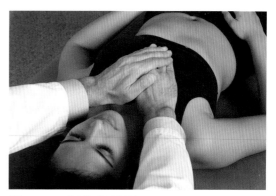

**图16-38** 调整手的摆放

### 生理目标

　　这项技术的目标是加强胸腔内负压,增加淋巴回流。

### 技术

1. 患者仰卧位,头转向一侧(避免面朝术者呼气或咳嗽),屈膝屈髋,双足平放于治疗床上。

2. 术者双脚一前一后放置,站于治疗床头侧。

3. 术者将双手鱼际置于患者锁骨下方,十指展开放于胸腔上方肋骨处(**图16-37**)。对于女性患者,术者可以把手置于胸骨中线上(**图16-38**)。

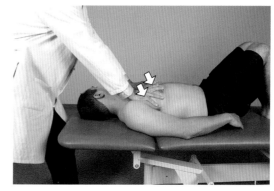

**图16-39** 呼气时按压

4. 术者嘱患者深吸气,而后完全呼出。

5. 在患者呼气时,术者在患者胸廓前壁增加压力,以加大呼气运动幅度(箭头,**图16-39**)。

6. 在下一次吸气时,术者慢慢减轻压力(上箭头,**图16-40**),然后在下一次呼气时再次按压(下箭头)。

7. 本胸腔泵法可以重复5～10个呼吸周期。这可能导致患者过度通气,常见症状为头晕、眼花等。

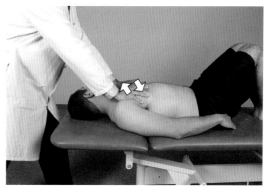

**图16-40** 吸气时减少压力,呼气时恢复压力

# 胸 部

## 单侧胸腔（淋巴）泵
## 单侧调整法

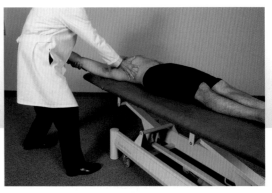

**图16-41** 步骤1至步骤3,准备和手的摆放

1. 患者仰卧位,术者站在治疗床的一侧,与患者胸廓水平平齐。为增强效果,患者可取屈髋屈膝位。

2. 患者手臂外展90°或以上,术者头侧手牵拉患者的手臂。

3. 术者将尾侧手置于患者肋软骨下缘,手指置于肋间隙(**图16-41**)。

4. 术者嘱患者做深吸气,完全呼出。

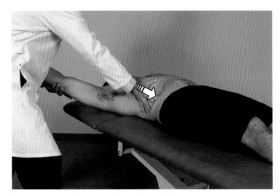

**图16-42** 步骤5,叩击或震动

5. 在患者呼气末,术者施加每秒2次的叩击或震动(箭头,**图16-42**)。

6. 若患者感到需要正常呼吸,则应减轻压力至患者可正常呼吸,继续保持震动。

7. 本操作可持续数分钟。如条件允许,可在对侧重复此操作。

## 胸　部

### 胸腔(淋巴)泵技术
### 肺不张调整法
### 男性/女性患者的变化

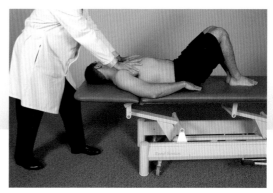

**图16-43** 步骤1至步骤3,准备和手的摆放

#### 适应证

这项技术适用于肺不张。

#### 禁忌证

如果患者有骨折、骨质疏松、严重呼吸困难、切口、锁骨下线、转移癌或类似情况则不适用这项技术。

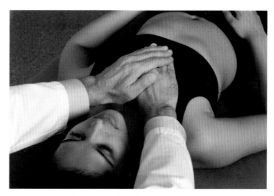

**图16-44** 调整手的摆放

#### 生理目标

这项技术的目标是为了加强呼吸时的负压相并清除黏液阻塞。

#### 技术

1. 患者仰卧位,头转向一侧(避免面朝术者呼气或咳嗽),屈膝屈髋,双足平放于床上。

2. 术者将双脚一前一后放置,站于床头前。

3. 术者将双手鱼际处置于患者锁骨下方,十指展开置于胸腔上方肋骨处(**图16-43**)。对于女性患者,术者可以把手置于胸骨中线上(**图16-44**)。

4. 术者嘱患者做深吸气,完全呼出。

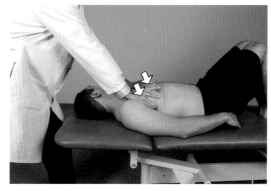

**图16-45** 步骤5至步骤6,加大呼气,限制吸气

5. 在呼气过程时,术者增加施加在患者胸廓前壁的压力,以增加呼气运动幅度。

6. 在之后的几个吸气过程中,术者对胸壁持续施加重压(**图16-45**)。

7. 在患者最后一次吸气时,术者突然释放压力,使患者出现一次非常快而深的吸气,从而使肺不张段膨开(**图16-46**)。

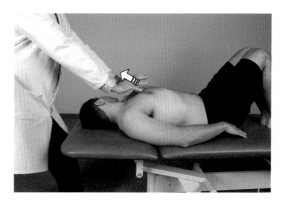

**图16-46** 突然释放压力

# 胸 部

## 双侧胸部牵拉
## 胸大/小肌,前三角肌
## 肌筋膜松弛/淋巴增强

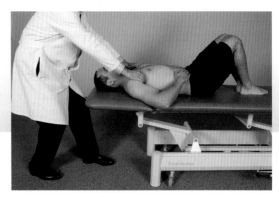

**图16-47** 步骤1至步骤3,手的摆放

### 适应证

这项技术适用于淋巴阻塞、上肢水肿、轻中度呼吸困难或喘息、和(或)反应性气道功能综合征或哮喘;本技术也可促进胸泵的作用。

### 禁忌证

若患者腋前襞对触碰敏感、锁骨下置管、装有起搏器,转移癌或类似情况则不适用这项技术。

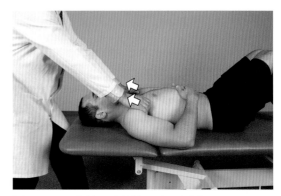

**图16-48** 步骤4至步骤5,向上用力

### 生理目标

本技术的目标是为了增加淋巴回流。

### 技术

1. 患者仰卧位,屈膝屈髋,双足平放于治疗床上。

2. 术者坐于或两脚一前一后站于治疗床头侧。

3. 术者将双手手指指腹置于患者锁骨下的腋前襞处(**图16-47**)。

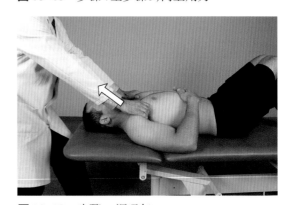

**图16-49** 步骤6,深吸气

4. 术者缓慢轻柔地向后倚身,使手和手指在患者腋窝下向头侧方向移动。

5. 当术者的手和手指触及紧张处时,重新改为向上用力(箭头,**图16-48**)。

6. 术者嘱患者用口深呼吸,术者随着吸气运动向头侧方向进行牵拉(箭头,**图16-49**)。

7. 然后嘱患者深呼气,术者在患者的腋窝处对抗该呼吸运动,并持续向头侧方向和上方进行牵拉(箭头,**图16-50**)。

8. 患者吸气时向头侧牵拉,呼气时抵抗肋骨的下降运动,持续5~7次。

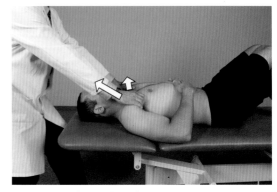

**图16-50** 步骤7,深呼气

# 胸 部

## "升肋"技术
## 双侧,上胸部震动

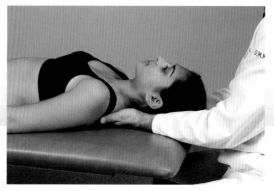

**图 16-51** 步骤1至步骤3,准备和手的摆放

### 适应证

这项技术适用于促进淋巴引流,改善呼吸时肋骨的运动,减轻术后麻痹性肠梗阻。

### 禁忌证

肋骨和(或)胸骨骨折。

脊髓损伤和手术。

恶性肿瘤。

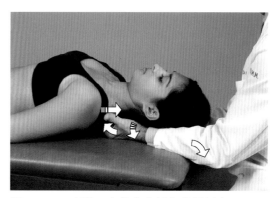

**图 16-52** 步骤4,向前方头侧和旁侧用力

### 技术

1. 患者仰卧位,术者坐于治疗床头侧。

2. 术者把双手滑过患者胸廓后部。

3. 术者将双手手指指腹触碰患者胸肋关节处的椎旁组织(**图16-51**)。

4. 术者将肘部向后倾斜,手指向上抵住椎旁组织(实线箭头,**图16-52**),向头侧和旁侧牵拉(虚线箭头)。

5. 这可以伸展脊柱,并横向拉伸椎旁组织。

6. 本手法可以作为间歇揉捏技术或持续2~5分钟的深层抑制性按压。

## 胸腹区

### 膈肌拱顶术

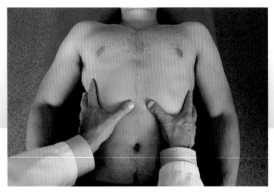

图 16-53 拇指摆位

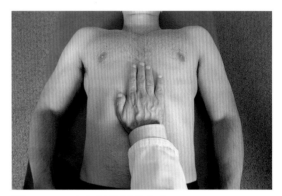

图 16-54 大鱼际位置的变化

#### 适应证

适用于膈肌远端淋巴阻塞和（或）不能完全伸展至耻骨联合的呼吸（肌筋膜的）。

#### 禁忌证

禁用于引流管、静脉导管置管、胸腹部切口、中重度裂口疝或胃食管反流者。

#### 生理目标

本技术的目标是为了促进淋巴和静脉回流，也可提高免疫功能。

#### 操作方法

1. 患者仰卧，屈髋屈膝，双脚平放于治疗床上。

2. 术者站于患者一侧，位于患者骨盆水平，面向患者头部。

3. 术者将拇指或大鱼际置于患者肋骨和剑突下缘，拇指指向头侧（**图 16-53**、**图 16-54**）。

4. 嘱患者深呼吸，呼气时，术者拇指随膈肌向后方移动（箭头，**图 16-55**）。

5. 嘱患者吸气，术者轻推阻抗胸廓运动。

6. 嘱患者呼气，术者拇指置于肋骨和剑突下缘，随胸廓活动向后侧和头侧方向运动（箭头，**图 16-56**）。

7. 吸气时，术者维持上腹部压力，然后再次呼气，拇指进一步向头部方向推进（**图 16-57**）。

8. 该操作重复 3～5 个呼吸周期。肋骨或椎骨骨折、脊髓损伤、胸部手术或局部肿瘤患者禁用此项操作。

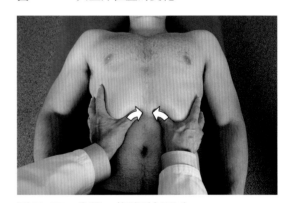

图 16-55 步骤 4，伴随呼气运动

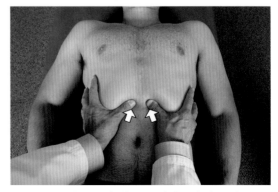

图 16-56 步骤 6，拇指置于肋缘和剑突下方

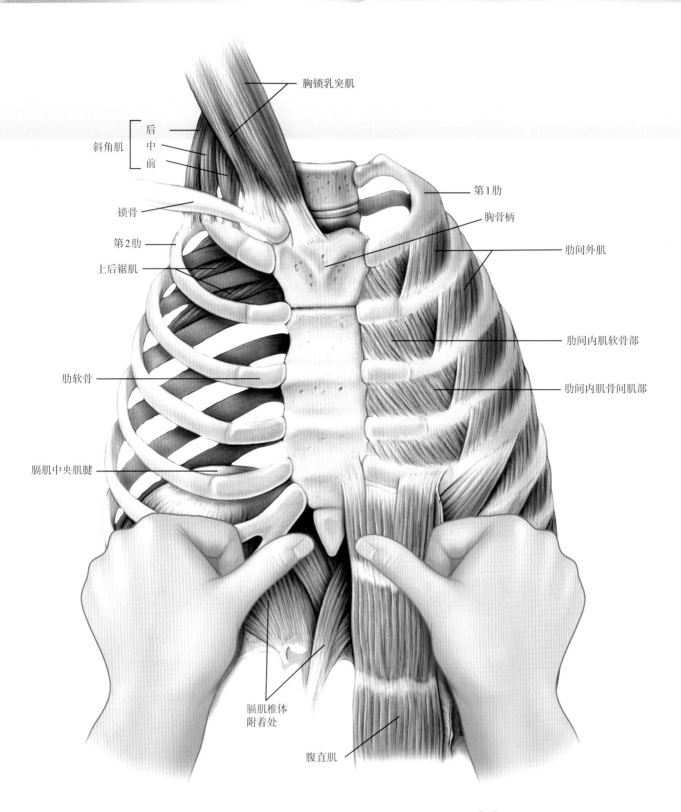

**图 16-57** 拇指在骨骼图中的位置（经同意，修改自参考文献[12]）

# 腹 部

## 肠系膜松解术,小肠

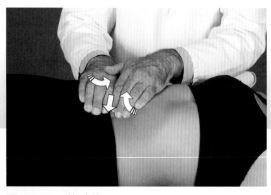

**图16-60** 仰卧位

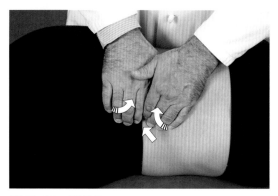

**图16-61** 侧卧位

### 适应证

这种技术可以促进淋巴和静脉回流,缓解继发于内脏下垂引起的阻塞淤血。

### 禁忌证

不适用于腹部切口、急性缺血性肠病、梗阻或类似情况。

### 操作方法

小肠肠系膜从其短根扇形展开,以适应空肠和回肠的长度(**图16-58**),治疗重点是沿其长轴进行(**图16-59**)。

1. 患者仰卧(**图16-60**)或左侧卧(**图16-61**)。

2. 术者坐在患者的右侧或站在患者的后方。

3. 术者将单手或双手放在小肠肠系膜的左侧边缘,手指微微弯曲。

4. 手指轻轻推向患者背部(直箭头,**图16-60**和**图16-61**),然后推向患者右侧(弯箭头),直到触及软组织活动受限处。

5. 术者保持这一姿势直至触及受限组织得以松解(20～30秒),然后术者顺着此松解活动(筋膜蠕动)寻找新的软组织受限处,重复上述动作直至没有进一步的软组织松解出现。

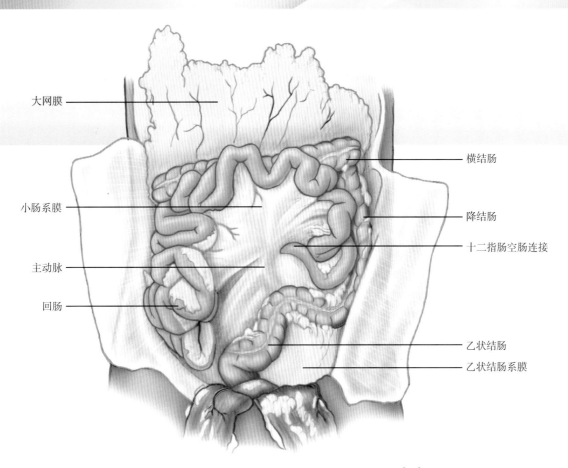

**图16-58** 腹部肠系膜,小肠(经同意,修改自参考文献[12])

大网膜
小肠系膜
主动脉
回肠

横结肠
降结肠
十二指肠空肠连接
乙状结肠
乙状结肠系膜

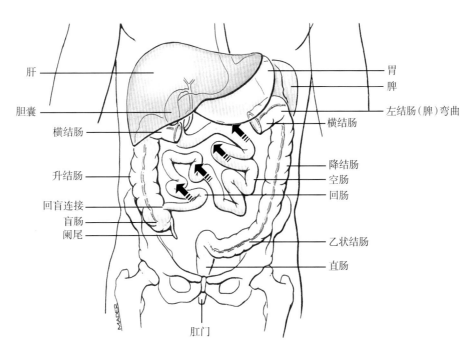

肝
胆囊
横结肠
升结肠
回盲连接
盲肠
阑尾

胃
脾
左结肠(脾)弯曲
横结肠
降结肠
空肠
回肠
乙状结肠
直肠

肛门

**图16-59** 小肠治疗的肠系膜推动方向(经同意,修改自参考文献[12])

# 腹 部

## 肠系膜松解术,升结肠

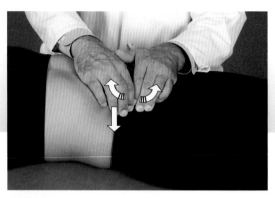

**图 16-64** 仰卧位

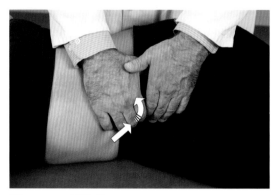

**图 16-65** 侧卧位

### 适应证

用于提高淋巴和静脉回流,缓解继发于内脏下垂引起的阻塞淤血。

### 禁忌证

禁用于有腹部切口、急性缺血性肠病、梗阻或类似情况的患者。

### 操作方法

治疗主要集中在升结肠肠系膜的附着处(**图 16-62**、**图 16-63**)。

1. 患者仰卧位(**图 16-64**)或右侧卧位(**图 16-65**)。

2. 术者坐在患者左侧或站在患者后方。

3. 术者将单手或双手放置于升结肠肠系膜区域的右侧缘,手指微微弯曲。

4. 术者将手指轻轻推向患者的背侧(实线箭头,**图 16-64 和图 16-65**),然后拉向患者的左侧(弯曲箭头),直至触及软组织受限处。

5. 术者保持这一姿势直至触及受限组织得以松解(20～30秒),然后术者顺着此松解活动(筋膜蠕动)寻找新的软组织受限处,重复上述动作直至没有进一步的软组织松解出现。

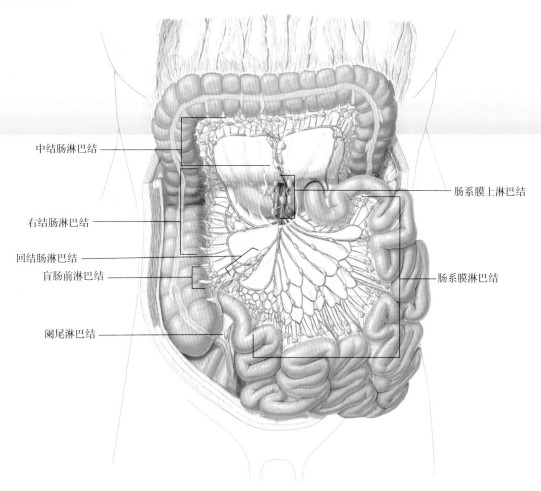

**图 16-62** 腹部肠系膜, 升结肠 (经同意, 修改自参考文献[12])

中结肠淋巴结

右结肠淋巴结

回结肠淋巴结

盲肠前淋巴结

阑尾淋巴结

肠系膜上淋巴结

肠系膜淋巴结

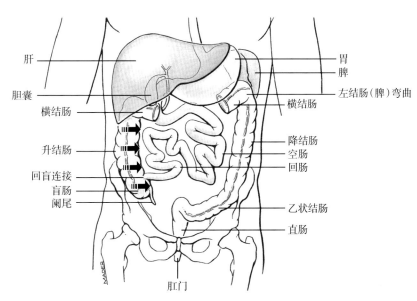

肝

胆囊

横结肠

升结肠

回盲连接

盲肠

阑尾

胃

脾

左结肠 (脾) 弯曲

横结肠

降结肠

空肠

回肠

乙状结肠

直肠

肛门

**图 16-63** 升结肠治疗的肠系膜推动方向 (经同意, 修改自参考文献[12])

## 腹　部

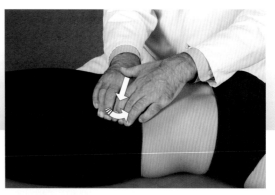

**图 16-68** 仰卧位

### 适应证

用于增强淋巴和静脉回流，缓解继发于内脏下垂引起的阻塞淤血。

### 禁忌证

禁用于有腹部切口、急性缺血性肠病、梗阻或类似情况的患者。

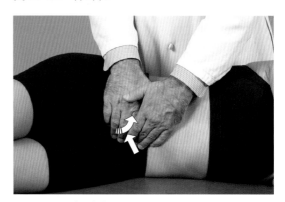

**图 16-69** 侧卧位

### 操作步骤

治疗主要沿降结肠肠系膜附着处进行（**图 16-66、图 16-67**）。

1. 患者仰卧位（**图 16-68**）或左侧卧位（**图 16-69**）。

2. 术者坐于患者右侧，或者站在患者的后方。

3. 术者将单手或双手放置在降结肠和乙状结肠肠系膜的左侧缘，手指微微弯曲。

4. 术者将手指轻轻推向患者的背侧（直箭头，**图 16-68 和图 16-69**），然后拉向患者右侧（弯曲箭头），直至触及软组织受限处。

5. 术者维持这一姿势直至感到软组织得以松解（20～30秒），然后术者顺着此松解活动（筋膜蠕动）寻找新的软组织受限处，重复上述动作直至没有进一步的软组织松解出现。

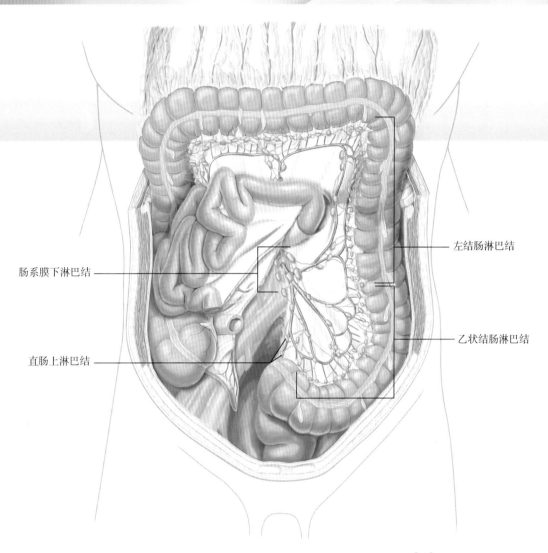

**图 16-66** 腹部肠系膜,降结肠(经同意,修改自参考文献[12])

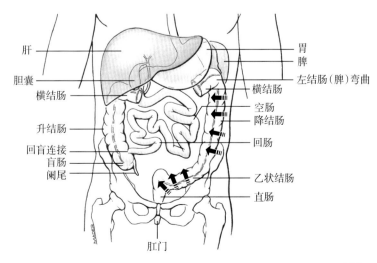

**图 16-67** 降结肠治疗的肠系膜推动方向(经同意,修改自参考文献[12])

## 腹 部

### 骶前松解术,直接/间接技术

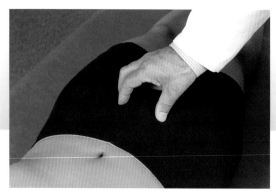

**图16-70** 手的摆放

#### 适应证

适用于促进淋巴引流,缓解下腹、骨盆区域和下肢的静脉淤血。

#### 禁忌证

禁止用于腹部切口、急性缺血性肠病、梗阻或类似情况的患者。

#### 操作步骤

1. 患者仰卧,术者站于患者任意一侧。

2. 术者将示指和中指并拢,拇指外展,形成C形。

3. 术者手指指尖向下放置于耻骨联合上的下腹部区域(**图16-70**)。

4. 术者通过在不同方位,包括后、上、下、顺时针和逆时针方向施加应力来确定是否存在松—紧(容易运动—不易运动)的不对称性(箭头,**图16-71**)。

5. 术者在确定功能障碍的不对称性时,分别以间接或直接方式施力,直到碰到松动或紧张的障碍点(**图16-72**)。

6. 术者维持这一姿势直至感到软组织得以松解(20~30秒),然后术者顺着此松解活动(筋膜蠕动)寻找新的软组织受限处,重复上述动作直至没有进一步的软组织松解出现。

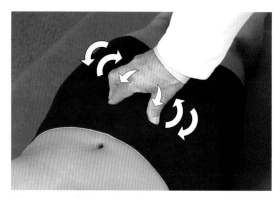

**图16-71** 步骤4,松—紧测试

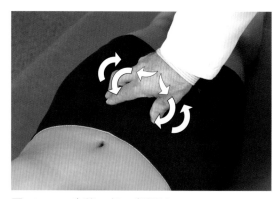

**图16-72** 步骤5,松—紧测试

# 腹部和骨盆区域

## Marian Clark引流技术

### 适应证

　　适用于改善下腹部和骨盆区域的静脉和淋巴回流,同时也有助于缓解痛经。

### 操作步骤

1. 患者取四点半俯卧位,支撑点是双手、双肘和双膝(**图16-73**)。

2. 术者站在患者的一侧,面向患者足部。

3. 术者将双手指腹钩住患者的两个髂前上棘(**图16-74**)。

4. 术者将双手向头部方向牵拉(箭头,**图16-75**)。

5. 术者持续对患者进行腹部牵拉,并嘱患者像猫一样拱背。

6. 术者持续此运动的同时,将患者骨盆向头部方向转动(**图16-76**)。

7. 缓慢转动患者骨盆,重复几分钟。患者可在家中进行此动作的训练。

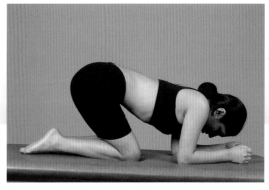

**图16-73** 步骤1,患者体位

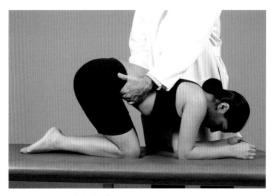

**图16-74** 手的摆位

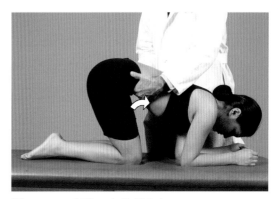

**图16-75** 步骤4,向头部方向

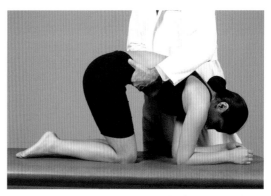

**图16-76** 步骤5和步骤6,腹部牵引,向头部方向转动

## 骨 盆

### 坐骨直肠窝松解术,仰卧位

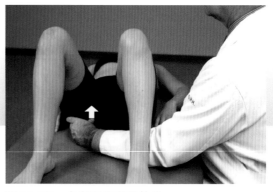

**图 16–77** 术者和患者的体位

#### 适应证

适用于改善骨盆隔膜的运动以及盆腔脏器及骨盆底部的淋巴和静脉回流。

#### 操作程序

1. 患者仰卧,屈髋屈膝。

2. 术者坐在治疗床边,患者健侧。

3. 术者拇指贴近治疗床,放置于功能障碍侧的坐骨结节内侧(箭头,**图 16–77 和图 16–78**)。

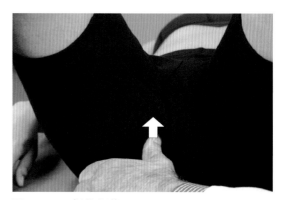

**图 16–78** 拇指摆位

4. 术者轻柔地向头侧方向对坐骨直肠窝施压(箭头,**图 16–78**),直至感受到阻力,然后施以向侧方的压力(曲线箭头,**图 16–79**)。

5. 术者可以尝试感受液体流动的起伏来判断松解的效果,或通过指示患者深呼吸来增强这种效果。

6. 每次呼气时,术者都增加在骨盆隔膜向头侧的压力,直到不能再向头侧和侧方移动。

7. 必要时该技术可在骨盆的另一侧重复此操作。

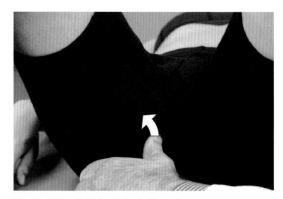

**图 16–79** 向头侧和侧向的施力

# 骨盆区

## 坐骨直肠窝松解术,俯卧位

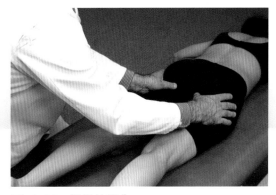

**图 16-80** 拇指的摆位

### 适应证

适用于改善盆腔隔膜的活动,促进盆腔脏器及盆底静脉和淋巴回流。

### 操作步骤

1. 患者俯卧,术者站于治疗床一侧,面向床头。

2. 术者将双手大拇指分别放置于两侧坐骨结节的内侧(**图 16-80**)。

3. 术者在患者坐骨直肠窝轻柔地向头侧施压(箭头,**图 16-81**),直到遇到阻力,然后再侧向施力(箭头,**图 16-82**)。

4. 术者嘱患者深呼吸。

5. 术者可以尝试感觉液体流动的起伏来判断松解的效果,或通过指示患者深呼吸来增强效果。

6. 每次呼气时,术者都增加在骨盆隔膜向头侧的压力,直到不能再向头侧和侧方进行移动。

7. 这种技术可在双侧进行,或者直接施加于患侧。如果是针对患侧进行治疗,双手和拇指的摆放均如上所述。但是,在经过初次的调整之后,只有置于患侧的拇指逐渐增大所施加的压力,对侧手则固定骨盆。

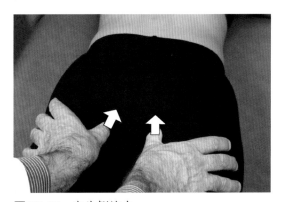

**图 16-81** 向头侧施力

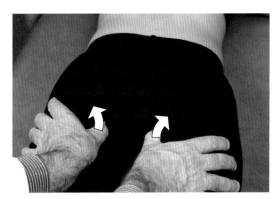

**图 16-82** 侧向施力

## 下 肢

## 足泵（Dalrymple技术）
## 仰卧位方法

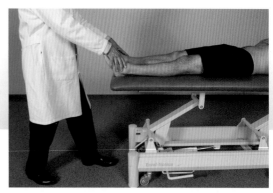

**图16-83** 步骤1至步骤3，准备，跖屈

### 适应证

适用于淋巴堵塞、发热、感染和胸泵无力。

### 禁忌证

若患者有静脉血栓、急性踝关节扭伤、跟腱损伤、腓肠肌损伤或其他急性情况、和（或）下肢疼痛，则不适用该项操作。处于术后早期的腹部手术患者也应避免使用该技术。

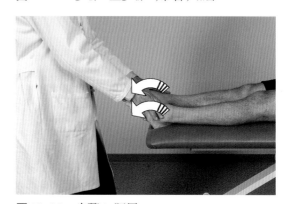

**图16-84** 步骤4，跖屈

### 生理目标

该技术的目的是为了增加腹内负压、促进淋巴回流、增加血管内皮细胞一氧化氮含量，以加强抗炎的作用[13,14]。

### 操作步骤

1. 患者仰卧，注意将双侧足跟放置于治疗床上。

2. 术者双足一前一后站于治疗床的尾侧，以保持身体平衡。

3. 术者将双手置于患者足背，轻轻地将其跖屈到可耐受的极限位置（**图16-83**）。

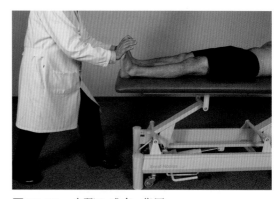

**图16-85** 步骤5，准备，背屈

4. 术者维持这种压力，并开始以每秒2次速度进行快速而有节奏的按压，持续1~2分钟（箭头，**图16-84**）。

5. 术者也可选择抓住足跖面趾骨远端来替代或增加压力（**图16-85**）。然后以每秒2次的相同节律向头侧施加压力，持续1~2分钟（箭头，**图16-86**）。

6. 术者所施加的这些节律性压力的方向应与治疗床平行，而不是指向治疗床。

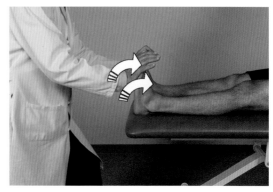

**图16-86** 步骤5，背屈

## 下 肢

### 足泵（Dalrymple 技术）俯卧位方法

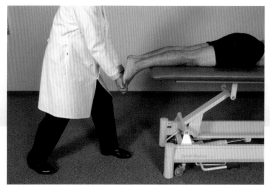

**图 16-87** 步骤 1，术者和患者的体位

#### 适应证

适用于淋巴堵塞、发热、感染和胸泵无力。

#### 禁忌证

如果患者有静脉血栓、急性踝关节扭伤、跟腱损伤、腓肠肌损伤或其他急性损伤，及下肢疼痛不适用此技术。处于腹部手术后早期的患者也应避免使用该技术。

#### 生理目标

该技术的目的是为了增加腹内负压、促进淋巴回流、增加血管内皮细胞一氧化氮含量，以加强抗炎的作用。

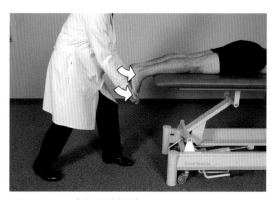

**图 16-88** 手和足的摆放

#### 操作步骤

1. 患者俯卧位，双足略伸出治疗床外，术者双足稍前后分开，站立于治疗床尾侧（**图 16-87**）。

2. 术者抓住患者跖骨远端并使双足患者背屈（箭头，**图 16-88**）。

3. 在患者可耐受的背屈极限位，术者用每秒 1 ～ 2 次的频率，有节奏地向头侧方向推动（箭头，**图 16-89**）。

4. 施力方向与治疗床长轴平行，持续 1 ～ 2 分钟。

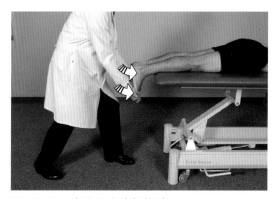

**图 16-89** 步骤 3，向头侧推动

# 下肢区域

## 腘窝松解术,仰卧位
## 举例:左腘窝淋巴循环受阻

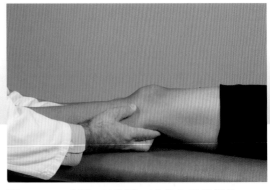

**图16-90**　步骤1至步骤3,准备和手的摆放

### 适应证和生理目标

　　适用于改善下肢(膝、小腿肚、踝和足)的淋巴和静脉回流,并松解腘窝的各种筋膜限制。

### 操作步骤

1. 患者仰卧,伸展下肢。

2. 术者面向治疗床头侧,坐于患者的患侧。

3. 术者内侧手置于腘窝内侧,外侧手抓住腘窝外侧(**图16-90**)。

4. 术者触诊患者腘窝的头侧、尾侧、内侧、外侧,以确定肌筋膜受限的情况(**图16-91**)。

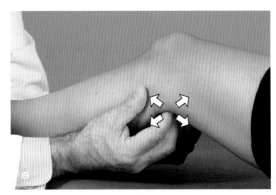

**图16-91**　步骤4,确定障碍点

5. 术者通过指尖施加向前的力寻找肌筋膜障碍点(如向头侧、尾侧、内侧、外侧),直至感受到阻力(**图16-92**)。

6. 术者可以试着感受液体的流动起伏来判断松解的效果,或通过引导患者深呼吸来强化这种效果。直接施压在受限处,直到受限组织处不再发生变化或完全松解。

7. 如有必要,可在健侧重复该技术。

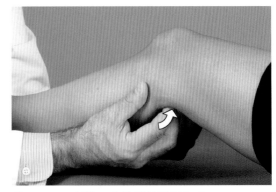

**图16-92**　步骤5,直接肌筋膜松解术

## 下　肢

### 髂胫束(ITB)轻抚法
### 举例：左侧,髂胫束阻塞/炎症

**适应证和生理目标**

　　髂胫束(ITB)综合征和转子滑囊炎常见的疼痛症状可使用多种OMT技术进行治疗(如肌筋膜松解术和软组织技术)。大腿外侧的淋巴引流术可以通过减少该区域的淋巴阻塞和继发性炎症,以及其他致痛因素(伤害性感受),提高其他治疗技术的疗效。若存在继发于纤维化的肌筋膜受限,可以通过温和的"按抚"牵拉方式对其缺乏弹性的组织进行治疗,这种牵拉方式比"轻抚法"作用范围更大、作用深度更深(见第七章)。

1. 患者取右侧卧位(健侧),术者站于患者前方。若在患者皮肤上直接进行操作,可使用润肤乳或润肤粉作为介质以减少摩擦。

2. 术者将右手虎口置于患者左侧髂胫束上,左手置于左侧大转子,以固定骨盆和髋部。

3. 术者右手最初放置于稍远于大转子或大腿中部位置,由远及近地施以轻抚和轻柔按压。重复几次后,术者的手逐渐移向远端,再继续进行由远及近的向股骨大转子的轻抚(**图16-93**～**图16-95**)。术者的手随着轻抚逐渐移向远端,直至髂胫束的末端/远端。该步骤可反复操作1～2分钟。

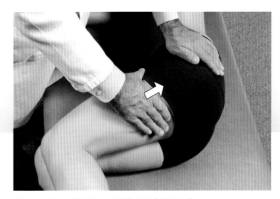

**图16-93**　步骤3,初始时手的摆放

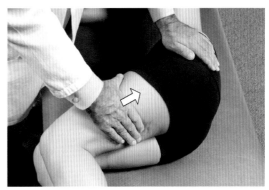

**图16-94**　步骤3,髂胫束中点由远及近的轻抚

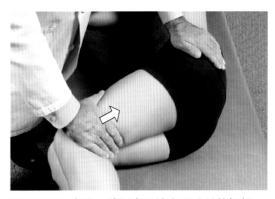

**图16-95**　步骤3,髂胫束远端由远及近的轻抚

## 下肢和骨盆

## 髋部,间接LAS/BLT技术,仰卧位

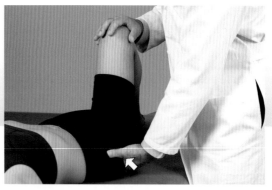

**图16-96** 步骤1至步骤3,开始时手的摆放

### 适应证和生理目标

适用于促进淋巴回流、缓解盆腔和下肢的静脉阻塞。该技术也是治疗髋关节功能障碍的好方法!

### 操作步骤

1. 患者仰卧位,患侧屈髋屈膝。

2. 术者站于患侧治疗床边。

3. 术者将头侧手的鱼际置于患者大转子处,其余手指置于侧后方,拇指置于腹股沟前部,向前内侧方向施力(箭头,**图16-96**)。

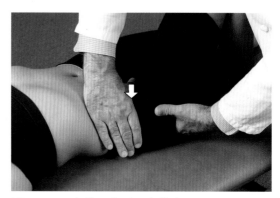

**图16-97** 步骤4,向后上方施力

4. 术者将尾侧手拇指外展,和示指及中指形成倒"C形",以控制股骨头前部。术者施以向后外侧方向的力(**图16-97**)。

5. 术者用前胸或腋窝控制患者的患侧膝关节,将其放置于容易运动方向的障碍平衡点上,平衡点通过髋关节屈伸和轻微的内收外展、内旋外旋来确定(箭头,**图16-98**)。

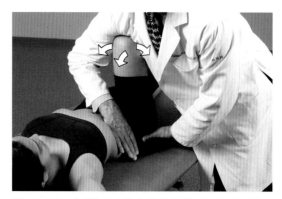

**图16-98** 步骤5,三种力量的平衡

6. 术者用肩关节向患者髋关节方向给予膝关节施力,在三个平面轻微活动髋关节,以找寻最松弛的位置(箭头,**图16-99**)。这是施加的第三种力。

7. 同时施加这三种力量,以找寻容易活动的间接位置。通过指导患者深呼吸可以增强松解的效果。向容易运动方向的运动范围增加预示着组织得到了松解。

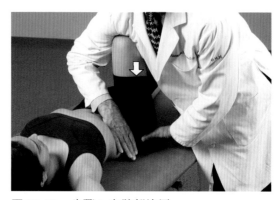

**图16-99** 步骤6,向髋部施压

## 上 肢

### 腋前襞松解术
### 胸大肌/三角肌前束
### 举例：左侧，软组织抑制法

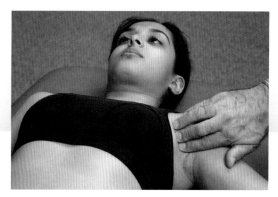

**图16-100** 步骤1和步骤2，准备

#### 适应证

适用于淋巴堵塞和上肢水肿。

#### 禁忌证

若患者腋前襞过度敏感、锁骨下置管、装有起搏器、癌症转移或类似情况者则不应使用此技术。

#### 生理目标

目的是促进淋巴回流。

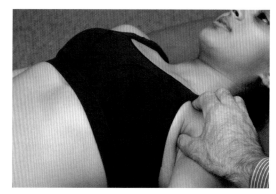

**图16-101** 步骤3，手和手指的摆放

#### 操作步骤

1. 患者仰卧，术者坐于或站于患者的患侧治疗床边。

2. 术者通过触诊寻找组织张力增高、水肿和海绵样肿胀的部位（**图16-100**）。

3. 为探查组织质地的变化，术者将示指和中指置于患者腋前襞的腹侧，拇指置于腋窝，触诊腋前部（**图16-101**和**图16-102**）。

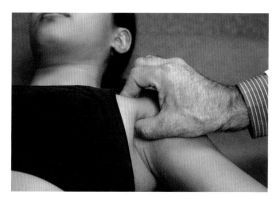

**图16-102** 步骤4，手和手指的摆放

4. 术者可用拇指和其余手指缓慢而轻柔地挤压腋前襞。

5. 该手法可持续30～60秒。若有需要可以在另一侧重复上述步骤。

# 上 肢

## 腋后襞松解术
## 胸大肌/三角肌后束
## 举例：右侧，软组织抑制法

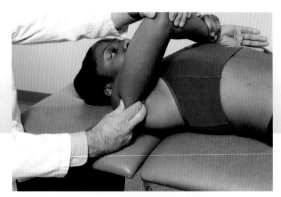

**图 16-103** 步骤2，治疗床头侧的体位

### 适应证和生理目标

　　该技术作用深透且持久，适用于导致正常淋巴流动受阻并引发上肢水肿的肌筋膜活动受限。另外，腋窝组织功能障碍（纤维化、高张力）可限制淋巴的流动，躯体功能障碍会促进躯体—躯体反射甚至躯体—内脏反应，使得交感神经兴奋，又反过来影响静脉和淋巴液的回流。最终导致上肢和（或）胸廓的淋巴淤阻进一步加重。

1. 患者仰卧，术者坐于治疗床的右侧或治疗床头侧的右边。

2. 在上述位置的基础上，术者用拇指置于患者腋后襞后侧，示指和中指置于腋后襞前侧（**图16-103**），或是拇指位于前侧而示指和中指位于后侧，抓住腋后襞（**图16-104**）。

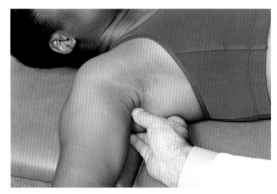

**图 16-104** 步骤2，治疗床侧方的体位

3. 以术者坐于治疗床一侧为例，术者将拇指和其余手指捏紧，"挤捏"腋后襞，然后向下牵拉（白色箭头）直至张力受限处（**图16-105**）。

4. 在术者保持挤压并向下（尾侧）牵拉的同时，可以根据患者意愿将其手臂放在体侧（**图16-106**）。

5. 维持这个动作直至受限处得到松解，或维持30～60秒。

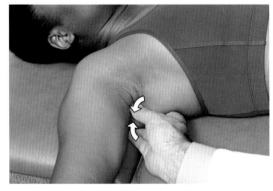

**图 16-105** 步骤3，"挤捏"腋后襞

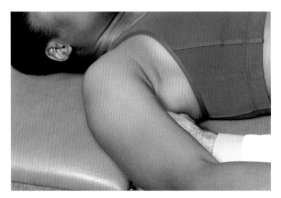

**图 16-106** 步骤4，如果患者愿意，手臂放在体侧

# 参考文献

［1］ Chila AG, ed. Foundations of Osteopathic Medicine. 3rd ed. Baltimore, MD: Lippincott Williams & Wilkins, 2011.

［2］ Still AT. Philosophy of Osteopathy. Kirksville, MO: A. T. Still, 1809.

［3］ Galbreath WO. Acute otitis media, including its postural and manipulative treatment. J Am Osteopath Assoc 1929: 377−379.

［4］ Pratt-Harrington D. Galbreath technique: a manipulative treatment for otitis media revisited. J Am Osteopath Assoc 2000; 100: 635−639.

［5］ Chikly B. Silent Waves: Theory and Practice of Lymph Drainage Therapy. An Osteopathic Lymphatic Technique. 2nd ed. Scottsdale, AZ: IHH, 2004.

［6］ Agur AMR, Dalley AF. Grant's Atlas of Anatomy. 11th ed. Baltimore, MD: Lippincott Williams & Wilkins, 2005.

［7］ Knot EM, Tune JD, Stoll ST, et al. Increased lymphatic flow in the thoracic duct during manipulative intervention. J Am Osteopath Assoc 2005; 105: 593−596.

［8］ Jackson KM, Steele TG, Dugan EP, et al. Effect of lymphaticand splenic pump techniques on the antibody response to hepatitis B vaccine: A pilot study. J Am Osteopath Assoc 1998; 98: 155−160.

［9］ Steele T, Jackson K, Dugan E. The effect of osteopathic manipulative treatment on the antibody response to hepatitis B vaccine. J Am Osteopath Assoc 1996; 96(9).

［10］ Breithaupt T, Harris K, Ellis J, et al. Thoracic lymphatic pumping and the efficacy of influenza vaccination inhealthy young and elderly populations. J Am Osteopath Assoc 2001; 101(1): 21−25.

［11］ Mesina J, Hampton D, Evans R, et al. Transient basophilia following the applications of lymphatic pump techniques: A pilot study. J Am Osteopath Assoc 1998; 98(2).

［12］ Agur AMR, Dalley AF. Grant's Atlas of Anatomy. 11th ed.Baltimore, MD: Lippincott Williams & Wilkins, 2005.

［13］ Kuchera M, Daghigh F. Determination of enhanced nitricoxide production using external mechanical stimuli. J Am Osteopath Assoc 2004; 104: 344 (abstract).

［14］ Kuchera M. Osteopathic manipulative medicine considerations in patients with chronic pain. J Am Osteopath Assoc 2005; 105 (Suppl. 4): 29−36.

# 第十七章

## 关节和联合操作技术

### 技术原则

本章节介绍关节和联合操作技术。之所以在同一章讨论，是由于这些技术间有许多相似之处，它们都借鉴了许多其他技术的治疗原则，尤其是软组织操作术、淋巴操作术、肌肉能量技术及高速低幅技术。整骨原则教育委员会（ECOP）定义关节治疗技术（Articulatory treatment, ART）模式为"低速度/中至高振幅的技术，其治疗目的是通过使关节全范围充分运动，增加关节的自由活动度。激活的力量是通过限制性障碍点的弹动运动，或多次重复的向心运动"[1]。在费城大学整骨医学院（PCOM），这种手法简称为"弹动技术"（springing technique）。近来，又增加了"摆动（oscillatory）技"这一术语。

它与软组织技术及高速—低幅技术在对肌筋膜组织和关节组成部分影响上有相似之处。

但是，定义中描述的中至高振幅不是指于受限的功能障碍区进行大幅度的运动，而是考虑到病理性、生理性及解剖学三个方面的功能障碍之间关系，应与高速低幅技术治疗原则保持一致：作用于受限的功能障碍区的运动仍应是轻缓的，且保持在最小幅度。这种振幅是保持在功能受限关节能够运动的范围内。

整骨原则教育委员会将联合法（技术）定义为：① 这种治疗策略在开始时的运动为间接运动，当技术实施完毕后，运动转变为了直接作用力。② 操作顺序包括两个或以上整骨手法治疗体系（例如Spencer技术联合肌肉能量技术）。③ 根据

整骨医生保罗·金伯利（Paul Kimberly）描述的概念[1]。金伯利将这个术语与第二种定义相联系，关联到治疗中结合了多种作用力，包括直接的、间接的、内在的、重力性的、医生指导的、呼吸辅助的等[2]。因此，根据每种技术的基本要点，本章描述的技术可很好地归到其他各章节中。

尽管关节治疗技术（ART）主要是作用于对有功能障碍的肌筋膜及关节，同时也会对循环及淋巴系统产生显著影响。这些技术形式多年来一直被推荐为老年患者整骨治疗技术的一部分，且相对安全、耐受性好。

### 技术分类

#### 直接法、间接法或联合法

依据关节治疗技术或联合技术的定义，这些治疗技术可以是直接的、间接的，或者两者皆有。关节技术传统上被定义归类于直接技术，但是根据医生的偏好，采用轻柔的弹动运动，可以作用于关节受限的容易运动方向和不易运动方向。

### 技术类型

#### 节律法

术者可选择一个有节律的关节治疗技术以改善软组织或松解受限关节。这种技术中拉伸及放松的节律运动被整骨医生 N. S. 尼古拉斯描述为"间歇性运动"，与间断性施加压力有关。施力方

式可以是缓慢或柔和的,也可以是"摆动的"。

### 混合法

术者可视患者个人的表现选择任何不同节律的、不同振幅的或不同加速度(速率)的手法。如此患者在治疗中可被施以多种联合的技术。

## 适应证

1. 关节运动受限和(或)肌筋膜躯体功能障碍(尤其是体虚者与老年患者)。
2. 循环与淋巴阻塞。

## 禁忌证

1. 急性的中度至严重的拉伤或扭伤。

2. 在治疗区域的骨折、脱位、关节不稳。
3. 在治疗区域有关节的急性炎症。
4. 在治疗区域的转移性病灶。

## 一般注意事项与规则

术者依据对功能障碍严重程度的判断,及对其他复杂因素的考虑,对此类技术的操作有不同的变化。操作手法可以是极其轻柔的、小幅度的,也可以是强力的牵拉。手法的节律方面也有快与慢的变化。一般而言,在治疗有骨质疏松、关节僵硬等疾病的患者时,手法的力量要被严格控制。这些技术被广泛应用在增加关节运动及减少水肿方面。

# 上肢部

## 肩胛带：Spencer 技术

### 适应证

粘连性关节囊周围炎。

滑囊炎。

腱鞘炎。

关节炎。

### 常规考虑

整骨医生尼古拉斯·S.尼古拉斯对此项技术的贡献巨大。除是早期发表推荐此项技术优点的文章作者之外，他花费了多年时间向很多组织，特别是运动医学组织进行演讲并展示此项技术。在他多年担任运动队运动医学顾问的经历中，特别是在20世纪40～60年代担任维拉诺瓦（Villanova）大学足球队队医期间，他治疗了许多其他治疗方法失败的案例。这种治疗方案与其他整骨手法技术联合，在治疗颈、胸和肋部时，给予了患者非常好的康复疗效。此项技术虽然有8个步骤，但是为了押韵的目的，还是被称为"Spencer的7步骤"。在费城大学整骨医学院（PCOM），我们教授此项技术时因为有了5A和5B步骤，使得原本的8步骤变成了7步骤。患者呈侧卧位，且需要治疗的肩关节在上方。

患者的背部垂直于治疗床，处于下方的膝与髋关节屈曲防止（患者）向前滚动。在患者的头下放一枕头，以去除颈部和肩胛带肌肉对（患）肩部的牵拉。

# 上肢部

## 肩胛带：Spencer技术
## 第一步：伸展

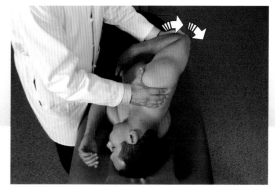

**图 17-1** 第一步，步骤1至步骤5

1. 术者面对患者站立。

2. 术者头侧手卡住患者肩部以固定肩锁关节和肩胛胸壁关节，四指置于肩胛冈，拇指置于锁骨前方。

3. 术者尾侧手抓住患者肘部。

4. 患者肩部水平外展直至伸展受限部位。

5. 在关节活动终末处，施以缓慢的、轻柔的弹动（关节的、间歇的）运动（箭头，**图17-1**）。

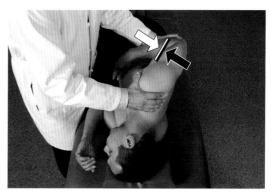

**图 17-2** 第一步，步骤6

6. 肌肉能量激活技术：嘱患者屈曲肩关节（黑色箭头，**图17-2**），对抗术者所施的阻力（白色箭头），这种等长收缩维持3～5秒。

7. 放松休息片刻后，肩关节再次伸展，直至触及新的限制性障碍点（**图17-3**）。

8. 重复3～5次第6及第7步操作，重新评估肩关节伸展情况。

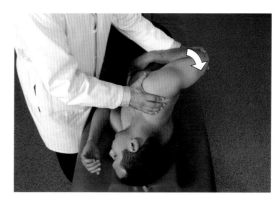

**图 17-3** 第一步，步骤7

9. 在肩关节伸展时施以一相反方向的阻力（白色箭头，**图17-4**）（交互抑制），可以提高治疗效果。

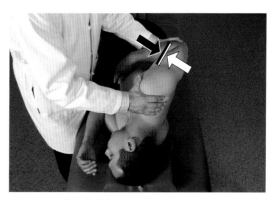

**图 17-4** 交互抑制

# 上肢部

## 肩胛带：Spencer技术
## 第二步：屈曲

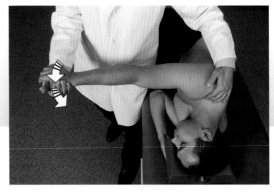

**图17-5** 第二步，步骤1至步骤3

1. 术者将双手在患者肩部及手臂的接触部位交换位置。原来的尾侧手转而位于患者的背后，卡住肩部以固定肩锁关节及肩胛胸壁关节，防止其移动。手指置于锁骨前缘，掌根置于肩胛冈上。

2. 术者另一手于水平面上屈曲患者肩关节，直至触及限制性障碍点边缘。

3. 在患者肩关节屈曲受限的部位施以缓慢的弹动（关节的、间歇的）运动（箭头，**图17-5**）。

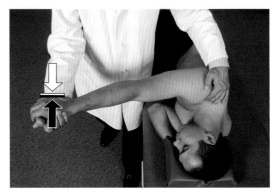

**图17-6** 第二步，步骤4

4. 肌肉能量激活技术：术者嘱患者伸展其肩关节（黑色箭头，**图17-6**），并对抗术者施加的阻力（白色箭头），这种等长收缩维持3～5秒。

5. 放松休息片刻后，进一步屈曲患者肩关节，直至触及新的限制性障碍点（**图17-7**）。

6. 重复3～5次第4与第5步的操作，然后重新评估肩屈曲的情况。

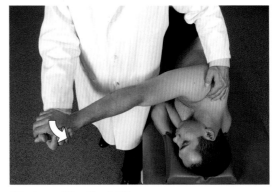

**图17-7** 第二步，步骤5

7. 在肩关节屈曲时施以一相反方向的阻力（交互抑制），可以提高治疗效果（**图17-8**）。

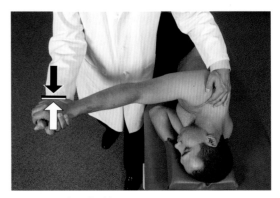

**图17-8** 交互抑制

# 上肢部

## 肩胛带：Spencer技术
## 第三步：环形/轻微施压

1. 术者头侧手重新摆放于起始治疗位置。

2. 将患者肩部外展直至触及限制性障碍点（**图17-9**）。

3. 术者将患者手臂顺时针方向做环形运动（小直径），并施以轻度的肩关节挤压。逐渐加大环形运动的直径，以增加活动范围（**图17-10**）。

4. 环形运动可能会遇到一个特定障碍点。逆时针重复上述同样的动作（**图17-11**）。

5. 这一步骤没有特定的肌肉能量激活技术。但是在环形运动的微调过程中，可在部分受限的运动弧内实施。

6. 在各个方向重复该动作为15～30秒，然后重新评估环形运动情况。

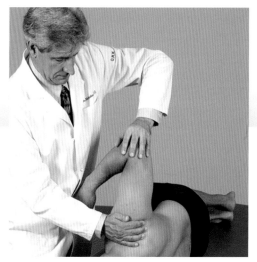

**图17-9** 第三步，步骤1和步骤2

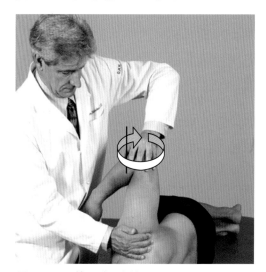

**图17-10** 第三步，步骤3

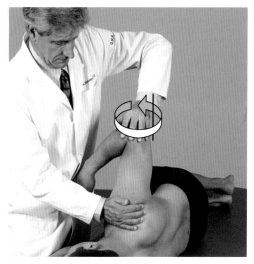

**图17-11** 第三步，步骤4

# 上肢部

## 肩胛带：Spencer技术
## 第四步：环形牵拉

1. 患者肘关节伸直，肩部外展至限制性障碍点边缘。

2. 术者尾侧手抓住患者腕部，施以一垂直于肩关节的牵拉力，头侧手同第一步固定患者的肩部（**图 17-12**）。

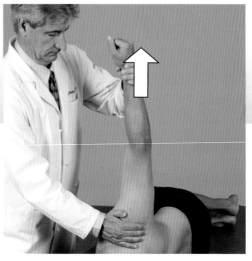

**图 17-12** 第四步，步骤 1 至步骤 2

3. 使患者手臂做顺时针环形运动并同时施以牵拉，逐渐加大环形运动的活动直径，以增大活动范围（**图 17-13**）。

4. 沿逆时针方向重复相同操作（**图 17-14**）。

5. 这一步骤无特定的肌肉能量激活技术，但在环形运动的微调过程中，可在部分受限的运动弧内实施。

6. 在各个方向重复该动作为15～30秒，然后评估环形运动情况。

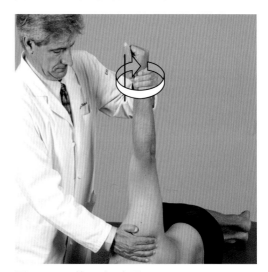

**图 17-13** 第四步，步骤 3

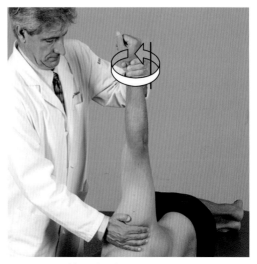

**图 17-14** 第四步，步骤 4

## 上肢部

### 肩胛带：Spencer技术
### 第五A步：外展

1. 患者（肘关节屈曲）肩部外展，直至限制性障碍点的边缘。

2. 术者尾侧手的前臂平行于治疗床床面。

3. 嘱患者患侧手抓住术者的前臂（**图17-15**）。

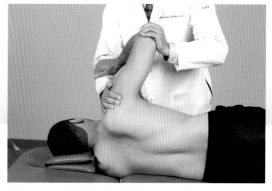

**图17-15** 第五A步，步骤1至步骤3

4. 使患者肘部朝头方向运动，外展肩部，直至限制性障碍点，在外展的同时可施加轻微的内旋活动。

5. 在外展受限位施以缓慢轻柔的弹动（关节的、间歇的）（**图17-16**）。

6. 肌肉能量激活技术：嘱患者内收肩关节（黑色箭头，**图17-17**），对抗术者施加的阻力（白色箭头）。这一等长收缩维持3～5秒。

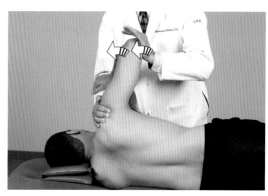

**图17-16** 第五A步，步骤4至步骤5

7. 放松休息片刻后，肩关节进一步外展，直至触及新的限制性障碍点（**图17-18**）。

8. 重复步骤6与步骤7，3～5次，然后重新评估肩关节的外展情况。

9. 在肩关节外展（黑色箭头）时施以一相反方向的阻力（白色箭头，**图17-19**）（交互抑制），有助于提高治疗效果。

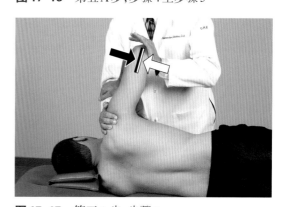

**图17-17** 第五A步，步骤6

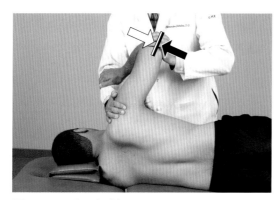

**图17-19** 交互抑制

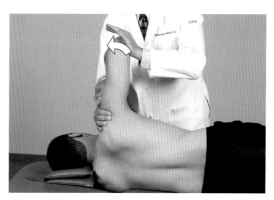

**图17-18** 第五A步，步骤7

## 上肢部

### 肩胛带：Spencer技术
### 第五B步：内收/外旋

1. 将患者手臂充分屈曲，使其肘部能从胸前通过。

2. 术者的前臂仍然与治疗床床面平行，患者手腕置于术者前臂。

3. 患者肩部内收，直至触及限制性障碍点的边缘（**图17-20**）。

4. 在内收到障碍点时予以缓慢轻柔的弹动（关节的、间歇的）（箭头，**图17-21**）。

5. 肌肉能量激活技术：患者上抬肘部（黑色箭头，**图17-22**），对抗术者给予的阻力（白色箭头）。这种等长收缩维持3～5秒。

6. 放松休息片刻后，使患者肩部进一步内收，直至触及新的限制性障碍点（**图17-23**）。

7. 重复步骤5至步骤6，3～5次，然后重新评估肩内收情况。

8. （患者）在肩关节内收时，术者拇指于患者尺骨鹰嘴下方施以一相反方向的阻力（交互抑制），有助于提高治疗效果（**图17-24**）。

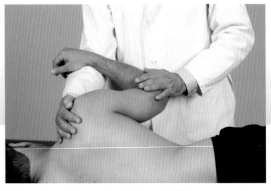

**图17-20** 第五B步，步骤1至步骤3

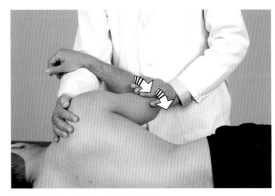

**图17-21** 第五B步，步骤4

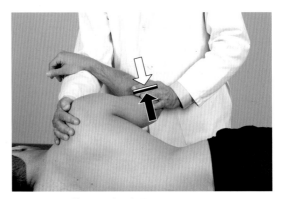

**图17-22** 第五B步，步骤5

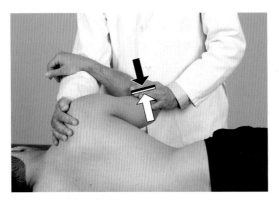

**图17-24** 交互抑制

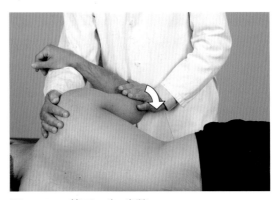

**图17-23** 第五B步，步骤6

# 上肢部

## 肩胛带：Spencer技术
## 第六步：内旋

1. 使患者肩部外展45°、内旋约90°，手背放在腰部。

2. 术者头侧手在患者肩前方固定肩关节。

3. 轻拉患者肘部向前（内旋）直至限制性障碍点边缘（**图17-25**）。不要向后推患者肘部，因为会使不稳定的肩关节脱臼。

4. 在关节活动受限处施以缓慢、轻柔（关节的、间歇的）的弹动（箭头，**图17-26**）。

5. 肌肉能量激活技术：嘱患者伸展肘部（黑色箭头，**图17-27**），抵抗术者施加的阻力（白色箭头）。这种等长收缩维持3～5秒。

6. 放松休息片刻，使患者肘部进一步向前，内旋至新的限制性障碍点（箭头，**图17-28**）。

7. 重复步骤5和步骤6，3～5次，然后重新评估肩内旋情况。

8. 在肩关节内旋（箭头）时，施以一相反方向的阻力（交互抑制），有助于提高治疗效果（**图17-29**）。

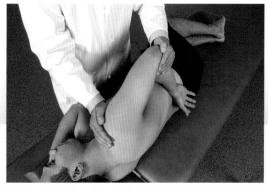

**图17-25** 第六步，步骤1至步骤3

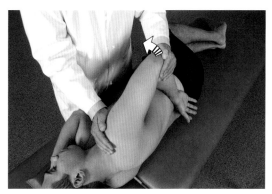

**图17-26** 第六步，步骤4

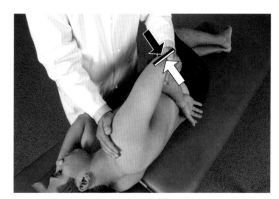

**图17-27** 第六步，步骤5

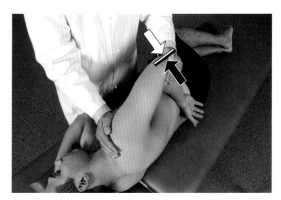

**图17-29** 交互抑制

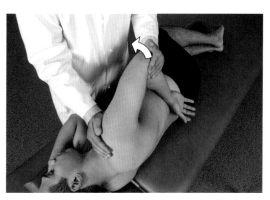

**图17-28** 第六步，步骤6

# 上肢部

## 肩胛带：Spencer技术
## 第七步：外展牵引

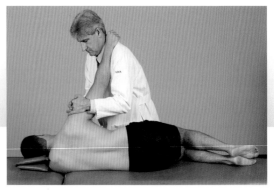

**图 17-30** 第七步，步骤1至步骤3

1. 术者侧身面朝治疗床头侧。

2. 患者肩部外展，手与前臂置于术者近患者侧肩上。

3. 术者双手十指交叉环抱在患者肩峰远侧（**图 17-30**）。

4. 术者将患者肩关节向下做勺样牵拉（箭头，**图 17-31**），沿关节窝下缘进行平移运动。以此牵拉关节方式重复操作。

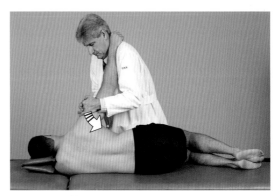

**图 17-31** 第七步，步骤4

5. 替代方法：术者将患者手臂直接向关节窝垂直按压，然后再向上垂直牵拉（箭头，**图 17-32**），类似抽水样动作（水泵样运动）。

6. 肌肉能量激活技术：持续对肩部施以勺样牵拉（弯曲箭头），同时嘱患者将手垂直按压术者肩膀，术者给予相同的阻力（直线箭头）。维持这一等长收缩运动3～5秒。放松休息片刻后，在肩部再施以向尾侧（下肢方向）牵拉，直至触及新的限制性障碍点（**图 17-33**）。

7. 重复步骤6，3～5次。

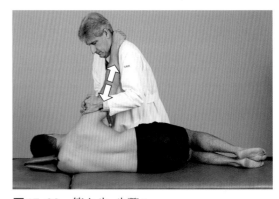

**图 17-32** 第七步，步骤5

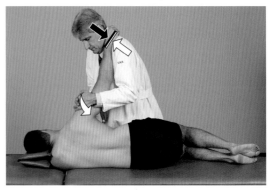

**图 17-33** 第七步，步骤6

# 上肢部

## 盂肱关节：盂唇（唇）外展、内收和环转运动
## 举例：左肩，屈曲90°

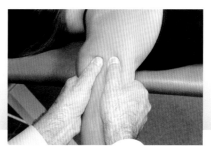

**图 17-34** 步骤1和步骤2

适应证：纤维粘连性关节囊炎、肌腱炎、腱鞘炎、滑囊炎和关节炎。

1. 患者俯卧位，左肩和手臂悬垂于治疗床外侧，术者坐位，面对患侧手臂。患者的手不能触地，因此需要提升治疗床的高度或在患者的胸下垫枕。

2. 术者双手环抱于肱骨上部（近端），每手四指位于腋窝下，双手拇指并排按压于三角肌下方肱骨大结节远端部位（**图17-34**）。

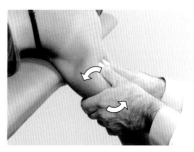

**图 17-35** 步骤3，外展

3. 术者在患者手臂上施以轻柔的向下/向远端方向的牵拉，然后使患者肩部开始做"铰链式"的小弧度外展（**图17-35**）和内收（**图17-36**）。这种连续的手法需做10～20次往复运动，每次15～30秒。

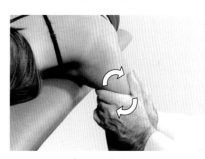

**图 17-36** 步骤3，内收

4. 患者手臂放回到开始治疗时的中立位，然后在垂直于治疗床长轴的平面内，使肱骨头做小幅的顺时针和逆时针的环形运动（环形箭头），每次30～60秒（**图17-37**）。

5. 患者手臂重新回到中立位，术者用拇指将肱骨近端推向关节窝，并施以向下的牵引力；然后做侧方拉动，接着做向上、再向内、再向外的系列推动，推动的轨迹像数字"8"（**图17-38**）。注：这个"8"是从上往下看，而不是从侧面看，与步骤4的弧形活动轨迹不同。

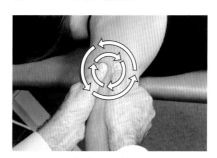

**图 17-37** 步骤4，环转

6. 对肩关节的功能改善和疼痛进行重新检查。开始，每周最多可进行3次这样的手法治疗，然后逐渐减量到每周1次，直至肩关节功能障碍和疼痛显著缓解。

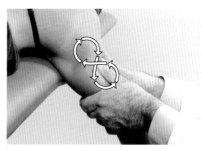

**图 17-38** 步骤5，"8字形活动"

## 上肢部

### 肩胛带：三步牵引法
### 举例：左肩活动受限（关节囊炎）

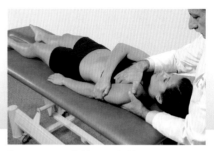

**图 17-39** 步骤1至步骤3

适应证：改善肩关节活动度、纤维粘连性关节囊炎、肱二头肌长头肌腱炎、肱二头肌短头肌腱炎、胸小肌肌腱炎、喙肱肌肌腱炎或肌腱退化变性。

1. 患者仰卧，右手跨过胸前抓住左手上臂，固定左盂肱关节，术者坐在治疗床的头侧。

2. 术者一手位于患者左腋窝下方，示指和中指微屈（弯曲），固定在腋窝后壁。

3. 术者右手臂轻放在患者胸壁前上方，固定上肋骨和肩胛胸壁关节。右手示指和中指屈曲固定于腋前壁，同时两手拇指固定患侧肩锁关节（**图 17-39**）。

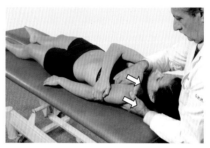

**图 17-40** 步骤4，头向牵引

4. 术者开始治疗时，双手同时用力，轻柔地向头侧方向牵引，保持牵引姿势30～60秒；或采用"间歇"方式，缓慢地牵引和放松（**图 17-40**）。

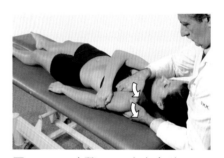

**图 17-41** 步骤5，60°方向牵引

5. 患者继续用右手固定住左侧上臂，术者施加一个向头侧和外侧的牵引力，与上垂直平面（盂肱关节面）呈60°。牵引方式同步骤4（**图 17-41**）。

6. 患者手臂放回到体侧，术者施加一个向头侧牵引力。保持牵引的同时，嘱患者缓慢地外旋（**图 17-42**）和内旋（**图 17-43**）肱骨30～60秒。
   注：此操作不要与前臂的旋前与旋后混淆。

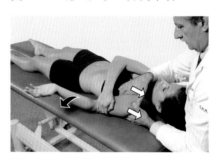

**图 17-42** 步骤6，外旋

7. 重新检查肩关节的功能改善情况和疼痛反应。开始治疗时，此操作每周可进行3次，然后逐渐减量至每周1次，直至功能障碍和疼痛改善。

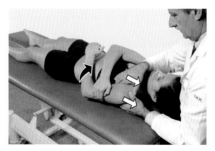

**图 17-43** 步骤6，内旋

## 下肢部

### 髋带：Spencer技术的变化
### 第一步：髋部屈曲

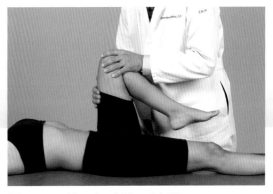

**图 17-44** 第一步，步骤 1 至步骤 2

1. 患者仰卧，术者立于患侧治疗床旁。

2. 术者屈曲患侧膝关节，将其髋部屈曲至限制性障碍点（**图 17-44**）。

3. 在髋关节屈曲受限处，术者施以缓慢的、轻柔的弹动（关节的、间歇的）运动（**图 17-45**）。

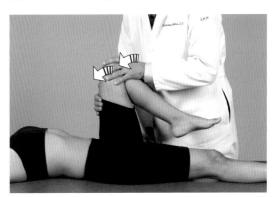

**图 17-45** 第一步，步骤 3

4. 肌肉能量激活技术：患者膝关节用力（伸髋）对抗术者施加的阻力（箭头，**图 17-46**），这一等长收缩维持 3～5 秒。

5. 放松休息片刻后，进一步屈曲髋关节直至触及新的限制性障碍点（**图 17-47**）。

6. 重复步骤 4 和步骤 5，3～5 次，重新评估髋关节屈曲情况。

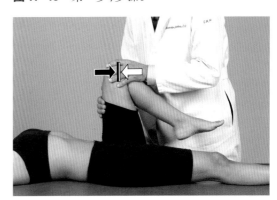

**图 17-46** 第一步，步骤 4

7. 患者对抗术者施加的屈曲髋关节的阻力（交互抑制），有助于提高治疗效果（**图 17-48**）。

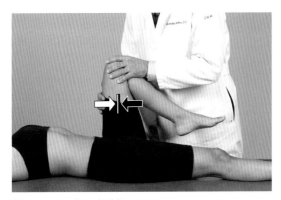

**图 17-48** 交互抑制

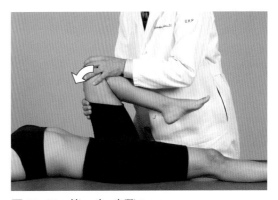

**图 17-47** 第一步，步骤 5

# 下肢部

## 髋带：Spencer技术的变化
## 第二步：髋部伸展

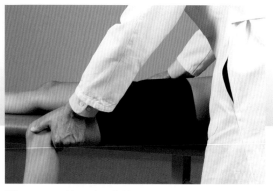

**图 17-49** 第二步，步骤1

1. 患者一腿置于治疗床边缘外侧，向地面下移，直至髋关节伸展的限制性障碍点（**图 17-49**）。

2. 在患者髋关节活动受限处施加缓慢柔和的弹动（关节的、间歇的）运动（箭头，**图 17-50**）。

3. 肌肉能量激活技术：嘱患者向上用力抬膝关节（髋关节屈曲）（黑色箭头，**图 17-51**），对抗术者施加的阻力（白色箭头）。这种等长收缩运动维持3～5秒。

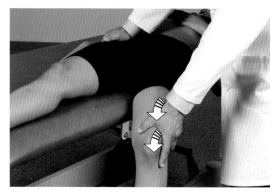

**图 17-50** 第二步，步骤2

4. 放松休息片刻后，使患者髋关节进一步伸展，直至触及新的限制性障碍点（**图 17-52**）。

5. 重复步骤3和步骤4，3～5次，重新评估髋关节伸展情况。

6. 患者对抗术者施加的伸髋阻力（交互抑制），有助于提高治疗效果（**图 17-53**）。

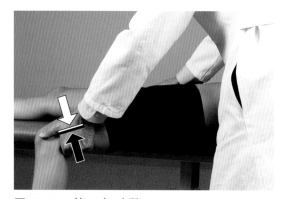

**图 17-51** 第二步，步骤3

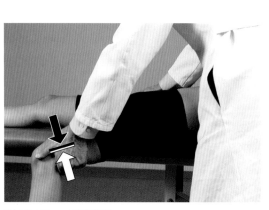

**图 17-53** 交互抑制

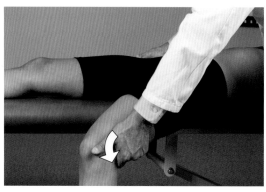

**图 17-52** 第二步，步骤4

# 下肢部

髋带: Spencer 技术的变化
第三步和第四步: 环形运动
举例: 左髋, 挤压/牵拉

1. 术者屈曲患者髋关节(同时屈曲膝关节)直至触及限制性障碍点,并对髋关节施以轻微的挤压(箭头,**图 17-54**)。

2. 在保持对髋关节挤压的同时,术者自小而大地逐渐增加髋关节的环形运动幅度(箭头,**图 17-55**)(顺时针和逆时针方向),操作约30秒。

3. 术者使患者膝关节伸直,双手抓住其小腿及脚踝,进行适度的牵引(箭头,**图 17-56**)。

4. 在保持牵引的同时,术者逐渐由小至大,增加患者髋关节的环形运动幅度(箭头,**图 17-57**)。顺时针及逆时针方向各做15～30秒。

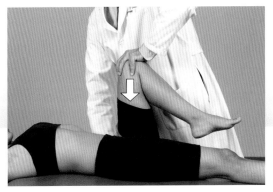

**图 17-54** 第三步和第四步,步骤1

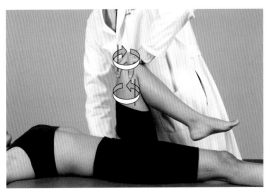

**图 17-55** 第三步和第四步,步骤2

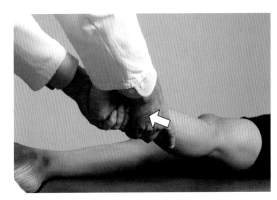

**图 17-56** 第三步和第四步,步骤3

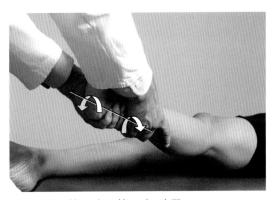

**图 17-57** 第三步和第四步,步骤4

# 下肢部

## 髋带：Spencer技术的变化
## 第五步和第六步：内旋与外旋

1. 术者使患者屈髋屈膝，并使髋关节内旋至限制性障碍点。

2. 在限制性障碍点，施加缓慢柔和的弹动运动（关节的、间歇的）（箭头，**图17-58**）。

3. 肌肉能量激活技术：嘱患者膝关节向外施力（髋外旋）（黑色箭头，**图17-59**），对抗术者施加的阻力（白色箭头）。维持这种等长收缩运动3～5秒。放松休息片刻后，使患者髋关节进一步内旋，直至触及新的限制性障碍点。

4. 重复步骤3，3～5次，再次评估髋内旋情况。

5. 然后术者外旋患者髋关节，直至触及限制性障碍点。在关节活动受限处，施加缓慢柔和的弹动运动（关节的、间歇的）（箭头，**图17-60**）。

6. 肌肉能量激活技术：嘱患者膝关节向内施力（髋关节内旋），对抗术者施加的阻力（箭头，**图17-61**）。维持这种等长收缩3～5秒。放松休息片刻后，使髋关节进一步外旋，直至触及新的限制性障碍点。

7. 重复步骤6，3～5次，重新评估髋外旋情况。

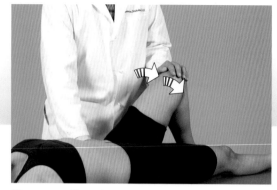

**图17-58** 第五步，步骤1至步骤2

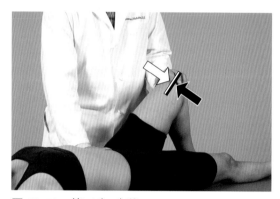

**图17-59** 第五步，步骤3

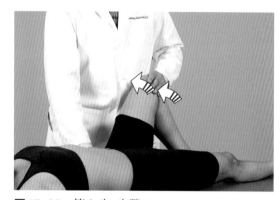

**图17-60** 第六步，步骤5

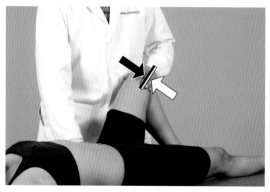

**图17-61** 第六步，步骤6

## 下肢部

### 髋带：Spencer技术的变化
### 第七步和第八步：外展及内收

1. 患者仰卧位，术者轻抬起患者伸直的下肢，并外展至限制性障碍点。

2. 在关节活动受限处，施加缓慢柔和的弹动运动（关节的、间歇的）（箭头，**图17-62**）。

3. 肌肉能量激活技术：嘱患者（黑色箭头，**图17-63**）膝关节向内侧回收（髋关节内收），以抵抗术者施加的阻力（白色箭头）。这种等长收缩运动维持3～5秒。放松休息片刻，使髋关节进一步外展，直至触及新的限制性障碍点。

4. 重复步骤3，3～5次，重新评估其髋外展情况。

5. 使患者下肢做髋内收运动，直至触及限制性障碍点，在关节活动受限处施加缓慢柔和的弹动运动（关节的、间歇的）（箭头，**图17-64**）。

6. 肌肉能量激活技术：嘱患者（黑色箭头，**图17-65**）膝关节向外侧移动（髋关节外展），以抵抗术者施加的阻力（白色箭头）。这种等长收缩运动维持3～5秒。放松休息片刻，使髋关节进一步内收，直至触及新的限制性障碍点。

7. 重复步骤6，3～5次，再次评估其髋内收情况。

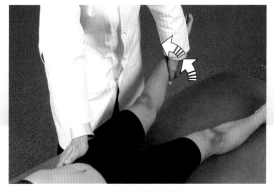

**图17-62** 第七步，步骤1和步骤2

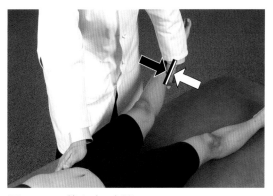

**图17-63** 第七步，步骤3

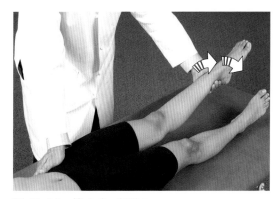

**图17-64** 第八步，步骤5

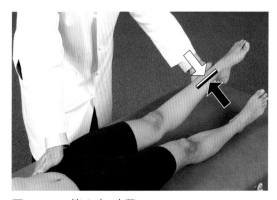

**图17-65** 第八步，步骤6

# 上肢部

## 尺桡骨旋前功能障碍
## 长轴旋后,肌肉能量技术/高速低幅技术
## 举例:右侧桡骨头,旋前位

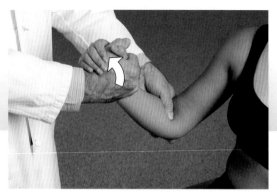

**图 17-66** 步骤1至步骤3

　　注:该技术只影响桡骨的长轴旋转运动,不涉及桡骨头与桡骨远端的"跷跷板"样的相对运动关系。

1. 患者坐于治疗床上,术者立于患者身前。

2. 术者如握手状抓住患者的患肢,将另一手拇指置于桡骨头前方。

3. 术者转动患者手部做旋后运动,直至限制性障碍点(**图 17-66**)。

4. 嘱患者尽力将前臂旋前(黑色箭头,**图 17-67**),同时,术者施以稳定的反向阻力(白色箭头)。

5. 放松休息片刻后,使患者前臂进一步旋后。

6. 重复步骤4和步骤5,3~5次。

7. 如果不能做到完全旋后,可以使用冲击技术。术者用同样姿势握住患者手部,另一手大拇指置于桡骨头前方。

8. 将患者肘部伸直,同时前臂旋后。

9. 在肘完全伸直时,用拇指在患者桡骨头处施以直接、向后的弧形冲击(**图 17-68**)。

10. 术者重新评估功能障碍要素(TRAT)。

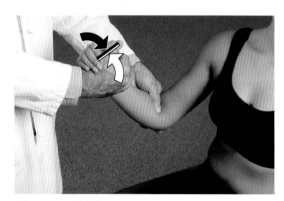

**图 17-67** 步骤4

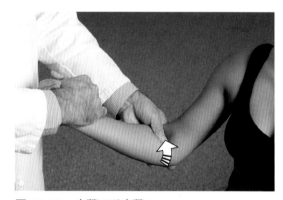

**图 17-68** 步骤7至步骤9

　　长轴功能障碍是指沿桡骨体的旋转运动障碍,不包括桡骨的前后移位。这种功能障碍不同于前后功能障碍,后者指桡骨运动时桡骨头与桡骨茎突呈相反方向运动,常被描述成跷跷板样运动。

# 上肢部

## 尺桡骨旋后功能障碍
## 长轴旋前,肌肉能量技术/高速低幅技术
## 举例:右侧桡骨头,旋后位

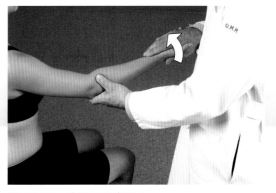

**图 17-69** 步骤1至步骤3

注:此项技术只影响桡骨的长轴旋转运动,不涉及桡骨头与桡骨远端的"跷跷板"样的相对运动关系。

1. 患者坐于治疗床上,术者立于患者身前。

2. 术者一手如同握手般抓住患者患肢,将另一手拇指置于桡骨头后侧以进行支撑。

3. 术者转动患者前臂做旋前运动(箭头,**图17-69**),直至限制性障碍点。

4. 嘱患者尽力将手腕旋后(黑色箭头,**图17-70**),同时,术者施以稳定的反向阻力(白色箭头)。

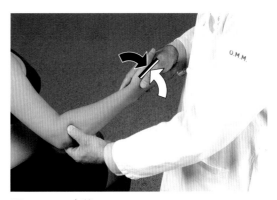

**图 17-70** 步骤4

5. 放松休息片刻后,使患者前臂进一步旋前。

6. 重复步骤4和步骤5,3～5次。

7. 如果不能做到完全旋前,可采用冲击技术。术者用同样姿势握住患者手部,另一手大拇指置于桡骨头后侧。

8. 将患者肘部伸直,同时前臂旋前。

9. 在肘关节完全伸直时,位于患者桡骨头后侧的拇指施以一向前的弧形冲击(**图17-71**)。

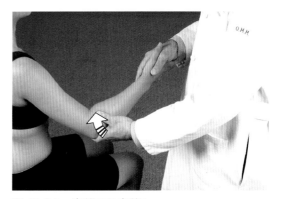

**图 17-71** 步骤7至步骤9

10. 术者重新评估功能障碍的要素(TART)。

长轴功能障碍是指沿桡骨体的旋转运动障碍,不包括桡骨的前后移位。这种功能障碍不同于前后功能障碍,后者指桡骨运动时桡骨头与桡骨茎突呈相反方向运动,常被描述成跷跷板样运动。

## 骨盆区域

### 骶髂关节（髋骨）功能障碍
### 举例：右侧髋骨旋前
### 高速低幅/牵引、呼吸辅助技术

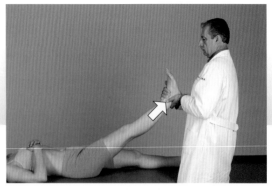

**图 17-72** 步骤 1 和步骤 2

1. 患者仰卧位，术者站立于治疗床尾侧。

2. 术者双手抓住患者右踝，将其右腿抬高至 45° 或更高，沿腿的长轴向施以牵拉（箭头，**图 17-72**）。

3. 持续牵引，并嘱患者做缓慢的深呼吸 3～5 次，在每次呼气末增加牵引的力度。

4. 在最后一次呼吸末，术者沿牵引方向施以一个快速牵拉（箭头，**图 17-73**）。

5. 术者重新评估功能障碍要素（TART）。

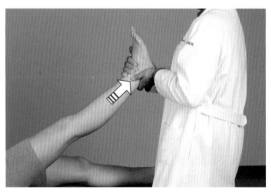

**图 17-73** 步骤 3 和步骤 4

# 颈 部

## C2—C7功能障碍
举例：C3 NSRRR（中立位右侧弯右旋转）和SSLRL（左侧弯左旋转）

1. 患者仰卧位，术者坐于治疗床头侧。

2. 术者以示指或中指指腹触诊功能障碍关节的关节突，以对其进行评估。

3. 术者从左至右（左侧弯）以及从右至左（右侧弯）推动关节突，完成平移运动（**图17-74**、**图17-75**）。

4. 在每个平移运动受限处，可顺着平移的方向施加一个旋转闪动（例如：左侧弯，左旋转）（**图17-76**）。

5. 此手法可在C2—C7节段反复操作，以改善颈部活动度，或只针对特定的功能障碍节段进行操作。

6. 术者重新评估功能障碍的要素（TART）。

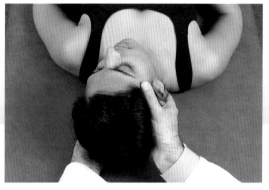

**图17-74** 步骤1至步骤3，向右平移

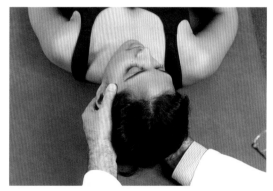

**图17-75** 步骤1至步骤3，向左平移

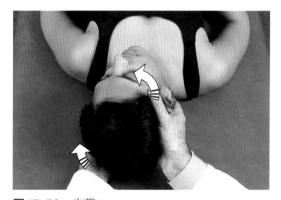

**图17-76** 步骤4

# 胸背部

## T1—T4功能障碍
## 直接技术（FSRRR，屈曲位右侧弯右旋转），类型 Ⅱ 方法
## 举例：T1 ESLRL（伸展位左侧弯左旋转）

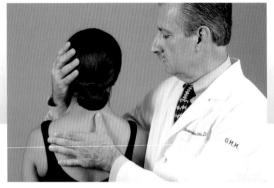

**图 17-77** 步骤 1 至步骤 3

1. 患者坐位，术者立于患者身后或坐于患者身旁。

2. 术者将患者身后手的大鱼际放置于功能障碍区域的胸椎旁。

3. 术者另一手置于患者头部前面，卡住患者头部一侧（**图 17-77**）。

4. 术者使患者头部向自己方向做轻微的侧屈运动，同时置于胸背部的手施以一垂直于脊柱长轴的弹动运动（**图 17-78**）。

5. 这一操作可在整个胸背部或只在功能障碍节段进行，也可以从脊柱另一侧开始操作。

6. 术者重新评估功能障碍的要素（TART）。

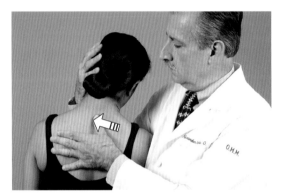

**图 17-78** 步骤 4

# 参考文献

［1］ Ward R, exec. ed. Foundations for Osteopathic Medicine. 2nd ed. Philadelphia, PA: Lippincott Williams & Wilkins, 2003.

［2］ Kimberly P, Funk S, eds. Outline of Osteopathic Manipulative Procedures: The Kimberly Manual. Millennium Edition. Marceline, MO: Walsworth, 2000.

# 第十八章

## 颅骨整骨手法医学

## 技术原则

颅骨整骨手法医学（Osteopathic cranial manipulative medicine, OCMM）早期被称为颅骨区整骨疗法（Osteopathy in the cranial field, OCF），整骨原则教育委员会（ECOP）将该技术定义为"颅骨区整骨疗法首先由整骨医生威廉姆·加纳·萨瑟兰（William Garner Sutherland）提出，并由资深整骨医生哈罗德·马古恩（Harold Magoun）整理成书的，应用基本呼吸机制及膜间平衡的张力进行诊断和治疗的系统"[1]。2014年，ECOP通过投票正式将颅骨区整骨疗法更名为颅骨整骨手法医学[2]。

A. T. 斯蒂尔的学生萨瑟兰终身致力于颅骨解剖及其与健康和疾病关系的潜在生物力学研究。他对颅骨的兴趣始于在密苏里州柯克斯维尔（Kirksvillem）整骨学校学习时第一次看到颅骨脱位。尽管萨瑟兰是这一技术最常被关联的名字，也有许多人继承他的工作并继续学习、研究、讲授这一技术[3,4]。ECOP定义基本呼吸机制为"由整骨医生威廉姆·萨瑟兰提出的模型，用来描述五个身体部分间相互依赖的功能"。

1. 脑和脊髓的内在运动。
2. 脑脊液波动。
3. 颅内膜及椎管内膜的运动。
4. 颅骨的关节运动。
5. 髋骨（骨盆）间骶骨的不自主运动。
6. 这被认为与蝶枕基底部软骨结合的运动相互关联。

OCMM也被称作颅骨区整骨（OCF）、颅骨整骨（CO）、颅骶技术和简称颅骨技术[5]。进行OCMM操作时遵循上述原则至关重要。其他整骨技术也可用在颅骨治疗上，但对于躯体功能障碍的治疗效果来讲，有其特定的原则。如摆位放松技术、软组织技术、肌筋膜松解技术、淋巴技术都可以应用在这个领域，但不能归为OCMM、OCF、CO或颅骶技术。整骨医学院校还提供颅骨整骨手法技术和解剖的概念及相关的进阶课程，使医生有能力使用这种特殊的手法技术。

许多医生不愿相信颅骨能够运动，或者医生能够触诊到颅骨的运动。许多研究已证明这个运动是存在的，并认为颅骨骨缝可能不是完全骨化。一个简单的例子说明颅骨的可运动性：让一个学生固定同伴的双侧额颧缝，学生将手置于同伴双侧的额颧缝上，拇指置于一侧的额颧缝，示指指腹置于对侧额颧缝上，另一手托住同伴的头，然后柔和地从一侧向另一侧摇动颞部，可能会听到关节发出"咔哒"的声音。术者、患者或两者均可能感受到这个运动。我们尚未发现该操作有任何不良反应，因此对这种积极的教学成果充满信心。

OCMM对患者产生积极作用的原因还不完全清楚，潜在原因和作用可能与前述的原则有关。其他原因可能包括结缔组织机械刺激感受器和（或）伤害性感受器的反射现象，或在外周（Traube-Hering-Mayer动脉血压波动）或中枢神经系统中微观和宏观的液体交换[6]。萨瑟兰在触诊过许多患者后，发现一些不能用颅骨解剖学中肌肉运动解释的特定运动类型，因此他开始假设有一种固有的非自主性机制，并最终命名为基本呼吸机制[7]。

ECOP进一步将基本呼吸机制定义为：

"基本"，指直接与中枢神经系统内部组织的呼吸有关。

"呼吸"，指与正常代谢和生化所必需的液体交换的生理功能有关，不仅仅是中枢神经系统，还包括所有身体细胞。

"机制"，指因为所有组成部分共同形成一个整体来执行这种基本生理功能[2]。

人们相信，一个特定运动模式存在于每个人中而且是很容易被感知到的。这种运动模式由许多因素决定，最重要的是与骨缝斜面和硬脑膜附着点相关。因此，应用OCMM进行诊断与治疗，医生必须了解颅骨解剖（如在脑膜中动脉上方的翼部，额骨，顶骨、蝶骨、颞骨，从内到外依次重叠）。

硬膜内反射区的大脑镰、小脑镰、小脑幕统称为交互张力膜（reciprocal tension membrane, RTM）。RTM在正常生理运动中限制了关节运动范围[1]。任何颅骨位置的扭转或运动都可能通过交互张力膜传递到颅骨基底和拱顶。因此，颅骨运动受限伴有其对称运动模式变形，称为颅骨躯体功能障碍。

颅骨中可被触诊到的双向波动称为颅骨节律性搏动（cranial rhythmic impulse, CRI）。OCMM的重点是颅骨与骶骨的同步运动（颅骶机制）。颅骶间的生理运动被认为是围绕枕骨大孔至第2骶骨之间的硬脑膜管附着处的横轴进行的。骶骨基底部（岬）构成呼吸轴，有时称为核心链，它遵循每分钟8～14次节律循环[1,4]。这个搏动可在人体任何部位被触及，它不仅应用在OCMM，也被用在平衡韧带张力技术或韧带关节牵张技术（BLT/LAS）。它的节律与幅度在某些疾病过程中会改变（如发烧）。

颅骨系统命名法一般以发生在蝶枕基底部软骨结合（SBS）或软骨结合处的运动命名。在蝶枕基底部软骨结合处，蝶枕关节位于蝶鞍部（脑垂体的位置）下方。枕骨和蝶骨的旋转方向相反。

蝶枕关节屈曲，枕骨基底部及蝶骨底部向头侧移动，而枕鳞与蝶骨翼向尾侧移动。该屈曲与伸展运动围绕2个横轴旋转：一个在枕骨大孔水平，另一个通过蝶骨体[7]。所有在中线上不对称的颅骨都以屈曲和伸展方向的运动命名。

## 蝶枕基底部软骨结合（SBS）的屈曲与伸展运动

在颅底屈曲时（**图18-1**），随着枕骨驱动SBS的运动，颞骨岩部向头侧移动[8]。这个运动引起的颞骨鳞部向外张开被称作颞骨外旋。所有成对颅骨均通过蝶枕基底部的屈曲同时达到外旋。所有成对颅骨均通过蝶枕基底部的伸展同时达到内旋。所以可以说在屈曲过程中，颅骨前后径缩短，横向变宽。在伸展运动中（**图18-2**），颅骨前后径增长，横向变窄。

由于颅骨与骶骨之间存在核心链，骶骨会跟随颅骨同步运动。在SBS屈曲过程中，骶骨基底部向后上方移动[1]。在SBS伸展过程中，骶骨向前下方运动。近来，颅骶运动机制术语引起了一些疑惑，因为它与先前骶骨粗大运动的命名术语不同。在大体骶骨生物力学中，骶骨基底部向前的运动被称为骶骨屈曲。但是，颅骶机制术语中屈曲被定义为骶骨基底部向后运动。有些人将骶骨基底部运动称为点头动作，骶骨基部向前运动被称为点头，向后运动称为反向点头（仰头）。无论选择哪个术语（屈曲/伸展，或点头/反向点头），骶骨基底部向前移动发生在大体运动中的骶骨屈曲和颅骶伸展时，骶骨基底部向后移动发生在大体运动中骶骨伸展和颅骶屈曲时。

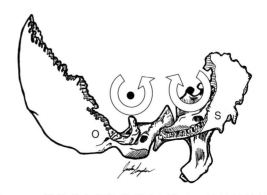

**图18-1** 蝶枕基底部软骨结合屈曲（O，枕骨旋转轴；S，蝶骨旋转轴）

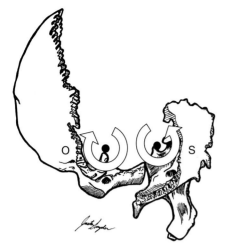

图18-2　蝶枕基底部软骨结合伸展（O,枕骨旋转轴；S,蝶骨旋转轴）

另见美国整骨医学院协会网站的视频,三维模拟SBS屈曲和伸展的动画（http://www.aacom.org/ome/councils/aacom-councils/ecop/motion-animations/Detail/flexion-and-extension-of-the-sphenobasilar-synchrondrosis1）

## 颅骶机制

颅骨运动功能障碍可能是生理性的,也可能不是。例如生理性功能障碍包括扭转、侧弯和旋转,以及固定（屈曲和伸展）。压缩、垂直损伤（剪切）、侧向损伤都是非生理性功能障碍的例子。它们可能是继发于头部外伤、产伤、牙齿手术、下部肌肉骨骼紧张和功能障碍,以及姿势异常。

扭转涉及SBS绕前后轴进行旋转,枕骨与蝶骨向相反方向旋转。右侧扭转的触诊感觉就像右侧蝶骨大翼上抬并向左旋转,而右侧枕骨鳞部下降落入手中,并向右旋转（图18-3）,命名为蝶骨大翼向上。

侧弯/旋转是在SBS侧弯与旋转同时发生。侧弯通过沿两条纵轴旋转形成,一条通过蝶骨体正中,另一条在枕骨大孔。枕骨与蝶骨绕这两条轴向相反方向旋转。旋转功能障碍沿前后轴发生,但枕骨与蝶骨的旋转方向相同。旋转发生在凸侧一面（下方）,并以此命名。当触诊左侧弯旋

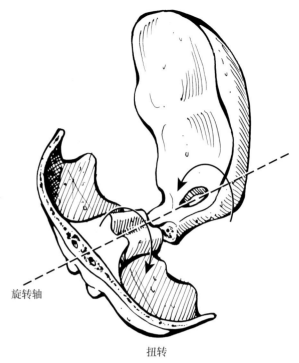

旋转轴

扭转

图18-3　SBS向右扭转

转时,与右手（侧弯）相比,左手感到一种胀满感,同时,也能感觉到左手在蝶骨与枕骨（旋转）处,被向尾侧牵拉（图18-4）。

另见美国整骨医学院协会网站的视频,三维模拟导致"侧弯/旋转"躯体功能障碍的带有运动轴的颅骨运动动画（http://www.aacom.org/ome/councils/aacom-councils/ecop/motion-animations/

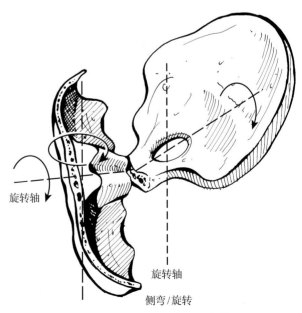

旋转轴

旋转轴

侧弯/旋转

图18-4　SBS向左侧弯/旋转

Detail/cranial-motion-that-results-in-a-sidebending-rotation-somatic-dysfunction-with-axes）。

医生触诊SBS压缩者，会感到如岩石般坚硬，像个保龄球（无任何运动），或者感觉到所有功能障碍的紧张模式集于一体（**图18-5**）。

垂直向上/向下损伤包括蝶骨屈曲和枕骨伸展（向上），或者蝶骨伸展与枕骨屈曲（向下）。这种功能障碍是按蝶骨基底的位置来命名的。触诊时，垂直向上的剪切错位可感觉到蝶骨大翼向尾侧移动很多；垂直向下的剪切错位可感觉到蝶骨向尾侧运动很小（**图18-6**）。

侧向损伤包括绕着两个垂直轴的旋转，但旋转方向相同。这导致SBS受到侧向剪切力。功能障碍以蝶骨基相对于枕骨的位置来命名。触诊过程中，侧向损伤感觉类似手在平行四边形上（**图18-7**）。

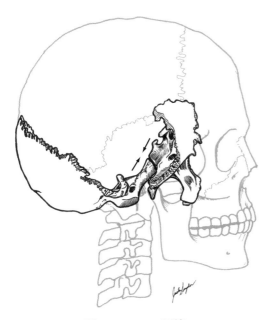

**图18-5** SBS压缩

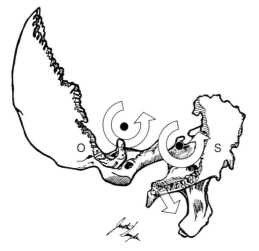

**图18-6** SBS垂直向下损伤（O，枕骨旋转轴；S，蝶骨旋转轴）

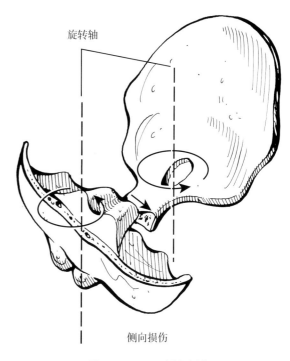

旋转轴

侧向损伤

**图18-7** SBS侧向损伤

## 技术分类

### 直接技术

在OCMM直接技术中，功能障碍向限制性障碍点（束缚，紧张）方向移动。术者需轻柔地接近障碍点，持续施以柔和的力量直至活动受限改善。若功能障碍表现多为关节性，则采用直接技术。该技术常用于颅骨缝未发育完全的婴儿与儿童，或成人中一些特殊的功能障碍。

### 间接技术

在OCMM间接技术中，功能障碍向远离限制性障碍点方向或容易运动（活动度好、松弛）的方向移动。术者试着将功能障碍处向容易运动的方向移动，直至在松弛与紧张间出现一种张力平衡（平衡膜张力）。通过监测CRI，发现固有应力最终导致向容易运动方向的活动度轻微增加，然后又回归最初的平衡状态，这是一种放松的标志。该技术最适用于继发于膜限制引起的关键功能障碍。

### 夸大手法

夸大手法是术者将功能障碍向松弛方向移动，类似于间接技术，但当达到松弛性障碍点时施加一个激发的力量。

### 分离手法

在分离手法中，术者试着打开或分离关节，根据关节限制的性质，施加牵引或挤压的力量。

## 技术类型

### 内在力量

OCMM的主要方法是通过基本呼吸机制利用身体的内在力量治疗疾病。利用脑脊液的波动，术者可改变一个区域或另一区域的压力，引发脑脊液流动的变化，使各种障碍点得以改变。这在V型扩展技术中最明显。

### 呼吸辅助

与其他技术一样，利用肺呼吸有助于整骨手法操作。这种放松—紧张机制可增强与呼吸有关的运动。例如，一般认为在吸气过程中，SBS趋向于屈曲运动，成对颅骨更趋向于外旋运动。在呼气过程中，非成对颅骨倾向于伸展运动，成对颅骨进行内旋运动。术者可以指导患者向有利于影响颅骨效果的方向呼吸，并告诉患者在完全吸入或呼出时屏住呼吸，这将加强放松效果。

### 远端激活

在一定条件下，术者需要从骶骨或四肢着手解决患者问题。通过向骶骨施加力量，术者可以利用颅骶机制，从下方影响SBS的运动。此外，术者还可使患者尝试跖屈或背屈足部，以获得对SBS的特定影响。背屈可加强SBS的屈曲运动，跖屈可加强其伸展运动[5]。

### 静止点

在这个方法中，术者尝试抵抗在CRI监测下的基本呼吸机制，这通常被称为第四脑室加压技术（CV4）。CV4技术的成功取决于内在力量。使用这个技术，术者需先监测几个周期的CRI，然后允许被触诊颅骨（通常在枕鳞部）进行呼气运动；接着，术者以轻柔之力对抗屈曲运动，直至触及脑脊液的波动中断，这被称为静止点。这个位置持续15秒至几分钟，直至术者再次触诊到CRI波动。当头部禁忌（如严重的头部外伤）使用该技术时，可在骶骨使用该技术[7]。

## 适应证

1. 头痛。
2. 轻微至严重的挥鞭损伤和扭伤。
3. 头晕及耳鸣。
4. 渗出性及浆液性中耳炎。
5. 颞颌关节功能障碍。
6. 鼻窦炎。

## 禁忌证

### 绝对禁忌证

1. 急性颅内出血和脑出血。
2. 颅内压增高。
3. 严重颅骨骨折。
4. 某些癫痫状态（相关的）。

### 相对禁忌证

1. 凝血障碍。
2. 颅内占位性病变。

## 一般注意事项与规划

OCMM在许多情况下是有效的，且不良反应很少,但术者也应警惕,因为会发生头痛、头晕、耳鸣、恶心、呕吐,还有一些自主神经性的反应(如心动过缓)。这些主要见于初学者,还不知如何向患者颅部施加压力。在枕乳突缝部位使用不恰当的控制技术(位置和不正确压力)是很常见的;头痛、恶心、呕吐也偶尔可见。

因此,术者必须注意以恰当的方式接触患者,施加足够但不过量的压力,维持适当的时间。术者必须确定患者基本呼吸机制是存在的,才可结束治疗。

这个技术的一种变化是使用"多手"途径。一名术者触诊颅骨,另一个术者同时在骶骨或患者其他部位进行操作。这种变化可增强治疗效果。

## 颅骨区

### 拱形掌控

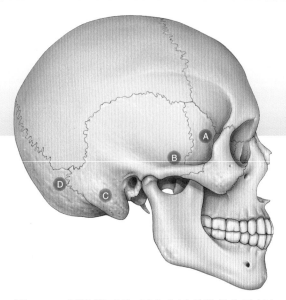

**图18-8** 颅骨侧面观,圆点表示手指的位置(经许可,修改自参考文献[2])

#### 目的

评价基本呼吸机制在颅骨的表现以及在颅骨整体运动中每块颅骨的参与程度。

#### 操作

1. 患者仰卧位,术者坐于治疗床的头侧。

2. 术者两手前臂置于床上,形成支点。

3. 术者双手托于患者头部下方,双手掌与头部两侧充分接触。

4. 术者示指置于患者蝶骨大翼(**图18-8 A**)。

5. 术者中指置于患者颞骨颧弓突起处(**图18-8 B**)。

6. 术者的环指置于患者颞骨乳突突起处(**图18-8 C**)。

7. 术者的小指置于患者枕骨鳞部(**图18-8 D**)。

8. 术者的拇指接触或交叉,不与患者颅骨相接触(**图18-9、图18-10**)。

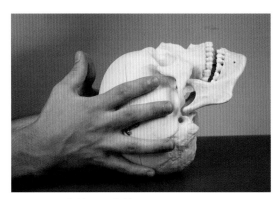

**图18-9** 步骤1至步骤8

9. 术者进行颅骨节律性搏动(CRI)触诊。
   - 伸展/内旋:冠状直径变窄,前后直径增大,高度增加。
   - 屈曲/外旋:冠状直径变宽,前后直径减少,高度减少。

10. 术者注意CRI的幅度、频率和规律。

11. 术者注意是否有某一颅骨存在幅度、频率和规律的改变。

术者可以指导患者屏住呼吸,进一步辨别CRI过程中的节律感。术者也可指导患者深呼吸以增加CRI幅度,使之更容易被感觉到。

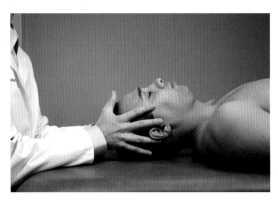

**图18-10** 步骤1至步骤8

# 颅骨区

## 额枕部掌控

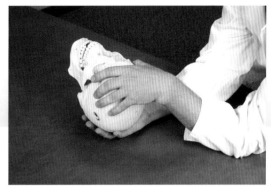

**图 18-11** 步骤 1 至步骤 5

### 目的

评价基本呼吸机制在颅骨的表现；评价颅底运动，尤其是 SBS 的运动自由度；以及评价额骨，因为它与 CRI 的静息相相关。

### 操作

1. 患者仰卧位，术者坐于治疗床头侧的旁边。

2. 术者尾侧手置于患者枕鳞下，前臂置于床上，形成一个支点。

3. 术者头侧手横跨过患者额骨，肘部置于床上，形成一个支点。

4. 术者头侧手的拇指与中指置于患者两侧蝶骨大翼（如果手的跨度不够，尽可能接近两侧蝶骨大翼）。

5. 术者两手手掌完全接触患者颅骨（**图18-11**～**图18-13**）。

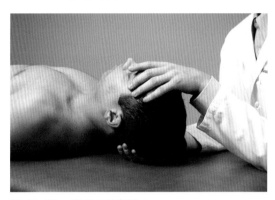

**图 18-12** 步骤 1 至步骤 5

6. 术者进行 CRI 触诊。
   - 伸展/内旋：冠状直径变窄，前后直径增大，高度增加。
   - 屈曲/外旋：冠状直径变宽，前后直径减少，高度减少。

7. 术者注意 CRI 的幅度、频率和规律。

8. 术者注意是否有某一颅骨存在幅度、频率和规律的改变。

9. 术者应特别注意 SBS，判断在蝶骨与枕骨部间是否有优先运动。

术者可以指导患者屏住呼吸，进一步辨别 CRI 过程中的节律感。术者也可指导患者深呼吸以增加 CRI 幅度，使之更容易被感觉到。

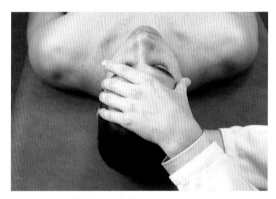

**图 18-13** 步骤 1 至步骤 5

# 颅骨区

## 枕骨髁减压术

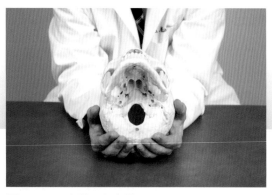

**图 18-14** 步骤1和步骤2

### 目的

平衡舌下神经管膜的交互张力,使第12对脑神经发挥正常功能。

### 操作

1. 患者仰卧位,术者坐于治疗床头侧,两手前臂置于治疗床上,形成支点。

2. 患者头部置于术者手掌中,术者示指及中指(或中指及环指)紧贴患者枕骨髁(在C1及软组织允许情况下,尽可能触及枕骨的尾侧)(**图18-14~图18-16**)。

3. 双手手指在枕骨基底部柔和地向上方和侧方施力。

4. 持续用力直至感受到组织放松为止。

5. 重新测试枕骨基底部表现及CRI的频率和幅度,以评估该技术的有效性。

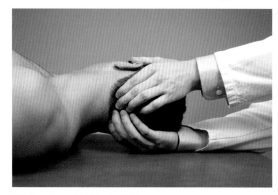

**图 18-15** 步骤1和步骤2

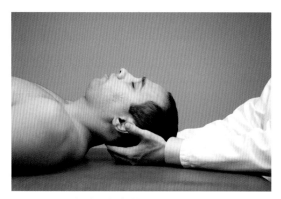

**图 18-16** 步骤1和步骤2

# 颅骨区

## 寰枕关节减压术

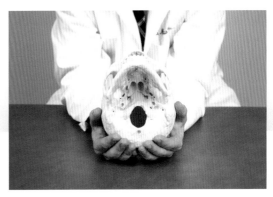

**图 18-17** 步骤1和步骤2

### 目的

治疗由于枕骨在矢状轴方向旋转引起的寰枕关节躯体功能障碍,造成枕骨髁在寰椎关节面上的移位[8]。一般来说,该技术需要在枕骨髁减压术后进行操作。

### 操作

1. 患者仰卧位,术者坐于治疗床头侧,两手前臂置于治疗床上,建立支点。

2. 术者将两手中指指腹置于颅骨后区域,手指沿枕骨向下滑动,直至手指抵住寰椎后弓(**图18-17**～**图18-19**)。

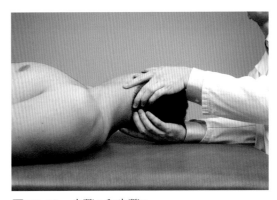

**图 18-18** 步骤1和步骤2

3. 术者两手中指向尾侧施压,使小关节面与枕骨髁分离。

4. 当术者向尾侧持续施压时,嘱患者下颌向胸部内收,注意不是颈部屈曲(这是发生在寰枕关节的点头运动)。

5. 该操作使枕骨髁向后移,使该区域韧带张力增高,牵伸枕后三角区短缩的肌肉。

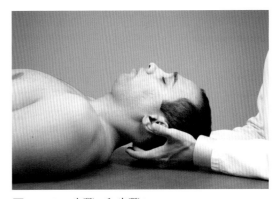

**图 18-19** 步骤1和步骤2

6. 术者保持该体位,嘱患者尽可能做一个或多个接近极限的深吸气后屏住的动作,以使关节更放松。

7. 重新测试CRI频率和幅度,以及枕骨底区域的表现,以评估该技术的有效性。寰枕关节运动试验也是一项常规的评估项目。

# 颅骨区

## 第四脑室加压术

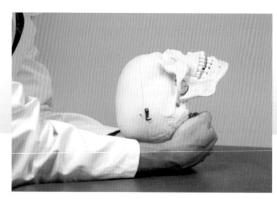

**图 18-21** 步骤 1 至步骤 3

### 目的

治疗通常从挤压患者第四脑室（C4）开始。这种治疗可以提高患者的自愈能力，使患者放松，改善CRI运动。

### 操作

1. 患者仰卧位，术者坐于治疗床头侧，两手前臂置于治疗床上，形成支点。

2. 术者两手手指交叉或交错，托住患者枕骨鳞部。

3. 术者将手掌大鱼际置于患者枕乳缝的后内侧。若将大鱼际置于颞骨乳突上，那么双侧颞骨外旋的压力可能引起极度的不适反应（**图18-20**～**图18-23**）。

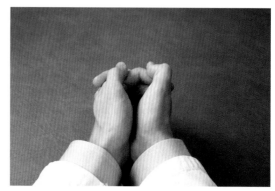

**图 18-22** 手部摆位的上面观

4. 术者随着患者枕骨的伸展运动加大枕骨的伸展。

5. 术者在患者枕骨伸展时双侧对称施力并固定住，以对抗枕骨的屈曲运动。注意：不是强制伸展枕骨，而是阻止其屈曲。这就如同术者接受由伸展动作而产生的松弛，并固定在那里。

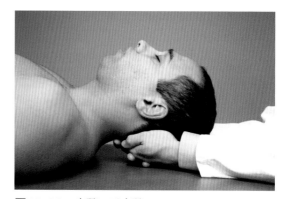

**图 18-23** 步骤 1 至步骤 3

6. 持续施力，直至CRI幅度减弱，达到静止点，和（或）有放松感（枕部有组织变软及发热感）。

7. 当CRI重新开始时，术者慢慢减小施力，使CRI获得新的行程。

8. 重复测试CRI的频率和幅度，以评估该技术的有效性。

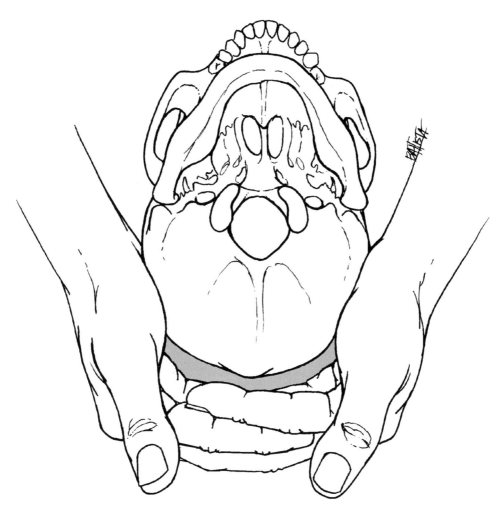

图 18-20　步骤 1 至步骤 3

## 颅骨区

### 顶间缝扩张术（V—扩展）

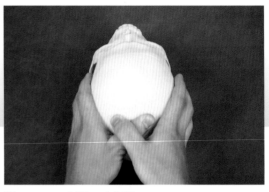

**图18-24** 步骤1至步骤3

#### 目的

恢复矢状缝方向上的活动度，增加上矢状窦的引流。

#### 操作

1. 患者仰卧位，术者坐于治疗床头侧，两手前臂置于治疗床上，形成支点。

2. 术者双手拇指在矢状缝处交叉，正好位于人字缝的前上方。

3. 术者其余手指置于患者顶骨外侧面（**图18-24**～**图18-26**）。

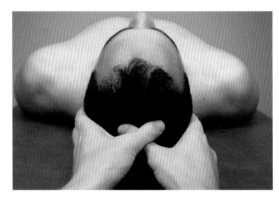

**图18-25** 步骤1至步骤3

4. 术者交叉的拇指轻轻施力，将顶骨在矢状缝向两边推开。术者的其余手指加大顶骨的外旋，以减少矢状缝的压力（这可能伴随组织变软和发热感，或是增加运动和物理扩展）。

5. 术者向前移动交叉的拇指1～2厘米，并重复该过程。术者沿矢状缝继续向前囟移动（该技术可向前沿额骨缝继续操作）。

6. 重复测试CRI频率和幅度，尤其在矢状缝，以评估该技术的有效性。

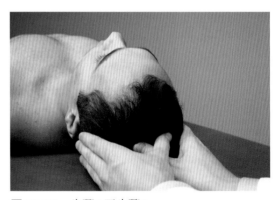

**图18-26** 步骤1至步骤3

# 颅骨区

## 骨缝扩展术（液体流向技术）

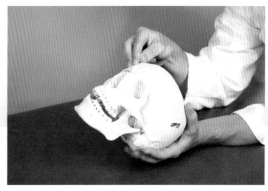

**图 18-27** 步骤1至步骤3

### 目的

松解受限的颅骨缝（如：左侧枕骨乳突缝）。

### 操作

1. 患者仰卧位，术者坐于治疗床头侧，双肘置于治疗床上，形成支点。

2. 术者将示指与中指置于患者受限骨缝的两侧。

3. 术者将另一手的一个或两个手指置于待松解颅骨缝对侧的颅骨上（**图 18-27 ～图 18-29**）。

4. 术者在骨缝对侧的手用尽可能小的力向受限骨缝推进，引起脑脊液波动。目的不是将液体推向另一边，而是利用脑脊液的波动解除骨缝的束缚。术者目的是引起脑脊液的波动，该操作引起最少的肌纤维收缩，所以采用最小的力量。

5. 脑脊液的波动可能弹起受限骨缝，并反馈于引发波动的操作手，操作手应接收反弹波动，并重新引导其向受限骨缝波动。

6. 这种往复运动可以重复几个周期，直至术者感觉骨缝被打开，以及穿透骨缝的波动不再反馈于引发波动的操作手。

7. 重复测试CRI的频率和幅度，以评估该技术的有效性。

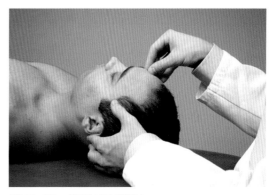

**图 18-28** 步骤1至步骤3

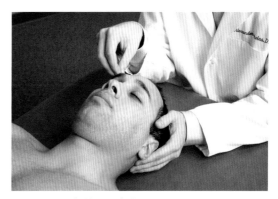

**图 18-29** 步骤1至步骤3

# 颅骨区

## 静脉窦引流法

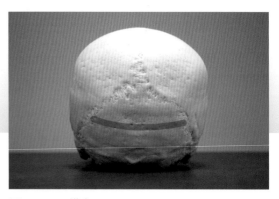

**图 18-30** 横窦

### 目的

通过影响构成窦道的硬膜以增强头颅内静脉引流[7]。为进行静脉窦引流,应先治疗胸廓出口、颈部、寰椎关节功能障碍。

### 操作

1. 患者仰卧位,术者坐于治疗床头侧,双肘置于治疗床上,形成支点。

2. 为进行横窦沟引流,术者双手拇指和示指指腹横置于上项线(蓝线,**图 18-30**、**图 18-31**)。

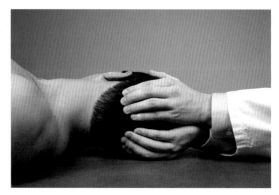

**图 18-31** 步骤 1 和步骤 2

3. 术者以尽可能小的压力(满足控制患者头部重量的需要即可)保持该体位,直至感觉到放松(指下明显的组织软化感)。

4. 术者保持该压力,直至患者双侧皆放松。

5. 进行窦汇引流,术者托起患者后头部,将一手中指置于枕骨粗隆上(蓝点,**图 18-32**、**图 18-33**)。

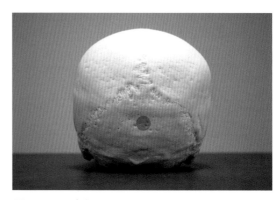

**图 18-32** 窦汇

6. 重复步骤4,直至感受到软化感。

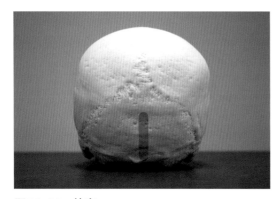

**图 18-34** 枕窦

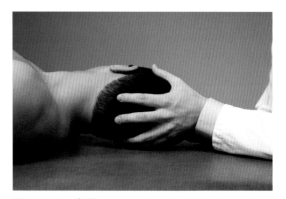

**图 18-33** 步骤 5

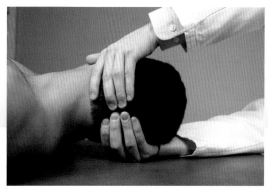

图 18-35　步骤 7

7. 为进行枕窦引流,术者托起患者后头部,将双手第 2～第 4 指沿枕骨粗隆至枕骨下组织的中线位置相对而放(蓝线,**图 18-34**、**图 18-35**)。

8. 重复步骤 4,直至感受到软化感。

9. 为进行上矢状窦引流,术者将两拇指交叉置于人字缝,两拇指施以相反方向的压力,使骨缝舒展开。

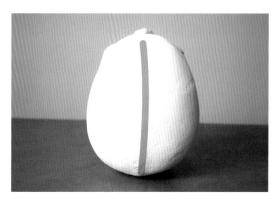

图 18-36　上矢状窦

10. 一旦感受到局部放松,术者交叉的拇指施力,沿矢状缝向前上方移动,注意在每个位置都朝向前囟进行松解(蓝线,**图 18-36**、**图 18-37**)。

11. 到达前囟后,术者双手第 2～第 4 手指指腹沿前额中线(约是额骨缝的位置)相对放置(蓝线,**图 18-38**、**图 18-39**)。

12. 术者继续在额骨向前移动,双手手指轻柔地向两侧分开,舒展骨缝。

13. 重复测试 CRI 频率和幅度,尤其是脑脊液的波动,以评估该技术的有效性。

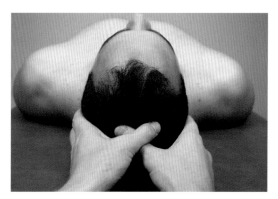

图 18-37　步骤 9 和步骤 10

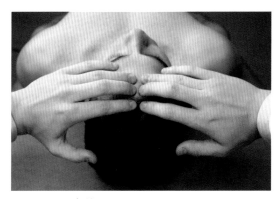

图 18-39　步骤 11

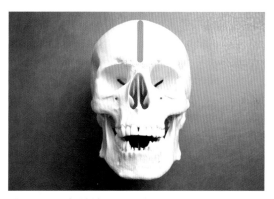

图 18-38　额骨缝

# 颅骨区

## 单侧颞骨摇摆术
## 举例：右侧，外旋/内旋

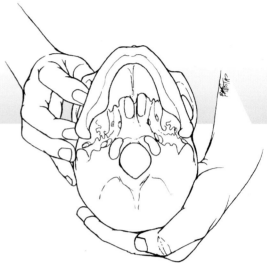

图 18-40 步骤 1 至步骤 5，手指放置的解剖位置

### 目的

治疗颞骨处于外旋/内旋的功能障碍。

### 操作

1. 患者仰卧位，术者坐于治疗床头侧，两手前臂置于治疗床上，形成支点。

2. 术者左手托住患者枕部。

3. 术者右手拇指和示指抓住患者右侧颞骨颧弓部，拇指在头侧，示指在尾侧。

4. 术者右手中指置于外耳道口。

5. 术者右手环指和小指置于患者乳突下部（**图 18-40** ～ **图 18-42**）。

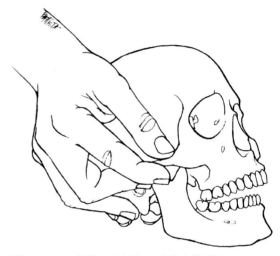

图 18-41 步骤 1 至步骤 5，手指在颧骨上

6. 在颅骨屈曲相，术者环指和小指施以中等压力。此压力伴随用拇指和示指向头侧提起患者颧弓，扩大颞骨外旋。

7. 在颅骨伸展相，术者用手指对抗患者颞骨的内旋动作。

8. 另一种替代的方法是促进内旋，抑制外旋。

9. 重复测试基本呼吸机制的频率和幅度，尤其是在颞骨区域，以评估该技术的有效性。

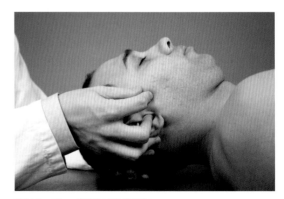

图 18-42 步骤 1 至步骤 5

# 颅骨区

## 额骨上举法

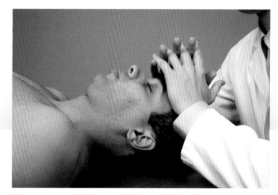

**图 18-43** 步骤1至步骤3,手的摆位

### 目的

治疗与额骨缝及硬脑膜连接(如,额顶压迫、额鼻压迫)相关的额骨功能障碍[9]。

### 操作

1. 患者仰卧位,术者坐于治疗床头侧,两手前臂置于治疗床上,形成支点。

2. 术者双手小鱼际置于前额骨侧角,双手大鱼际置于冠状缝的前外侧。

3. 术者在额骨缝上方交叉手指(**图 18-43**)。

4. 术者大鱼际及小鱼际向中间施以柔和的压力,使顶骨与额骨分离(箭头,**图 18-44**),内旋前额骨。

5. 术者保持这种向中间压力的同时,根据需要在一侧或两侧施加一柔和的向前方的力,松解受限的骨缝(箭头,**图 18-45**)。

6. 持续该体位,直至术者感觉到前额侧角向外侧旋转(在小鱼际下感受到膨大)。

7. 接着术者轻轻地松开头部。

8. 重复测试基本呼吸机制的频率和幅度,尤其是在前额骨,以评估该技术的有效性。

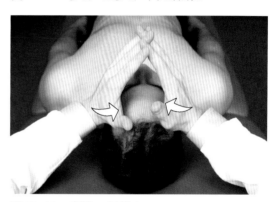

**图 18-44** 步骤4,压缩力

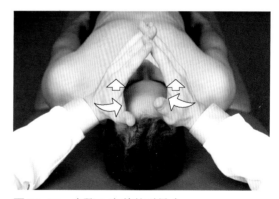

**图 18-45** 步骤5,向前的引导力

## 颅骨区

### 顶骨上举法

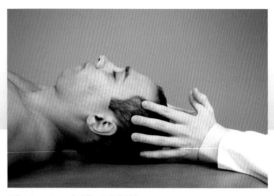

**图 18-46** 步骤 1 至步骤 3

**目的**

治疗与顶骨骨缝或硬脑膜连接（如，顶颞连接、顶额连接）相关的顶骨功能障碍。

**操作**

1. 患者仰卧位，术者坐于治疗床头侧，两手前臂置于床上，形成支点。

2. 术者将指尖置于两侧顶骨，就在顶骨鳞状缝的上方。

3. 术者拇指交叉置于矢状缝上方（**图 18-46**）。注意：拇指不接触患者。

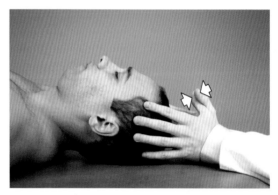

**图 18-47** 步骤 4

4. 术者一拇指按压对抗另一个拇指（箭头，**图 18-47**）（一拇指向上施力，另一拇指与其对抗）。

5. 一个拇指按压抵抗另一个拇指的指尖附近。这个动作可诱发顶骨在顶骨鳞状缝处的内旋。

6. 持续按压的同时，术者向头侧上举双手，直至指尖感觉到胀满；这种胀满是顶骨的外旋形成的（箭头，**图 18-48**）。

7. 术者轻柔地放开患者头部。

8. 重复测试基本呼吸机制的频率和幅度，尤其是在前额骨，以评估该技术的有效性。

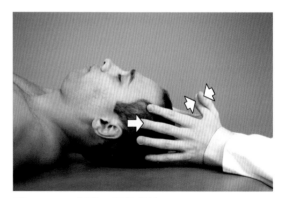

**图 18-48** 步骤 6，顶骨外旋

## 颅骨区

### 骶部托举法

**目的**

通过触诊CRI，建立骶骨自由对称的运动。

**操作**

1. 患者仰卧位，术者坐于治疗床侧面，靠近骶骨。

2. 指导患者屈曲离术者远的膝关节，并向术者方向翻身。

3. 术者近尾侧的手在患者双腿及骶骨下滑动，患者完全将体重压在其这只手上。

4. 术者用手做出骶骨的形状，将骶正中嵴置于第3、第4指，指尖在基底部附近，手掌托住骶骨最高点（**图18-49、图18-50**）。

5. 术者肘部向治疗床施压，形成支点。

6. 术者触诊颅骶机制。蝶枕关节屈曲与骶骨反向点头运动（骶骨基底部后移）同步发生。蝶枕关节伸展与骶骨点头运动同步发生（骶骨基底部前移）。

7. 术者手部跟随这些运动，促进骶骨对称地、全范围地运动。

8. 术者继续跟随并促进骶骨运动，直至触及放松感，这通常伴随着骶骨组织的软化及发热的感觉。

9. 术者复测骶骨运动的数量（运动范围）与质量以评估该操作的功效。

　　术者也可以将头侧手在患者腰椎下滑动（**图18-51**），或将头侧前臂横跨于双侧髂前上棘处。头侧手放置的位置可向术者提供更多关于骶骨如何与各白区域相联系的信息。

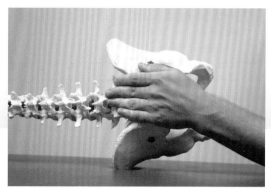

**图18-49** 步骤1至步骤4

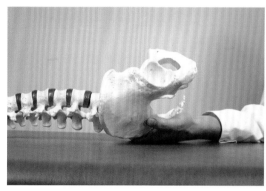

**图18-50** 步骤1至步骤4

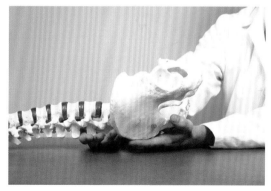

**图18-51** 腰骶接触

# 参考文献

［1］ Ward R, exec. ed. Foundations for Osteopathic Medicine. 2nd ed. Philadelphia, PA: Lippincott Williams & Wilkins, 2003.

［2］ Educational Council on Osteopathic Principles (ECOP) of the American Association of Colleges of Osteopathic Medicine, Glossary of Osteopathic Terminology, Chevy Chase, Revised October 2014.

［3］ Arbuckle B. The Selected Writings of Beryl E. Arbuckle. Camp Hill, PA: National Osteopathic Institute and Cerebral Palsy Foundation, 1977.

［4］ Weaver C. The cranial vertebrae. J Am Osteopath Assoc 1936; 35: 328-336.

［5］ Greenman P. Principles of Manual Medicine. 3rd ed. Philadelphia, PA: Lippincott Williams & Wilkins, 2003.

［6］ Nelson K, Sergueff N, Lipinsky C, et al. Cranial rhythmic impulse related to the Traube-Hering-Mayer oscillation: comparing laser Doppler flowmetry and palpation. J Am Osteopath Assoc 2001; 101: 163-173.

［7］ DiGiovanna E, Schiowitz S. An Osteopathic Approach to Diagnosis and Treatment. Philadelphia, PA: Lippincott Williams & Wilkins, 2005.

［8］ Magoun H. Osteopathy in the Cranial Field. 3rd ed. Boise, ID: Northwest Printing, 1976.

［9］ Agur AMR, Dalley AF. Grant's Atlas of Anatomy. 11th ed. Baltimore, MD: Lippincott Williams & Wilkins, 200.